实用认知心理治疗学
（第三版）

陈福国◎著

上海人民出版社

第三版序言

（译文）

  陈医生所著的《实用认知心理治疗学》先前的版本在中国被广泛采用，指导众多临床医生为那些正体验着各种具有挑战性个人问题的患者提供了最先进的以实证为基础的认知治疗。在第三版书中，陈医生继续运用他的学术功底和临床智慧，让读者了解认知疗法的最新进展，介绍了逐渐形成的"第三波浪潮"的新治疗模式，包括一些开创性的观念和方法，例如正念训练、接纳与承诺疗法及辩证行为疗法。因此，陈医生在新版书中所描述的治疗模式相比以前更富有弹性。此外，本版还阐述了关于各种心理疾患实施认知行为小组治疗的详细内容，便于更多有需要的患者得到治疗，并从小组治疗中获益。本书的评估和治疗指南已与更新的 DSM-5 诊断标准相匹配。

  新版书的内容更加丰富。陈医生使用了大量的篇幅阐述有关心理健康从业人员素养和能力提高的相关内容，例如对认知治疗师的系统培训及督导，在临床决策和治疗中伦理原则的应用以及治疗师的自我保健。陈医生谈及了作为一名认知治疗师应如何学会独立思考并与患者互动，在这一过程中让临床督导发挥其重要的作用。长期以来，认知治疗一直被公认是一整套基于经验的心理干预措施，也是一个不断完善的理论模型，新版书依旧延续了这一传统。陈医生在所著的第三版《实用认知心理治疗学》中明确指出，能有效地实践认知治疗，治疗师必须高度重视患者的人性化需求，并与他们建立关爱和符合伦理的治疗性合作关系。

诺尔曼·B.埃普斯坦

FORWARD-II

Forward for "*Pragmatic Cognitive Therapy*" Third Edition, by Chen Fuguo, M.D.

Norman B. Epstein, Ph.D.
Professor of Family Science
School of Public Health
University of Maryland, College Park
U.S.A.
Founding Fellow, Academy of Cognitive Therapy
Licensed Psychologist and Licensed Marital and Family Therapist

Prior editions of Dr. Chen's "Pragmatic Cognitive Therapy" have been adopted widely in China and have guided numerous clinicians in providing state-of-the-art evidence-based cognitive therapy for individuals who are experiencing a variety of challenging personal problems. In this third edition, Dr. Chen continues his scholarly and clinically wise approach to keeping the reader informed about the latest developments in cognitive therapy, a therapeutic model that has evolved in its "third wave" to include the use of groundbreaking concepts and methods from approaches such as mindfulness training, acceptance and commitment therapy, and dialectical behavior therapy. Consequently, the treatment model that Dr. Chen describes in this new edition is more flexible than ever. In addition, this edition provides detailed information about conducting cognitive-behavioral group therapy for a variety of disorders, making treatment accessible to more individuals who are in need and reaping the benefits of group therapy process. The assessment and treatment guidelines throughout the book are linked to the updated DSM-5 diagnostic criteria.

The richness of this new edition as a resource for mental health practitioners also is enhanced by Dr. Chen's addition of substantial chapters on the systematic training and supervision of cognitive therapists to maximize their competence, as well as on the application of ethical principles to clinical decision-making, treatment, and therapist self-care. Effective clinical work depends on therapists learning the therapy model and techniques well at a conceptual level but also from receiving expert supervisory feedback to achieve mastery. Dr. Chen describes how one learns to think and interact with patients as a cognitive therapist, and the important role of clinical supervision in that process. Cognitive therapy has long been known as an empirically-based set of interventions based on a well-developed theoretical model, and this book continues that tradition. However, Dr. Chen's third edition of "Pragmatic Cognitive Therapy" also makes it clear that therapists who practice cognitive therapy effectively are highly sensitive to their patients' human needs and establish caring and ethical therapeutic alliances with the people they serve.

序　言

认知治疗现已成为治疗各种不同心理问题和人际问题的一种领先的实证支持疗法,其方法在世界各地广泛传播。

陈福国医生的杰作《实用认知心理治疗学》使认知治疗的概念及方法为中国的精神卫生专业人员更加深刻地了解,是一本探讨认知治疗的很全面的著作。

我有幸关注了陈医生近二十年来在心理健康领域所作出的贡献。这本《实用认知心理治疗学》,将认知治疗介绍给许多精神卫生专业人员,他们中间有精神病专家、心理学家、社会工作者、心理咨询师、婚姻家庭治疗师,等等,他们可以在临床工作中将相关的技术应用到主要的精神疾病治疗之中。我认为,这是陈医生在认知治疗实际应用方面的最重要的著作,因为《实用认知心理治疗学》阐释了复杂的概念,内容涵盖丰富,选择治疗方法谨慎,体现了陈医生在多年临床经验中所获得的智慧。

本书的第一部分,回顾了认知治疗的历史渊源,着重强调了认知治疗在学习理论和实证支持的行为原则上的根源。其中概论部分还描述了认知疗法的基本特征,例如:在重点关注病人的目前问题的同时也考虑到他们过去的经历;治疗师与病人之间的关系对治疗的有效性所起到的关键作用;预测并干预阻碍病人参与治疗的障碍的重要性,以及认知治疗在哪些方面吸引中国病人等。陈医生驳斥了人们对认知治疗所持有的一些错误观念,对下列问题作了清晰的解释:认知疗法如何在关注病人认知行为的同时,也高度关注病人的情感问题;认知治疗如何帮助治疗师和病人了解过去经历对目前问题所造成的影响;认知治疗如何产生深层次的变化;如何顺利地开展认知治疗,如何灵活地运用认知治疗,以便适应每一位病人的特点及需要。陈医生在整本书中阐明了认知治疗的优点,并对临床医生如何建构与开展评估和疗程作了详细描述。建构总是重要的,但是临床医生对病人的忧虑、需要及不适的敏感评估,与让病人的生活发生改变之间不能相互妥协。认知治疗的概念模型,即认知、情绪与行为之间的相互影响,被清晰地勾勒了出来,而且本书的每一个章节都详细地阐明了这些步骤。陈医生为案例解析提供了具体的指导原则,案例解析以系统的临床评估为基础,涵盖面谈、心理测量以及对病人行为的观察。我认为,本书的书名"实用认知心理治疗学"非常确切,因为陈医生对评估步骤及各种治疗技术的描述,确实非常实用。陈医生在如何有效地向病人采取干预措施及应对病人表现出的阻抗的问题上，提出了明智的建议，值得大家采纳。陈医生在挑战病人失调的潜在认知、探索潜在认知与表层自动想法之间的关联、发展病人的行为技能、通过布置作业将变化普及到病人的日常生活等问题上，都分别提出了指导原则，这些原则非常便于大家遵循。陈医生指导大家如何进行认知治疗，显然说明了他具有很多年的临床工作经历。本书的基本理论及方法与认知疗法有相似之处，两者都条理清楚、自成体系，而且非常灵活。

　　《实用认知心理治疗学》的第二部分分成了十一章，每一章都集中针对某一特定问题，探讨了认知治疗如何解决的具体方法，包括抑郁症、焦虑症、进食障碍、人格障碍、物质滥用疾患及婚姻问题等。每一章都联系到如何将第一部分所涉及的评估和治疗方法，应用到这些重要临床疾病的治疗之中。每一章都由评估、案例解析、干预措施和治疗技术等部分组成。由于每一种疾患都有其特性，针对各种不同的疾患，陈医生对评估和治疗方法都作了相应的调整，从而强调了认知治疗的灵活性，及其广泛的应用范围。不仅如此，陈医生还强调有必要评估何时实施认知治疗是适宜的，何时是不适宜的。使临床医生感到欣慰的是，对于绝大多数病人及其存在的问题而言，认知治疗可以提供有效的、用时相对较短的治疗步骤，帮助病人减轻痛苦、改善生活质量。

　　总之，陈医生的《实用认知心理治疗学》为学习者和经验丰富的治疗师在学习和了解认知治疗方面提供了宝贵的指南。

Norman B. Epstein（诺尔曼·B.埃普斯坦）

哲学博士，认知治疗学会创始会员

美国马里兰大学帕克分校公共卫生学院家庭学教授

夫妻与家庭治疗专业主任

FORWARD

Forward for *Pragmatic Cognitive Therapy*, by Fuguo Chen, M.D.

Norman B. Epstein, Ph.D.
Professor of Family Science
Director, Couple and Family Therapy Program
School of Public Health
University of Maryland, College Park
U.S.A.
Founding Fellow, Academy of Cognitive Therapy

Cognitive therapy has become a leading empirically-supported treatment for a wide range of psychological and interpersonal problems, and its methods have been disseminated around the world. Dr. Fuguo Chen's excellent text *Pragmatic Cognitive Therapy* makes the concepts and methods of cognitive therapy highly accessible to Chinese-speaking mental health professionals and is among the most comprehensive books on the topic published anywhere. I have had the privilege of following Dr. Chen's contributions to the mental health field for almost two decades, and this current volume represents his most significant writing on the application of psychotherapy to the major disorders that psychiatrists, psychologists, social workers, counselors, marital and family therapists and other mental health professionals face in their clinical work. It is conceptually sophisticated, based on strong scholarship, therapeutically sensitive, and reflects the wisdom of Dr. Chen's years of clinical experience.

Part I of the book presents a very helpful overview of the historical roots of cognitive therapy, underscoring its origins in learning theory and empirically validated behavioral principles. The introductory material also describes the basic characteristics of cognitive therapy, such as the focus on individuals' present problems while taking into account their past experiences, the crucial role of the therapist-patient relationship in the effectiveness of treatment, the importance of anticipating and intervening with barriers to patients' engagement in therapy, and the aspects of cognitive therapy that are attractive to Chinese patients. Dr. Chen counters misconceptions about cognitive therapy with clear explanations of how it pays considerable attention to individuals' emotions as well as their cognitions and behavior, how it helps therapists and patients understand the influences of past experience on current problems, how it produces change at a deep level, and how well-conducted cognitive therapy is applied in a flexible manner that is tailored to the needs and characteristics of each patient. These strengths of cognitive therapy are illustrated throughout the book in Dr. Chen's detailed descriptions of how the clinician structures and conducts assessment and therapy sessions. Structure is always important but never compromises the clinician's sensitive evaluation of the individual's concerns, needs, and discomfort with making changes in his or her life. The conceptual model underlying cognitive therapy, in which cognition, affect, and behavior mutually influence each other, is outlined clearly, and each chapter of the book clearly illustrates these processes. Dr. Chen provides detailed guidelines for case formulation that is based on a systematic clinical assessment involving interviews, psychological tests, and observation of the patient's behavior. The title of this exceptional book is quite accurate, because Dr. Chen's descriptions of assessment procedures and a wide range of treatment techniques is highly pragmatic. The reader is likely to have the experience of receiving Dr. Chen's wise advice regarding effective ways of introducing interventions to the patient and responding to any resistance that the patient may exhibit. Guidelines for challenging patients' dysfunctional underlying beliefs, exploring links between underlying beliefs and more surface-level automatic thoughts, developing patients' behavioral skills, and generalizing changes into the patient's daily life through homework are very easy for the reader to follow. Dr. Chen's many years as a clinical teacher are evident as he instructs the reader in the practice of cognitive therapy. This book itself is similar to cognitive therapy-very well organized and systematic, but also very flexible.

Part II of *Pragmatic Cognitive Therapy* is organized into chapters that each focus on application of cognitive therapy with a particular presenting problem, such as depression, anxiety disorders, eating disorders, personality disorders, substance abuse disorders, and marital problems. Each chapter describes how the clinician can apply the assessment and treatment methods that are covered so well in Part I to these significant clinical disorders. All chapters include sections on assessment, case formulation, and intervention strategies and techniques. Dr. Chen tailors the assessment and treatment methods to the characteristics of each particular disorder, underscoring the flexibility of cognitive therapy and its broad applicability. Nevertheless, Dr. Chen explains the importance of evaluating when cognitive therapy is appropriate and when it is not. The good news for clinicians is that for a very large percentage of patients and their presenting problems, cognitive therapy provides effective, relatively short-term procedures for alleviating distress and improving people's lives. Dr. Chen's *Pragmatic Cognitive Therapy* is an invaluable guide to this approach for both students and highly experienced therapists.

Norman B. Epstein

诺尔曼·埃普斯坦 博士
美国马里兰大学教授

目　　录

第一编　认知治疗概论

第二编　认知治疗临床应用

第一编
认知治疗概论

第一章　绪　论

一、认知治疗发展简史

学习认知治疗都必须了解认知治疗的由来和发展史。没有这方面的知识就很难对认知治疗的渊源及历程有深刻的理解，也就很难从发展的理念来认识认知治疗之所以能够发挥其强大治疗功能的科学基础，以及从事认知治疗的临床工作和研究工作的现实价值与长远意义。

（一）对动物行为的研究

运用认知行为疗法来治疗心理问题的实证主义基础可以追溯到20世纪初期。达尔文认为人类与低级动物之间有延续性，这一观点启发了心理学家，试图通过行为的"动物模型"来研究病理心理的形成及发展过程。心理学家认为，从动物的学习行为中发现的规律，同样可以适用于人类。

心理学家的早期研究归纳了动物学习的两个原理，即经典条件反射和操作性条件反射。经典条件反射原理，是以巴甫洛夫（Ivan Petrovich Pavlov, 1849—1936）及其他俄罗斯生理学家的研究工作为基础所创立的。他们用狗做试验，先是铃声敲响，然后再端过来食物。这一系列的事件重复多遍之后，铃声一响，狗在食物还没端上来之前就开始流口水了。这种现象就叫作经典条件反射。在狗还没有开始学习（反射）之前，食物自然就能让狗流口水，因此食物被称作无条件刺激。狗在看到食物后所产生的流口水的反应被称作无条件反应。狗在没有开始学习之前，铃声并不能使其流口水。然而，将铃声与食物搭配在一起，经过一段时间之后，铃声（条件刺激）也能刺激狗产生流口水的反应（条件反应）。巴甫洛夫经过试验调查后还发现，在铃声敲响之后，如果并不把食物端上来，在反复多次之后，狗流口水的这种条件反射也就会逐步消失。

正因为如此，经典条件反射的范式对于理解病理心理学的现象有着重大意义。例如,在无条件反射状态下,一只动物会对电击产生情感性的反应,并伴随着无条件反射,例如:心跳加快。动物最初并不会对无条件刺激(例如:红色灯光)产生这样的反应,但是,如果红灯与电击系统性地配对之后,动物就会开始对红色灯光产生条件性的恐惧反应。因此,红色灯光就会成为动物的条件性恐惧刺激。

操作性条件反射,是从美国心理学家桑代克(Edward Thorndike, 1874—1949)、托尔曼(Edward Chace Tolman, 1886—1959)、格思里(Edwin Ray Guthrie, 1886—1959)的观察结果而总结出的结论。在一系列试验中他们发现,如果某种行为发生之后总是有奖赏伴随而至,那么这种行为就会更有可能再次发生,这种现象后来被称作效果法则。根据该法则,如果行为产生令人满意的后果,那么该行为就会重复发生;如果行为产生令人不快的后果,那么该行为发生的频率就会减少。美国心理学家斯金纳(Burrhus Frederic Skinner, 1904—1990)又在该原则的基础上提出了"强化物"的概念。

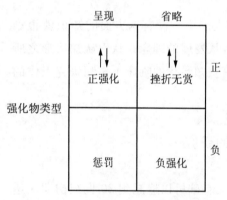

图 1-1 强化物与强化的关系

强化物要看其对个人行为所造成的行为影响的性质而定。因此,在操作性条件反射情况下,如果一种行为之后,紧跟着发生一个事件,并且能够使该行为发生的频率增加,那么就可以说这种行为得到了强化。由此可见,行为发生的频率可以通过操纵其后果来使其增加或降低(见图 1-1)。

正强化指的是一种行为,如果产生了积极的后果,其发生的频率就会增加。而负强化指的也是一种行为,如果使得某种预料中的令人厌恶的事件没有发生,其发生的频率也会增加。因此,"强化"这个术语指的是行为的频率或强度得到增加的结果。另外,有两种后果与行为频率的降低有关联的现象,这就是正性惩罚和负性惩罚。正性惩罚指的是在一种行为出现之后紧跟着有一件令人厌恶的事情发生,那么这种行为的频率就会降低。负性惩罚则是指如果一种行为做出之后,期待得到的奖赏刺激物消除而没有得到,那么这种行为的频率也会出现降低。在心理治疗中,应用操作性条件反射原理来帮助患者时,治疗师通常会通过强化物来强化患者那些需要增加频度的行为,也可通过惩罚和挫折无赏的方式使患者的某些行为出现的频度减少。

美国心理学家赫尔(Clark Leomard Hull, 1884—1952)与莫瑞尔(Orval Hobart Mowrer, 1907—1982)在 20 世纪 50—60 年代将两种条件反射整合,对行为疗法的发展起着非常重要的作用。莫瑞尔提出了一个由双因素构成的模型,该模型同时包括经典和操作性成分,以此来解释恐惧和回避行为。莫瑞尔认为,对于特定刺激的恐惧是通过经典条件反射获得的,并且由于对恐惧的厌恶,动物便学会通过回避条件刺激减少恐惧。美国心理学家所罗门和魏恩(Solomon & Wynne,1954)得出进一步重要的观察结果,即如果刺激物先前通过与令其感到强烈厌恶的刺激物的联系而形成经典条件反射,那么对于经典条件刺激的回避反应就极其难以消失。他们的实验表明,在条件反射结束后,对无害的刺激物所作出的回避反应在很长一段时间内还会保持不减弱的趋势。

(二) 行为原理的早期临床应用

美国心理学家华生(John B. Watson,1878—1958)是行为原理在临床应用方面的先驱。华生与其助手雷纳(Rayne)在 1920 年就做了一个叫作"小艾伯特"的试验,该试验是将行为原理应用到临床焦虑症研究的最知名的例子。小艾伯特是一个只有十一个月大的婴儿,两位试验者对其做了一系列条件反射训练。他们发现,如果在一只小白鼠出现时配有噪音,他们就会使小艾伯特产生条件性焦虑反应。这种焦虑条件反射会延伸到其他一些相似的刺激之上,例如试验者拿出的白发及白棉绒,但是对非相似的刺激却不会产生条件性焦虑反应。这种方法被琼斯(Jones,1924)采用,她把华生的建议应用到治疗之中,便发现只有两种方法可使这种反应持续有效。一种方法就是把使其感到害怕的物体与另外一种令人愉快的反应(如吃东西)联系在一起。另外一种方法就是让孩子和其他并不感到恐惧的孩子一起接触使其感到恐惧的刺激物。她的实验方法和结果很有价值。这些方法与沃尔普的"系统脱敏疗法"和班杜拉的"参与性模式"中所采用的方法有极为相似之处。

又一个重要突破就是莫瑞尔夫妇在 20 世纪 30 年代对于遗尿的研究。他们认为遗尿是因为患者没能觉醒时对膀胱膨胀作出的反应。他们把膀胱膨胀(撒尿的开始)与叫醒以及随后的括约肌收缩联系起来,于是经过几次尝试之后,膀胱膨胀就会自动使括约肌收缩,从而阻止尿失禁。莫瑞尔采用的警铃—尿垫治疗法也被临床证明是明显有效的。莫瑞尔夫妇的治疗成功十分有价值,这不仅是一种新颖的对于遗尿的行为控制和治疗的方法,对以后行为控制在临床中的应用及发展也有着重要的意义。

20 世纪 50 年代,从事行为治疗的心理学家们几次尝试把其他学科的概念借鉴到认知行为领域中来。影响比较大的是多拉德(John Dollaed,1900—1980)和米勒(Neal E. Miller,1909—2002)两位学者的工作,他们用学习理论术语将心理分析理论概念化,并且把文化影响等因素涵盖到行为框架之中。他们的工作展示了行为理论广泛的解释力,并为以后的认知—行为治疗的雏形奠定了基础,使以后的认知—行为治疗形成中包含了认知与社会心理学研究的结果。

在 20 世纪 50 年代初期,南非的约瑟夫·沃尔普(Joseph Wolpe,1915—1997)开始报道其在猫身上所作的"实验性神经症"的研究结果。这项工作与马瑟曼(Jules Hymen Masserman，1905—1994)1943 年的研究试验有相似之处。但是，沃尔普的工作重点放在那些消除恐惧与躲避心理方面的技术。他开始特别关注条件性恐惧是如何产生的。如果一只动物在靠近食物时遭到了轻微电击，以后再遇到类似遭遇电击的情形时，它也会产生恐惧心理反应。沃尔普对这种现象作出了神经心理学方面的解释。既然喂食时受到能够产生"实验性神经症"条件的制约，对动物来说，这就意味着条件性恐惧与喂食是对抗性的，是属于交互抑制的。由此启发想到，喂食有可能用来作为减少由特定情形引起焦虑症状的方法。沃尔普在动物试验中成功地演示了这一点，他把遭遇过电击的动物先放到与遭遇电击时很不一样的场景中喂食，然后再逐步放到与遭遇电击时越来越接近的场景中喂食。动物对于电击场景中的恐惧和焦虑便逐渐减轻。沃尔普提出，在一般情况下，把引发焦虑的刺激物与引发焦虑拮抗反应的刺激物（交互抑制物）同时放在一起，就会使焦虑减少，前提是焦虑拮抗反应的刺激物要更为强烈。为了保证抑制物更为强烈，就要从最温和的引发焦虑的刺激物开始，然后再逐步提高刺激物的强度。

　　沃尔普在将其研究成果推广到人类身上时，考虑到有可能作为交互抑制物有三种主要的反应，这就是性反应、肯定反应和进行性肌肉放松。在这几种方式中，采用最广泛的是一套放松程序。这套放松程序是由雅各布森(Jacobson, 1938)提出的放松程序的一个修订版，沃尔普使用的是这一修订版的简短化版本。沃尔普认为，这种程序与吃饭的效果有着类似的神经生理关联性。按照沃尔普的方法，教会患者进行放松，并鼓励在保持放松的情况下一步一步地适应通过一系列从弱到强的令人恐惧的场景，以便能够交互抑制恐惧反应。沃尔普最初让患者接触的是实际场景，后来因考虑到有些患者不能一下子适应这种实景的刺激强度，便改为想象性的演示，因为想象性的演示可控性更强，演示起来较为容易。这种程序后来被称作"系统脱敏法"。沃尔普在他的充满影响力的著作《交互抑制的心理治疗》中对此作了详尽的阐述。他在书中描述了其患者在治疗过程中所要求完成的大量真实的作业。沃尔普对这一领域的贡献是巨大的，并且对行为疗法的实践产生了重要的影响。它的重要性不仅仅在于沃尔普的理论表述以清晰可验的假说为基础，设计了一个规定明确的治疗策略。它的重要性还在于沃尔普对于这种治疗方法的广泛临床应用作了详尽的描述。然而，从目前情况来看，交互抑制的理论基础不再具有当时的影响力。这是因为，暴露在真实情景中是减少条件性焦虑反应的最有效方式，这一点已经被学术界所证实。无论是对暴露程度进行等级化还是使用诸如放松等交互抑制物都不是必需的。然而，系统脱敏法为以后的研究提供了实践基础和理论动力，才使得以暴露为基础的行为治疗有了现在的发展。

　　沃尔普发表的研究成果正处于认知行为治疗发展的关键时刻，当时精神分析疗法的有效性遭到了批判性的评估。英国心理学家艾森克(Hans J.Eysenck, 1916—1997)1952 年认为精神分析的疗效并不比自然康复的疗效好，他对精神分析疗法的这一评论引起了广泛的争议。在伦敦莫斯里医院，艾森克、琼斯、迈耶（Meyer）、耶茨（Yates）和夏皮罗（Shapiro）开始将条件作用理论应用到心理问题的研究中，并且就这一专题召开了一系列的研讨会。从这些讨论中得出一种治疗方法，这就是行为治疗。这种治疗方法在一系列详细的个案研究中得到了有效的证实。在这些案例中，条件作用原理被成功地应用到解决临床问题中。在莫斯里医院，由于拉赫曼（Rachman）的参与，以学习为基础的治疗得到了拓展。拉赫曼曾经与沃尔普共事过，他在厌恶疗法、行为医学的发展方面，特别是强迫症的行为治疗的发展方面发挥了重要的作用。在莫斯里医院、沃恩福德医院，格尔德（Gelder）、马克斯（Marks）、马修斯（Mathews）以及其他同事发展并详尽阐述了治疗恐惧症的暴露疗法。与此同时，美国的心理学家们也在积极投入这些研究。例如戴维森（Davison，1968）也仔细地研究脱敏过程以及减少恐惧的其他方法，并且通过身临其境的亲身体验来证实暴露法是治疗恐惧症的最基本有效的方法。暴露法的理论基础是，所害怕的物体是一种刺激物，焦虑已经对此刺激物有了条件反射作用（条件刺激物），并且条件性恐惧无法消除的原因是因为患者产生了"回避和逃避行为"，这些行为阻止患者将自己暴露在引起恐惧的刺激物面前。为了使恐惧消除，患者必须暴露在引起恐惧的刺激物面前，并且一旦暴露开始后，就不能允许再出现逃避。暴露至少要一直持续到焦虑症状开始减少。尽管这种方法与系统脱敏法相似，但是却比系统脱敏法的疗效显得更为迅速。治疗恐惧的行为疗法之所以如此有影响力，原因之一是这些疗法的有效性在控制试验中得到了系统性的验证。保罗（Paul，1966）和马克斯（1975）在这方面作出了重要的贡献。

与减少恐惧平行进展的同时，早期行为治疗家在概念上相关发展的另一个突破，就是提出了引发或者增加与不需要的刺激或行为联系在一起的焦虑的方法。这种方法被称为厌恶疗法，主要用于治疗酒精依赖以及越轨性行为。当不受欢迎的行为反应的相关外在刺激物、想法以及行为和一种令人厌恶的刺激物配对在一起时，例如采用强烈的令人不快的电击，经过几次配对之后，无需厌恶刺激物，原来的刺激物本身就能引起同样的厌恶反应，也就是说，能够产生条件性焦虑反应。这种方法尽管在临床中有一定的效果，但是不久医生和治疗师对患者使用这种方法的最初热情逐渐冷淡了下来，一方面是因为伦理方面的因素，另一方面是因为这种方法被证明并没有充分的把握产生预期的效果。"内隐致敏法"（拉赫曼和蒂斯代尔，1969）是另外一种治疗方法，将患者脑海中涌现的不期望发生的行为的念头与对令人不快的刺激物的想象进行配对。这种方法虽然避免了厌恶疗法的恶性刺激的伦理问题，但是其操作性不强，疗效也并不理想。

20世纪60年代初，行为治疗的应用开始扩展到用于减少恐惧之外的其他各种心理问题的治疗中。自从夏皮罗（1961）关于单一个案方法的重要论文发表以后，单一个案设计已经成为行为研究法的重要组成部分。通常情况下，单一个案试验需要在固定间隔时间之间(一个时间序列)反复测量一系列与临床相关的变量。在这个时间序列的某个预设的时间点,引进干预,并且根据变量所发生的变化来对干预的效果进行评估。各种各样的干预策略都可以通过这种方式得到评估。后来,巴洛(Barlow,1984)、海斯(Hayes)及奈克森(Nekson)等学者又研发出更复杂的设计方案,使得单一个案试验作为常规临床实践的一部分应用到一系列临床及研究问题中来。尽管这种方法在理论上并不局限于认知行为治疗,但是它已经与认知行为方法的应用紧密联系在一起,并且在认知行为方法的发展上发挥着持续性的作用。

(三) 操作性技术的应用——应用行为分析法

20 世纪 50 年代末,斯金纳与林斯利(Lindsley)阐述了操作法(又被称作应用行为分析法)的潜在应用范围,但是实际治疗工作直到 20 世纪 60 年代初方才开始展开。操作性技巧首次应用到临床问题研究中时,主要集中于衡量并改变智障者与儿童的实验行为。阿利恩(Allyon)早期将操作性技巧应用到成年人精神问题的研究中,致力于改变住院患者的精神病行为(例如:暴力行为、精神病性的嗜谈症以及不当的饮食行为),把香烟和赞扬作为强化物,并转移患者的注意力以便杜绝其不良行为的发生。阿利恩证明,患者的反常行为的增加或者减少的依据是该行为得到了强化还是强化被撤除。阿利恩的研究证明了斯金纳原理的重要性,该原则主张强化应该根据其对行为产生的效果而界定。因此,对于一个患者来说,让其一个人单独在房间里吃饭是一种强化;而对另外一个患者来说,让其与其他患者一起在餐厅里吃饭也是一种强化。

1961 年,阿利恩与阿兹林(Azrin)设计了一种病房环境,在这种环境下,强化物被用来系统性地改变患者的行为。这种行为后来被称作代币法或标记奖励法(token economy),因为他们使用代币作为强化物对患者进行鼓励,随后患者可以拿着这些代币来交换一系列他们可以自己选择的喜欢物品。这项研究成果非常具有影响力,因为它表明心理干预措施也可以有效地治疗那些以前认为不适合该疗法的患者,特别是那些患有慢性精神分裂症的患者。这项研究以及随后的其他标记奖励法全部强调社会强化作用的重要性,特别是社会强化作用可以对长期的泛化(延伸到其他场景)以及合理行为的保持起到辅助作用。后来的研究工作对标记奖励法的理论基础提出了质疑。例如,霍尔和巴克(Hall & Baker, 1986)表明,给予标记奖励时的反馈以及对于患者的表现的特定指导是这些程序的最重要的因素。但是,标记奖励法的发展具有重要意义,这是在康复环境下对患者采取的一种综合的治疗方案。结构化的社会强化物(例如治疗师的表扬以及关注)在实际临床中要比标记奖励更广泛地采用。强调改变及社会互动的结构化在帮助精神分裂症患者康复方面有着重要的作用。

（四）行为治疗的巩固与进一步发展

20世纪70年代，行为治疗已完全成形和成熟，发展出许多新的技术，并得到临床实验中的验证。70年代末，这些治疗方法得到人们的普遍认可。人们开始选择行为技术来治疗许多心理行为障碍，例如对于各种恐惧症、物质依赖以及性功能失调采取实景暴露法，在患者康复中使用操作性技术以及目标设定方法等。马斯特斯（William Howell Masters，1915—2001）和约翰逊（Johnson Virginia Eshelman，1925— ）开创的性功能失调的治疗工作，后来发展成为性反应的生理学。然后，在整个治疗过程中强调对治疗的实证评估以及对治疗策略的可操纵性的鉴定，逐步使性治疗被纳入认知行为治疗的主流中。行为医学的发展，使行为治疗的领域进一步扩大。行为医学这个术语是由美国生物学家比尔克（Birk，1973）首先使用，用来描述生物反馈技术在医学疾病上的应用。在生物反馈技术中，患者通过获得关于生理系统变化的直接信息，学会控制自己的生理反应。行为医学后来涵盖的领域非常广阔，其中包括将治疗的生理原理应用到治疗生理疾病（例如：烧伤性疼痛）、生理功能性疾病（例如：肠道易激综合征、精神性胸痛）以及危险因素的减轻（例如：吸烟），等等。在这一发展阶段中有一个显著的特点，那就是改善现有的技术。如减少治疗恐惧症所需要的有效暴露时间以及研究放松的简略方式，并引进焦虑处理训练以及社交技巧的训练等新的治疗方法。

在行为治疗发展的进程中有一个十分重要的发展，那就是采用了"三系统"的方法。兰格（Lange）、拉赫曼（Rachman，1974）以及其他心理学家提出，可以用关系十分松散的三个机体的反应系统来对心理问题进行概念化，这三个系统是行为系统、认知/情感系统以及生理系统。拉赫曼和霍奇森（Hodgson）指出，这三个系统尽管互相联系，但是并不一定在同一时间、以同一种形式，甚至往同一个方向发生变化。因此，它们被认为是非同调性的。实际上，我们也可以把认知系统和情感系统区分开来，这样便形成一个四个系统的分类法。但是，从心理问题的统筹观考虑，这种三分法或许更为进步。其重要性在于这样的分类有助于解释患者所描述的各种症状表现形式，同时还可以对治疗结果进行更有系统的正确评估。这种三分法更能展示治疗所产生特定效果的范围，例如，放松治疗最初影响的是一个生理方面的问题，而不是行为或认知方面的问题。

20世纪60年代末、70年代初，人们开始对占统治地位的早期严格的行为概念表示异议。尤其是拉扎勒斯（Richard Stanley Lazarus，1922—2002）1971年拒绝承认构成行为治疗实践基础的那些机械化的概念。拉扎勒斯认为，大多数行为治疗方法并不能简单地用学习理论术语将其概念化。他提出采用"广谱行为疗法"，在治疗中使用经过实证检验的有效性技术，而不再考虑其理论基础。在实践中，这种方法越来越多地被临床医生采用。虽然学者们对行为疗法的有效性进行系统性地检验,但是有关研究文献直到很晚才发表。这种"技术折中主义"却产生了一个令人不满意的后果。由于这种技术折中,便出现了以规范的治疗方法应用到专一的治疗对象的实践倾向,以至于特定的技术被机械地应用于解决特定的问题。这种做法就会使行为治疗师很少甚至完全不考虑对行为进行全面的评估和概念化。由于众多的学者、治疗师对于刻板的行为疗法产生了不满,从而使行为心理学家们开始尝试在现有的行为技术中加入认知成分,这就为认知治疗的系统性发展和应用开辟了道路。

20 世纪 70 年代中期和末期,行为疗法的实用性开始被人们广泛接受。一些在此领域工作的研究者发现他们没有必要再去探讨行为疗法的有效性,因而开始关注那些接受了行为治疗却疗效失败的患者。弗阿(Foa, 1983)和埃梅尔坎普(Emmelkamp)在其著作《行为疗法的失败》中探讨了治疗失败的原因。例如,人们开始越来越清楚地明白,我们不能把患者无法配合或服从的问题归结于他们是"缺乏治疗动机"。但是,即使对于患者的"服从性差"的行为进行详细分析,也无法使患者的症状有显著的改善。就在同一个阶段,出现了另一个重要的进展,这就是一些学者开始尝试研究能够应用于其他心理问题,特别是抑郁症的行为理论或技术。例如,卢因森(Lewinsohn, 1974)提出,抑郁症是由于随反应发生相关变化的强化减少所造成的。哈门(Hammen, 1975)和格拉斯(Glass)以此概念为基础,进行了早期的治疗尝试,结果并没有取得任何进展。他们在总结失败中认为,或许因为患者虽然参与了许多可能具有强化性的活动,但是患者经常会对这些活动或者对他们自己成功的表现作出了负面的评价。因此,学者们开始逐渐明白,对于那些没有对简单的行为治疗作出有效反馈的患者是认知因素在其中施加着影响。正是这两大进展,促使后来许多的治疗学家开始接受认知因素的重要性,他们认识到了在治疗中要解决认知因素的必要性。

(五) 认知治疗和行为治疗的整合

兰格(Lang)提出的三个相对独立的反应系统的论点为认知概念在行为疗法中的接受奠定了基础。在行为心理学(与行为疗法不同)的语境下,认知变量的重要性逐渐被大家认可。在行为治疗的框架下,认知观点之所以被接受得如此缓慢,一方面或许是因为华生拒绝接受内省概念的做法依然对专业学者有着持续性的影响;另一方面,或许是因为行为治疗学家对于其他心理治疗方法所采取的敌对态度。加拿大心理学家阿尔伯特·班杜拉(Albert Bandura, 1925—)于 1971 年提出的关于观察学习的研究工作对人们关注行为疗法中的认知因素起到了至关重要的作用。班杜拉认为,一个人通过观察其他人做出某种行为而构成学习,如果这个人随后做出该种行为,那么该种行为的学习效果最佳,但是这并不是一个必要条件。班杜拉研发了一种自我调节模型,称作"自我效能",这种模型的形成理念是:试验对象的所有自发的行为变化都受到他们对自己做出该行为的能力判断的影响。另一个重要的影响就是人们越来越关注"自我控制"的概念,这种概念形成的基础是一个通过自我观察、自我评估和自我强化的三个阶段组成的模型。研究者对该模型做了很多的研究工作,使得包括归因以及自我指导在内的认知建构得以确立。班杜拉的理论和对观察学习的研究,为认知和行为治疗的整合提供了基础。

引起行为研究专家兴趣的第一个纯粹的认知方法是梅钦鲍姆(Meichenbaum,1975)的"自我指导训练"。这种方法很受欢迎,这是因为它的研究基础较为简单。梅钦鲍姆建议,可以通过改变患者的自我指导,使其摆脱适应不良和令人不安的想法,转而更多地进行适应性的自我谈话,从而改变自己的行为。马奥尼(Mahoney,1974)撰写的《认知和行为矫正》以及梅钦鲍姆撰写的《认知和行为矫正:一种整合的方法》,都强调了认知在认知行为治疗中的中介作用,提高了认知行为治疗整合实践的可能性。

(六) 认知行为治疗的临床应用

当认知治疗和行为治疗出现整合以后,学术界在早期便称这种治疗为"认知—行为治疗"(cognitive-behavior therapy)。阿尔伯特·艾利斯(Albert Ellis, 1913—2007)和贝克(Aaron Beck,1921—   )为认知行为治疗的形成及临床应用作出了突出的贡献。

阿尔伯特·艾利斯原是一位精神分析师,由于他对精神分析治疗家的相对被动的角色以及治疗进程的缓慢感到不满意,从而离开了关注潜意识的内驱力和性心理阶段的精神分析治疗,转而对于影响情绪和行为的认知或思维的重要性产生了浓厚的兴趣。艾利斯旨在通过改变人们的思维方式来改善人们的情绪和行为功能。他在1955年出版的《理性生活指南》,1961年出版的《心理治疗的理性及情绪》具有里程碑的意义。他创立的理性情绪疗法,阐述了被称为适应不良行为的 ABC 理论。艾利斯认为应激性生活事件(A:Activating Events),不会直接引发心理障碍或情绪反应的后果(C:Consequences)。而非理性信念(B:Irrational Beliefs),或不现实的解释,是导致人们对所遭遇的生活事件产生心理障碍的真正原因。艾利斯又把 D 和 E 加入他的理论中,治疗师通过争辩(D:Disputing)和指导患者对非理性信念进行调整,用恰当的理性的信念来替代非理性信念。最后要求患者对替代的效果进行评估(E:Effects)。艾利斯以他的临床实践,推进了他的治疗方法,因而被公认为是认知行为治疗创建者之一。

除了梅钦鲍姆、艾利斯之外,还有一位被认为是认知行为治疗的创始人,这就是贝克。1958 年他在美国费城精神分析研究所完成训练后毕业。1959 年开始在宾夕法尼亚大学担任精神医学助理教授,并开始做梦的研究。他曾经对抑郁症患者进行梦的分析。研究过程使他感悟到精神分析的前提，包括实际方法与规划经不起学术分析的严格检验。是实验结果和临床的观察使贝克放弃了精神分析的治疗模式。1961 年他在宾夕法尼亚大学获得第一笔经费便建立了抑郁症研究小组。当艾利斯发现贝克在学术刊物上阐述的观点与自己有部分雷同，于是便与贝克有了联络。他对贝克的研究十分肯定，还在各方面给予很多帮助。1967 年贝克完成并出版了名为《抑郁症：成因与治疗》的书。写作该书既是对于抑郁症治疗的探索，又是他对自己患有抑郁症的一种治疗。1973 年，贝克和他的同事完成了《抑郁症的认知治疗》的操作手册，并根据该手册的理论和技术，对认知治疗与氯丙咪嗪药物治疗的疗效进行对照研究。1979 年在《认知治疗与研究》的创刊号中刊登了拉许、贝克、科瓦克斯、贺伦等学者合作撰写的论文：《有关单相抑郁症的认知疗法与氯丙咪嗪治疗的疗效比较》。结果发现认知治疗的效果优于药物治疗。同年《抑郁症的认知治疗》一书出版。这是一本在抑郁症的研究与治疗方面的经典著作。对此美国精神医学会给贝克颁奖，表彰他创立认知治疗以及对抑郁症研究的成就。1982 年贝克被誉为"十大最有影响力的心理治疗学家"。1985 年，贝克和艾默利、格林伯格出版了《焦虑障碍与恐惧症》。该书根据进化论，结合对焦虑障碍的理论模式和实际的治疗技术，介绍了对各种焦虑症及恐惧症的治疗。1990 年贝克和阿瑟·弗里曼及其他同事共同撰写并出版了《人格障碍的认知治疗》一书，该书在对治疗人格障碍提出新的见解的同时，使认知治疗也扩展为中长程的心理治疗。贝克把治疗的焦点着重放在内隐的图式方面，把图式界定为组织经验与行为的认知结构，信念与规则是图式的内容。图式可以由行为推理出来，或者由临床会晤以及对患者的生活史加以归纳和评估得出。如今贝克还继续进行认知治疗的探索，如新模式的应用、心理治疗方法的整合。通过进化论、动物行为学、演化模式等，进一步发展认知治疗。他在新的著作中讨论了吸毒的认知治疗、住院患者的认知治疗、认知治疗在临床与非临床人群中的应用等很多新的专题。

鉴于学术的发展历程，原来的"认知行为治疗"（cognitive behavior therapy，CBT）的提法逐渐被"认知治疗"（cognitive therapy）所替代。认知治疗的英文速写仍为 CBT。在业内，这些专用名词已经被约定俗成。在认知治疗中，同样包含行为干预技术的应用，但是认知治疗和行为治疗理论上、实践上仍存在着差异。认知治疗以人为本，坚信人有自由意志，可以改变自己；人有改变自己的责任；每个人都想改变。认知治疗注重于人们的内在世界、个人的知觉与组织信息的方式，以及这样的组织形式是如何影响个人的情绪与行为。认知治疗强调人和环境的高度互动，也充分肯定环境因素对人的客观影响。在认知治疗中应用行为治疗技术，目的是要改变患者的认知。若要患者保持新的行为模式，必须改变其认知，同时行为的改变又会激发患者对于认知的改变。认知治疗坚持以情绪、行为和认知这三个通道来解释人的机能。而认知通道则是进入这一"群集"（constellation）的入口，是患者产生改变的最为主要的动因，其他的通道同样需要兼顾。

　　在 2002 年左右,美国有一些学者开展了应用功能性磁共振成像(Functional Magnetic Resonance Imaging,fMRI)来检测认知治疗在大脑成像方面的变化研究。班德替尼(Bandettini)于 1993 年发表论文,示范人脑功能性核磁共振功能激活脑图像的量化测量。从某种角度说,人脑的功能磁共振成像研究也是功能磁共振成像对人类认知研究的开始,是心理学和影像学联合的一个重要里程碑。之后不少学者,对于各种认知心理过程的研究便源源不断地开展起来了。目前对各类神经症患者、情绪障碍患者也已经开展了有关功能磁共振成像的研究,包括对抑郁症患者、强迫症患者、恐惧症患者的疗效研究等。已经发表的研究结果证实,认知治疗的客观效果能够通过功能性磁共振进行检测,同时能够从生物学的成像技术反映疗效的变化,可以将认知治疗对心理疾患所获得的疗效进行客观的检测和评估。我国的研究发现,不同文化背景下的患者在接受功能性磁共振检测所呈现的认知刺激模式与国外有所不同。因此,功能性磁共振的检测方法对于我国患者疗效的评估应该采用适合我国患者特定的方法。目前对于认知治疗的功能磁共振成像研究也逐渐增多。一个谈话类的认知治疗的疗效能够通过大脑成像技术及各种生物学指标来达到科学的检验,这对重视认知治疗的心理治疗师来说,对所取得的从精神到物质大跨度的成效,无疑增添了巨大的自我认同和对前景的十足信心。

　　1979 年,卡巴金(Jon Kabat-zinn)在美国麻省大学医学中心附属减压门诊创立了正念减压疗法,也称为正念减压疗程(Mindfulness-based stress reduction,MBSR)。原称为减压与放松课程(stress reduction and relaxation program,SR-RP)。正念减压疗程立意辅助(而非取代)一般的医疗行为,其目的乃在指导病患运用自己内在的身心力量,为自己的身心健康积极地做一些努力。此后,很多学者和临床医生都开始探索将正念与主体的认知治疗相结合,并取得很好的效果。2004 年史蒂文 · 海耶斯(Hayes,S.C.)发表的论著《接纳与承诺疗法,关系框架理论及行为认知治疗的第三波浪潮》以及他在 2005 年出版的专著《走出你的想法,投入你的生活:全新的接纳与承诺疗法》,开始引起主流心理治疗学界的关注。许多学者接受了接纳与承诺疗法(ACT),并开展相关的培训。不久有关 ACT 的实验研究论文相继发表。有关 ACT 的临床应用研究已经涉及对于焦虑、抑郁、恐惧、药物依赖、慢性疼痛等多种心理障碍的治疗。1993 年,玛莎 · 莱恩汉(Marsha Linehan)开创的辩证行为疗法(Dialectical Behavior Therapy,DBT)是一种主要用于边缘型人格障碍患者的心理治疗方法。此治疗方法除了具有本身的特点之外,也融入了"正念"及"接纳"等雷同的观点与技术,主要用于帮助患者提高掌控压迫性情绪的能力,不至于使患者情绪失控及避免做出破坏性行为。

　　以上三种技术被一些学者称为认知行为治疗第三波浪潮。在这些技术中有各自独有的概念、观点和应用重点,同时也有相互交叉的内容。

认知治疗还在不断地发展之中,不断地被世界各国的心理治疗的专业学者所吸纳,经过"本土化"的过程成为适合各国患者能够接受的、行之有效的,能被临床证实并具有生物学指标验证的科学的心理治疗方法。

(七) 认知治疗的一般原则

卡尔·罗杰斯(Carl Ranson Rogers,1902—1987)认为,个体对世界有独特性的观念,生活中一切事物的意义与价值都不是绝对固定的,他与人们的看法和观念有着密切关系。由于每个人的眼里都有一个自己的"现实",他们对待同一件事物的评价、态度、应对、处理及预测等都持有各自不同的方式。所以心理调节不能忽视人们的想法、看法和认知系统。贝克又指出,认知过程是行为和情绪的中介,不适应行为和不良情绪可以从认知中找到原因。当认知中的曲解成分被揭示出来,正确合理地再认识,并进行有效的调整,在重建合理认知的基础上,不良情绪和不适应行为也就能随之得到改善。

认知行为疗法强调应用操作性术语来表述专业概念,强调治疗的实证操作性及疗效检验。在研究场景和日常的临床实践中,同时都包含和使用了小组和单一个案的实验设计。为了确保研究和疗效结果的可重复性,必须强调使用操作性术语对治疗进行规范化,用各种各样可靠和客观的标准对治疗进行评估。治疗的重点大部分是以当下为基准,而且假设治疗的主要目标是帮助患者在其生活中实现预期的变化。因此认知行为治疗十分关注新的适应性学习机会,关注在临床环境之外所产生的各种变化。解决问题是治疗的直观和现实的组成部分。治疗过程中所有的治疗师都会向患者解释清楚治疗过程中每一步的方向及进程。治疗师和患者协力合作,一起制定措施解决商定的目标及诊断的结论问题。治疗的时间有基本的限制,也可根据治疗进展的实际情况及病种的特点有相应的调整。

根据认知行为治疗方法的发展史及目前的进展趋向,认知行为治疗方法客观上已被用来治疗许多精神疾病,并且其应用性和实用性已经得到人们的广泛认可。可以展望,认知治疗必然进一步的细化和深化。从目前的现实情况来看,该方法已经为患者提供了有效的治疗措施,同时也为理解精神科的各种疾病以及设计治疗方案提供了一个结构化的有价值的普遍性方法。

二、认知治疗的特点

认知治疗有别于精神动力学的治疗,与单纯的行为治疗也有差别,与其他各种类型的心理治疗的理论及方法都有所不同。认知治疗有很多自身的特点。作为认知治疗师一定要掌握这些特点，因为这些特点正是认知治疗的特色与精髓。如果治疗师能真正做到全面把握这些特点，内化这些特点，那么在对待每一个患者的治疗中就能做到得心应手。

认知治疗的显著特点体现在以下十个方面：

（一）医患关系信任和谐

医患关系是认知治疗的根本，没有这个坚实的基础就不可能有整个顺畅的治疗过程，也不能产生既定的疗效。用中国的老话来描述，这里客观上存在着"医患缘"。其实医患双方都希望这种"缘"能够上升到"缘分"，这样就构成一个结果，产生了治疗的实际疗效。在整个认知治疗过程中，医患关系的信任与和谐是双方共同努力始终需要保养和维护的。一旦意识到出了一些问题，大家都需要开诚布公地明确表达，使关系能保持在最佳状态。在实际的治疗过程中，这种关系的维护并不容易，治疗师需要引导和挑战患者，患者需要动摇和改变自己曲解的想法，不适应的行为。但是由于治疗师认识到医患关系对于认知治疗的重点意义，而且不断关注和应对医患关系中出现的新问题，所以治疗师的努力完全能够使得医患关系保持良好的信任和谐状态。认知治疗就能以此为本，顺利地、结构化地逐步推进。

（二）当下问题重点关注

认知治疗与其他治疗有一个很显著的区别就是"活在当下"。这一理念需要深入治疗师和患者双方对治疗的基本取向。有的治疗师十分热衷于了解和分析患者以往的成长史。患者也很愿意向治疗师讲述往事或者近来发生的一些纠葛事件。其实这些信息都有其一定的参考价值。然而患者真正需要解决的是当前的问题，他们需要应对迫在眉睫的难题。重点关注患者当下的问题正是认知治疗的特征。认知治疗是由近到远地扩展、延伸。治疗师所关心的患者的想法、情绪、行为、生理反应都是当前的、新鲜的。只有从此时此地开始着手进行治疗，认知治疗才有其实质的开端，有其务实的"起跑线"。尽管评估需要了解患者心理问题形成的来龙去脉，但这一切都是在为帮助患者解决当下的问题打基础。认知治疗并不排斥对患者成长史的全面了解，因为患者信念系统的形成与成长史有着密切的关联。但是治疗师一定要把握一个现实的目标，这就是患者当下的问题或障碍。

（三）设定目标现实具体

认知治疗十分务实，治疗的目标鲜明、具体。没有空话、套话、俗话、玄话。认知治疗所设定的目标必须是"看得见,摸得着"。在认知治疗中一般不会把顺耳的又带有虚拟色彩的目标作为治疗目标。比如,"做到善待自己和善待别人","达到实现自我价值","既要脚踏实地,又要给自己留有发展空间","要实现自己的理想,达到自我实现的境界"等诸如此类的目标。认知治疗的目标由医患双方共同设定,十分具体,十分现实,十分可行,十分见效。它的疗效结果很实在,很肯定,能评估,可检验。医患的共同治疗目标不应该宏大,而是应该具有极强的针对性和证伪性。治疗目标虽然可以确定,但也可以在治疗过程中略作修订。这种灵活性的把握需要根据患者在治疗中的进展和遇到的特殊情况由治疗师随机应变地进行操作。

(四)治疗结构严格有序

认知治疗是一个具有严格结构的心理治疗。这种结构规范、严谨、周全、细腻。当治疗的结构被具体化后,无论是治疗师还是患者,都会逐渐熟识这一整体的结构框架,并主动地根据这一结构循序渐进地将认知治疗按部就班地不断深入,直指目标。治疗师对于认知治疗结果的掌握并非一个十分困难的过程。因为治疗的架构十分明确,包括医患会晤的内容结果也都具有基本的顺序和规格。整个认知治疗的进程时间以及治疗整体时限中的每一个步骤都具有清晰的内容安排。当然根据每个患者的具体情况会有所变动,这都是在整体框架中的机动掌握,不可能越出认知治疗的整体结构。认知治疗的结果是一个特色,但它又是一个有弹性的整体。对于刚开始学习认知治疗的治疗师来说可能需要严格地根据结构进行操作,而对于已经具备相当经验的治疗师来说,他们仍然需要根据结构来操作,但此时的把握就能驾轻就熟,在熟练中体现出一定的灵活性和创造性。

(五)干预过程医患合作

在整个认知治疗的过程中,治疗师占主导地位,但治疗的中心却是患者。无论是实施认知干预还是行为干预,这些都是医患的合作过程。虽说是医患合作,但是双方的功能是不一样的。治疗师是启发和引导,而患者是思考、操作和配合。患者也有主动的一面,这是由他求治愿望的动力所产生。患者一般会根据治疗师的要求进行刻苦努力及尽力发挥。治疗师要读懂患者的需要和其他各种信息,患者也需要搞清楚治疗师的意图及要求,以便实施操作。医患的合作除了体现在气氛的和谐、沟通的顺畅、交流的领会、会晤的融洽之外,有时又需要进行实景配合,如系统脱敏、逐级暴露等,这些都需要共同实地操作。这些干预过程的配合更需要具备良好的协调性。因为在治疗的实施过程中,患者可能出现紧张、胆怯、畏惧、退缩、逃避等各种生理反应、情绪反应及行为反应。治疗师需要理解他们的实际困难,但是却又不能放弃治疗。因此鼓励患者的合作又成了治疗师必须同步进行的心理支持。医患之间合作的成效也体现了医患关系的合作紧密程度,直接决定了治疗效果的成败。

(六) 实施技术便于操作

认知治疗的各项技术都比较容易掌握,易于操作。由于认知治疗的过程很直观,所采用的认知和行为干预技术也相当明确和直接,这正是认知治疗的一大特点。心理干预技术都需要有一个从陌生到熟悉,再从熟悉到精通的学习和应用过程。这是学习医学技术的常规之路。对于认知行为干预技术的掌握需要有一个"悟"的过程。因为看来是简易,便于上手的技术其实都充满着丰富的内涵,包含着许多技巧。许多初学者往往会感到"看看容易,做做难"。这正说明了一个容易操作的技术要达到操作得体、行之有效的目的也并非简单。但总的来说,认知治疗的技术与其他心理治疗相比,其操作性较强,没有联想的、假设的、投射的、释义的间接成分。作为认知治疗师,要做到把所有的技术融会贯通确实需要经历一个长期的学习、实践和督导过程。

(七) 疗程时限短期为主

患者对于接受心理治疗的期限都比较敏感,他们都希望尽快地解决自己的心理问题,甚至有点操之过急的迫切性。认知治疗属于短程治疗,一般为期在 3 个月左右。也有一些情况,使治疗的时间延长,这是根据患者的需要及患病和治疗过程的特殊性而定。有的需要半年,也有一些需要一年时间。随着人格障碍的认知治疗的开展与发展,部分认知治疗所需要的时间便会更长一些。但总的情况,认知治疗仍属于短程治疗。可以通过 3—6 个月左右的时间治疗好患者的心理障碍。这一点已经被大量的临床实践所证实。巩固疗效不归在治疗的时间范围之内,它需要有一段延续的时间,这也要根据每个患者的实际情况而定,以疗效的完全巩固的结果而定。

(八) 疗效显著仪器可测

20 世纪 90 年代初,美国已经有一些学者开始应用功能磁共振成像方法来检测抑郁症患者在大脑成像方面的表现。多年来研究最多的是对抑郁症患者检测结果与正常人对照组进行比较。研究发现,患者在大脑结构中的扣带回、杏仁核、前额叶皮质、侧脑室旁回等大脑区域能够显示出明显的差异。此外,美国学者西格勒(Siegler)通过研究发现,功能性磁共振能在抑郁症患者大脑结构的一个功能活动区域呈现出特殊的反映,这些信息能够提示患者对于接受认知治疗具有一定的亲和力。这样就能对患者是否具有接受认知治疗的适应证进行筛选和预测,以免治疗师花费更多的精力来评估患者是否适宜接受认知治疗,可避免患者一旦进入认知治疗程序后才逐渐表现出他不适宜接受治疗的现象,也能规避治疗师在选择使用心理治疗方法方面的风险。目前已有少数学者用功能性磁共振的成像技术对接受认知治疗患者的疗效进行治疗前后的对照研究。同时又有不少学者用功能性磁共振对强迫症、焦虑症、恐惧症等多种精神障碍进行检测研究。有学者还用功能性磁共振的认知治疗与药物治疗的疗效进行对照研究。由此可见,认知治疗过程以及疗效的评定已经走出了原来偏重于主观的方法,开始使用脑科学的检测手段,以更客观的生物学指标来表达认知治疗的实际效果。

(九) 标本兼治不易复发

认知治疗的一个公认特点就是它的疗效巩固,不容易复发。这种效果是同药物治疗以及其他心理治疗进行比较对照的结果。认知治疗之所以能够获得稳定的疗效,是因为这样的治疗是标本兼治的治疗,不仅解决了浅表层面的情绪、行为和想法等问题,也解决了产生这些问题的根底,从根本上铲除了构成心理问题的根源。另一方面,认知治疗是从三个通道实施心理干预,这要比药物治疗的情绪单通道的治疗效果更全面。即使出现复发,也不至于又从单一的通道进行回转。认知治疗充分发挥了人的潜能,同时也体现了人能够进行自身修复的潜力。认知治疗的作用和疗效具有网络效应,所以认知、行为、情绪、生理反应等四个方面在得到改善的过程中是一个网络层面的改善,因此如果在某一点出现退步,其他方面能够产生牵制作用,不至于导致一下子的全面崩溃。不可否认的是药物治疗也有其治标透本的功效。但是认知治疗标本兼治的实效更能显示其疗效巩固的优势。

(十) 中国患者乐意接受

孔子提倡人应成为一个"知人",也就是智人的意思(《论语·颜渊》)。要达到真正具有智慧的一个重要标准是面对人心所具有的判断力。对于如何能够成为知人,孔子指出,必须做到"视其所以,观其所由,察其所安。"(《论语·为政》)认为每个人在办事的背后有其内在的动机,观察一个人的办事,不能只看其过程和方法,还要看心理上的安顿。最后要评估所办事情的实际结果。孔子又指出,要达到"知人"的高度,必须要做到"毋易,毋必,毋固,毋我"(《论语·子罕》)。即不能主观臆断,不能抱有必然的期待,不能固执己见,要让自己达到一种浑然忘我的境界,完成对客观事物真切的判断。孔子对于人的关注以及以人为本的内心调整才能平衡心态,办好事情,适应环境的论述对于中国人的认知调整观产生了长期深远的影响。

中国人擅长通过认知来调整自身的情绪和行为。大家对于幸福指数的认识常有知足常乐、自得其乐、助人为乐、为善最乐、先忧后乐、苦中作乐,等等。这些快乐都是建立在认知调整的基础上所寻求到的乐趣。这也是认知改变情绪的一种良方。

在认知治疗的临床实践过程中,中国患者都比较乐于接受这种调整方法。平时大家在日常生活中都提倡"要想得开",都说"退一步,海阔天空",这些都是很有哲理的调整方法。尤其在无法改变外界环境的状况下要调整好自己的情绪,这种认知的调整能够立竿见影。需要指出的是,鲁迅先生笔下的阿 Q 也是通过"阿 Q 精神胜利法"来调整他的情绪和行为。从原理来说,"阿 Q 精神胜利法"就是一种认知调整。可惜阿 Q 没能有机会得到认知治疗师的指点,采用的方法是曲解的替代认知,这是错上加错,所以最后调整的结果仅仅是瞬间的平静,而不可能达到长期根本的疗效。"阿 Q 精神胜利法"不可提倡,这种认知调整的方法只会落得与阿 Q 一样的悲惨结局。

三、认知治疗的适应证

在诸多的心理治疗中,适应证最多的可算是认知治疗了。由于认知治疗的组成是行为治疗与认知治疗的结合,因此适用于认知和行为的心理行为问题就会很多。

心理问题的范围广于心理障碍,"来访者"是心理咨询中的专业用语,在精神科临床中常用的称呼是"病人"。考虑到认知治疗的适用范围日益扩大的现状,本书使用"患者"一词,有利于接受认知治疗中求助者对自我的宽松定位。根据目前中国的国情及现实情况,对于求助者的临床界定有较大的难度。一般人的心理问题、心理困难、发展性心理咨询问题理应归属心理咨询范围。但是如今心理咨询的来访者多半已经患有轻度或中度的心理障碍,而且都已经符合疾病诊断标准。对于这些患者,精神科专科医院以及综合性医院的临床心理科的处理,主要还是以用药为主。所以心理咨询师十分需要掌握心理治疗的理论和技术,这样就能够满足求助者接受心理治疗的需求。由于认知治疗是短程治疗,患者也都乐意接受,因此,应用认知治疗来为患者治疗心理障碍及各种心理困扰客观上已经成了我国心理咨询师以及精神科医生都需要掌握的技能。

认知治疗从 20 世纪 70 年代初是以抑郁症为主要的治疗疾病。不久,焦虑症和恐惧症也归到认知治疗的适应证范围。随着认知治疗的推广发展,强迫症、创伤后应激障碍(PTSD)、心境恶劣、自杀、儿童抑郁、儿童性依赖、厌食症、肥胖症、老人和妇女的心理困扰、精神活性物质依赖、分裂样人格障碍、边缘人格障碍、自恋人格障碍、多重人格、慢性疼痛、性功能障碍、夫妻治疗、家庭治疗、精神分裂症、住院病人的心理治疗,这些问题都能够被认知治疗的应用所覆盖。近年来,认知治疗的涉及面还在拓展,延伸到教育、服刑、教养等领域,它所能治疗的适应证的范围也同样在同步拓展。但是作为认知治疗师,不要随意地延伸认知治疗的范围及功能,因为所有精神疾病的患者并非都十分适合接受系统规范的认知治疗。

四、对认知治疗的误解及厘清

在认知治疗的实务方面,也有不少不同的观点。由于从事心理治疗的理论基础不同,技术和方法的差异,因而不少学者对于认知治疗提出了一些不同的观点和质疑。但是作为认知治疗师应该理解这些学者对于认知治疗所存在的误解,不必与不同的观点进行强烈的争论和辩解,而是应该多进行思考,对认知治疗的批评多进行分析,还须对治疗中的缺陷进行改进,这才是认知治疗师应有的态度及努力进取的精神。但是认知治疗师需要保持清醒的头脑,对某些被误解的方面进行厘清,这样才能深刻理解认知治疗的内在特征以及如何真正地发挥认知治疗的优势,达到客观的治疗效果。

以下是对认知治疗常见误解的厘清。

(一) 认知治疗是简单技巧

有一种误解认为,认知治疗是一套很简单的技术,是对复杂问题提供的一套公式化的方法。

事实上在认知治疗过程中,治疗师在向患者不断地提供指引、策略、思路和应对方法。认知治疗有病例概念化的重要环节,又需要从患者认知的潜在层面去挖掘潜在心理机制(核心信念和中间信念),这些都是治疗中的难点。如果没有对患者疾患内在关系的深刻理解,就很难引导患者把深层次的沉淀物浮现并表达出来。认知治疗中有很多技术,但是理解、掌握和应用这些技术不是一个单纯的简单操作,对其领悟和实践需要具备一定的内功。例如"苏格拉底式的谈话",绝对不是通过一般的模仿就能很快地学会。对于"逐级推导",如果治疗师没有严密的逻辑思维基础,完全可以使技术在实施中搞得一头雾水。由于认知治疗需要在有限的短时期内完成,而且其过程与结果又是那么明朗和清晰,因而没有任何含糊、投射、虚拟、隐含、玄乎、晦涩的成分。无论是认知干预和行为干预,从目标到实施,从操作到结果都是眼见为实,以客观的疗效来说明治疗是否成功。许多初学者或已经入门的心理治疗师都有这样的体会,认知治疗的入门似乎较为简单,但是初步理解和成功实践之间会存在很大的距离。要真正达到融会贯通的绝妙境界,能达到功到病除的妙手回春,确实不是想象中一蹴而就的简单过程。

（二）认知治疗是短程治疗

贝克在 20 世纪 70 年代形成的对于抑郁症的完整的治疗构架的疗效过程是 3 个月左右。在认知治疗发展到对焦虑症的治疗中所采用的时间也是 3 个月左右。于是便给人形成了认知治疗是一个短程治疗。其实这正体现了认知治疗在疗程方面的一个显著特征。随着认知治疗的不断发展，它的适应证的不断拓展，治疗的时间也随之有所延长。比如对于强迫症的治疗时间会明显延长，这是强迫症这一疾患的自身特点所决定的，也是治疗强迫症患者的实际需要。因此，对于不同疾病以及不同患者的患病情况及患者各自的特点，认知治疗所需要花费的时间就会有较大的差异。有的需要半年，有的需要一年，也有的患者所需要的时间会更多。所以认知治疗的疗程已经越出了原来短程的范围，向中程，甚至长程演变。

此外，认知治疗所需的时间虽然以短程为主，但是在其结构中有巩固疗效这一重要环节。巩固疗效必须维持良好的医患关系，治疗师需要逐步扩大治疗巩固和随访的间隔时间。在临床的实际操作过程中，整个随访病情，巩固疗效所需花去的时间与集中治疗的时间几乎相仿。认知治疗是一个十分牵肠挂肚的治疗，治疗师对于患者的关心会维持很长的时间。当患者的心理问题或心理障碍真正得到康复后，医患关系常常延续成为朋友关系。治疗师在操作认知治疗的实践中不能拘泥于"短程治疗"，而是应该根据患者的疾病情况、患者的个人特点、治疗的实际进程来决定治疗的整个过程。但是短程治疗是认知治疗的特色，治疗师应该充分用好这一特色，在最短的时间内，为患者获得最佳的疗效。

（三）认知治疗是机械程式

有一种说法，认为认知治疗刻板、机械和程式化，所以一学即会，十分简单。

其实认知治疗之妙就在于此。用一个词汇来表述认知治疗，那就是"规范"。认知治疗从结构到程式、从评估到干预、从谈话到操作都有其独特的"标准化"。所以认知治疗师是不能随意发挥，以分析代替结论，以想象代替现实。治疗师从第一次与患者的谈话开始，都有其严格的谈话纲目。以后每一次谈话的内容和进程都属于整体结构的一个步骤。认知治疗师最为困难的是需要把整个治疗的过程和计划在治疗的早期就向患者交代清楚，让患者同样做到心中有数。治疗师对于患者是知己知彼，同样，患者对于治疗师也是了如指掌。这种治疗的公开化和透明度的程度很高，是其他心理治疗技术难以比拟的。这种标准化的优势，体现在治疗师和患者之间都在一个项目的构架中循规蹈矩地努力，各有各的分工，各有各的成果。治疗师可以向患者说明治疗进程需要延长的理由,患者也可向治疗师倾诉在哪个治疗环节上遇到了坎坷。认知治疗是一个医患之间都能够做到"琢磨得透"的治疗,不会出现摆空架子或故弄玄虚的表面文章。正因为认知治疗是这样的"实在",学习的难度就肯定会体现出来。客观地说,初学者认为认知治疗比较容易上手,这是有可能的。但是一旦进入程序结构中,治疗的推进就不可能轻而易举。中国有句老话:"看人挑担不吃力",认知治疗更是如此。尽管3个月的短程治疗,若初学者进入这一治疗周期,会立即体会到要完成这12次的规范会晤将是一个极其漫长而又措手不及的难熬的日子。认知治疗虽然可以上手较快,但是要做到学会、学好、学通、学精,就需要付出全身心的刻苦和勤奋。认知治疗不可能做到无师自通,如同要成为一名外科医生一样,没有资深医生的亲手带教和长期督导,要真正学到功夫是不可能的。

(四) 认知治疗是注重当前

有些学者误解地认为,认知治疗过于注重现在。认为认知治疗的目标只是缓解眼前的症状,关注的认知仅是当前浅表的认知,认知治疗忽视患者童年的经历及经验。因此认知治疗缺乏对人的全面理解,难以帮助患者解决他们的人格问题以及潜在的冲突。

认知治疗是一个结构化的治疗过程。在最初的治疗阶段,治疗的重点确实是指向建立良好的治疗性医患关系和缓解患者当前所表现的明显症状。但是随着治疗的深入推进,重点就需要转向探索和挖掘患者潜在的心理机制,破解他们的负性假设、规则以及核心信念。在这一艰巨的探索过程中,必须了解构成患者深层次问题的内在因素以及个人的成长发展历程。在认知治疗发展的早期,就已经十分关注患者早期的成长史、境遇以及经验。认为这些信息有助于帮助治疗师探究患者信念与图式的根本来源。尤其是对于一些人格障碍的患者以及其他复杂的心理障碍的患者,早年的信息对于治疗的指引具有很重要的价值。在认知治疗中,治疗师常常使用"自发意象"(Spontaneous Imagery)或"引导意象"(Guided Imagery)这些情感支持方法来帮助患者回忆一些已经淡忘的早年事件,以探寻其核心信念的源头。但是,认知治疗并不忽视患者的成长及发展史中的每个阶段和每个环节,因为认知治疗的理论并不认为引起患者曲解认知和功能失调的信念都归咎于童年的经历。认知治疗并不一直沉湎于患者的过去,而是通过收集患者以往的资料来剖析各种信息。患者的历史资料为认知的重建提供了重要的线索及方向,这是调整患者深层次认知结构的一个很有效的方法。

(五) 认知治疗是忽视情感

有一种观点认为,在认知治疗中,对于情感的认知比较狭隘,认为那是可以控制而不可以体验的现象事物。所以在治疗中没有突出地运用到情感。

根据贝克的理论，情感反应、行为反应以及生理反应都由个人建构的经验所决定。但是认知和情感之间的关系并非一种直接单一作用的关系，而是一种反馈循环的关系（feedback loop）。当患者的认知引出负性情感时，患者对于这些负性情感又会以曲解的认知来进行解释，这样负性的情感便会变得更加强烈。认知治疗的理论认为认知会影响情感、行为的生理反应，"认知优先"处于主导地位。"优先"不等同于"因果"。所以认知、情感、行为、生理反应是一种网状形式的交互反应。在认知治疗中也有不少针对调整情绪的技术和技巧，如意象法、角色扮演、实景实验及全身放松法等。需要指出的是，在认知治疗中，调整情绪的目的并不是单纯地为了调整情绪，而是通过情绪的调整来促成患者认知的调整。如果核心信念得到了真正的重建，患者的负性情绪就能从根本上得到长期稳定的改善。

（六）认知治疗是去潜意识

精神动力学派的学者很难接受认知治疗学派的去潜意识观点。认知治疗不注重潜意识，因而会影响到来访者对自己"关键资料"的呈现。

贝克确实拒绝弗洛伊德学派的"潜意识"，他认为潜意识这个概念与认知治疗的理论无关。贝克认为，人们的意识是一个连续体，所以需要注重人的自觉意义。因此认知治疗师不应将来访者潜意识目标、冲突和意图等这类思维融入认知治疗。在认知治疗领域，某些学者曾探讨经验中的潜意识过程，也从精神分析和认知治疗的不同角度来看待潜意识的异同之处。很有意思的是，随着心理治疗的发展，原本分道扬镳的模式，也出现了有所和解的趋向。

（七）认知治疗是疏远关系

精神动力学派对认知治疗评价为忽略治疗性医患关系。

其实，这也是一种误解。贝克认为，认知治疗师的角色是帮助来访者了解信念与态度如何影响情绪与行为的向导。他曾提出，在认知治疗过程中，治疗师需要做到对患者的真诚、尊重及无条件的积极关注。精神动力学治疗广泛利用治疗关系来反映患者和他生活中重要人物的互动状况。移情关系的发展与解决是精神分析治疗的基石。认知治疗也同样注重建立和维持良好的治疗性医患关系。因为治疗关系是共同经验论的基础，是推动和维系改变患者曲解认知的力量。在认知治疗中，要求治疗师适度地显露自己的情绪、经验和意见，这是一种治疗策略，能够有利于体现治疗师的"明智"。认知治疗理论认为，良好的治疗性医患关系本身具有一定的治疗功能，真正体现治疗效果的是治疗师的技术和能力的发挥,是人际关系和认知转变的复杂的交互作用的结果。

在心理治疗学界,各种学派的不同观点的争论是很正常的现象。每一种心理治疗都会存在这样或那样的欠缺和问题,这是医学的现状,是治疗师都需要正视的客观事实。心理治疗的目标是患者心理障碍的康复,在这个前提之下,我们应该深信,每一种心理治疗都将会在实践中不断地发展和完善。

五、认知治疗在我国的推广应用及发展前景

认知治疗在我国的推广和发展已有三十多年的历史。早在1985年,美国学者伯恩斯(Burns,1980)的有关认知治疗的科普读本《感觉良好》就被翻译成中文在我国出版,向我国读者介绍了有关认知治疗的基本理念及方法。1989年,在《中国心理卫生杂志》第3期刊登了由上海医科大学季建林和徐俊冕撰写的综述"认知疗法的现状及趋势"。这是我国学术杂志上最早发表的介绍认知治疗的文章。1991年,上海第二医科大学陈福国邀请美国著名的认知治疗学家、宾夕法尼亚大学认知治疗中心阿瑟·弗里曼教授(Arthur Freeman,1995—1998年任美国行为治疗促进学会主席,该学会现改名为美国行为认知治疗学会)来中国讲学,在上海举办了首届全国认知治疗研修班。王一飞校长聘任阿瑟·弗里曼为上海第二医科大学客座教授。1992年阿瑟·弗里曼再次应邀来到中国,在北京和上海举办第二期全国认知治疗研修班。阿瑟·弗里曼来中国的访问和讲学为认知治疗在中国的推广和发展迈出了极为重要的一步。此后我国的学者开始在临床工作中应用、实践和研究认知治疗,为各种心理障碍的患者提供了认知治疗的心理干预。三十多年来,我国有不少学者赴美国学习、进修认知治疗,学成归来后为认知治疗在中国的进一步推广及临床应用做出了很大的努力。另一位美国著名的认知治疗学家诺尔曼·埃普斯坦(Norman Epstein)教授,为我国培养了多名认知治疗的访问学者和博士生。他原在宾夕法尼亚大学认知治疗中心工作,也是贝克的同事,后来到马里兰大学任教。他曾5次来到中国,在北京和上海讲授认知治疗;还组织中美研究生的交流活动,为认知治疗在中国的深入发展作出了贡献。此外,还有不少国外的学者也陆续到我国讲授和培养中国的认知治疗师,如上海市精神卫生中心及上海市心理咨询中心与哈佛医学院附属麦克林医院(Mclean Hospital)自2009年开始合作举办为期三年的认知行为治疗课程。爱德蒙·诺伊豪斯(Edmund C. Neuhaus)等博士参加了授课。

认知治疗的本土化是摆在我国认知治疗师面前的一大课题。由于中国社会的文化背景以及中国人的价值观与西方存在着一定的差异,所以尽管中国人容易接受认知

治疗,但是在具体的干预技术实施中会出现一些文化区别现象。因此我国的认知治疗师需要根据本国的国情和我国患者的认知特征来实施心理干预,这样才能达到理想的治疗效果。正如我国台湾心理卫生学会理事长杨国枢教授所说,本土化的过程并非简单的中西混合或照搬使用,而是一种交融后再孵育出的崭新事物。我国学者在进行认知治疗的研究中也发现,套用美国刺激模式对中国患者进行检测时无法达到美国患者所产生的效果,所以还得根据我国患者的认知特点来编制适合我国患者的刺激模式。在临床实践中,大量的病例提供了无数的反馈信息,使认知治疗如何适合中国的患者有了更明确的方向。

目前,认知治疗在我国开展的状况还属于初级阶段,由于有心理问题或有心理障碍的患者人数众多,而我国在心理健康服务方面的资源相对较少,尤其是在提供系统、规范、有效的认知心理治疗方面,心理治疗师的数量十分有限,难以满足愿意接受认知治疗的广大患者的需要。认知治疗在我国发展的瓶颈仍是认知心理治疗师的缺乏。在我国,心理健康已经提升到精神文明与创建和谐社会的高度,成为人们幸福指数提高的重要指标之一。如果能够多培养一些认知治疗师,让他们在有经验的老一辈心理治疗师的带教和督导下,不断地学习、实践和提高,认知治疗在中国的推广和发展还是会有光辉的前景。

第二章　认知治疗的基本要素

认知治疗是一种结构严谨、实践性很强的心理治疗。由于认知治疗如同一项工程,由各个分项目组成,所以学习认知治疗需要十分注重工程的整体框架,又要严格地把握每一个项目的进程。认知治疗又像一台精密的机器,由许多部件组成。在认知治疗中有许多基本的要素,这些要素正是认知治疗的重要部件。因此,治疗师只有完全理解和掌握这些要素的概念、意义、特性及功能,才能启动和运作认知治疗。

一、构成心理问题的主要成分

患者产生心理问题的原因是复杂的,多方面的,由生物、心理、社会等诸多因素组成。认知治疗的理论认为认知、行为和情绪是构成心理问题的主要成分,深刻理解和全面掌握这些成分是实施和完成整个认知治疗过程的基础。

(一)认　　知

1. 认知的概念

认知是指人们的系统性认识,它的范畴可包括知觉、判断、信念、价值、态度等。认知是心理活动中最一般和最广泛的范畴。现代认知心理学认为认知有广义和狭义两种含义。广义上的认知与认识是同一概念,是人脑反映客观事物的特性与联系,是揭露事物对人的意义与作用的心理活动,包括知觉、记忆、思维、想象、学习、语言理解等心理现象。认知过程又是一种信息加工过程,可以分为刺激的接收、编码、存储、提取和利用等一系列阶段。现代认知心理学十分强调认知结构的意义,认为认知系统以个人已有的知识结构来接纳新知识,新知识为旧知识结构所吸收;旧知识结构又从中得到改造与发展。狭义上的认知等同于记忆过程中的"再认"过程。

2. 患者认知的特征

心理障碍患者的认知有其显著的特点,主要体现在以下三个方面。

（1）自身发展而成。患者的认识、思维和知觉,包括理解和推理都是由其自身发展形成,是意识的官能或过程,由此获得关于感觉和理念的知识。尽管患者的认知在形成发展过程中会受到某些外来因素的影响或干扰,但有问题和有偏误的认知系统的形成尚归咎于个体自身的心身发展。

（2）认识的非理性。患者在对待知觉、记忆、思维、想象、学习、语言理解等方面都处在非理性状态。他们对于自我、他人、环境及未来等有关信息的接收、编码、存储、提取和利用往往是曲解的、不合理的,也是不适应的。

（3）社会功能失调。患者因认知方面的偏误和曲解,导致他们难以对周围的事物作出客观合理的评价,表达恰如其分的态度,实施积极有效的应对,进行科学前瞻的预测。所以患者在这种状态下,他们的社会功能会出现不同程度的失调,潜能也难以充分地发挥。

（二）行　　为

1. 行为的概念

行为是举止行动,是受思维支配而表现出来的外表活动。在认知治疗专业领域,把行为分为三种类型:外显行为、口头行为以及生理反应。

（1）外显行为:是个体的头部、躯干和四肢的有目的的活动。例如清晨有人为了身体健康在小区里打太极拳。

（2）口头行为:是通过口头表达体现的目的性行为。例如与他人进行讨论商议,通过口头交流的方式达到相互理解并对某一事物达成共识。

（3）生理反应:有些心理行为反应是通过机体生理反应的方式表现出来。例如兴奋会使人的心跳加快,呼气变粗;紧张会导致人的肌肉略有颤抖,微微出汗等。

2. 行为的特征

行为在不同类型患者的心理问题及心理障碍中会有不同形式的特征性表现。例如:躁狂症患者表现为精力极度充沛,眉飞色舞,会不知疲倦地长时间干事。其举止张扬,说话滔滔不绝,语速很快,联想翩翩,言过其实。食欲、性欲亢进,睡眠很少等。抑郁症患者却是弯腰曲背,动作迟钝,办事拖拉,缺乏干劲;沉默寡言,话语消沉,易被激惹;疲劳乏力,食欲不振,半夜早醒,体重下降等。恐惧症患者往往是畏惧逃避,退缩封闭,借故推脱,行动限制,害怕交流,生怕得罪,脸红出汗,目光漂移,手足无措,全身颤抖,表情怪异等。强迫症患者的行为表现为反反复复,多此一举,毫无意义,向往克服,难以抗拒;当别人问个究竟时,他们往往是难以启齿,羞羞答答,不知所措,渴求理解;同时伴有坐立不安,心悸胸闷,肌肉绷紧,口干舌燥等。

（三）情　绪

1. 情绪的概念

情绪是人对于客观事物是否符合其需要的态度体验。是短暂而强烈的具有情境性的情感反应，如狂喜、愤怒、哀愁、快乐、悲伤、恐惧、惊讶等。情绪和情感往往被视为同义语，但细分，两者还是有所区别。情绪发生较早，为人类和动物所共有；情感体验发生较晚，为人类所特有。情绪常常有情境性，比较短暂、易变，情感总与人的高级社会性需要相统一，而且比较稳定。

心境是一种深入的、比较微弱而持久的情绪状态。心境具有弥漫特性，一种心境的持续时间依赖于引起心境的客观环境和主体的个体特点。一般情况下，重大事件引起的心境持续时间较长。个性特点也能影响心境的维持时间。

2. 情绪的特征

情绪是个体受到某种刺激所产生的一种心身激动状态。患者情绪的激动状态由于受到病理心理的影响，就会出现一些特征性的表现。

（1）患者的情绪与刺激的内容及强度匹配不当。情绪为刺激所引起，多数情况下引起情绪的刺激是外在的。在日常生活中任何事物的变化，都会影响人的心绪。尽管不同的正常人对于同一事物的情绪反应存在某些差异，但都是处在一定的情理范围之中。但有心理问题或心理障碍的患者对外在刺激的反应却是过分的、离谱的，或是过于强烈，或是十分淡漠，甚至出现倒错现象，使常人难以理解，难以产生同感。机体内在刺激也会影响人的情绪。生理异常、内分泌紊乱或某些器官的异常刺激都会影响到情绪。患者的内在刺激更有其特殊性，他们的大脑中枢、神经递质、内分泌系统会构成一些特殊的病理性刺激源，从而影响到情绪系统，由此产生各种紊乱的情绪反应。

（2）患者难以精确地表达特殊的情绪感受。情绪是主观意识的体验。在日常生活中，人们一般都能表达自己的情绪体验。即使对于一些比较复杂的情绪感受也能使用一些通俗的言语进行表达，也不会因表达情绪而感到承受压力。但是对于患者来说，精确地表达情绪是一件难度较高并承受压力的事情。由于患者的情绪体验受到非理性认知和不适应行为的影响与干扰，他们对情绪的主观意识往往显得模糊、飘忽和难以定位。情绪的无常变化、高低起伏、杂乱无章和晦涩隐含使患者在需要对治疗师精确地表达自己特殊的情绪体验时就会感到压力很大，他们会感到自己的表达词不达意，唯恐治疗师难以领会和理解，担心他们笨嘴拙舌的情绪表达会影响配合心理治疗的效果。

（3）患者较难把握情绪宣泄的对象及场合的合理有效。患者的负性情绪能通过一定场合的宣泄产生有效的舒缓作用，但也存在着对象、方法及场合等问题。

情绪状态的发生虽然为个体所能体验,但对其所引起的生理变化与行为反应却不易为个体自身所控制,所以对个体的社会生活具有重要的影响作用。当患者被负性情绪困扰时,尤其是生活被情绪严重扰乱时,患者会自发地通过一些方法来缓解情绪压力,这些方法并非是强行自我控制,而是通过宣泄来得以缓解。对于患者,有效的宣泄需要合适的对象和得体的场合。尽管患者在一番宣泄以后自己会感到稍稍轻松,得到一丝满足,但是这种"效果"却成了患者向往再次获取心理满足的"强化物"。有时他们会忽视如何选择被宣泄的对象,以为只要自己认为信任的、能够接纳的亲朋好友都可以向他们进行情绪宣泄。其实被宣泄的对象都有他们的实际状况,初次接受宣泄或许是出于好奇和同情,但过多反复地倾听患者的宣泄也会构成他们的心理负担。此外宣泄的场合也需要把握,有的患者只顾自己宣泄的满足而忽视场合的妥当,原本单纯的情绪宣泄却会引发一些负性的人际关系问题。

二、认知、情绪、行为之间的相互影响

构成患者心理问题的认知、情绪、行为这三个主要成分并非单独存在,他们之间是相互影响的,这种影响呈现两种双向的循环模式,即认知—情绪—行为影响模式和认知—行为—情绪影响模式。

(一) 认知—情绪—行为影响模式

当患者遇到有压力的社会生活事件时,首先启动的是认知评估系统,引发对事件的想法和看法等。由于这些想法和看法中存在着曲解、失真、逻辑错误等非理性及功能失调的成分,因此就会影响患者机体的情绪系统,产生负性的不良情绪。负性情绪会触动个体的行为活动,构成情绪性行为(emotional behavior)。这些行为的发生又会对社会生活事件构成一定的影响。同时患者的负性情绪和应对性行为则强化了患者对事件曲解的想法和看法。

例如,恐惧症患者身处某个特定的情境(实际上是很平常的环境),曲解地认为此情境对他十分危险,会导致他出现失控状态,由此引起强烈的害怕和恐惧情绪。恐惧情绪又使患者产生回避、逃逸行为。当患者以这样的行为方式应对压力情境时会感到比较安全,而对自己曲解的想法却不加反思,反倒认为自己的判断是正确的、合理的。

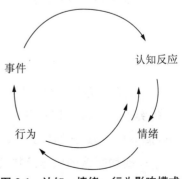

图 2-1　认知—情绪—行为影响模式

（二）认知—行为—情绪影响模式

当患者面临某个社会生活事件时，会产生一些内含曲解成分的想法。这些想法形成动机，通过触动性行为来求得动机的满足，这就是动机性行为（motivation behavior）。由于患者的认知存在问题，他们的行为因之而构成不适应状态。当不适应行为能满足患者想法和动机时会产生愉快、满足的情绪，反之，如果行为不能满足想法和动机时，就会出现焦虑、沮丧等情绪。患者的不适应行为所伴有的愉快、满足的情绪状态又会对他曲解的想法产生强化影响。

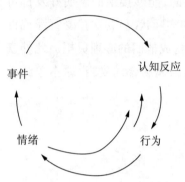

图2-2　认知—行为—情绪影响模式

例如，强迫症患者认为自家房屋存在发生意外的可能性很大，这就会使他产生防患于未然的强烈动机，因而反复地检查家中水、电、煤等开关。久而久之，这类行为便成了一种习惯。他以这样的行为来满足自己的动机，而在反复检查之后获得一时放心、轻松、踏实的情绪。若他的行为频度少到难以满足自己规定的底线时，就会感到十分焦虑，焦虑的情绪又会驱动他再增加反复检查的行为。患者把自家房屋确实没有发生意外的结果归功于他反复检查的行为，这也强化了患者最初认为只有反复检查才能预防自家房屋不发生意外的这种"任意推断"的功能失调性想法。

三、认知的两个层面模式

认知治疗的理论认为人的认知模式由两个层面组成，即由浅表层面的认知（overlying）模式和潜在层面的认知（underlying）模式组成。

（一）浅表层面的认知模式

人们在一定的事件情境下出现的情绪和行为并非由情境本身直接引起，而是由某一些疾速的对事件情境的评估想法所激发，这种想法被称为"自动想法"（automatic thoughts）。它是认知模式中浅表层面的认知。

1. 自动想法的概念及特征

自动想法是指个体在一定的情境下，大脑中自然而然涌现出的对自己、对他人及对周围环境评价的一闪而过的念头,故又称为"一闪念"。自动想法是自发涌现的、快捷的、简洁的,并非经过深思熟虑的一种思维流。自动想法产生于大脑的边缘系统,而边缘系统正是大脑对外界情境作出快速评估反应的生理结构。这种快速涌出的自动想法对于机体应对紧急情况以及危机状态具有维护性功能。

自动想法有以下一些特征:

(1)正常人及有心理障碍的患者都有自动想法,只是有心理问题患者的自动想法中存在有曲解的、负性的成分,从而会引发出不良情绪、不适应行为及不适生理反应等功能失调的后果。

(2)自动想法是自发涌现、即时冒出的想法。既不自我反省,也无深思熟虑。虽然这是在意识范围中的思维形式,但平时却不容易清晰、鲜明地意识到。只有通过治疗师的指导和训练,患者才能够学会捕捉和收集自动想法。

(3)自动想法的出现绝大部分先于情绪和行为。当自动想法一闪而过时,就很快影响到情绪和行为反应。患者往往会产生一种错觉,似乎在遇到有心理压力的情境时,自己首先清晰感受到的是不良的情绪及反应性行为,但实际上自动想法的出现已经先于情绪和行为。

(4)自动想法最常见的形式是"词汇"、"短语"及"图像",十分简洁,通常是以"短语"的方式出现。由于"一闪念"出现的时间极短,患者在不知不觉中忽略了对想法的感受及识别。

(5)自动想法还有一些其他的表达形式,有"疑问句式",如"我能行吗?"但实际表达的意思是"我可不行"。还有"隐含句式",如"我觉得自己好像是行尸走肉",但实际意思是"我的存在毫无价值",等等。

(6)尽管自动想法是自发涌现的思维流,但它的深部有着信念系统的影响和支撑。只要患者信念中存在的问题被认识清楚,并进行有效的调整,其功能失调的自动想法也就能够从根本上杜绝源头。

2. 常见的功能失调性自动想法(dysfunctional automatic thoughts)

在日常生活中人们遇事都会产生自动想法。如果自动想法是合理的,那么对人们的情绪和行为的影响都是正性的,产生的功能也是正常的。但是,如果自动想法是曲解的、失真的、非理性的,就会引发出人们的负性情绪和不适应行为,同时也产生了失调的社会功能。

以下是浅表层面认知中常见的功能失调性(曲解)自动想法:

(1)过度引申(overgeneralization):将以往生活中曾经发生的特殊事件引申为以后一直会发生的普遍现象。例如,上次我失误了,以后我肯定会经常犯同样的错。

(2)选择关注(selective abstraction):选择性地关注复杂事物的某些负性方面,而忽视事物的其他方面。例如:我发觉有些人已经看出了我的紧张表情。

（3）非此即彼（dichotomous thinking）：是一种极端性的想法，认为事物只有两种可能，不是"全"就是"无"，不是"黑"就是"白"，全然不考虑事物存在有中间状态的可能性。例如：如果我没能做到最优秀，那我就是一个彻底的失败者。

（4）贬低积极（discounting positives）：在看待自己、他人和环境中的积极方面时，都觉得没意义，无价值。例如：别人夸我优秀，这有什么可以令人得意的。

（5）瞎猜心思（mind reading）：没有客观依据，随意负面地猜测别人的想法和反应。例如：这位同事迎面走过没有和我打招呼，肯定是瞧不起我，对我不屑一顾。

（6）预测命运（fortune-telling）：预测未来事情会变坏，或者未来有不祥和的危险存在。例如：看来我这一辈子不会有什么出息。

（7）灾难当头（catastrophizing）：把已发生的一般负性事件看作无法接受和无法应对的重大灾难。例如：我在船上胃里很难受，我会死在船上。

（8）错怪自我（personalization）：因外界因素所致的负性结果都归咎于自己。例如：这次班级没评上先进与我考试临场发挥不好有直接关系。

（9）情绪推理（emotional reasoning）：听任负性情绪引导自己对客观现实作出随意诠释。例如：我的情绪很抑郁，因此我的婚姻迟早要出问题。

（10）乱贴标签（labeling）：不顾是否符合实际情况，给自己或他人贴上固定标签。例如：我是一个惹人讨厌的人。

（11）理所当然（"should" statement）：用"应该"、"必须"来设定自己的动机和行为目标。例如：我在任何方面都必须是最棒的，否则怎么能够做到出人头地。

（12）管中窥豹（tunnel vision）：只看到事物的一部分，满足于所见不全面或略有所得。例如：读书无用，一些不读书的人日子照样很好过。

（13）后悔莫及（regret orientation）：为自己已成定局的往事深感懊悔，确信若不是当初，结果将会更好。例如：我若当初报考医科大学，现在早已成为名医。

（14）以偏概全（oversimplification）：用片面的观点看待整体事物。例如：我乒乓球打不好，我的整体素质太差。

（15）任意推断（arbitrary inference）：又称非逻辑思考。缺乏严密逻辑思考，对事物随意地作出推论。例如，常言道"字如其人"，我的字写得很差，我的为人处世也会很差。

（16）委曲求全（stoop to make compromises）：使自己饱受委屈，来成全讨好别人。例如：我欠强势，只能忍气吞声。

（17）失衡对比（unfair comparisons）：用不切实际的标准来对事物进行不合理的比较。例如：别人干得都比我出色。

（18）完美主义（perfectionism）：对自己要求十分完美，苛求尽善尽美。例如：我若没有做到最好就很不踏实。

(19) 胡乱指责(blaming)：责怪别人和环境把自己搞得一团糟，排斥从自身寻找原因。例如：在这种草根文化的公司里工作，我的情绪怎么会好。

(20) 固执己见(inability to disconfirm)：拒绝任何可以驳斥负性想法的证据和理由，总自以为是。例如：不管别人说我太瘦，我还是要坚持节食减肥。

（二）潜在层面的认知模式

潜在层面的认知又称潜在心理机制(underling psychological mechanism)，这是心理问题的根底。潜在层面的认知是浅表层面认知的基础和支撑，从而影响浅表层面的认知。如果潜在层面的认知存在问题，功能失调，就会影响浅表层面的自动想法，产生功能失调性自动想法，从而对情绪及行为也构成负面影响。潜在层面的认知包括负性核心信念和负性中间信念。

1. 核心信念

信念是人们从童年开始逐步形成的对自我、他人及世界的自认为可以确信的看法，其中高度概括、根深蒂固的观念则称为核心信念。核心信念有以下一些特征。

(1) 始于童年。核心信念的形成往往可以追溯到人们的童年，但并非都在童年时期已经完全形成。核心信念是随着个人的成长发展过程而潜移默化地沉积而成。

(2) 事出有因。核心信念的形成并非无中生有，它的产生有其来源，这就是个人经历中的各种社会生活事件。这些生活事件引发了个人对自己、他人及世界的想法、看法和应对方式，个人也从中获得某些反馈和信息，成为构成自己核心信念的组成成分。社会生活事件有大有小，但对于个人形成核心信念都具有同样强大的影响力。有的生活事件对于个人的刺激是强烈的，影响是深远的，所以会在个人的记忆中留下深刻的印象，而对于日常生活中的一般事件却容易淡忘，无从追溯，然而这些事件在形成个人的核心信念中同样起到至关重要的作用。

(3) 信以为真。人们对自己已形成的核心信念一般都是充满自信和依赖，认为其核心信念是真实的、正确的、可信的、有意义的、有价值的，所以不会对此动摇和质疑。因此要自我否定已形成的核心信念则有较大的难度。

(4) 牢固稳定。核心信念一旦形成便十分牢固稳定。因为核心信念处在认知的主导地位，所以每个人都是从核心信念出发来看待、评价自己及其他各种外界事物。由于每个人都存在有一种倾向，容易选择性地关注和采纳与自己核心信念相容的信息，从这些信息中证实自己信念的合理性。久而久之，核心信念被不断地强化，成为稳定态的潜在层面的认知结构。

(5) 表达困难。由于核心信念是个人的核心观念，尽管这些内容存在于意识层面,但由于处在潜在层面的认知结构中,所以个人在表达这些内容方面会存在一定的难度。从性质而言,核心信念有正性和负性之分。正性的核心信念具有自我肯定、自我认同的积极功能,而负性的核心信念具有自我否定的消极功能。通常人们很容易亲和那些正性的或相对正性的核心信念,所以对于这些信念内容的表达就显得容易一些。而对于负性的核心信念却予以排斥,因而往往被隐含和忽略,只有在心理状态处在十分纠结及痛苦时,负性核心信念的内容才会浮现出来。有心理障碍的患者要自主清晰地表达这些内容会有相当的困难,所以只有在治疗师的引导下,采用心理干预的技巧性谈话,才能使患者表达出负性的核心信念。

2. 负性核心信念

负性核心信念就是个人对自我、他人及世界的非理性的、功能失调的核心信念。当负性核心信念在患者的思维中占有主导地位时,患者在接纳和包容这些负性核心信念的同时会自然而然地排斥与其对立的、不相容的信息,使患者陷入对负性核心信念不断自我求证、不断自我认同、不断自我强化的误区之中。

负性核心信念通常可分为三种类型,即对自我评价的负性核心信念,对他人评价的负性核心信念和对世界(环境、处境)评价的负性核心信念。

(1) 对自我评价的负性核心信念。根据对自我评价的核心信念主题内容可归纳为"我无能"和"我不可爱"两种类型。

"我无能"类可分为"无能"及"无成就"两组。

"无能"组中的内容主要包括:①我无能;②我无力;③我软弱;④我受欺;⑤我贫困;⑥我艰难;⑦我被动;⑧我退缩;⑨我被控;⑩我尴尬;⑪我窝囊;⑫我绝望。

"无成就"组中的内容主要包括:①我不能胜任;②我不起作用;③我不被信任;④我不受尊重;⑤我缺陷很多;⑥我浑浑噩噩;⑦我自认失败;⑧我没有出息;⑨我亏欠他人;⑩我成为累赘。

"我不可爱"类可分为:"不可爱"及"没价值"两组。

"不可爱"组中的内容主要包括:①我不可爱;②我被嫌弃;③我无魅力;④我被忽视;⑤我属多余;⑥我真差劲;⑦我很倒霉;⑧我没品位。

"没价值"组中的内容主要包括:①我没有价值;②我不如他人;③我缺点很多;④我惹人麻烦;⑤我浑身晦气;⑥我遭受拒绝;⑦我必被抛弃;⑧我纯属多余。

(2) 对他人评价的负性核心信念。对他人评价负性核心信念的主要内容有:①他人都毫无诚信;②他人都十分危险;③他人都难以捉摸;④他人都心怀鬼胎;⑤他人都不知好歹;⑥他人都没有良心。

(3) 对世界评价的负性核心信念。对世界评价负性核心信念的主要内容有:①这个世界杂乱无章;②这个世界很不安全;③这个世界腐败透顶;④这个世界荒谬可笑;⑤这个世界无药可救;⑥这个世界末日来临(见表2-1)。

表 2-1　常见负性核心信念一览

对自我评价的负性核心信念	对他人评价的负性核心信念	对世界评价的负性核心信念
我无能 1. 我无能 　我无能,我无力,我软弱, 　我受欺,我贫困,我艰难, 　我被动,我退缩,我被控, 　我尴尬,我窝囊,我绝望。 2. 我无成就 　我不能胜任,我不起作用, 　我不被信任,我不受尊重, 　我缺陷很多,我浑浑噩噩, 　我自认失败,我没有出息, 　我亏欠他人,我成为累赘。	他人都毫无诚信, 他人都十分危险, 他人都难以捉摸, 他人都心怀鬼胎, 他人都不知好歹, 他人都没有良心。	这个世界杂乱无章, 这个世界很不安全, 这个世界腐败透顶, 这个世界荒谬可笑, 这个世界无药可救, 这个世界末日来临。
我不可爱 1. 我不可爱 　我不可爱,我被嫌弃, 　我无魅力,我被忽视, 　我属多余,我真差劲, 　我很倒霉,我没品位。 2. 我没价值 　我没有价值,我不如他人, 　我缺点很多,我惹人麻烦, 　我浑身晦气,我遭受拒绝, 　我必被抛弃,我纯属多余。		

3. 负性中间信念

　　人们浅表层面的认知始终受到潜在层面认知的影响,处在潜在层面的核心信念会在一定条件的激发下启动对浅表层面自动想法的影响,从而带动对人们情绪及行为的一系列相应反应。患者的负性核心信念对功能失调性自动想法的影响并非直接作用,而是通过功能失调的"规则"和"假设"使作用传递影响到功能失调性自动想法。在认知治疗的理论中把处于中介形态的功能失调的"假设"和"规则"称为中间信念(intermediate beliefs)(见图 2-3)。中间信念属于潜在层面的认知,患者在接受认知治疗的过程中相对容易触及这一层面。因此,治疗师在挖掘和矫正患者的潜在心理机制时,一般都先着手于探索、检验并矫正负性中间信念。认知治疗的实践证明,对患者负性中间信念调整的难度往往大于调整功能失调性自动想法。

　　假设是指没有充分依据的设定。假设最常见的表达形式有"如果……那么……","倘若……那么……","万一……就……","即使……就会……","或许……就……"。有心理问题和心理障碍的患者很喜好采用自己的假设来看待自己及周围的一切。虽然他们的假设能弥补内心存在的某些缺憾,也是对核心信念未能达到目标所致压力的

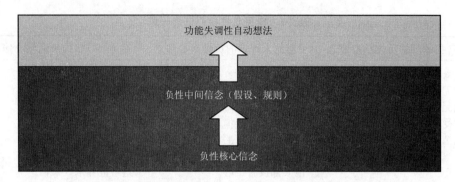

图 2-3　潜在层面认知对浅表层面认知的影响

一种缓冲，但是患者的假设总是处在一种以虚拟的前提推导虚拟的结果的逻辑循环之中。他们忽略这些假设的虚拟本质而对假设信以为真，这就很容易激活和影响浅表层面认知中的曲解自动想法。因此，患者的假设都是一些功能失调的假设。

规则是人们在成长发展过程中逐步被内化形成的典式和法则，是在社会生活中应对各种问题、困难和事件而逐渐形成的习惯及约定俗成的遵循准则。对于幼年的孩子，规则是被塑造的，习得的，带有稳定性。但当人们成熟以后，有些规则是自己认定并执行的。当某些特殊的规则成为患者生活中不可缺失的内容时，会给患者带来不同程度的压力，因此这些规则也属于功能失调性规则。患者常常为遵循功能失调性规则所引起的脆弱应对所困扰，但是他们在这些规则所致的压力面前却很少质疑自己的规则是否存在问题。患者的功能失调性规则对于负性核心信念具有一定的维护作用，因为这些规则对于患者的负性核心信念能产生支持及强化效应。

（三）浅表层面认知和潜在层面认知之间的关系及影响

患者的认知系统如同一棵大树，地面上所见的是树干、树枝和树叶，这是浅表层面的认知（功能失调性自动想法）。而深扎在地底下的是盘根错节的树根，是潜在层面的认知（负性中间信念和负性核心信念）。大树是一个整体，地面上的部分和地底下的部分相互影响。认知系统也同样是一个整体，浅表层面认知和潜在层面认知之间存在着相互影响的复杂关系。这种影响关系主要表现在以下两个方面：

1. 表面层面认知受到潜在层面认知的支撑

功能失调性自动想法是在日常生活中，在有一定压力的情景下自然而然地、不由自主地冒出来一闪而过的想法，同时对此时此刻的情绪和行为也带来了联动的负面影响。功能失调性自动想法受到功能失调的规则、假设和核心信念所激活和支撑。因此，负性信念是功能失调性自动想法的源头。所以在认知治疗中仅仅矫正了功能失调性自动想法还只是治标，因为潜在层面认知中倘若功能失调的规则、假设和负性核心信念没有彻底调整,曲解的自动想法还是会源源不断地产生和涌现。

2. 表面层面认知对潜在层面认知的反馈

功能失调性自动想法,负性的情绪及不适应的行为给患者的心理状态和社会功能带来严重的影响。这些影响却会渗透到潜在层面认知,对患者的规则、假设和核心信念给予反馈和支持。这种反馈的作用会强化功能失调的规则、假设和负性核心信念,而患者很难自主地对此产生质疑、反思、动摇和改变,所以患者便始终处在功能失调性自动想法层面的困扰、徘徊和挣扎之中。

由此可见,认知的调整需要从浅表层面曲解的自动想法开始着手,逐渐向潜在层面的功能失调的规则、假设及负性核心信念深入,认知两个层面的非理性问题都需要解决,方可获得标本兼治的稳定疗效(见图 2-4、2-5)。

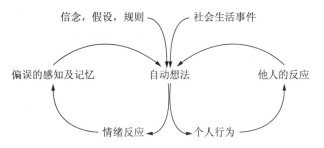

图 2-4　心理障碍患者认知系统模式

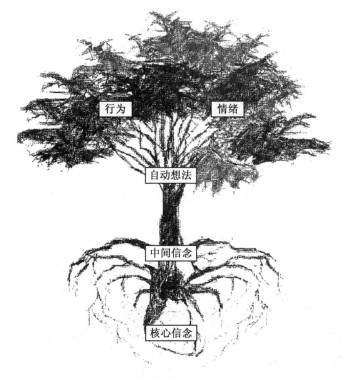

图 2-5　心理障碍患者认知系统模式

四、认知治疗中的病例概念化

病例概念化(case conceptualisation)是认知治疗基本要素中的重要组成部分,是认知治疗过程中具有特征性的操作程序。

(一) 病例概念化的定义

病例概念化是在认知治疗的过程中建立并不断完善的概念构架。通过这种概念构架去探索和解析患者认知模式中存在的问题,以及由此涉及的情绪、行为及其他相关问题,描述和展示引发、形成患者心理问题的诸多因素以及潜在心理机制。

认知治疗的理论认为,构成患者心理问题或心理障碍有一个基本的脉络,从童年及以后成长发展的经历开始,潜移默化地形成的负性核心信念是心理问题产生的源头,同时也形成了中间信念,构成生活中的功能失调性假设和规则。负性核心信念及中间信念是患者的潜在层面认知,是患者心理问题及心理障碍的根底。在通常情况下,潜在层面认知是以隐含的形态存在,并不直接表现出明显的负性功能。但是一旦遇到某些危急的、有压力的社会生活事件时,压力就会产生"扳机"(或称导火线)作用,从而引发和激活患者自身原有的功能失调性自动想法。于是这些想法就会连环地影响患者,出现不良情绪及不适应行为,也包括一些生理反应,使患者进入明显的、整体的功能失调的状态。不良情绪及不适应行为对功能失调性自动想法会形成反馈和正性强化的效应,功能失调性自动想法同时也对负性核心信念构成反馈,进一步强化负性核心信念,由此形成了患者的心理问题或心理障碍的整体循环构架(见图 2-6)。

(二) 病例概念化在认知治疗中的意义和价值

病例概念化在认知治疗中是理论与实践的桥梁,是协助产生治疗功效的导向。在逐步完成病例概念化的过程中治疗师才能了解、读懂和预示患者的不同层面的心理问题。病例概念化为治疗师勾画出一个结构,为心理干预和治疗提供一些可行的实施选择。在提升医患合作性关系的同时又能清晰地提示认知治疗操作中出现的问题,也可揭示治疗师反省自身存在的或已经暴露的各种问题。所以病例概念化在整个认知治疗中既是一种"驱动力",又是一台"导航仪"。

病例概念化的价值主要体现在以下几个方面:

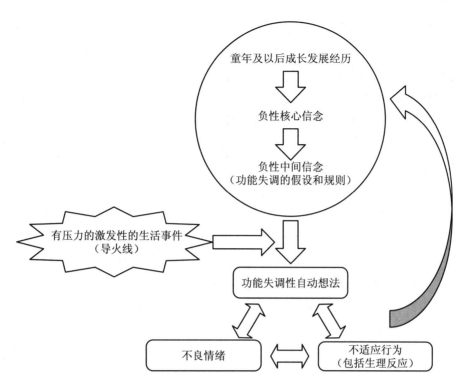

图 2-6 患者心理问题或心理障碍的整体循环构架

1. 去粗取精，去伪存真

病例概念化是认知治疗中的理论指导实践、实践反馈理论的中介。认知治疗的理论框架清晰概括，条理分明，结构规范，逻辑严谨。在整个治疗实践过程中需要坚持以人为本，从患者具体客观的治疗效果来体现治疗师临床实践的真正价值。患者开始前来求诊时，他们所提供的信息往往会出现很多凌乱、含糊、隐匿、难解、重复等现象。治疗师在面对这些错综复杂的信息时不能茫然，不能退缩，需要清醒，需要直面。病例概念化是一个很好的方法，治疗师能通过该方法收集、梳理、澄清、辨析、比较、充实患者的信息，提炼出患者至关重要的问题主线，建构出患者心理问题的整体概貌。此时治疗师就能比较有把握地将整个治疗过程归纳在一个清晰的构架之中。

2. 聚焦问题，引导治疗

病例概念化有助于治疗师能顺利地做好聚焦问题。当患者心理问题的相关信息呈现以后，聚焦问题则是认知治疗的重要环节。患者的心理问题是复杂的，有些反映在表面层面，有些却是处在潜在层面，有些与过去的各种生活经历有关，有些却与当前遇到的激发性社会生活事件有着直接联系。治疗师对于患者的问题不能顾此失彼，不能避重就轻，不能乱麻一团，更不能无所适从。所以需要借助建立和完善病例的概念架构和患者共同探讨何为重中之重，聚焦最需要解决的关键问题。

在关键问题清楚以后，心理干预就能有的放矢。病例概念化又具有引导治疗的功能。许多认知治疗学家都有这样的共识,认为认知治疗过程如同行走的道路,病例概念化如同路标,在路标的指引下治疗师就能循序渐进,一步一个脚印地朝前迈进,扎实地实施心理干预,最终到达心理治疗设定的目的地。

3. 增强合作,共同应对

病例概念化在认知治疗中有增强治疗性医患关系、共同应对问题和困难的作用。良好的治疗性医患关系是心理治疗构成疗效的基础,病例概念化能够使患者在治疗过程中获得充分的理解,治疗师也能产生细腻的同感,这些都有利于增进治疗性医患关系。当患者能够配合并跟进治疗师时,双方就容易将治疗深入到潜在层面的认知。在治疗过程中,每个点滴有效的突破都能产生正性反馈,有益于强化治疗性医患关系。

病例概念化也能预示认知治疗中暴露出的各种问题和困难。如患者出现经常请假、迟到、缺席等现象,这能够提示患者在治疗中可能因配合困难而产生的畏惧及回避性行为。患者在完成家庭作业方面不够投入或草草了事,这说明患者遇到了困难。这些问题出现在哪个层面,出现在治疗过程中的哪个阶段,都能从病例概念化中呈现出来。因此,病例概念化能帮助治疗师和患者共同发现问题,共同应对问题,在应对各种问题的过程中患者也是一个自助过程,在克服阻抗的过程中感悟出自己所获得的成功。

4. 治疗师自身的概念化

病例概念化在认知治疗中不仅应用于对患者的评估及干预,同时对于治疗师自身的提高也很有价值。认知治疗是一项十分复杂的临床工作,治疗师会遇到许多不曾遇到过的特殊患者或特殊的临床问题。有时这些棘手的情况正落在治疗师自身的盲区,这些就会反映到治疗过程推进的艰难。病例概念化适用于治疗师的自我反省及自我提升,治疗师能通过对自己进行概念化,清晰自己的认知架构,在和患者的互动过程中自己的认知也得到不断的修正和完善,心理治疗的理论和实践能力也因此不断得到提高。

第三章　认知治疗中的临床评估

临床评估是认知治疗过程中的重要环节。评估不仅包括对患者进行临床诊断，也包括对患者的一般情况、行为、情绪及认知的全面评估。同时应对患者与当前心理问题密切相关的资料和信息作细致的了解，包括患者的社会背景、成长经历、文化程度、个性特征、生活习惯、业余爱好、家庭结构、亲情关系、工作或学习状态、经济状况、人际关系、社会适应、重大挫折，等等。临床评估贯穿于认知治疗的整个过程，从首次谈话开始直至治疗结束，评估工作融合在治疗的每个阶段。心理治疗师不仅需要认识临床评估的重要性，而且应该尽心地投入对患者的各项评估工作。

一、评 估 目 的

(一) 评估的主要目的

认知治疗中的评估可分为初期评估及治疗过程中评估两大部分。初期评估的目的是获取患者的主要信息，包括患者的一般情况、求助的问题、产生问题的背景、既往病史、目前的状态、家庭及社会支持系统、治疗意愿、配合程度等。治疗师由此考虑如何开始建构病例概念化及初步拟定治疗计划。获取这些信息的主要方法是通过谈话、相关的评估技术以及心理测量。治疗过程中评估的目的是检测治疗进程中的动态及效果，收集具有特殊价值的信息以及微调治疗目标和干预策略。

(二) 评估的辅助目的

评估在认知治疗中除了收集、量化和解释患者的信息之外，还具有一些其他的辅助目的。

1. 促进患者了解认知治疗

临床评估能够促进患者了解认知治疗。当患者同意接受认知治疗时，客观上对认知治疗相关知识的了解还是十分缺乏,然而认知治疗是一个需要患者和治疗师的密切配合、互动推进的治疗过程。没有患者对认知治疗一定的了解,充分的认同,治疗师就很难促使患者积极主动配合治疗。治疗师在实施临床评估的同时,患者也能了解一些认知治疗的基本知识,感受认知治疗的状态,有利于提升患者的配合程度。

2. 促进患者投入认知治疗

临床评估能够促进患者投入认知治疗。临床评估的主要形式是医患谈话和心理测量,在此过程中治疗师需要向患者提出许多方面问题,了解许多内容细节,患者也会根据治疗师的要求不断提供相关的信息。因此患者在接受治疗期间会被治疗融洽的氛围所感染,从早期陌生状态发展为全身投入状态。患者在临床评估的参与中正是逐步融入认知治疗的过程。

3. 促进患者体验认知治疗

临床评估能够促进患者体验认知治疗。认知治疗的疗效并非是在治疗的最后阶段才能体现,而是在整个治疗过程中逐步呈现。所以患者对于客观的疗效在治疗初期就已经有所体验,在治疗的中后期体验则更加明朗清晰。心理评估在定性及定量方面都不断给患者提供具有支持意义的反馈,从谈话内容、整体状态、心理测量、外界评价中都能获得疗效进步的信息,由此不断鼓励患者主动体验在配合治疗过程中获取的点滴收获,增加对治疗的信心。

二、评 估 内 容

当治疗师与患者初次见面,治疗师就需要着手开始了解患者,搞清楚患者求助的问题,建立良好的治疗性医患关系,考虑如何和患者合作,思索运用哪些技术和方法对患者进行切实有效的干预治疗。良好的开端是成功的一半,而良好治疗开端的基础是患者能提供全面正确的信息。然而患者对于自己问题的了解及认识往往也是一知半解,他们通常很难做到向治疗师全面地描述自己问题的所有情况及细节。他们也不知道如何向治疗师表述自己的问题,提供对治疗有意义、有价值的信息。这就需要治疗师认真地对患者及他们的问题进行全面的评估。评估不仅是一个收集信息的过程,也是对患者的信息进行定性、定量分析的过程,同时又是对认知治疗过程及效果进行检测和反馈的过程。

(一)基 本 情 况

治疗师在认知治疗的初期评估中首先需要对患者有一个基本情况的了解,这是对患者进行细致深度评估的基础。基本情况通常包括如下五方面内容：

1. 个人成长发展史

家庭：户籍所在地，目前生活所在地，父母关系，与亲属之间的关系。

学校：学习环境，成绩状况，与同学及老师的关系。

社会：童年期与同龄人之间的关系。成人期的工作与学习状况，两性关系，人际关系，婚姻状况，夫妻关系。

2. 创伤性经历

包括成长发展过程中的创伤，创伤性社会生活事件，家庭及其他社会关系冲突，心身问题，不良嗜好。

3. 躯体疾病史

包括目前身体健康状况，近期的体检情况，目前正在使用的药物，既往疾病史，疾病家族史。

4. 心理疾病史

包括所患心理疾病，正在接受的心理治疗或心理咨询，何处治疗，用何方法，治疗时间，疗效如何。

5. 目前心理状态

包括外貌、态度、行为、情绪、想法、反应、谈吐、感知、智力、社会功能。

在了解基本情况的操作方面，可以用清单列表的方式由患者自己填写，也可根据上述内容的基本框架由治疗师用提问的方式指导患者提供相关信息。

（二）详 细 信 息

当治疗师初步收集了患者的基本情况以后，在重点收集信息方面可以根据以下评估程序及内容深入收集患者的详细信息。

1. 简洁表述问题

治疗师在开始评估患者的问题时，首先要求患者简洁地表述自己的心理问题，简明扼要地讲述需要求助的主要问题。应该从当前的心理行为状态开始叙述，然后再提供相关的情况。一般情况下治疗师以倾听为主，无需多加引导，因为这只是患者问题的概要，表达求助的中心内容。

2. 心理问题的由来

治疗师在听明白患者的主要求助问题后，可以引导患者简单讲述其问题的由来，治疗师同时需要重点了解心理行为问题的触发因素，心理行为问题持续的时间进程以及患者原有的背景。有些患者对于自己问题的起因记忆比较清晰，能描述出引发心理行为问题的重大社会生活事件，但有些患者在提供这些信息时会感到困难，他们容易忽略和过滤一些相关信息，认为构成心理问题的起源因素一定是重大的创伤或灾难性事件，其实心理问题引发的因素并不都是惊心动魄的大事件，很多不起眼的小事同样可能激活构成强烈的心理反应或心理障碍。治疗师应该向患者解释对心理问题诱因认识的误区，启发患者注意一些容易被忽视的因素，从而发现和提供问题由来的信息。

3. 描述具体问题

在治疗师的引导下让患者用比较充分的时间来描述具体的心理行为问题是初期临床评估中的一个重点。需要由患者详细提供的信息主要包括行为（包括生理反应、人际关系）、情绪（包括心境、情感）、认知（想法、看法）以及情境背景等。这些信息需要详细的内容，如在什么场合？在什么时候？发生什么情况？有什么诱发因素？外显行为表现如何？有什么生理反应？伴有怎样的情绪？有什么痛苦和困扰？此刻有什么想法和看法？身边有些什么人？他们是否有觉察及反应？类似的情况已经发生了多久？出现问题的程度和频度如何？等等。

4. 自我调整情况

面对心理问题，通常患者都会自觉或不自觉地进行自我调整。这些调整的内容同样涉及情境、行为、情绪、认知、人际关系、生理反应等诸多方面。自我调整虽然会有一定的效果，但当患者前来求助时其自助的效果已经显得十分有限。尽管患者不会随意放弃自我调整的努力，但他们会把更多的求助愿望投向心理治疗师。治疗师应详细了解患者自我调整的方法、调整的强度、调整的时间、调整的效果以及他们对自我调整的客观评价。

5. 心理问题的维持因素

患者的心理问题有的是突发性的，有的是阶段性的，有的是间歇性的，有的是迁延性的。通常求助患者的心理问题都已经历了一个阶段，少则数周、数月，多则数年。之所以患者的问题迟迟没能解决和康复，这可能来自患者本身，如缺乏常识、不加重视、拒绝帮助、随意拖拉等，有些则来自外界环境，如宣传误导、信息不畅、条件局限、求助挫折等。治疗师需要评估并搞清楚患者的心理问题被延误的维持因素，这样才能在实施干预中注意排除这些不利因素。

6. 应对资源及他人帮助

很多患者有应对自己心理问题和心理困扰的经历与体验。除了独自地应对之外，很多应对有外来资源及他人的帮助。亲朋好友通常是中国患者的倾诉和宣泄对象，患者也能够从与他人的交流中获得支持、建议，有的是直接地参与帮助。尽管亲朋好友并非专业人员，但他们的爱心、善意、同情、呵护对于患者都能构成支持性效果。但患者前来求助专业心理治疗师时，治疗师还得认真了解评估患者的人脉资源，因为这是协助患者心理调整的重要辅助力量。在接受治疗中，治疗师需要患者的配合，也需要患者亲朋好友的得体的援助,只有正确评估患者拥有的所有资源,并且充分地整合和利用这些资源,才能使心理干预达到事半功倍的效果。

7. 心理及躯体疾病史

心身统一是医学的基本哲学观。治疗师在接待患者的初期就应该详细询问患者的既往病史,包括精神疾病及躯体疾病。心理问题的发生并非孤立,许多心理问题与既往的精神及躯体疾患会有联系。在评估患者的既往病史时,由于传统文化因素的影响,患者在谈及躯体病史时都比较坦然,而对精神疾患会有不同程度的顾忌。患者会把当前的心理问题与以往的精神病史进行隔离、疏远、回避、过滤,似乎难以启齿,往往在迫不得已时才透露以往的病史。这就需要治疗师在评估既往病史时注意消除患者的顾虑,以开放理解的姿态启发和询问患者曾经有过的精神疾患;同时应使患者明白,充分提供既往精神疾患的病史,对治疗师的认知治疗实施具有极其重要的价值。

8. 以往的诊治经历

评估患者以往的诊治经历需要十分慎重,这不同于评估既往病史。在求助的患者中有不少有诊治的经历,有的是药物治疗,有的是心理咨询,有的是心理治疗。然而由于不同的精神科医生、心理咨询师、心理治疗师之间会有判断、处理、风格的差异以及客观疗效的不尽如人意,会给患者带来迷茫。治疗师不应回避对患者以往诊治经历的了解,更应对此付出过心血的专业人员的干预过程进行评估、分析和总结,要为求治的患者负责,思索疗效局限的因素,借鉴已经获得的成果,构思当前治疗的突破。

(三)临 床 诊 断

临床诊断是认知治疗评估方面的重要组成部分,只有运用规范的诊断标准,才能严格地对患者的问题做出临床诊断结论。国际疾病分类(ICD-11)2018 年 6 月 18 日发布,是 20 多年来 ICD 的第一次修订。ICD 是世界卫生组织(WHO)编写的一项国际指南。《精神障碍诊断与统计手册》第 5 版(DSM-5)是美国在 2015 年 7 月修订出版的诊断标准。以上两部诊断标准在很多方面有新的归类和定义,为我国精神卫生专业人员广泛使用。治疗师在实施认知治疗中同样需要掌握和应用这些标准。

《中国精神障碍分类与诊断标准》第 3 版(CCMD-3)是中华医学会于 2001 年颁布,此诊断标准的内容有一定的参考价值。

治疗师应清楚,规范的临床诊断虽能帮助治疗师判别和认识患者的问题,能为整体的评估起到一个方向性的引导作用,但是明确的诊断不能替代其他评估方法和评估内容。在认知治疗中,治疗师只有全面深入地掌握患者的信息,才能从真正意义上做到读懂患者。

三、评估技术

心理评估是一个全面、周到、精确、细致、客观、耐心的工作,不仅需要认真的态度,也需要合理地运用技术与方法。在认知治疗中常用的评估技术有临床会谈、自我监测、自评量表、心理测验、收集他人的评估信息、指导性临床行为观察及生理指标检测等。

(一)临 床 会 谈

临床会谈是认知治疗评估最基本的技术,也是一个难度较高的技术。通过谈话方式收集、了解、整理患者的信息,从而对患者的认知、情绪、行为进行全面的评估。

治疗师在临床会谈中应该用心、用情、用力、用功地把握以下的技术要点:

1. 鼓励患者开放和坦诚

在临床会谈初期患者往往会比较拘谨,尤其在涉及某些隐私或从未向他人表述过的信息时,患者会出现一些顾虑、腼腆、遮拦、过滤或犹豫状态。治疗师在理解患者的同时应该积极地激发患者的开放和坦诚,使他们有安全感,让他们认识到只有开放和坦诚地提供信息,治疗师才能全面地了解患者本人及存在的困难和问题,才能整理出头绪,尽力地去帮助患者解决心理问题。

2. 引导阐述最近的事件

患者的心理问题往往与某些社会生活事件有着密切联系,生活事件可以是心理问题的源头,也可以是心理问题的激发因素。因此在对患者的评估中需要详细了解相关的社会生活事件。需要指出的是各种相关事件的发生有先有后,对患者心理问题的影响有强有弱。由于患者在回忆和表述以往曾经发生的生活事件时多少会不由自主地夹带"制作"成分,在还原当时情景时会使回忆掺杂不同程度的"加工"和"修饰",不容易做到原汁原味地还原当时的信息。所以治疗师应要求患者尽可能多叙述与心理问题直接相关的最近发生的生活事件。因为此时的描述及表达容易做到清晰详尽,容易做到避免失真。

3. 启发检索以往的信息

在临床会谈过程中患者比较困难的是内心愿意向治疗师提供更多的信息,但不知从何说起,有时会滔滔不绝,不切主题;有时会头绪凌乱,无从说起。因此治疗师需要对患者耐心启发,引导患者对于自己心理问题相关的信息进行检索和提取。可以以时间为主线,以事件为主线,以心理压力为主线或以自我应对为主线进行分主题的回忆、追溯,设法把已经淡忘的或忽略的信息都检索提取出来,详尽确切地表达这些信息,为治疗提供有价值的素材。

4. 避免可能产生的偏见

患者对治疗师的信任和配合是临床评估的基本条件,但是患者还是会因多种原因产生对治疗师及某些问题的偏见。患者可能从某些渠道获得有关治疗师的背景材料及负性评价或者对于认知治疗的一些不正确的评价。这些都很容易使患者产生偏见,甚至对于他人的性别、年龄、籍贯都会构成偏见,这会影响到建立良好的医患关系及临床评估。所以治疗师应该充分地估计到患者的偏见对治疗师及整个治疗带来负面影响,因此需要谨慎地避免可能产生的偏见。

5. 增强对想法及感受的关注

在向治疗师提供临床信息时,患者难度偏高的是表达想法和感受(包括情绪)。一般状态下,患者最容易关注的是自己的行为,因为行为的表现是显现的,容易观察,同时产生的功能及构成的社会效应也是显而易见的。但是要求患者清晰地提供想法及感受的信息,他们会感到心有余力不足。因为在日常生活中人们对于感受会有一些关注,但是对于自己的想法却很少关注。在认知治疗的评估中,患者的想法和感受方面的信息十分重要,而且对信息的数量及精度的要求也很高,所以对于这些信息的收集需要提高患者的敏感性及关注度。治疗师应鼓励和培训患者,提高他们在这些方面的能力。

6. 提示和认同回忆的局限性

在临床评估中,治疗师应充分估计到患者提供的回忆性信息存在一定的局限性,并需要向患者说明和解释他们在提供回忆信息中会出现这种局限性的现象。患者所回忆的内容并非故意失实,也不是患者喜好添油加醋,而是过去的信息有的时隔太久,有的时过境迁,有的是今天的处境和当时的处境发生变化和差异,有的可能当时是猜测或道听途说,使回忆的内容难以完整复原。人们回忆往事时往往存在过滤现象,把使人不悦的往事及内容予以淡化和排斥。这是一种人们特有的"心理自我保护"现象。因此当治疗师要求患者回忆往事,回顾以往的创伤经历时,患者很难做到真切的还原。治疗师在向患者提示回忆的局限性的同时也需要他们认同这种局限性,这样才能让患者开放坦诚地去回忆过去,追溯过去,探究过去和讲述过去。

7. 捕捉缺乏依据的迹象

患者在临床谈话中有时会涉及一些对自己、对他人、对环境的个人看法和想法,尽管表述得头头是道,但与真正的事实却存在很大的差异。由于患者谈话的表情十分投入,叙事的方式十分具有条理,容易使治疗师信以为真,蒙受误导。因此治疗师在临床谈话中应该有所警觉,敏锐地捕捉和鉴别某些缺乏依据的迹象。虽然在谈话评估中无需对患者诘难,但需要直面和澄清,设法要求患者提供某些支持性的客观依据。如果患者确有困难达到治疗师的要求,治疗师应把这些内容记录在册,以便在以后治疗性谈话中逐步加以澄清,作出正确的判断,得出客观的结果。

(二)自 我 监 测

自我监测(self-monitoring)是一种广泛应用的评估方法,无论是在治疗的初期评估还是在治疗过程中的评估,自我监测对于收集情绪、行为及想法等信息方面都是操作性很强的实用技术。

1. 自我监测的目的

治疗师在实施认知治疗中需要患者不断提供详尽的信息,但是由于治疗性谈话在两次治疗间隔期间治疗师难以做到直接收集、处理和评估患者在平时日常生活中的状态信息,所以需要患者进行自我监测,目的是为了使患者通过观察自我、了解自我和评估自我,从而能向治疗师提供平时状态的相关信息,有利于治疗师了解和把握患者的整体动态。

2. 自我监测的信息类型

要求患者进行自我监测的信息类型主要包括频度评估、时间评估、强度评估及周期评估等。

(1)频度评估。不同的心理障碍有不同的临床表现,而不同临床表现的患者所伴有的负性情绪、不适应行为和不合理想法都有一定的频度。出现频度的多少往往反映存在问题的严重程度。如强迫行为的患者在行为频度方面表现十分突出,频度不仅体现在单位时间内出现强迫行为的次数,同时反映在每次出现强迫行为时的重复次数。所以需要患者认真地关注和记录问题出现的频度。

(2)时间评估。对于心理问题持续时间的长短进行评估。有些心理问题会有"自限性",即在发作一定时间后会自行缓解或消退,但有些心理问题会持续很长时间。如惊恐障碍患者其发作时会有一定的"自限性",而焦虑症患者的患病时间可以持续较长时间,有的甚至几年。心理问题的持续时间与问题性质及预后有很大的关系,所以需要患者对自己所存在的心理问题有一个清晰的时间评估。

(3)强度评估。心理障碍的症状有强有弱,但对于强弱程度的体验及描述一般都带有患者的主观性,尤其对于情绪和想法强度的细微评估更有难度。为此治疗师需要通过一些具体的、形象的、操作性较强的方法来帮助患者区分及表达不同的强度。如对于情绪强度的评估可以采用"情绪强度记录",对不同程度的情绪进行定量测评。这些强度评估往往需要患者通过内省来配合实施。

(4)周期评估。周期性是心理障碍的一个重要特点。虽然不是所有心理障碍都有明显的周期特性,但具有周期性的心理障碍若能了解其周期状况就能有助于把握疾病的规律,对心理干预具有一定的指导价值。如典型的抑郁症具有"昼重夜轻"的周期规律,每天早晨,患者能感受到情绪的极度低落,而到了傍晚以后情绪会趋于好转,每天如此,周而复始。当患者认真地进行自我监测时,能发现自己的心理状态所存在的周期变化。

3. 自我监测的方法

在认知治疗评估中,常用的自我监测方法有以下5种:

(1)情绪强度记录。治疗师需要患者对自己体验到的负性情绪的强度进行量化,这不仅能了解患者的情绪状态,同时对于深入了解患者的想法及信念具有重要价值。治疗师可以通过指导患者填写"情绪强度记录表"使患者把感受到的不同程度的情绪用数字量化的方式进行评估及记录。记录表(见表3-1)是记录抑郁患者体验的伤心程度。对于"十分伤心"的标准是根据患者记忆中曾经感受到的最为伤心的体验为准绳。在评估情绪强度中虽然带有患者的主观色彩,但只要治疗师指导得当,患者一般都能比较客观和稳定地对自己的情绪状态进行评估及量化记录。

表 3-1　情绪强度记录表

1	25	50	75	100
没有伤心	有点伤心	中等伤心	较重伤心	十分伤心

(2)每日活动记录。对于伴有明显行为表现的患者,如强迫行为、进食障碍、恐惧障碍、酒精依赖、病理性偷窃等,患者可以通过填写"每日活动记录表"(见表3-2)来详细记录每日活动的内容及时间,监测自己在一天中的活动动态。填表应做到准确及时,内容简练。

(3)心理状态记录。心理状态记录是认知治疗中每次医患谈话都需要操作的一个常规评估。治疗师要求患者对最近一周的心理状态,包括情绪、行为、想法、社会适应等状况进行一个大体的评估。程度用1—100等级来表达,1表示没有问题,而100表示问题最严重。考虑到患者在评估打分过程中对过细打分往往有困难,因此可以采用1—10的简化等级评定方法,1表示没有问题,10表示问题最严重。这种简化的心理状态评估方法使者易于操作。

心理状态记录是一个自我监测和自我评估的常用方法。该评定结果由患者自身而定,是一种大体的评定,没有细分的指标。一般情况下,患者能够做到自评结果准确和稳定。但有时也会受到医患关系的波折及其他因素的干扰而影响患者自我监测评定的准确性,治疗师应该对此有所觉察,分析产生误差的原因并调教患者在自我监测中存在的问题。

(4)录音录像记录。录音录像是近来推广运用的一个形象的自我监测方法。随着家庭数字化的普及,患者可以运用录音或录像设备进行自我监测。例如用手机或录

表 3-2　每日活动记录表

时间/星期	星期一	星期二	星期三	星期四	星期五	星期六	星期日
5:00—6:00							
6:00—7:00							
7:00—8:00							
8:00—9:00							
9:00—10:00							
10:00—11:00							
11:00—12:00							
12:00—13:00							
13:00—14:00							
14:00—15:00							
15:00—16:00							
16:00—17:00							
17:00—18:00							
18:00—19:00							
19:00—20:00							
20:00—21:00							
21:00—22:00							
22:00—23:00							
23:00—24:00							

音笔随时记录自己的自动想法、情绪感受、生理表现、行为做法等。对于一些复杂情景下出现的心理问题或行为表现可以采用摄像机或摄像头进行重点的记录。例如对多食症的进食或呕吐状况,强迫洗涤的全过程,恐惧障碍的易发场所,躯体形式障碍等各种表现都可以如实地记录。这些资料不仅能够有效地帮助患者进行具有视听效果的现况检测,同时对于治疗师也是不可多得的宝贵资料,有利于治疗师了解、解读患者,有利于精确地考虑心理干预的策略。

（5）治疗日记记录。心理治疗日记是一个很有价值的自我监测方法。在有条件的情况下,治疗师可以要求患者从心理治疗开始之日起就同步写治疗日记。治疗日记的内容包括患者的症状表现,完成治疗师家庭作业过程,治疗过程中发生的社会生活事件,应对事件的方法和效果,认知行为调整中存在的困难和问题,治疗过程中的一些感悟心得,等等。有些患者若每天记治疗日记有困难,可以允许他们间隔数天地记,尽可能地多记,坚持记,这样做会产生特殊的自我检测效果,同时对整个认知治疗具有积极的促进作用。

（三）自 评 量 表

自评量表不仅是治疗师评估患者的心理测量工具,同时又是患者进行自我检测的有效方法。尽管自评量表在我国的推广和应用已经十分普遍,但如何正确地指导患者有效地完成自评量表的评定仍是治疗师应该谨慎完成的评估工作。在认知治疗中最常用的自评量表有贝克抑郁量表（BDI）、焦虑自评量表（SAS）、抑郁自评量表（SDS）、90 项症状清单、又名症状自评量表（SCL-90）等。这些自评量表能够提供患者近期某些症状的程度信息,可以作为治疗师重要的评估参考依据,但是不宜让患者高频度地反复自评。由于患者在短期内重复进行自评时容易对量表的条目内容有所记忆,这可能导致患者在完成自评量表的过程中出现结果的失实。

（四）心 理 测 验

可以应用于评估患者的心理测验方法范围很广,但在认知治疗临床工作中,实际常用的经典心理测验的范围也比较有限。用于智力评估的量表有 Wechsler 智力量表、中国成人智力量表（CISA）。用于人格测验的量表有 Minnesota 多相人格调查表（MMPI）、Eysench 人格问卷（EPQ）。用于情绪测量的量表有 Hamilton 抑郁量表、Hamilton 焦虑量表。用于心理、社会和职业功能评估的有大体评定量表等。这些测验工具经过我国多次修订及长期广泛的临床使用,证明这些量表是十分成熟可靠的心理测验工具。

（五）收集他人的评估信息

对患者的评估除了治疗师的评估和患者的自评之外,收集他人的评估信息也十分重要,因为与患者接触紧密的亲朋好友也能够提供真实的、有价值的信息,有助于治疗师的判断和思考。

收集他人的评估信息一般可以通过以下两个渠道:

1. 与患者亲朋好友的个别会谈

在认知治疗的初期及治疗过程中的必要阶段,治疗师可以在得到患者认同的前提下安排与患者有关的亲朋好友进行专题谈话,倾听和收集他们所知的有关患者的信息。患者的亲朋好友熟识患者,了解患者,同时也知道患者的背景及曾经发生的社会生活事件。从他们的角度来看待患者本人及患者的处境一般都很客观。

治疗师和患者亲朋好友的谈话需要主题明确,内容精炼,同时也需要保持角色的中立,不能使患者产生治疗师与患者亲朋好友结盟的错觉,应使患者有安全感。治疗师也应引导被邀的亲朋好友提供信息线索,让他们定位在帮助治疗师的角色而并非参与对患者的心理干预。治疗师对于患者亲朋好友所提供的信息应经过客观的分析处理,不可盲信、不可排斥、不可猜测、不可加工,应通过收集这些信息来补充患者提供信息框架中的不足。

2. 由患者亲朋好友对患者监测

在认知治疗的动态进行中,单靠治疗师的评估和患者的自我检测还是不够的,还需要患者亲朋好友对患者监测,这就构成了全面的监测网。患者接受治疗基本上是每周一次,每次一小时。所以其余的大部分时间是与家人或好友相处。动用亲朋好友的资源对患者进行监测是一个很有效的方法。治疗师需要和患者共同物色确定能够承担监测任务的亲朋好友对患者进行日常的监测,从而获得对患者评估的日常他评信息。治疗师需要向这些特定人物交代对患者监测的内容、方法及联系方式,由他们及时地向治疗师提供相关信息。这些特定人物客观上也起到了促进患者努力配合治疗师实施认知治疗的动力作用。

(六) 指导性临床行为观察

在认知治疗过程中对于某些心理障碍的患者所伴有的行为表现需要进行针对性的观察。患者的行为虽然可以通过其本人的描述给治疗师一个大体的了解,但治疗师很难做到完全直观地目睹患者的行为特征。所以有必要进行指导性临床行为观察。常用的方法有角色扮演和行为检验。

1. 角色扮演

角色扮演并非具有治疗意义,而是通过角色扮演的方法使治疗师切身体会患者的异常行为。如治疗师可以根据场所恐惧患者的描述扮演患者的角色来再现在某个场景中患者的回避性行为表现。治疗师通过角色扮演能够精确地理解患者的行为细节,同步了解患者在此时所伴有的自动想法及负性情绪。

2. 行为检验

行为检验是指治疗师运用事先设计好的观察方法对患者的某种特殊行为进行实证性的观察、检验和评估,以观察患者在检验中的行为状态。例如,一个强迫洗涤的患者认为路边的脏水会随风吹洒到她的头部和全身衣服,所以构成她回家洗澡、换衣和洗衣等强迫行为的理由。治疗师可以和患者一起进入患者最为敏感的场景,共同体会全身是如何被路边脏水"污染"的过程，检验全身是否被风吹洒到脏水的客观事实。这种指导性临床行为观察方法十分有效，能使治疗师切实做到与患者有细腻的同感，了解患者的常人难以理解的行为方式及痛苦的内心活动。

（七）生理指标检查

当患者表述心理问题的同时，也可能涉及某些生理反应。对此治疗师可以建议患者有针对性地到综合性医院的专科就医，做相应的生物学检查。如果能够排除器质性疾病，对于判断躯体症状障碍具有十分重要的意义。

功能性磁共振（fMRI）是我国近年来逐步开展的对于心理障碍患者大脑成像检测的一种新方法。不仅能检测患者大脑的形态变化，同时又能检测大脑的功能变化。大量的临床研究成果表明，认知治疗的疗效成功与否可以通过功能性磁共振进行生物学方面的检测。

第四章　认知治疗的干预技术

要取得认知治疗的成功,治疗师必须全面掌握干预技术。因为在认知治疗中,无论是转变患者的认知还是调整患者的行为和情绪都需要运用适当的技术和技巧来达到治疗效果。

认知治疗干预技术的种类很多,有些技术已经相当成熟,有些技术正在发展之中,有些技术还处在总结推广的初期。治疗师应该认真地学习、掌握这些干预技术,在临床实践中不断操练、提高自身的应用能力,逐步达到驾轻就熟、融会贯通的水平。

认知治疗干预技术的应用是一个比较复杂的实践过程,不同文化背景下的患者对于各种干预技术的认同程度及接受程度会有所区别,治疗师应该考虑到患者所处的不同环境和文化背景,根据患者心理障碍的类型、年龄大小、文化程度、表达水平、领悟能力、自身条件等不同特点,灵活地实施干预技术。在干预技术的应用方面必须切合患者的实际情况,整体把握。

治疗师在应用认知行为干预技术时也需要考虑到自己对技术的掌握状况。有些技术可以通过不断操练得以熟能生巧,但有些技术则需要接受规范的临床督导才能真正掌握。需要通过听讲、示教、见习、操练、点拨等严格训练,才能达到功力扎实、举一反三、触类旁通的境地。

认知治疗的干预技术基本上可以分为认知干预技术和行为干预技术两大类。但是在实际应用中,有些认知干预技术也可运用于行为调整。同样,有些行为干预技术又可应用到认知调整之中。因此掌握和精通认知治疗的干预技术并非一朝一夕,需要长期实践,长期磨炼,长期积累。

一、认知干预技术

(一) 质疑曲解自动想法的技术

自动想法是浅表层面认知的一种典型形态。人们曲解的自动想法会影响情绪和行为,包括生理反应的功能失调,所以又称为功能失调性自动想法(dysfunctional automatic thought)。在认知治疗的早期,识别、收集、转变曲解的自动想法是一个重要的认知调整的步骤,以后再逐步深入调整患者功能失调的中间信念及核心信念。在认知治疗中,质疑、调整曲解自动想法有以下一些常用的基本技术。

1. 理解特殊含义(understanding idiosyncratic meaning)

在医患治疗性会晤中或者在患者完成家庭作业中所表达的自动想法,治疗师必须认真确认,要理解患者的确切含义,否则会出现信息不对称的现象,使双方都难以共同努力去调整曲解自动想法。要理解患者自动想法的确切含义是因为患者的表达常常出现以下的情况:

(1)用词不当。患者在表达自动想法时会使用他们自己的习惯语言,用他们自认为是恰到好处的词汇进行表达。但在治疗会谈中患者词不达意的现象经常发生,如果治疗师用字面上的意思去理解患者的内心表达,就会产生沟通上的误解。例如:

患　者:我在焦急的时候两腿会出现震动。

治疗师:请你描述一下震动是一种怎样的状态。

患　者:我的两腿会出现不由自主地摇晃。

治疗师:你的摇晃幅度有多大,你模仿一下当时的样子。

患　者:就是这样在震动。

治疗师:这是颤抖。

患　者:是的,就是颤抖。

(2)潜在含义。患者所表达的自动想法所用的词汇可能隐含着潜在的其他含义。治疗师应该不厌其烦地确认词语背后的实际内容。例如:

患　者:我在小组发言时,脑子里就会很自然地冒出一个想法:"我要不行了。"

治疗师:你所讲的"不行了"指的是什么不行?

患　者:我认为我快要失控了。

治疗师:你说失控了是指什么失控?

患　者:失控就是指发疯。

治疗师:发疯是指怎样的发疯。

患　者:就是不省人事,乱说胡话,暴躁发狂,骂人打人,精神完全错乱。

治疗师:我现在清楚了,你所说的"我要不行了"就是精神行为完全出现错乱失控
　　　　的状态。

患　者:是的。

（3）疑问句式。治疗师对于以疑问句式出现的自动想法需要进行解读，理解实际的陈述内容。患者在表达自动想法时经常使用疑问句式，如"我能行吗？""我被拒绝怎么办？"实际的陈述意思是"我不行"；"我会遭到拒绝"。因此治疗师在遇到患者疑问句式的自动想法时应引导患者使用陈述方式进行准确表达，而不应直译或者随意猜测。例如：

治疗师：你说你一进考场就会冒出一个想法："我考不好怎么办？"你能否用直接的
　　　　方式表达这个疑问句的意思。

患　者：我没有明白您的要求。

治疗师：你的自动想法是一个疑问句的形式，我想确切地理解你的意思，所以请你
　　　　用直接的陈述的方式把这个意思表达出来。

患　者：我的意思是我担心考不好就拿不到奖学金。

治疗师：你这样说，我就明白你的意思了。

2. 归类曲解想法（categorize the distorted thought）

根据认知治疗的理论，患者的心理障碍的发生可以从他们的认知中找寻原因。浅表层面认知中的自动想法一旦出现曲解，那些非理性的想法就能直接影响到情绪、行为、生理反应的功能失调。当患者向治疗师提供自动想法后，治疗师发现了其中存在曲解之处，就应该启发患者了解自动想法的常见类型以及指导患者识别自动想法属于哪种类型。例如：

治疗师：你刚才告诉我，当同事从你面前走过，却没有跟你打招呼，你脑子里就会
　　　　冒出自动想法："他看不起我，忽视我"，接下来你就开始心里郁闷。我这
　　　　里有一份《常见曲解自动想法类型表》（表4-1），上面有20项典型的曲解
　　　　自动想法类型，你现在阅读一遍，然后对照自己的想法考虑一下属于哪一
　　　　种曲解类型。

患　者：我好像属于"暗猜心思"这一种类型。

治疗师：你说得对，下面我们还要一起剖析这种自动想法。

表4-1　常见曲解自动想法类型

1. 过度引申：将以往生活中曾经发生的特殊事件推断成为以后一直会发生的普遍现象。例如，上次我失误了，以后我肯定会经常犯同样的错。
2. 选择关注：只关注复杂事物的某个方面，却忽略事物的其他相关方面。例如：我总在关注自己紧张的表情是否已被别人觉察。
3. 非此即彼：是一种极端性的思维，认为事物只有两种可能，不是"全"就是"无"，不是"白"就是"黑"，全然不考虑有中间状态的可能性。例如：如果我没能做到最优秀，那我就是一个彻底的失败者。

(续表)

4. 贬低积极：	在看待自己、他人和环境中积极的方面都认为毫不起眼。例如：别人赞扬我，这有什么可以令人得意的。
5. 瞎猜心思：	没有客观依据、随意地负面猜测别人的想法和反应。例如：这位同事迎面走过，没有和我打招呼，肯定是瞧不起我，对我不屑一顾。
6. 苦算命运：	对待自己的未来，认为不好的结局已经完全被注定。例如：看来我这一辈子不会有什么出息。
7. 灾难当头：	正发生的一般负性事件看作是无法接受和应对的重大灾难。例如：乘在船上胃里很难受，我会大病发作死在船上。
8. 错怪自我：	对于因他人及外界因素所致的负性结果都归咎于自己。例如：这次班级没评上先进与我考试临场发挥不好有直接关系。
9. 情绪推理：	听任负性情绪引导自己对客观现实作出随意诠释。例如：我感到情绪十分低落，想必是连续几天下雨的关系。
10. 乱贴标签：	不顾是否符合实际情况，给自己或他人贴上固定标签。例如：我是一个惹人讨厌的人。
11. 理所当然：	用"应该"、"必须"来设定自己的动机和行为。例如：我应该是最棒的，否则我怎么能做到出人头地。
12. 管中窥豹：	看到事物的一部分，满足于所见不全面或略有所得。例如：读书无用，有知识不等于富有。
13. 后悔莫及：	为自己已成定局的事情深感懊悔，确信若不是当初，结果将会更好。例如：若我当初报考医科大学，现在早已成为名医。
14. 以偏概全：	用片面的观点看待整体事物。例如：我乒乓球打不好，我没有体育天赋。
15. 任意推断：	又称非逻辑思考。缺乏严密逻辑思考，对事物随意地做出推论。例如，常言道"字如其人"，我的字写得很差，我的为人处世也会很差。
16. 委曲求全：	指使自己受委屈，来成全别人。例如：我太不强势，只能忍气吞声，勉强服从。
17. 随意比较：	用不切实际的标准来对事物进行随意比较。例如：我若处在他的职位上肯定会比他干得更出色。
18. 完美主义：	对自己的要求十分完美，苛求尽善尽美。例如：我做任何事情若没做到最好就会感到很不踏实。
19. 胡乱指责：	责怪别人把自己的情绪搞得一团糟，拒绝从自身找原因，也不想改变自己。例如：在这种草根文化的公司里工作，我的情绪怎么会好。
20. 固执己见：	拒绝任何可以驳斥负性想法的证据和理由而总是自以为是。例如：不管别人说我太瘦，我还是要坚持节食减肥。

3. 核查客观证据（examines the evidence）

核查客观证据是对于患者曲解自动想法进行有效干预的一种好方法。患者对于在一定情境下所冒出的自动想法都自认为很有道理。对于支持这些曲解自动想法的依据很少经过深思熟虑和仔细推敲，所以治疗师可以抓住这一特点，诱导患者提供客观证据。当患者似乎理直气壮地讲述他们的证据时，他们也会发现其中的缺陷和漏洞，就会产生动摇，对已经习惯的自动想法开始重新思考。例如：

患　　者：我每次打乒乓球输了，我的心情总是很沉重，而且糟糕的情绪会持续很久。

治疗师：当时你脑子里自然而然冒出的想法是什么？

患　　者：我乒乓球打不好，我没有体育天赋。

治疗师：你除了喜欢打乒乓球之外，还喜欢什么体育运动？

患　者：我喜欢游泳，还喜欢保龄球。

治疗师：你的游泳成绩如何？

患　者：我曾获得国家3级运动员证书，我擅长游自由泳。

治疗师：你的保龄球打得如何？

患　者：打得也不错，得到过一些奖项。

治疗师：看来你有你的体育强项。

患　者：是的。

治疗师：这怎么解释你没有体育天赋呢？

患　者：这我倒没有想到过，我自由泳游得好，保龄球打得好，是真的。

治疗师：现在你得重新考虑一下，就是乒乓球有时会输，怎么就定论自己没有体育
　　　　天赋呢？

4. 引导自我发现(guided discovery)

治疗师通过简单直接的提问，如："然后怎么了？""这话是什么意思？""接下来会发生什么事？"等等。通过这些提问帮助患者重新思索在遇到某些事件后自己在想法、情绪、行为方面的自然反应。治疗师必须大智若愚，只做引导，不加回答，步步推进地让患者在回答问题中发现自己的问题所在。例如：

患　者：我每次做作业都要反复检查很多遍，所以要花去很多时间。

治疗师：你在检查时是怎样想的？

患　者：我一定要做得全对，否则就感到不踏实。

治疗师：你对知识点都掌握了吗？

患　者：是的。

治疗师：你做作业认真吗？

患　者：十分认真。

治疗师：你做完作业检查一遍后发现有错吗？

患　者：没有错。

治疗师：你再反复检查是什么意思？

患　者：图个放心吧。

治疗师：你要检查多少遍才能最后放心？

患　者：我也说不上了，反正越多越好。

治疗师：你认真做完作业，又做了检查，而且没有发现错，那你后面再反复检有什
　　　　么意义？

患　　者：就是为了获得自己心理上的满足。我也知道后面的反复检查是多余的。

5. 质疑绝对肯定(challenging absolutes)

　　患者在表达曲解自动想法时喜好用绝对肯定的词语，如："从来没有"，"总是"，"没有一个人"，"每个人都是"等，把话说得满满当当，毋庸置疑。实际正是这些绝对的思考模式使得患者陷入一种难以自拔的泥潭。所以治疗师需要运用质疑的技术来开窍患者，动摇他们僵化固定的非理性想法。例如：

患　　者：我总是认为如果我没能做到最优秀，那我就是一个彻底的失败者。

治疗师：你周围的人中间是否有比你做得差的人？

患　　者：有的。

治疗师：他们是否属于彻底的失败者？

患　　者：不一定。

治疗师：为什么说是不一定？

患　　者：他们有自己的标准。

治疗师：难道你的"彻底的失败者"的标准与其他人的"彻底失败者"标准有区别？

患　　者：是的。

治疗师：既然你所说的"最优秀"是把周围人作为参照体，那为什么你所说的"彻底的失败者"却没有同样把周围的人作为参照体呢？

患　　者：唔……我倒一直没有这样去想过。

6. 考虑其他可能(considering the odds)

　　患者由于受到曲解想法的局限，思考模式往往是"单通道"形式，很难变通，很难自弃。因此，治疗师在调整患者曲解的想法中可以采用"考虑其他可能"的技术使患者扩大思考范围，变化视野角度，从而不再拘泥于狭隘的思维形式，摆脱因思维束缚所引起的对情绪和行为的负面影响。例如：

患　　者：我这个人太不强势，所以只能忍气吞声，勉强服从。

治疗师：难道你在所有场合下的反应都只有是忍气吞声，勉强服从吗？

患　　者：在某些事情上我认为很在理，会对自己熟悉的、关系比较好的领导谈谈我的看法。

治疗师：说明你的处世方式并非总是忍气吞声，勉强服从。你和他们交流不同看法后有什么不好的反应？

患　　者：没有什么不好的反应。

治疗师：你的自我感觉有什么变化？

患　者：心情会顺畅一些。

7. 进行重新归因（reattribution）

患者对自己曲解自动想法往往难以破解的原因之一是坚信自己的想法的因果关系十分严谨。他们认为任何结果都有其原因，因此他们会很习惯地根据自己的因果判断模式来确定引起事物结果的原因。他们的归因方式很特殊，归因的思路也很稳定，因而总是摆脱不了自己功能失调的因果推导思维轨迹。治疗师需要引导患者进行重新归因，动摇原来的归因模式，得出合理的、理性的归因结论。例如：

患　者：这次班级没评上先进与我这次考试临场发挥不好有直接关系。

治疗师：先进班级的评定有哪些标准？

患　者：精神文明、平均学习成绩、平均体育成绩等多项指标。

治疗师：你临场没有发挥好的这次考试，还有其他同学比你成绩差吗？

患　者：有的，有十几个同学的成绩比我差。

治疗师：有不少同学考试都没发挥好，怎么你把自己考试临场没有发挥好的这件
　　　　事情与没有评上先进班级联系在一起？

患　者：如果我考试发挥好一点，多少能提高班级的平均成绩。

治疗师：多少能提高一些班级的平均学习成绩这是可以理解的，但是否你的学习
　　　　成绩好一些，你们班级就一定能评上先进呢？

患　者：这不一定。

治疗师：你再仔细想一想，你的学习成绩是否真的是你们班级没能评上先进的直
　　　　接关键因素？

患　者：看来，我原先的想法是出了点问题。

8. 不幸中有转机（turning adversity to advantage）

当患者对于已经过去的事件或经历后悔莫及而影响现时心境时，治疗师可以运用"不幸中有转机"技术引导患者把目光转移到当前的积极生活。虽说大家都能理解世上没有"后悔药"，但患者就是会缠绕在一些已完全定局的自认为是后悔的往事，把自己的情绪搞得很糟，而完全忽视当前的现实。治疗师在应用这项技术时应该考虑周全，启发患者从现实中发现积极的方面，达到情绪和心态改善的效果，而不能把自己的观点牵强附会地强加给患者。例如：

患　者：我没有考取北大，落到了现在这所大学，心里很郁闷。

治疗师：当初是怎么一回事？

患　　者：我高考那几天身体不舒服，考试时都不在状态，所以没有考好。

治疗师：你的成绩离北大的最低录取分数线差多少分？

患　　者：只差 3 分。

治疗师：如果你考上北大，你能否被录取到你填报的专业？

患　　者：那肯定不行，最多录取到一个征求志愿，几乎没有自己可选择的余地。

治疗师：如果在北大读你不喜欢的专业，感受会如何？

患　　者：不会很好，但感觉上总是进了北大的校门。

治疗师：你现在所读的专业如何，你称心吗？

患　　者：现在的专业很好，我很满意。大学虽然没有北大名气响，但也算是很好的重点大学。

治疗师：你考虑一下，你北大的门进不了，却读了一个自己喜欢的专业，是否值得？

患　　者：从专业角度说是值得的，但对于没考上北大是我终身的遗憾。

治疗师：你现在如果为考北大的事还在耿耿于怀，状态不好，会影响当前的学习吗？

患　　者：是的。

治疗师：你不好的情绪状态能改变高考的结果吗？

患　　者：不可能。

治疗师：如果你对北大这样向往，现在好好调整自己的情绪和学习状态，完成好本科的学业，争取考研上北大。

患　　者：我觉得这倒是一个方向。

9. 表达内在感受 (externalization of voices)

当患者在表达某些自动想法时，其实际内容可能十分深沉隐含。治疗师需要辨别出他们的内在感受，搞清楚确实的内容。患者起初的表达似乎很充足，很肯定，但随着治疗师的逐步深入引导，患者会被诱发出更多隐含的信息。但当这些深层次的感受被展现后，患者也会对新增的信息感到诧异，会开始重新审视这些信息内容。例如：

患　　者：我在公共场合总在关注自己的紧张表情已被别人觉察。

治疗师：关注的结果怎样？

患　　者：我觉得别人都觉察到我在紧张。

治疗师：你周围所有的人都觉察到了？

患　　者：大部分人。

治疗师：你能否说出一个比例数？

患　　者：大概有 60%。

治疗师：那么还有40%的人没有发现你在紧张。你认为完全看清楚你紧张表情的有多少人？

患　者：肯定有20%。

治疗师：那余下的80%的人怎么已经被你排除了，你是怎样确认这20%的人知道你是在紧张？

患　者：是我估计的，猜测的。

治疗师：照你这样说这些人数是你估计的，只是你的猜测。那么你如何能够肯定他们确实是看到了你的紧张表情？你又无法去直接询问他们？

患　者：我说不上来。

治疗师：你是先紧张，再被别人发现的，还是你害怕别人发现你会紧张，所以就随之开始紧张起来了。

患　者：紧张在先还是害怕在先，这个问题我倒要仔细想一想。

10. 直接对峙争辩（direct disputation）

尽管在认知治疗中通常都要求治疗师通过引导、启发等方法使患者产生感悟和改变，但在特定的情况下需要采用直接对峙争辩的技术对患者曲解的想法进行直接的辩论。如果患者有严重的自杀倾向，治疗师就需要和患者对危险的、绝望的、走极端的想法进行直接的争辩讨论。直接对峙争辩在危机干预中是一个有效的方法，因为要动摇患者的想法需要进行充满智慧的讨论，要让患者从绝望中被唤醒过来。虽然在直接争辩时治疗师会显得有些强势，但谈话的气氛仍以患者为中心，目的是为了阻断危险或极端性行为的发生。例如：

患　者：我感到绝望，我和大学同寝室的同学关系搞不好，我以后的日子也肯定过不好，无法应对今后的人生道路。

治疗师：你绝望到什么程度？

患　者：我觉得活着太累，不想活了。

治疗师：你和几位同学的关系搞僵了？

患　者：一位同学。

治疗师：与同学的关系不好怎么会让你的情绪走到绝望程度？

患　者：我想，现在受一位同学欺负，我受不了，往后如果一生都生活在被欺负中，那还过什么日子。

治疗师：你认定生活中的其他人都是会欺负你的吗？你会一辈子受欺负？

患　者：是的，真的受不了。

治疗师：从你上学以来总共遇到过多少个欺负你的同学。

患　者:就现在的这个。

治疗师:那怎么你就断定往后的生活就在受欺负中度过呢,而且是一辈子?

患　者:我害怕以后会在受欺负中度过一辈子。

治疗师:这么说,你就是害怕受欺负,害怕现在的同学欺负你。对于将来可能受欺
　　　　负是你的预测。

患　者:是的,我真正害怕的是寝室的那个同学还会欺负我。

治疗师:我要重点帮助你解决如何应对同学对你的欺负问题,你觉得怎样?

患　者:好的。

11. 挑战极端思考(challenging dichotomous thinking)

　　伴有极端思考的患者一般都比较固执,他们的想法喜好从一个极端跳向另一个极端,所以总是非此即彼地去认定事物的结果。他们的思维是在 0 与 100% 的两个端点上,无论是对待自己、对待别人和对待环境都绝对化。不是最优秀,就是最笨拙;不是最善良,就是最可恶;不是最美好,就是最糟糕。这样的极端思考模式可以使人走入死胡同,带向无望的境地。

　　治疗师可以通过挑战极端思考的技术来化解患者被极端思考的束缚。挑战的关键是引导患者认识和认同在 0—100% 之间还存在有许许多多的层次,看待和评价各种事物都不能忽视大多数的中间状态。例如:

患　者:我觉得自己什么都不是,实在太差劲。

治疗师:你能说说差在哪里?

患　者:我长得丑,又很笨,能力也很差。

治疗师:我们把内容范围缩小一点谈,就谈谈你的聪明程度。你说你不聪明,你能
　　　　否告诉我你的智商是多少?

患　者:我在小学时做过智力测验,智商是105。

治疗师:你知道正常人的智商范围吗?

患　者:不太清楚。

治疗师:正常人的智商范围是在 90—110。你是105,是在正常范围之内,你怎么
　　　　把自己看得那么差呢?

患　者:我是凭感觉的。

治疗师:如果不依赖感觉,而是理性地评定你的客观智力,你能说自己是很笨吗?

患　者:我真的不聪明,我周围比我聪明的人有好多。

治疗师:如果你把视线朝低能的角度去观察,比你笨的人是否有?

患　者:当然是有的。

治疗师：如果你能心平气和地认同你的客观智力，你会为自己的"笨"而感到沮丧吗?

患　者：的确，我还不能算是笨到属于智残的地步。

治疗师：你说你长得丑，能力差，看来你也得换一个角度来评估自己了。

患　者：是的。

12. 澄清双重标准(double-standard)

在一个完美主义患者的眼光里，他对待自己的标准和对待别人的标准会大相径庭，差别很大。在一个相同的事实或条件下，他们是以双重标准来评判和处理问题，因此当别人对此感到疑惑时，他们却不以为然，感到十分正常。例如厌食症的患者对自己脱形消瘦的形体会感到满意和满足，而如果别人与她是同样程度的消瘦，她对此的评价却截然不同，认为别人是异常消瘦，既不健康，又无美感。所以治疗师应设法引导患者统一这些双重标准，调整双重标准对患者带来的心身功能失调。例如：

治疗师：你和其他同学考试的成绩相同，为何你就觉得自己是失败者而没有认为同学和你一样受挫失败呢?

患　者：我的要求和同学的要求不一样。

治疗师：怎么不一样?

患　者：他们可以差一点，我可不能差。

治疗师：为什么?

患　者：我对自己的要求高。

治疗师：你对自己要求高是可以的，但在相同情况下，出现相同的结果，你却会十分沮丧。

患　者：我能容忍别人，却不能容忍自己。

治疗师：你对于一件客观事物，却有两重标准，对自己的标准要高于对别人的标准。

患　者：是的。

治疗师：你能否试着统一标准，不要对自己过于苛求，因为这种苛求对你的身心健康已经产生了负面的影响。

患　者：我尽量努力试试。

（二）改变假设和核心信念的技术

1. 苏格拉底式对话(socratic talking)

苏格拉底式对话是认知治疗中十分有应用价值的一种谈话技术。苏格拉底坚信每个人身上都有太阳，主要是如何让他发光。教育不是灌输，而是点燃火焰。他认为，人们的很多知识不是由他人灌输的,而是自身早已孕有,需要通过"助产术"使知识产出。"助产术"是通过"诘问式"的对话来进行。这种技术称为苏格拉底反诘法(socratic irony),以提问的方式揭露对方的各种命题和观点中的矛盾,用剥茧抽丝的方法,使对方逐渐了解自己的无知,发现自己的错误,建立正确的认知观念。

苏格拉底式对话形式有以下三种特点:

(1)谈话通过问答方式搞清对方的思路,使其自己发现问题和真理。

(2)在谈话过程中偏重于提问,不轻易回答对方的问题。以谦和的态度进行发问,只要求对方根据所提的问题进行回答,从对方的回答中导出对其他问题的资料,通过不断的诘问使对方领悟自己的问题所在,承认自己的无知。

(3)在传授某些知识点时并非是直接告知概念,而是先向对方提出问题,让对方回答,如果对方回答错了,也不直接纠正,而是进一步提出问题引导对方思考,从而一步一步地得出正确的结论。

苏格拉底式对话的操作有以下三个步骤:

(1)苏格拉底式讽刺。让对方接受自己是"无知",变得谦虚,产生求知愿望。

(2)定义。在问答中经过反复的诘难和归纳,从而得出明确的定义和概念。

(3)助产术。引导对方进行思索,让对方自己得出正确的结论。

以下是苏格拉底和学生谈话答疑的例子:

学　　生:苏格拉底,请问什么是善行?

苏格拉底:盗窃、欺骗、把人当奴隶贩卖,这几种行为是善行还是恶行?

学　　生:是恶行。

苏格拉底:欺骗敌人是恶行吗? 把俘虏来的敌人不屠杀,而卖作奴隶是恶行吗?

学　　生:是善行。不过我说的是朋友而不是敌人。

苏格拉底:照你说,盗窃对朋友是恶行。如果朋友要自杀,你盗窃了他准备用来自杀的工具,这是恶行吗?

学　　生:是善行。

苏格拉底:你说对朋友欺骗是行恶,可是在战争中军队的统帅为了鼓舞士气,对士兵说,援军就要到了。但实际上并无援军,这种欺骗是恶行吗?

学　　生:是善行。

在认知治疗中,治疗师也需要富有智慧地学习和应用苏格拉底式对话技术来引导患者,对患者提问、诘难、启发,在问答式讨论中使患者大彻大悟,改变功能失调的认知。心理治疗师应努力达到苏格拉底的境界——我不是给人知识,而是使知识自己产生的产婆。

以下是治疗师和一位恐惧障碍患者的苏格拉底式对话：

患　者：我害怕考试。

治疗师：你害怕什么？

患　者：我害怕考不好。

治疗师：你什么时候感到最害怕？

患　者：考前，在刚进入考场的时候。

治疗师：进入考场时，你在想什么？

患　者：我想，我肯定今天又要考不好了。

治疗师：说说你这样肯定的理由。

患　者：我以前考试有多次失败。

治疗师：今天你已经失败了吗？

患　者：没有，考试还没有开始。

治疗师：当你在想，肯定自己今天考试会失败时的状态如何？

患　者：状态很差，脑子几乎一片空白。

治疗师：很差的状态会对考试有影响吗？

患　者：肯定会有影响。

治疗师：影响结果会如何？

患　者：考试又要失败了。

治疗师：你今天的失败会是什么引起的？

患　者：是今天不好的状态。

治疗师：你不好的状态是什么引起的？

患　者：是我对今天考试的预期想法。

治疗师：如果你对今天的考试事先没有负面的预期，状态会是如何？

患　者：状态会好一些。

治疗师：考试状态好一些的结果会是如何？

患　者：考试发挥会好一些。

治疗师：如果你考试发挥得好一些，那害怕状态会有变化吗？

患　者：害怕程度会好一些。

2. 逐级追溯推导（vertical descent）

逐级推导又被称作为"垂直向下技术"。这在改变患者的假设和核心信念方面是一个常用的技术。该技术中的一个关键用语是："如果此想法是对的，这将意味什么？"

逐级推导的目的是引导患者从自动想法推导至支撑自动想法背后的深层面的假

设及核心信念。所以推导的起点是自动想法,终点是核心信念。

逐级推导的操作从患者列举情境开始,治疗师向患者提问,在此情境下你有什么自动想法冒出来。当患者清晰地表达出自动想法后,治疗师开始运用"如果此想法是对的,这将意味什么?"的用语对患者深层的认知进行启发式的追溯推导。(见图 4-1)

情境:迎面碰到一人,我先打招呼,他没有反应,眼神也没动

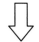

自动想法:他蔑视我
(如果他蔑视你是真的,这将意味什么?)

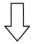

其他人也可能这样蔑视我
(如果其他人都蔑视你是真的,这将意味什么?)

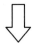

我渺小,不受重视
(如果你渺小是真的,这将意味什么?)

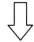

我没魅力,我被忽视
(如果你没魅力是真的,这将意味什么?)

我不可爱

图 4-1 逐级挖掘推导过程

逐级挖掘推导技术所运用的主题范围可以是自我,也可以是他人和环境(世界)。该技术可以在治疗过程中由治疗师和患者一起讨论进行,也可作为家庭作业由患者自己独立完成。

3. 合理假设替代(writing an alternative assumption)

假设和核心信念是曲解自动想法的根底,假设支撑患者的曲解自动想法,也带动了情绪和行为的功能失调。假设的合理替代技术能够开拓患者的视野,更新陈旧的模式,使患者尝试去探究运用新的合理解释来带动曲解自动想法的调整。

合理替代假设是通过填写"假设的合理替代练习表"的形式来操作(见表 4-2),表格的左边的一栏填写原来习惯的假设,右边的一栏填写合理替代假设。所谓的合理,其标准是以能引出理性的自动想法、良好的情绪状态、适应的行为表现为指标。对患者更有说服力,更有信任度。

表 4-2　假设的合理替代练习

原来习惯的假设	新的合理假设
1. 我没有做到最好,那么我就是一个彻底的失败者。	1. 我这件事没有做到最好,我只是在这件事上失败。
2. 我的紧张表情被别人发现了,那么我的面子会被丢尽的。	2. 我的紧张表情被别人发现,他只是看到了我的紧张表情而已。
3. 我没有晋升,那么我这一辈子就没有出息了。	3. 这次我没有提升,我可以继续努力争取下一次能成功。
4. 不做出一些成绩,那么我就无法为我的大家庭光宗耀祖。	4. 我没做出一些成绩,说明要做出一些成绩单靠现在的努力状态是不够的。
5. 如果别人不理睬我,那么我就是一个惹人讨厌的人。	5. 别人不理睬我,有一定情况,但我还不清楚。
6. 如果这点小事也会出错,那么我怎么可能做出一番事业。	6. 我在这点小事上出错了,以后可要多加注意,不能忽视小事情。
7. 如果我告诉别人我有困难,那么别人会认为我是一个能力极差的废料。	7. 别人只有知道了我有困难,才会理解我的难处,给我一些帮助。
8. 如果我的情绪一直这样低落,日子这样煎熬,那么我活着还有什么意思。	8. 我的情绪一直这样低落,心理健康有问题了,我应该重视。

　　合理替代过程是治疗师和患者的合作过程。在治疗师的引导下让患者根据"合理"的要求去尝试用新的假设来替代以往习惯的假设。这种尝试并非是一挥而就,需要反复探讨,反复尝试。患者对于新的合理解释的认同也需要有一个过程,尽管在填写中,在文字上虽能做到以新代旧,但真正做到内化新的合理假设还需要患者不断进行操练才能得以强化巩固。

4. 成本收益分析(cost-benefit analysis)

　　当患者被不合理的假设搞得心身功能失调,精疲力竭时,他们也很少去反思这些假设的客观成本和收益。治疗师可以通过分析成本和收益来帮助患者反思假设,重构假设,从而有助于调整曲解自动想法。

　　治疗师可以聚焦患者的具体心理困扰,指导患者列表思索分析假设所导致的情绪和行为的成本与收益。该表称为"成本和收益分析表",表格分为左右两栏,左边一栏填写"有利之处",右边一栏填写"不利之处"。先由患者填写表格,表达在某种情境下患者假设的"利"与"弊"(表 4-3)。然后治疗师和患者再共同分析讨论,进行理性的再思考,填写一份新的"成本和收益分析表"(表 4-4),建立新版的利弊分析,从而体会调整后的实际效果。例如:

　　患　　者:我不能乘公交车,害怕在车厢里我会心脏病发作,因来不及抢救而死亡。

　　治疗师:你患有什么心脏病?

　　患　　者:心动过速。

　　治疗师:你最近的发病情况如何?

患　者:我现在心率正常,但我害怕在车厢里会发作。

治疗师:这里是一张《成本和收益分析表》,你根据回避乘坐公交车的想法和做法
　　　　填写你所付出的成本和得到的收益。

患　者:好的。

表 4-3　成本和收益分析表

有利之处	不利之处
我可以避免心脏病发作。	我害怕、担心。
	我不能乘坐任何公交车。
	我要么走路,要么叫出租,但经济负担太重。
	我已很少外出。
	我的人际交往圈已经变得很小。

想法:"如果我乘在公交车里,我会因心脏病发作而死亡"的利弊分析。

治疗师:我们来尝试以你的情绪良好和行为适应为标准建立一个新的假设。

患　者:如果我乘在公交车里,我不一定会心脏病发作,发作也是可以设法离开车
　　　　厢去看病的。

治疗师:你对此新假设的相信程度如何?

患　者:只有70%。

治疗师:根据你新的假设再填写一次《成本和收益分析表》。

患　者:我试试。

治疗师:你对第二次填表的结果有什么感想?

患　者:我觉得原来的想法和做法所付出的成本很高。

表 4-4　成本和收益分析表

有利之处	不利之处
我害怕、担心可减轻一些。	我还是有些担忧。
我可尝试乘坐公交车。	我有些冒险,不知发病结果会是如何。
我体力上不至于太累。	
我外出可以增多。	
我的人际交往不至于太受限制。	

新想法:"如果我乘在公交车里,我不一定会心脏病发作"的利弊分析。

分析成本和收益技术除了在治疗过程中实施以外,还可以作为家庭作业由患者自主完成。该技术也适用于调整核心信念。

5. 忽略微小概率(ignore small probability event)

关注小概率事件往往是心理障碍患者功能失调的认知来源,需要进行有效的调整。所谓概率是表示某件事发生的可能性大小的一个量。把必然发生的事件的概率定为1,把不可能发生的事件的概率定为0,而一般随机事件的概率是介于0与1之间。在概率论中,把概率很接近于0的事件称为小概率事件。对于大多数人来说,由于小概率事件发生的可能性极小,通常可忽视它的存在。但是有心理障碍的患者就会纠缠于某些负性的小概率事件的存在,把它视同大概率事件一样,成为心目中即将暴发的灾难性事实。

心理治疗师需要正确地引导患者,让他们理解小概率事件的存在并非等同所有的可能性,不应该把"可能性"当作"必然性"去应对,不要因噎废食地把现实生活打乱,使自己始终处在惶惶不可终日的艰难境地。例如:

患　者:我害怕乘坐飞机出行。

治疗师:你怕什么?

患　者:我怕飞机会失事。

治疗师:你认定你所乘的客机一定会失事吗?

患　者:昨天新闻报道,又有一架国外的航班失事了。

治疗师:你知道飞机发生事故的概率吗?

患　者:不清楚。

治疗师:据统计,客机造成失事伤亡事故的概率约为三百万分之一。也就是说,如果你每天坐一次飞机,这样飞上8 200年,才有可能会不幸遇到一次飞行事故。你怎么会觉得你就一定会遇到客机失事的机会?

患　者:我不知道出事的概率会那么小,但我一直认为失事的可能性很大。

治疗师:你现在如何看待你害怕乘坐飞机?

患　者:我的害怕好像有些多余。

6. 分析逻辑错误(logical analysis)

心理障碍患者中有不少患者的认知曲解是因思维的逻辑错误所致,因此,治疗师应帮助患者精细地分析其思维中存在的逻辑错误,这有益于患者进行曲解认知的调整。

逻辑错误一般是指思维过程中违反形式逻辑规律的要求和逻辑规则而产生的错误。常见的典型逻辑错误有:

（1）同语反复。例如："悲观主义者就是持悲观主义观点的人。"

（2）循环定义。例如："如果长期处于抑郁的人就是患了抑郁症，那么抑郁症患者的情绪一定十分抑郁。"

（3）概念不当并列。例如："我感到自己孤独，孤立，孤僻，总之很古怪。"

（4）偷换概念。例如：患者家属说："你应该到医院去看病。"患者说："你总是说我有病，这就是你的病，你应该自己去医院看病。"患者家属说："你应该服药。"患者说："是药三分毒，我不想服毒药。"

（5）转移论题。例如："我认为一般人没有必要学习心理健康知识，现在每个医院都设有心理科。我主张医院的心理科医生定期给大家做一些心理健康讲座就可以了。"

（6）自相矛盾。例如："我没有关于强迫症的任何知识，只是稍微了解一些，知道强迫症很难治疗。"

（7）两重不可。例如："对这个疾病的评估不能说是很全面，也不能说是很片面。"

（8）以偏概全。例如："我的病在那位医生那里已经看了一年多还没有看好，看来没有医生能看好我的病了。"

（9）循环论证。例如：我害怕在别人面前出洋相，所以减少和别人接触交往。我和别人接触交往少了，我也就没有什么洋相可出，心里就会踏实很多。

（10）倒置因果。例如：为了身体健康，我要勤洗手，因为勤洗手能预防疾病。

治疗师需要引导患者，使他们懂得逻辑有其自身的规律，不管使用什么概念和命题，进行何种推理和论证，都必须遵守最基本的逻辑规律。患者身处逻辑紊乱和谬误之中，很难自拔，所以治疗师应该循循善诱地让患者从逻辑错误中解套出来，进入理性的思维状态。

（三）心理意象技术

在认知治疗中，治疗师可以通过心理意象技术（mental imagery techniques）对患者的功能失调的认知进行调整，不仅包括自动想法，也包括中间信念及核心信念。

意象是人头脑中保持的关于外界事物的影像，又称心象。是外界事物刺激感官所产生的形象性记忆。意象材料的不断积累和丰富，是人形成社会意识的前提。意象是人们头脑中孕育成形的、灌注了一定的思想情感的形象。它能够显示本质，但不是概念。它保留了具体可感的特点，但又不是表象，而是感性与理性、现象与本质、情感与认识相统一的形象。

以下是一些常用的心理意象技术：

1. 讲授关于意象的知识（concept of imagery）

在认识治疗过程中，特别是患者在收集自动想法过程中会发现大脑中自然而然冒出的自动想法除了词汇以外还有图像和意象,他们会感到有所体会却难以表达。因为他们会意识到这些形象性的内容也同样对患者构成困扰,给患者带来身临其境的痛苦感受或不良体验。治疗师需要向患者讲授关于意象的相关知识。当治疗师向患者提及"意象"这个概念时,患者都会感到难以理解,但当治疗师改口用内心的图像、形象的思绪、生动的回忆、幻想、想象等意象的同义词时,患者就会感到容易理解,确有其事,十分逼真。治疗师只有深入浅出地向患者讲述意象和教会患者如何识别意象,才能引发患者认识意象的存在,又能实施一些意象的方法来帮助患者进行认知的调整。例如:

> 治疗师:你说你不愿意向别人求助,是什么想法阻碍了你的求助动机?
>
> 患　者:我感到别人会拒绝我,我会很失面子。
>
> 治疗师:你有这种想法时,脑海中是否有图像出现?
>
> 患　者:有的,我脑子里会浮现出别人对我不屑一顾的样子,轻易地就把我回绝了。
>
> 治疗师:这是曾经经历过事情的再现呢还是自己在想象?
>
> 患　者:是想象。
>
> 治疗师:你的这些想象我们称之为意象,意象还包括图像、形象的思绪、生动的回忆、幻想等。这些形象化的内容对我们的治疗有着重要的价值。意象会直接影响到你的情绪和行为,所以从意象入手来进行调整,也能产生调整心态的积极作用。

2. 替代意象(replacement imagery)

在有些情况下,患者意象出现的频度很高,内容重复,固定不变。治疗师需要对患者的意象进行干预。替代意象是一种操作较为简单的技术。治疗师可以围绕患者的意象主题,鼓励患者进行意象更替,用新的想象、新的图像来替代给患者带来负性情绪及不适应行为的意象。在意象替代的操作中治疗师应启发患者的想象力,让患者进入一种身临其境的状态。同时自己也应同步跟进患者的意象内容,和患者产生同感和共鸣。例如(接上述的例子):

> 治疗师:你说当你向别人求助时,你脑子里会浮现出别人对你不屑一顾的样子,轻易地就把你回绝了。
>
> 患　者:是的,我脑子里出来的画面就是这样,很真实。
>
> 治疗师:能否描述一个具体的情景?
>
> 患　者:我想象在我请求同事帮助我解决电脑操作出现的问题时,他会回答说没有空。

治疗师：出现这种画面时你的情绪如何？

患　者：当然是很沮丧，很无奈。

治疗师：你能否换一种想象的情景，能够使自己的情绪变得好一点。

患　者：他很热情地答应帮助我，而且放下手头上的事情立即来帮助我。

治疗师：你觉得这样想象对你的心绪调整能起作用吗？

患　者：没有，我觉得这样想象和我的实际处境反差太大，不真实。

治疗师：你再试着想象一种比较真实、比较合情理的情景。

患　者：他回答说好的，等他手头上的事情完成后就帮助我来解决电脑问题。

治疗师：你觉得这样去想象你的求助和别人的反应，你的情绪会是如何？

患　者：同样都是想象，用后一种想象我的感觉会好一些。

治疗师：你可以依照这样的替代意象方法多进行操练，这对你调节情绪有帮助。

患　者：好的，我多练练。

3. 认知排演（cognitive rehearsal）

在认知治疗的干预中，尤其是对于一些无法现时付诸行动的人际互动，可以通过认知排演的技术使人际互动先在意象层面进行排演。尽管认知排演是虚拟的，是意象活动，排演的情境及内容也会受到患者主观思维模式的局限，但它是一种准备状态，是一种心理的操练，同样能产生效果，为实施现实的调整打好基础。例如：

患　者：我的主管误解了我的好意，我感到很委屈。

治疗师：你能否和你的主管面谈沟通，解释一下你的初衷和本意。

患　者：他很固执，我很难把握与他沟通会产生什么效果，搞不好我们的关系会更僵。

治疗师：若和你的主管直接沟通有困难，我们先来做一个意象练习，用想象的方式来演示一下你和主管的沟通过程，为以后现实的沟通做点准备。现在请你闭上眼睛，平稳你的呼吸，你开始想象去主管那里直接和他交谈的过程。

患　者：想象中……我去见他，在他的办公室里，我说我不是反对你的方案，也不是在和你较劲，我只是觉得在实施方案前还有一些细节和困难需要斟酌，操办起来可以更容易一些。

治疗师：你再往后想象，他是怎样反应的。

患　者：主管说，没什么。事情早已过去了，没有必要还在想这件事。

治疗师：你觉得你对意向中主管的反应有什么不妥的地方？

患　者：估计他就是这样想，这样反应的，不至于对我怀恨在心。

治疗师:你觉得这样的认知排演有什么效果?

患　者:我觉得若要和主管沟通,我多了一点勇气,少了一些顾虑。

治疗师:我们的认知排演还需要做得更细一些,做得再合情理一些。

4. 意象应对(coping imagery)

应对这对于患者来说是一件不容易的事情,具有很大的挑战性。在认知行为调整中,患者往往被稳固的应对模式所束缚,无论是认知上、情感上、行为上都会有些"留恋",想要跳出原来的怪圈会觉得很不习惯。

当患者在面对现实的应对感到压力负荷过重时,治疗师应当理解患者的为难和苦衷。不能逼迫患者进行超越承受能力的大跨度的改变,所以意象应对是一种过渡性的方法,在引导患者直面畏惧事物应对之前,先练习意象应对,在想象中进行应对。这对于患者比较容易接受,能提高患者的应对信心以及为现实的应对做好准备。例如:

患　者:我害怕坐船,大小船只都怕,就是怕翻船。我不会游泳,船翻了肯定没命了。

治疗师:如果强制你坐船,你能否接受这种强制性的要求。

患　者:不行,我会恐惧得受不了。

治疗师:我们来做一个应对意象。在想象中你来努力克服对坐船的恐惧。

患　者:怎样做?

治疗师:先闭上你的眼睛,进入想象状态,想象你已经到了船上,船又离开了码头,你想再回码头已经不可能了,这时你怎么应对?

患　者:我告诉和我同行的朋友,我不会游泳,万一船翻了,一定要救我。

治疗师:还有吗?

患　者:我知道给朋友这样讲真有点傻乎乎,但肯定要让他们知道我不会游泳,要多关心我。

治疗师:你还有什么要做的?

患　者:我找服务台管理员要一件救生衣备用。我坐在上层的客舱里,救生衣放在旁边,对面坐着我同行的会游泳的朋友。

治疗师:此时你的感受如何?

患　者:我感到无奈,但恐惧好一些。我已上了船,不可能返回,只能在船上想办法了。

治疗师:你的应对想象做得很好。

患　者:这都是在想象,不是真的去乘船。

治疗师:现在从想象练习开始,想多了、想通了,对你真的上船有好处。

患　者:唔,我得多努力。

（四）控制反复冒出想法的技术

患者经常会被不断涌出的自动想法搞得烦心和困扰，特别是在焦虑和清静的状态下，自动想法的干扰更是频繁。治疗师需要教会患者运用一些必要的技术来控制自动想法的泛滥。以下是控制反复冒出想法的技术（techniques for controlling recurrent thoughts）。

1. 停止想法（thought stopping）

功能失调的自动想法的涌现经常具有滚雪球效应。一个想法刚刚出来，就会牵动另一个想法的冒出。如果这些曲解的想法连绵不断，患者就会难以抵御，因为自动想法来得太快，使得患者应接不暇，难以招架。

治疗师可以指导患者采用一些简单的刺激方法来打断冒出自动想法的思维流。譬如，搓搓手，轻轻地咳嗽一声或对自己提示"停止想下去"等。使患者从"白日做梦"的思绪中停止下来。大量的临床实践证明，虽然"停止想法"只是一种中断曲解自动想法的暂时性措施，但确实能够产生干扰功能失调想法进行性放大和不断延伸的效果。

2. 重新聚焦（refocusing）

当患者对于"停止想法"的操作感到困难时，可以考虑使用"重新聚焦"的方法来打断和控制自动想法的蔓延。当患者在某个情境下自动想法被触景生情地引发出来时，往往会被动地跟随思绪朝一个焦点方向延伸，从而会很快地影响到情绪、行为和生理反应。如果此时患者有意识地将自己的注意力很快地转向另一个方向，同样能够起到中断原来想法的效果。注意力的转向、重新的聚焦不只是更换一个思考的主题，也可以变换一个场景，更换一个动作，使功能失调的想法被干扰，而不再快速弥散及影响到患者的情绪和行为。

（五）转变和控制行为的认知技术

不适应行为是患者心理障碍的重要组成部分，对于这些行为的转变和控制（changing and controlling behavior）可以通过一些认知技术进行有效的干预。

1. 预估行为结果（anticipating the consequences of one's actions）

有些患者在处理某些困扰时，行为有些操之过急或者畏缩不前，这是因为他们对于客观情况的判断与自己所做出的反应之间存在着信息不对称，从而构成行为的受挫。失败的行为又会作为一种正性强化刺激对认知作出反馈，给认知带来曲解的导向。

治疗师在运用预估行为结果技术时，要求患者在还没有对某些情境作出实际反应时,对自己打算作出的行为反应进行一个预先估计,估计自己的行为会产生怎样的结果。有的患者会把一点危险用应对灾难的方式进行处理,也有的患者却把一件难度很高的复杂事情采用草率行事的方式轻易应对。治疗师可以引导患者进行多方面的思考,对行为的结果进行多角度的估计,也可和患者一起拟定应对行为的实施方案,由患者从认知层面预先进行选择。

2. 警示背道而驰(inducing dissonance)

当患者处在冲突时,伴有焦虑等不良情绪的同时,各种想法也油然而生。他们对于自己的处境,自己的困惑,自己的为难,自己的抉择是不协调的。患者从潜在层面的信念到浅表层面的情绪和行为都会进入一种与自己原本的处世原则背道而驰的状态。原本自己十分在乎的内容,现在却变得无所谓。原本觉得最珍惜的东西,现在却不屑一顾。在患者成长过程中积淀下来的许多基本原则,此时已经显得支离破碎,土崩瓦解。患者常常是身在冲突中,神在恍惚里。他们会失去理性地去做一些"傻事",而他们对于这些行为的理由却振振有词,对行为将会导致的严重后果的思考却轻描淡写。

此时,治疗师需要对患者提出警示,要对他们的与原本做人的基本原则背道而驰的想法进行针对性的干预。例如,有强烈自杀念头的患者,尽管也能想到自杀的后果对自己生身父母会产生无法承受的打击和痛苦,但却会采用一些十分特殊的想法来解释自己的行为后果以及这些后果对他人、对环境所产生的客观反应。治疗师的有效警示能通过调整患者的想法从而干预患者的行为。例如:

患　者:我的自杀冲动十分强烈。

治疗师:你会去实施吗?

患　者:会的。

治疗师:你有没有想过,你真的自杀成功,这会对你父母带来多大的悲痛?

患　者:我也想过这个问题。我是这样想的,我要自杀是想结束我的痛苦,当我自杀成功,我已经不知道我父母会如何痛苦以及他们痛苦的程度。我活着会连累他们一辈子;我死了,过几年他们会把我忘却的。

治疗师:你对父母孝顺吗?

患　者:孝顺的。

治疗师:你用自杀的方法来孝顺父母,你是怎么考虑你既孝顺父母,又使父母痛苦至极之间的矛盾和冲突?

患　者:唔……我没有考虑得这么多,让我再想想。

3. 自我指导训练(self-Instructional training)

自我指导训练也是一种针对控制行为的认知技术,主要用于控制暴发性情绪及冲动性行为。这是一种自我指导的训练,从认知的调整达到相应的情绪及行为的调整。根据心理学的研究,人们从童年开始逐步形成如何进行自我指导、自我控制的能力。但是在日常生活中,自我指导的功效会有波动和落差,有时成功,有时失败。在一般情况下,人们在遇到压力而产生冲动行为时,也能够意识到行为的过激性,会动用自我指导的能力来调节自己的情绪及行为。但是患者由于处在病理心理状态,原有的自我指导能力会随心理障碍的加重而相对削弱。所以治疗师需要激发和提升患者的自我指导能力,使患者认识到自己本身固有的能力需要加强,需要用这些能力来控制自己的情绪及行为,尤其是控制出现冲动和过激的行为。治疗师可以通过强化训练的方式促进患者进行反复的操练,这种操练是在认知层面的操练,要求患者有意识地对自己进行指导,清晰自己在冲动性行为出现前的先兆,然后明白冲动行为可能导致的不可估量的负面效应,所以应该及时控制情绪,及时抑制冲动性行为,阻断行为的启动及暴发。

治疗师:你在发火和在家摔东西后有没有意识到自己在情绪和行为上的失控?

患　者:我能意识到的,但往往在发泄时就不顾一切,想不了那么多。

治疗师:你在情绪暴发前是否感到有一种一触即发的先兆?

患　者:好像有一种内心的火要立即喷发出来的感觉。

治疗师:你有没有要控制这种火不让它暴发的动机?

患　者:以前我没有想过要控制,而是觉得一旦内火发出来,发完后人倒感到轻松、满足。

治疗师:如果要你在发火前的一瞬间设法立即熄火,有没有办法?

患　者:让我想一想……我想不出办法,没法控制。

治疗师:如果你设想一下一旦发火失控,动手闯了祸,触犯了刑法,这就会构成不可估量的后果,还有可能要去坐牢。

患　者:想到会有这样的后果,我倒有些害怕。

治疗师:如果你这样想是否能起到熄火的效果?

患　者:可能的,我肯定不想把事情搞得不可收拾,还要去坐牢。让我来试试,防患于未然。

治疗师:好的。试后的效果如何请及时给我反馈。

4. 激励自我动机(self-motivation)

当患者出现心理困扰而必须面对现实的困境及艰难的抉择时,最大的负担往往是缺乏自我动机。由于没有动机,恐惧的患者会面对恐惧的对象而行为退缩,焦虑的患者会用愤怒和怨恨来间接表达,抑郁的患者会在原本就缺乏内动力的情况下更加无望。所以如何激励患者的动机是治疗师必备的认知干预技术。

治疗师首先需要使患者能够锁定有指向性的行为结果,看到这些行为结果的有效价值,从而积极地把实现这些价值作为行动的目标。其次,治疗师应帮助患者对那些似是而非的目标进行梳理,整理出最主要的目标,并且拟定达到目标的具体计划。最后,治疗师需要帮助患者排除影响行为动机的干扰因素,鼓励患者进行适度的尝试,逐步提升实施努力的信心。

患　者:我最近感到很困扰,目标很多,但实际上却无所适从,一事无成。

治疗师:你是否有自己设定的主要目标?

患　者:我想要体现我的自我价值。

治疗师:你所说的自我价值的实际含义是什么?

患　者:要使自己的存在价值被社会认同。

治疗师:听起来你很有志向,但似乎又很虚拟。你能不能说出一些具体的努力目标?

患　者:我的想法很多,我是做会计的,想晋升高级会计师,同时又想学英语,想学钢琴,想提高社交能力,提升文学素养,等等。还有一些其他的目标。

治疗师:你是否能在诸多目标中选择一个当前最需要达到的目标。只能选一个。

患　者:那当然是晋升高级会计师。

治疗师:这是需要花很大的努力去准备考试,考试通过后还要在本单位进行评审,最后才能被晋升和聘用。你觉得是否先集中精力朝这个目标努力?

患　者:那我的其他目标何时才能实现?

治疗师:你想全面提升自己,我也赞同。但你能否告诉我,对于你众多的目标,你最缺乏动力的是哪一个?

患　者:为晋升努力准备考试。

治疗师:既然晋升高级会计师是你的首选的目标,但你却没能全力以赴地去投入晋升的考试准备,你如何解释这种鲜明的反差现象?

患　者:可能是我的畏惧心态。

治疗师:你说得有道理,畏惧的心态使你努力的动力抵消或衰减了。

患　者:是的。

治疗师:你认为提升这种动力是否有可能性?

患　者:有的,看来愿望还不能体现真正的动力,而真正的动力是要付诸行动。

治疗师:你说得很好。接下来就要看你的行动了。希望你能把所做的每一步努力的结果向我详细地反馈。

患　者:好的,我就开始做。

二、行 为 干 预 技 术

行为干预技术在认知治疗中具有十分重要的价值。它能很直观地转变患者的行为,以调整患者适应不良的行为模式。同时,在实施对患者行为的改变过程中也同步促进了他们的认知调整。因此作为治疗师,必须熟练地掌握行为干预的技术,在认知治疗过程中融会贯通地应用行为干预技术。

行为干预技术在认知治疗过程中的应用取决于治疗总体目标的设定。患者的心理障碍反应在认知、行为、情绪等诸多方面,所以行为干预不仅是直接针对有问题的行为进行的干预,同时也是对认知、情绪进行调整的干预手段。以往,对于在行为方面表现突出的心理障碍患者使用行为干预技术进行治疗,这在行为治疗中已经得到普遍的应用。在认知治疗中所采用的行为干预技术与行为治疗中的某些技术有吻合之处,但需要指出的是在认知治疗中,行为干预技术已经成为整个治疗干预技术中的组成部分,其目标已经超越单纯的行为改变手段,成为心理障碍患者认知行为全面调整的重要干预技术。

(一) 主要用于行为改变的技术

1. 活动日程安排(activity scheduling)

有时患者会情绪低落,缺乏生活目标,无所事事,疲疲沓沓和不知所措。他们是晕晕乎乎地在过着每一天,既无内容,又无意义,为之心头纠结,感到度日如年。在治疗过程中,治疗师可以通过和患者共同讨论活动日程安排的方法,指导患者合理地安排每天的活动内容。在与患者讨论活动内容和时间安排方面,通常采用开放式的谈话形式,引导患者构想能够接受的、有积极意义的、能够操作的内容,填写到《活动日程安排记录表》(见表 4-5)中,作为一种指向性的约定,以布置家庭作业的形式由患者自行操作完成。

活动日程安排的行为干预初看似乎比较简单,但在治疗的实际操作中对患者的依从性要求很高。患者能否有效地完成计划安排的活动,与医患关系的紧密程度以及活动安排的合理性有着较大的关系。因此治疗师在操作活动日程安排上需要十分用心,尽心操作。

2. 社交技能训练(social skills training)

当患者诉说自己的社会功能存在缺损时,治疗师不应该把这些问题都直接归因于外界不良的客观因素,而应该同时考虑可能是患者本身的社会交往技巧和能力方面存

表 4-5　活动日程安排记录表

时间/星期	星期一	星期二	星期三	星期四	星期五	星期六	星期日
6:00—7:00							
7:00—8:00							
8:00—9:00							
9:00—10:00							
10:00—11:00							
11:00—12:00							
12:00—13:00							
13:00—14:00							
14:00—15:00							
15:00—16:00							
16:00—17:00							
17:00—18:00							
18:00—19:00							
19:00—20:00							
20:00—21:00							
21:00—22:00							
22:00—23:00							
23:00—24:00							

在着严重的问题。此时治疗师就应该帮助和指导患者提高社会交往的技巧和能力。患者的社交能力低下的缺陷往往由来已久,伴随患者的成长过程早已形成。治疗师应该首先给患者传授一些社交技能方面的基本知识,例如如何穿着得体,如何微微点头应答,如何引出话题,如何成为一个善于倾听的听众,等等。然后进一步针对患者所面临的急需掌握的社交技巧进行强化训练。治疗师可以通过角色扮演的方法和患者一起进行提高社交技能方面的操练,还可以运用录音、录像技术记录患者的沟通表现,及时给予患者反馈,使患者意识到自己存在的不足之处。有时患者会感到恍然大悟,对自己长期存在的在社交方面不在意的缺陷有了充分的觉察和感悟,从而提高他们克服社交困难的需求和信心。对于一些具有共同特点的社交困难的患者,治疗师可以安排他们聚在一起参加小组训练,有时这种小组训练方式的效果能够胜过一对一的个别治疗。

3. 行为排演(behavior rehearsal)

行为排演技术通常用于帮助来访者进一步掌握和提高各种社交技巧及能力。在治疗谈话中通常可以针对一些有具体内容的互动行为进行情境操练,例如如何与同事商讨某一个疑难问题,如何恰当地惩罚孩子,如何拒绝一位朋友的无理要求,等等。在行为排演中,治疗师需要根据患者排演的临场发挥给予评估及反馈,指导患者改进不恰当的反应方式,达到有效的沟通目的,同时也提升患者的实际应对能力和对社交的自信心。这种技术有助于重塑新的社交沟通模式,并在操练的实践中得到强化和巩固。在个别治疗中往往是通过治疗师和患者的角色扮演来实施行为排演。患者和治疗师都担任情景中的某个角色,根据患者所描绘的行为模式和背景内容进行情境再现式的彩排。在行为排演中对于不同角色的双方,无论是表演还是对排演效果的评估都并非简单,会存在一定的难度,这需要由治疗师进行周密的安排。在具有同类社交问题的患者较多的情况下,也可以考虑采用小组治疗的形式。患者之间通过的不同角色扮演和排演互动,使大家产生真切的感受,能够获得一种特殊的治疗效果。患者在为实际的社交困难而感到焦头烂额时,行为排演确是一种操作性很强、疗效显著的行为干预好方法。

(二) 主要用于改变心境或情绪的行为技术

1. 放松训练 (relaxation training)

放松训练是一种通过调节患者自主神经兴奋状态从而达到减轻焦虑和恐惧的行为干预技术。自主神经兴奋状态表现为全身肌肉紧张、心悸、四肢发冷、脸色苍白、呼吸局促、出冷汗等。而放松训练能够降低自主神经的兴奋性,使机体调整到平静、松弛、安宁、舒适的状态,从而能够减轻或消除焦虑和恐惧情绪。放松训练最为常用的方法有渐进性肌肉松弛法、腹式呼吸法和注意集中训练法等。

(1) 渐进性肌肉松弛法。当人体的局部肌群人为地进行收缩紧张,随后立即放松时,肌肉将出现比原先更加松弛的状态。这就是肌肉松弛法的基本原理。治疗师在指导患者进行渐进性肌肉松弛法训练时可以分为以下三个步骤操作:

第一步,放松练习需安排在一个宁静的无干扰的室内进行。让患者坐在一张舒适的靠椅上,轻轻闭上双眼。

第二步,首先进行选择优势侧的手及手臂,使肌肉紧张 5 秒钟,然后突然放松,让患者体会到紧张与放松状态之间的区别,集中关注和仔细体验此时的松弛状态 5 至 10 秒钟,患者可以清晰地感受到放松后的局部肌肉的舒适和轻松。然后根据表 4-6 的顺序,依次对全身的每组肌群进行紧张和放松练习。

第三步,当患者能够熟练地掌握全身每一肌群的紧张放松练习,并能够做到不依赖图表或录音提示,能完全记忆放松肌群的整个程序时,患者可以尝试不通过顺序性地对每组肌群进行紧张放松练习过程,而直接进入自我全身放松。在这种过渡中可以

表 4-6   全身不同部位肌群及紧张方法

肌　群	紧张的方法
1. 优势侧的手和手臂	先用力,向肩部屈肘
2. 非优势侧的手和手臂	同优势侧
3. 前额及双眼	睁开双眼并提眉,尽可能使前额有很多抬头纹
4. 上颊及鼻子	皱眉,斜眼,皱鼻子
5. 颚部,下颊,颈部	咬牙,翘起下巴,嘴角降低
6. 肩部,背部,胸部	耸肩,尽可能地往后拉肩峰,好像要触到另一侧
7. 腹部	轻轻向腰部弯曲,上腹部挺起,尽可能地紧张肌肉,使腹肌坚硬
8. 臀部	收紧臀部,同时向下推压椅子
9. 优势侧大腿	推挤肌肉,使之紧张变硬
10. 优势侧小腿	脚趾向上翘,伸展并紧张腓肠肌
11. 优势侧脚	脚趾向外,向下分开,伸足
12. 非优势侧大腿	同优势侧
13. 非优势侧小腿	同优势侧
14. 非优势侧脚	同优势侧

通过一些提示语,如"我要全身放松",由患者在自我提示下立即进入全身的放松状态,最终达到自我提示和全身放松形成一种条件反射。患者能够在对自己进行提示放松后便即刻进入全身放松的状态。

(2)腹式呼吸法。患者处在焦虑状态下,都伴随自主神经的兴奋,呼吸会表现为浅而快的局促紧张状态。此时若用一种慢节奏的深呼吸来取代,通过呼吸的调整能够达到减轻焦虑的效果。这种慢节奏的深呼吸是一种腹式呼吸,是通过膈肌的上下运动达到的一种深呼吸。腹式呼吸的训练有以下两个步骤:

第一步:患者选择一个舒适的静坐姿势,用一只优势手轻放在胸肋下的腹部部位,以检察腹部的运动状态。用另一只手放在胸部以检查胸部的运动状态。当患者使用膈肌进行深呼吸时,可以通过优势侧手感受到腹部向外慢慢地放松地鼓起。而放在胸部的手感到胸廓略微有平稳的运动。此时的腹式呼吸才达到了膈肌深呼吸的要求。

第二步:练习腹式呼吸可以选择坐姿、站姿或躺着姿势。先慢慢闭上双眼和嘴巴,缓缓地用鼻子吸气3至5秒钟,腹部有向外鼓出的感觉。然后再缓缓地用鼻子呼气3至5秒钟,把肺部的空气顺着膈肌向上运动,自然地排出体外。这样反复的练习能够产生降低焦虑的效果。在进行腹式呼吸练习中,患者应该把注意力集中在对呼吸的感受上,感到腹部在内外运动,胸部保持平稳。腹式呼吸的最终效果体现在降低焦虑的程度上。

腹式呼吸练习是大多数放松训练的一个组成部分,腹式呼吸可以配合其他放松练习同时运用。

（3）注意集中训练法。注意集中训练法的基本原理是通过练习使患者的注意指向一个中性的或愉快的刺激,而从产生焦虑的注意刺激方面转移离开。常用的注意集中训练法有默想法和指导意象法等。

默想法是通过练习把注意力集中到某个视觉刺激、听觉刺激或运动知觉刺激上,其目的也是为了使患者从会产生焦虑反应的刺激中移开,从而达到机体和情绪放松的效果。

指导意象法是通过想象练习,使患者构成轻松愉快的情景或影像。练习时患者可以采用舒适的坐位或半卧位姿势,在治疗师的指导下闭上双眼,跟随播放制作好的引导语录音材料,使患者通过同步想象,进入心旷神怡状态之中。录音材料可以有多种配置,如海边、丛林、田野、村落、深山等,既有大自然的声音气息效果,又有优美的音乐拌和。可根据患者性别、年龄、经历、喜好的不同,选择不同的伴音素材。指导意象法练习的目的同样是转移患者焦虑反应的刺激源。

2. 快速暴露法(exposure)

快速暴露法又称满灌法,是让患者快速暴露在刺激性的环境或事物中,使之承受并适应这种刺激环境或事物。快速暴露法主要适用于恐惧障碍以及某些强迫行为(强迫仪式动作)。对于场景恐惧及某些特殊恐惧更适合使用此方法。

快速暴露法的具体操作需要注意以下一些要点:

（1）对于需要暴露的对象,包括恐惧的场景、特殊的事物或强迫仪式动作等都必须十分具体,不能似是而非,模棱两可,要具有十分清晰的针对性。

（2）患者需要有一定的文化程度,有强烈求治要求和良好的合作态度。如果患者有人格障碍的基础,恐惧无特定对象,强迫症状十分多样或缺乏信任和合作,他们都不适宜列为暴露干预的对象。

（3）患者的求治动机和治疗场所的安排(医院、特定情境或家中)以及家庭成员参与治疗过程等对快速暴露的疗效有着很大的影响。在治疗前需要让患者充分地了解暴露疗法的原理和方法,并与患者一同制定治疗计划,取得患者的同意和合作,调动患者的主观能动性,积极参与治疗。如果能有某些家庭成员参与督促及指导患者的暴露,则有利于暴露疗法的顺利进行。

（4）应用快速暴露法治疗需要根据不同的问题制定相应的暴露治疗计划。在快速暴露的过程中会出现意外或并发症,例如,对血液和外伤恐惧的患者在暴露治疗时,他们可能出现晕厥、心动过速或心动过缓,因此需要在治疗过程中特别加以重视。对于合并有严重心肺疾病的患者,不适宜采用快速暴露治疗。由于快速暴露也可能引起心理、生理剧烈反应,可能加剧恐惧,导致逃避,甚至引起呼吸循环意外等,所以对于接受快速暴露的患者需要经过严格的筛选。

（5）对于社交恐惧的患者，在实施快速暴露前，需要对患者的人际关系进行特别准备和处理，要事先对患者进行社交技巧方面的训练，避免患者直接进入社交环境出现强烈的惊慌失措状态，从而导致行为干预的失败。对于性问题方面的恐惧患者需要事先调整其夫妻情感关系，然后再根据制定的暴露计划实施行为干预。

（6）不可忽视良好的医患关系。治疗师与患者之间的轻松、愉快关系有助于患者克服不良行为。一般认为治疗师和患者之间的关系是一种共同参与模式。在实施快速暴露期间，治疗师或患者家庭成员都不允许采取强制或体罚的手段迫使患者完成治疗计划。

3. 系统脱敏（systematic desensitization）

系统脱敏又称为交互抑制法，是一种缓慢的、逐步暴露的行为干预技术。这种方法主要是通过指导使患者逐步分级地暴露于伴有焦虑情绪的恐惧情境中，并通过放松训练，以放松的状态来对抗这种焦虑情绪，从而达到降低焦虑而克服恐惧的目的。

系统脱敏疗法是由南非的精神科医生约瑟夫·沃尔普（Joseph Wolpe）根据巴甫洛夫经典条件反射理论及斯金纳的操作性条件反射理论创立并发展的一种行为治疗方法。沃尔普通过对猫的恐惧实验结果，提出了交互抑制理论，认为机体在放松的情况下能对焦虑状态所伴有的生理指标产生抑制作用，因此当机体处在放松的情况下能产生抗焦虑的效应。他认为运用反应竞争方法可以治疗人们的恐惧症，即当人处在与恐惧相矛盾的情绪反应时（如放松、入静），通过逐步递增引起恐惧的情境，逐步增加人的耐受性，从而能够逐渐消除恐惧反应。

在系统脱敏治疗过程中，治疗师的鼓励、赞许对患者的操作训练起着强化作用，使患者在恐惧情境下仍保持放松，不再引起焦虑，这样，恐惧行为就会自然消退。换句话讲，治疗师有步骤地让患者在放松状态下想象并逐步接触以前曾引起他恐惧和回避的情境，逐步增加其耐受程度，由于处于放松状态，患者一般不会出现回避行为，并且能直接体验到平静和放松的情绪，因而原先产生恐惧反应的强化因素被消除，这样经过反复多次操练以后，患者的恐惧和回避行为就会逐步减退和削弱。

系统脱敏疗法的实施包括四个步骤：

（1）确定系统脱敏的具体目标。

进行系统脱敏的第一步是由患者和治疗师共同确定需要进行脱敏治疗的靶目标。目标应该是明确、具体、现实、可以操作。例如对于恐惧的系统脱敏，无论是针对场所恐惧、社交恐惧还是特殊事物的恐惧，目标都必须十分清晰、明了、具体。

（2）设定恐惧的程度等级。

在治疗师的指导下，根据患者主观度量尺度，以极度恐惧为100单位，心情平静为0单位，分别划分出中间状态，如轻度恐惧为25单位，中度恐惧为50单位，高度恐惧为 75 单位等。然后以主观度量尺度从轻到重设定不同等级单位的对恐惧事物的不同恐惧程度的情境。

例如患者对乘地铁的场所恐惧,可以细分为:①看地铁车厢内环境照片:5 单位;②想象乘坐在地铁车厢内:10 单位;③站在地铁候车室,看到地铁到达站台:25 单位;④当地铁停站后,车厢的门打开时,患者快速走进车厢并即刻退出车厢:50 单位;⑤当地铁到站后走进车厢,乘坐一站便在下一站下车:75 单位;⑥在地铁到站后走进车厢,乘坐三站路后下车:90 单位;⑦乘坐在地铁车厢内,路程超过 5 站路:95 单位。⑧毫无恐惧地、轻松地乘坐地铁到达任何目的地:100 单位(见表 4-7)。

表 4-7 对乘地铁场所恐惧的程度等级表

序列	恐 惧 情 境	单位
1	看地铁车厢内环境照片	5
2	想象乘坐在地铁车厢内	10
3	站在地铁候车室,看到地铁到达站台	25
4	当地铁停站后,车厢的门打开时,患者快速走进车厢并即刻退出车厢	50
5	当地铁到站后走进车厢,乘坐一站便在下一站下车	75
6	在地铁到站后走进车厢,乘坐三站路后下车	90
7	乘坐在地铁车厢内,路程超过 5 站路	95
8	毫无恐惧地、轻松地乘坐地铁到达任何目的地	100

患者处在不同程度恐惧情境而不可回避时,可能伴有的焦虑情绪同样可以根据主观度量尺度,以极度焦虑为 100 单位,以轻松自如为 0 单位,进行不同等级的评估和单位估量。

(3)进行放松训练。

放松训练可以运用腹式呼吸、沉思、全身肌肉松弛等练习,使人体全身肌肉进入放松状态,各种生理反应指标,如呼吸、心率、血压、肌电、皮电等都达到放松的反应指标。放松训练每天 1 次至 2 次,每次半小时,一般需要进行 6 至 10 次以上练习,以全身能够迅速进入松弛状态为合格标准。

(4)进行分级脱敏训练。

要求患者在全身放松的状态下,按某一等级的恐惧情境进行脱敏练习。在脱敏练习的过程中,治疗师必须积极关注,保持良好的医患关系,在有条件的情况下治疗师最好能亲自在场;若有实际困难,患者在练习中也需要有一位十分信任的助手陪同。对于每一等级恐惧情境的脱敏练习必须经患者的同意,只有患者在某一等级的恐惧情境中通过放松而完全适应了恐惧的情境,在消除恐惧的效果得到充分巩固后,才能在患者认同下进入后一级恐惧程度较重的情境的深一步脱敏训练。

针对患者对于恐惧事物的不同类型,系统脱敏的方法也有一些相应的变化。最常用的有以下四种方法:

(1) 真实生活脱敏法。

此法的主要特点是采用引起恐惧反应的实际刺激物代替想象。治疗师陪伴患者进入一系列令患者不同程度地感到恐惧的情境中,直到对原先最害怕的情景不再感到恐惧为止。这种方法比较适用于场所恐惧障碍和社交恐惧障碍的患者。

(2) 接触脱敏法。

这种方法特别适用于特殊物体恐惧症,例如对蛇或蜘蛛的恐惧。接触脱敏法采用按不同恐惧层次进行的真实生活暴露方法的同时,增加了示范和接触两项技术。让患者首先观看治疗师或其他人示范处理引起患者恐惧的特殊事物,然后让患者一步一步地跟随模仿,过渡到直接接近和接触患者害怕的事物。

(3) 声像脱敏法。

治疗师根据同患者一系列交谈的结果,制作出逼真的录音、录像或多媒体素材对患者的恐惧进行脱敏治疗。这种方法的突出优点是能够让患者独自在家中进行适应性操练。患者可以根据自己的情况决定脱敏的进度和强度。治疗师在录音和录像中若加入一些指导或范例,能对患者构成一定的示范作用。此方法可以作为患者即将接受接触脱敏、快速脱敏和快速暴露的治疗前的准备,也可以作为其他脱敏方法的一个补充。

(4) 情绪性意象法。

这种方法的主要特点是治疗师通过形象化的描述,诱导患者的兴奋、自信和勇气等积极的情绪。这些积极的情绪情感活动能对抗因对恐惧刺激物所引起的焦虑反应,从而可以逐渐抑制和消除恐惧的心理。情绪性意象法最适用于儿童患者。

(三) 主要用于改变认知的行为技术

1. 行为实验(behavioral experiments)

行为实验技术能够直接验证患者的自动想法或假设的真伪,对于调整患者功能失调的认知有很直接的效果。行为实验技术在操作中有以下一些主要步骤:

(1) 治疗师通过与患者的谈话筛选出患者典型而关键的自动想法或假设,正是这些自动想法或假设严重地影响到患者的某些功能失调的行为方式。

(2) 治疗师设计一些实验的手段和方法,向患者进行解释,告诉患者实验的目的、内容、过程,使患者能认同该实验,并确认通过实验的结果能够改变患者原先的想法。

(3) 进行实证性试验,尽可能达到患者的主观愿望和要求。

(4) 评估实验的结果,检验其结果是否与患者的想法或假设相吻合。

（5）小结实验，进行讨论，由患者认同客观的试验结果，认识改变行为方式的必要性。

例如，一个有反复洗头的强迫行为的女性患者，经过一段时间治疗才发现患者的认知有一个十分特殊的观念，她认为走在马路上，路边所积的脏水会随较强的自然风形成雾状，而脏水的雾珠就随风吹在她的身上，尤其是敏感的头发部位，她总觉得满头是脏水，不洗会很难受。这是她反复洗头发的根本理由。

治疗师为之设计了一套模拟方法，在治疗室准备了一盆清水，配置一个功力较大的电扇，让患者站在一个她认为最容易被水雾笼罩的位置，然后开启电扇，并变换风扇不同的转速及不同的风向，让患者细细体会到水能否被吹成水雾，水雾能飘散多少距离和范围，再用上等的面巾纸对头发进行吸附，观察面巾纸上能否看到水的痕迹。

反复实验的结果，患者都没能从面巾纸上发现任何可疑水迹，这也证明她的头发并没有被水雾沾染。在该实验中治疗师并没有对自然风能否把马路边的污水吹成水雾的荒谬推理给予强烈的否认和驳斥，而是虚拟地认同患者的想象。实验的最后结果令患者信服，患者开始调整认知，也逐渐调整了反复洗发的强迫行为。

2. 角色转换技术（role reversal）

当患者对其他人所作的反应极其缺乏理解或者完全不理解时，在治疗过程中采用角色转换技术是一项十分见效的技术。一般来说，患者站在自己的角度进行思考，进行评估，进行反应甚至进行预测，都会觉得十分自然，也十分自信。对自己的行为反应总是理由充分，总感到理所当然。然而当他们在和他人相处时或者在与他人合作应对某件事情时常常会引发争执，矛盾凸显。患者很少对自己进行自省，相反更多地是责怪和抱怨他人如何不可理喻，如何不尽如人意。治疗师可以通过角色转换技术，让患者能体验到自己有问题的思维模式及行为模式，从而感悟出需要进行改变的内在动机。角色转换技术的实施有以下一些步骤：

第一步：治疗师和患者一起商讨选择一个典型的沟通情景，这种情景对于患者是频繁发生的，也是为之郁闷痛苦的。请患者详细描绘情景的整个沟通过程，不仅患者需要表达自己的反应方式，同时也需要描述对方的反应方式及内容，让治疗师和患者都熟记两方的沟通细节。

第二步：由患者与治疗师根据沟通情景进行患者习惯性的沟通过程。治疗师需要在应答患者的同时速记患者存在的问题要点。整个过程可通过录音或录像进行全程记录。

第三步：当进行角色转换时，由治疗师扮演患者原来的角色，而让患者承担治疗师原先的角色，以同样的情景进行再一次沟通。治疗师需要在沟通中突出表现患者存在的重点问题，让患者体会到难处及尴尬。

第四步：患者和治疗师一起回忆患者的沟通过程，也可以播放录音或录像的关键片段,由患者表达角色转换以后在沟通上的不良感受。同时在治疗师的指导下改进沟通的方式,尽可能达到良好有效的沟通要求。

第五步:治疗师引导患者在沟通过程中去体验沟通对方的感受和作出的反应,患者需要练习在向对方发出信息时如何同步站到对方的角度去思索和反应,并根据和谐的原则在回答对方的提问及行为反应时需要一个缓冲的过程,让患者的思考及反应更趋向合理化。

角色转换技术不同于一般的角色扮演,因为该项技术的操作十分细腻,治疗师在运用技术中对于患者需要花费更多的心思。通常所说的换位思考仅是一般意义上的理解对方,而角色转换技术需要达到的是通过行为操练较大幅度地改变患者的曲解认知以及不良的行为模式。

3. 读书疗法(bibliotherapy)

向患者推荐阅读有关心理健康方面或认知治疗方面的科普书籍,也是一种有效的行为干预方法。从这些科普书籍中,患者不仅能够获得许多心理健康的相关知识,了解一些与患者心理疾患有联系的基本常识,有助于患者补充对自己所患心理疾病的知识要点,也能纠偏患者对心理问题认识和理解方面存在的误区。阅读认知治疗方面的科普读物,虽然在理解方面难度会深一些,但对于正在接受认知治疗的患者确实能够达到十分解渴的效果。患者可以反复地温习有关知识点,有助于理解治疗师的治疗结构和过程,尤其是在某一环节的操作中,科普书籍的描述一般都通俗易懂,有些科普读物是一本操作手册,既有阐述部分,又有练习部分,把知识介绍和操作练习结合在一起,能更好地起到阅读和理解的效果。

近年来我国在心理健康方面已经出版了不少自助性科普读物,其中有些书籍是翻译读本。由于国外作者的写作风格及语言表述方面与中国作者有所差异,患者在阅读翻译读本时若遇到难以理解的知识要点时,千万不要随意猜测或凭自己的想象似懂非懂地错误理解心理健康及认知治疗方面的知识要点。因此在阅读科普书籍时还需要和心理治疗师一起讨论,在治疗师的辅导下阅读书籍,使科普读物正确发挥其辅助治疗的作用。

三、故事和类比的应用

认知治疗主要通过语言交流的过程来改变患者功能失调的想法,进而改变情绪、行为和躯体反应的治疗过程。语言交流中有许多基本的语言工具能促使人们在一定的情景下进行有效的交流。如故事、轶事、隐喻、明喻、引喻、类比、笑话、想象,等等。在认知治疗中,治疗师最常用的语言工具是故事和类比,这些方法对患者有触类旁通的显效。

故事是值得传颂的，在认知治疗中，对过去发生的事件和经历的叙述，能够使患者加深对事物的理解及体验，同时也具有进行教育和产生影响的功效。例如，"守株待兔"的故事能促进患者对"过度引申"曲解想法的形象化理解。"瞎子摸象"的故事能让患者悟出自己"以偏概全"的功能失调的想法。

类比法是将性质、特点在某些方面相同或相近的不同事物加以比较，从而引出结论的方法。类比论证是根据一种事物的某些特征来证明另一种事物也有类似特征的论证方法。例如，"在巩固疗效阶段的患者是一个没有烘透的红薯"，这在提示接受认知治疗的患者不能在巩固疗效阶段中终止治疗，其后果会达不到目标疗效。

（一）故事和类比在认知治疗中的作用

当一个故事在认知治疗中被复述，它会在治疗师和患者之间碰撞出特殊的火花。故事能够有目的地将象征性的交流与治疗意图结合起来，让患者从中获得启发或顿悟。类比能够提供所需的新的信息，产生引导和鼓励作用，从而使患者改变情绪和行为。

故事和类比在认知治疗中有以下主要作用：

1. 阐明意义

类比常常用来证明、解释和阐明观点，能使认知治疗的目的更加清晰和易于理解。例如：

> 治疗师：不要总以为发生的事件就是你产生心理障碍的根源，其实并非如此。生活事件就像一根导火线，点燃了你的"炸药包"，所以不要过于纠结这一事件，而是应该仔细地去思索原来就有的"炸药包"到底是怎么一回事。"炸药包"才是你发生心理障碍的根源。

2. 获取观点

当患者凝滞在单一想法时，类比有助于以新的观点打破思维的局限。例如：

> 治疗师：这次虽然是你抑郁再次复发了，但不必因此被吓到，被抑郁的复发困扰。其实，抑郁的复发有点像我们童年时所玩的"打水漂"游戏。你把石块用力地向池塘水面削去，会看到石块在水面上跳得很高，随后还会上弹跳好几次，但后几次的高度会越来越低，随后沉下水面。抑郁的反复也基本上像这种情况。

3. 灵活交流

故事和类比能够增强医患之间的灵活交流，使内容更加形象化，彼此都能轻松理解。例如：

治疗师：你有没有听说过"偷斧子的故事"，这个故事出典于《列子》，说的是中国古代有一个人找不到自己的一把斧子，就怀疑是邻居家儿子偷的。他注视着邻居家的儿子，看着他的走路样子、面部脸色、说话的语气，动作的神态都是一个偷斧子的人。后来他无意中在自家找到了那把斧子，时后又细细观察邻居家的儿子，觉得他的行动、脸色、举止都不再像是一个偷他斧子的人。

你总是喜欢"猜心思"（功能失调的自动想法），这与故事中的人不就是一回事么。

4. 方便记忆

叙述式的交流可以携带人们记住的重要信息，能提高影响力，使治疗师和患者更容易表达自我，记住有关心理问题知识及操作调整的要点。例如：

治疗师：你读过《红楼梦》吗？王熙凤在贾府每天要"点卯"，说明这个时辰所有的仆人都应该睡醒起床干活了。"卯时"是指早晨五点至七点钟。也就是说，"子""丑""寅"这些时辰是晚上十一点至次日清晨五点，是大家睡觉的时间。如果人们在这段时间中突然醒来，然后就难以再入睡，这就是"早醒"现象，这正是抑郁症的典型症状之一。

5. 增加幽默

幽默可以缓解情绪的痛苦。有选择地使用一些有趣的类比可以帮助患者放松情绪，舒缓紧张。幽默的内容能渗入到墨守成规的思维模式中，能体现出调整认知的价值。例如：

治疗师：当你的强迫思维涌来时就像一群好奇的孩子围绕着你，向你提出各种疑难的问题，要你解答。如果你给他们一一解答，肯定会招架不住。因为他们的提问会一个接着一个，问了还要追问，你怎么受得了。最好的办法就是不理睬他们，孩子们的问题即使再多，你要始终保持沉默，坚持不去搭讪。这些孩子就会因你不予应答而感到无趣，就会慢慢地离去。这就是你应对强迫思维冲击的一个有效策略。

6. 绕过障碍

在治疗性的交流中,患者常常会停滞在一个纠结的知识点上,跳不出来,从而影响了患者的认知调整,也影响了治疗的节奏与进度。此时,运用一些巧妙的类比,便可绕过障碍,促进改变。例如:

治疗师:你最近一直在担心抑郁症的趋向是否会发展成精神分裂症。从专业角度这是两类不同性质的精神疾患,一种称为精神病性障碍,另一种称为非精神病性心理障碍。抑郁症属于后一种。我来打个比方,精神分裂症好比黄豆,抑郁症好比绿豆,这是两种不同品种的豆子。如果他们生长发芽,绝对不会黄豆长出绿豆芽,绿豆也不会长出黄豆芽。你现在的纠结似乎就是在担心绿豆是否会发出黄豆芽,你好好想想,有这可能性吗?

7. 引导感悟

故事和类比能打开新的思路,以新的思维方式来替换僵化思维模式的制约。治疗师可以讲述一些类似的故事,并已有解决的问题的答案,由此来引导来访者产生感悟。例如:

治疗师:你对"幸运"和"晦气"特别敏感,特别在乎。有一个初中学生与你的情况有点像。他认为同学学习成绩好与所坐的"幸运"凳子有关,所以每天放学后当同学都离开了教室,他就把当天学习成绩最好的同学所坐的凳子和自己的凳子调换,认为自己明天就会沾上优秀学生的"旺气",就会有好的成绩。我问他,你这样每天调换凳子的效果如何? 他回答说似乎有点效果。我又问他,你把自己"晦气"的凳子让学习成绩好的同学坐了,他们的成绩情况变得如何? 他说,那些同学的学习成绩依然很好,我也搞不清楚这是怎么一回事……

(二) 故事和类比在运用中的忌讳点

治疗师在认知治疗中引入故事和类比能提供一些生动和特殊的功能,但是在治疗过程中,并不提倡不适当地、随意地和过度地应用,因为这些方法的使用不当会给医患关系及治疗效果带来一定的风险,因此需要加以注意,避免出现以下一些情况。

1. 无用和虚无

有用的比喻能够提升患者的想象力,产生勇气和活力。但是有的类比虽画面感人,但缺乏真实、有效的功能。例如:

治疗师：你可以取一只气球，把自己所有内在的心理压力化作一股废气，吹进气球，让气球越吹越大。将气球的孔扎住，把它放在地上，用脚使劲地踩踏。此时气球爆了，气体散发在空气中，这样，你的心理压力也随之烟消云散。

患　　者：我照你的方法做了，但压力还是存在。

2. 错误和误解

在人际交往中，人们为了得到最大程度的帮助，往往会朝着自己需要的方向来理解对方的话。治疗师在认知治疗中所讲的故事或者运用的类比，其内容包含着治疗师的动机和目的。但是如果患者的理解与治疗师的意图不一致，就有可能使效果适得其反，不仅没能起到积极的作用，甚至还会产生误解或不良反应。例如：

治疗师：小概率的事件总是有的。上个月一家航空公司的客机失事就属于小概率事件。但从交通工具的安全性来讲，飞机是最安全的，比轮船、汽车都要安全得多。

患　　者：飞机失事的概率再小，危险总是存在的，我还是恐惧坐飞机，害怕小概率的事情发生在我身上。

3. 过于复杂

过于复杂或太费解的故事会使人困惑。不仅难以达到预期的效果，有时又会为难患者，给他们带来挫伤感。例如：

治疗师：人们往往采取惯性思维，而缺乏逻辑思维。就像心理学中的"鸟笼逻辑效应"。主人挂一只漂亮的鸟笼在房间最显眼的地方，过了不几天，主人一定会做出下面两个选择之一：把鸟笼扔掉，或者买一只鸟回来放在鸟笼里。这就是鸟笼逻辑。过程很简单，设想你是这房间的主人，只要有人走进房间，看到鸟笼，就会忍不住问你："鸟呢？是不是死了？"当你回答："我从来都没有养过鸟。"人们会问："那么，你要一只鸟笼干什么？"最后你不得不在两者中选取一个做法，因为这比无休止的解释要容易得多。

患　　者：你讲的心理效应太复杂，我一下子还是理解不了。

4. 无意义和不相关

一个故事或者类比是否起作用取决于他对患者的个人意义。不是大家所讲的故事都能使用于认知治疗，有的故事可能对于患者是无意义和不相关的，患者对此会一头雾水，不感兴趣。例如：

治疗师：你现在所处的心理冲突是"理想的我"和"现实的我"之间的冲突。这就像鹬蚌相争的成语故事。一只大蚌在河滩上晒太阳，当它刚刚张开贝壳，水鸟鹬就伸出长嘴去啄蚌肉，蚌连忙收紧贝壳。将鹬的长嘴夹住了。鹬鸟生气地说："今天不下雨，明天不下雨，我看你怎么活下去？"蚌也毫不让步地说："今天不放你，明天不放你，我瞧你也活不成！"正当鹬和大蚌闹得不可开交的时候，被一位渔翁发现，他毫不费力就把它们都捉住了。这个故事后来被概括成了成语"鹬蚌相争，渔翁得利"，用来比喻争夺的双方互不相让，结果两败俱伤，让第三者得到了利益。

患　者：我有一个疑惑，我的内心冲突会有第三者获益吗？

5. 过犹不及

治疗师在运用故事和类比中一定要注意适可而止，要考虑和把握好分寸，这样才能做到既可以透彻，但又不过于绝对，否则就会起到反作用。在认知治疗中，涉及疾病、残疾、死亡等内容时应该谨慎地使用故事和类比方法，这容易使患者产生对于抑郁痛苦和自杀想法严重性的轻视或忽略。治疗师无意的叙述，而患者却有心的意会，从而导致误导。例如：

患　者：我那天晚上吞服了 40 粒安眠药想一死了之。结果第二天早上七点醒来了，既没有死成，也没有什么身体不适。这药是否会是假药？

治疗师：我在临床中也见到过不少像你这种情况的患者，结果都安然无恙。药是真的，不会是假药，但你以后再也不可以做出轻生的行为，切记！

患　者（暗暗地在想）：我下次再服药自杀，这样的药量肯定不够。

6. 表达中的败笔

治疗师在认知治疗过程中运用故事和类比是一种常用的技术，这需要不断学习，认真操练和接受督导，以免在使用中出错，有些细节正是治疗师缺乏功底的体现。常见的不得体的表现有：

（1）照着书稿直接念故事。照本宣读会阻断治疗师和患者之间的顺畅交流。

（2）讲不必要的插入语。如果治疗师说："我现在给你讲个故事"。这样的表达会削减故事对患者的影响力。治疗师应该在治疗性谈话中很自然地引入故事的内容。

（3）刻板背诵故事。治疗师可以先准备一些经典的故事，但在治疗中没有必要给患者一字一句刻板地背诵。治疗师可以将故事的情节看作是一个方向的路标，在讲故事时把握好方向，做到八九不离十。这样就会既生动，又能达到讲述故事的目的。

（4）故意注水故事内容。一个简单的故事就能产生效果，没有必要花大量的时间去扩展故事的内容。

（5）忘记非语言交流。治疗师在给患者讲故事时应该如同跟朋友谈话一样，要有关注的眼神交流，流露感兴趣的脸部表情，表现出温和的举止谈吐。

（6）把观点强加于患者。治疗师不应在讲故事和使用类比时把自己的观点强加给患者，应该允许患者对治疗师所讲的内容有自己的理解。

四、问题解决技术

由于问题解决技术融合了认知与行为干预方法，所以将该技术单列进行阐述。问题解决技术旨在增进人们的社会能力，改善人际关系，应对社会问题，所以该技术既可以应用在临床中，也可以用在教育中，同时对于行为问题的预防也有着积极的意义。

问题解决是指从认知、情绪、行为等方面进行改变的过程，通过这些改变，患者能发现一些有效的适应方法来应对每天遇到的各种心理负担和困扰，尤其是社会人际关系的问题。在应对过程中，对于患者来说最重要的是培养独立应对问题的能力，而并非依赖外力的援助，在不断的实践中独立保持和巩固这些有效的应对能力。

所谓"问题"指的是患者需要通过有效的反应及措施才能应对和解决的情况。在许多场合中，"应该的情况"和"实际的情况"总是存在着一段距离。而患者的努力又一下子难以得到统一的效果，这种现象是一种冲突。冲突的归因既不能只归于个人因素，也不能单归于客观因素，实际上这是由个人和环境因素的交互过程所形成。但"问题"毕竟是客观的问题，它会给人带来压力和困扰，而排解问题的压力却是需要认真对待的现实情况。

所谓"解决"是指患者面对客观现实的问题需要通过有效的措施进行应对。应对包括两个方面，既有有效的应对措施，改变问题的客观情况，又需要改变个人对问题的态度、看法和观念。这两种都不可偏废，需要相互结合，需要双管齐下。关于问题解决技术的具体实施可分为以下七个步骤。

（一）基 础 安 排

最初需要进行基础安排，治疗师需要和患者一起讨论总体目标，一般总体目标的设定应围绕两个主题，一是增进患者应对社会活动的基本能力，二是减少和控制患者在解决社会行为问题时所构成的压力。治疗师还需向患者详细介绍问题解决技术的具体过程及安排，让患者对整个干预方法有一个整体的了解，这也有助于患者能够做到积极的配合。

（二）识　别　问　题

"问题解决技术"对于患者来说是一个十分陌生的内容，要引导患者投入这项干预技术中去，首先应让患者清晰地明白如何去识别问题。关于如何辅导患者识别问题方面，治疗师应设定以下四个目标：

（1）增进对问题的敏感性，为问题解决打下基础。

（2）培养乐观进取的态度，对问题解决增加信息。

（3）排除困难阻力的干扰，对问题解决坚定信心。

（4）减少情绪方面的压力，对问题解决积聚能量。

识别问题需要在治疗师的辅导下进行训练，因为患者只有通过治疗师的辅导才能摆脱多年习惯的一些负性的问题应对模式。患者常见的负性应对模式表现为：

（1）自责自己处理问题不当，认为自己总是存在着许多弱点和缺点，如心态紊乱，愚笨无知，能力不强，反应性差，时运不济，等等。

（2）患者会十分关注问题的发生所带来的生理上、情绪上、社会上、经济上等多方面的影响。他们会一味夸大化地认定问题在不能得到解决时可能引发的灾难，为之心神不宁，焦躁不安。而从不考虑问题有解决的可能性以及问题解决后所带来的收益。

（3）患者对通过自己的努力能够解决问题的信心极其不足，所以对于问题的解决总是采取回避和否认态度，甚至于弃之不顾，听之任之。

（4）患者对于他人的才能却评价很高，认为只要得到别人的帮助就能够轻易解决问题。感到自己无能为力，期望依靠别人来帮助处理。

在负性应对的另一侧存在着积极的正性的应对模式。对于患者来说往往熟视无睹，基本上没有正性应对的概念和勇气。所以治疗师需要引导患者懂得，客观上还存在积极的健康的问题应对模式。应该解释清楚何谓积极的应对方式。以下有四种积极的应对方式可供参考：

（1）患者应把日常生活中所遇到的问题看成人生道路上正常的、普遍的、总会遇到的社会现象，对于问题成因的考虑不要过于绝对化。如果是外界客观因素所致，虽然难以改变，但还是需要直面应对。如果确实是个人的因素所致，是认识的偏误或行为的不适应引起，也应该认同自己的不足，要懂得人非圣贤的道理，要通过问题的解决来磨炼和提升自己。

（2）患者应把问题解决看作一种挑战过程，是一个锻炼身心能力的良机。当问题得到成功解决时，成功的结果能起到增进自信心的作用。若应对失败，也不要气馁，不要看作大难当头，应该为尝试和努力而感到欣慰，因为这是一种挑战，是人生的财富。当找出了失败的原因，就能吸取教训，才会有重新取得成功的可能。

（3）患者应该相信问题总有应对的方法，虽然每个人的能力有一定限度，但"尽我所能"是一个铁的原则，只要竭尽全力，问题的解决就会变得顺利一些。

（4）患者应该振作精神，即使在问题的解决中会出现一些阻抗，仍必须坚持，全力以赴，尽量避免一时冲动或随意反应。因为此时很可能被外界的情况冲昏头脑，失去理性思考，行为中出现与目标背道而驰的感情用事。所以治疗师应指导患者在解决问题之前必须深思熟虑，拟定计划，按部就班，逐步推进。在社会现实中确实存在某些十分棘手的困难问题，既去除不了负面的外因，也无法通过竭尽努力达到解决问题的理想效果。此时，需要调整认知，不要指责，也不要自负，要接受客观事实的存在，要等待时机和转机，这才是积极的态度。

需要指出的是在上述四种积极应对方式的过程中，负性情绪因素会成为绊脚石。良好的情绪控制有助于积极的问题应对，而消极的情绪、非理性情绪将是成功应对的干扰。比如意气用事，目空一切，随意夸张，低迷退缩，畏惧逃避，等等。稳定的情绪能控制应对的正常状态，也需要依靠调整认知得以实现。治疗师需要帮助患者调整曲解的认知，调整不合情理的行为目标，这样患者的情绪就不会操之过急，萎靡不振，就能以饱满的精神和平和的态度来应对问题的解决。为了稳定患者的情绪，可同步配合放松、沉思、音乐、运动等辅助训练方法。总之，良好稳定的情绪有利于问题的解决。

（三）聚　焦　问　题

摆在患者面前的问题往往是一大堆，而且是错综复杂，因此聚焦问题是一个关键的、不可疏漏的重要步骤。治疗师应该向患者再度复习问题的定义，即目前的实际情况与所要求的理想情况之间存在的差距及不平衡。问题解决的目的就是要找出缩短差距及不平衡现象的途径和结果。因此治疗师需要采用布置作业的方法要求患者尽力来完成。作业的内容包括两点要求：第一，写出具体而明确的总体目标；第二，剔除不切合实际或无法达到的目标。

但是当总目标确定以后，治疗师还需要和患者一起讨论在一大堆问题中根据总目标的要求找出最主要的问题。因为最主要的问题是诸多问题的起源，会牵连和涉及其他诸多旁系小问题。只要主要问题得以解决，其他小问题就能够迎刃而解。

对于应对带来严重的心理压力，治疗师必须把握一个关键点，这就是治疗师和患者的精力应该集中投向哪个方向。是直接投向解决问题，还是投向因问题而引发的情绪反应。如果是投向解决问题，那还得有两种选择的可能：一种是努力改变产生问题的客观因素，当负性的外界因素消除了，问题也就自然得到解决或缓解。但在这种情况中有时并非真正意义上的负性客观因素的彻底消除，而是患者通过认知调整降低了自己的需求，使主客观要求之间的距离发生了改变，缩短了差距，间接地调整了负性的外界因素的阻力,问题也就随之得以解决。另一种情况就是通过人为的方法在肯定无法改变客观因素的情况下,解决问题的精力需要调整到投向因问题而引出的情绪反应。这同样能够达到减轻或消除问题所致的巨大精神压力的效果。治疗师和患者必须有一个清晰的估量,如果一味将精力投在改变外界客观因素,在现实社会中不可避免地会存在一些特别棘手的问题,不但纠缠难解,同时还容易使患者产生更严重的心理压力,这是得不偿失的策略,应该避让。对于两种应对方法双管齐下的问题,不是绝对不可取,但在通常的实践中有条件实施该方法的情况并不是很多。

(四) 寻找新的解决途径

为了有效地达到问题解决的目的,想方设法寻找新的解决途径是必要的一个步骤。其实寻找新的、可行的解决问题的途径并不简单。许多患者以为脑子中冒出的一个新方法就是好方法,或者换一种方法就是可行的方法。其实不然,要寻找到一个有效的新途径绝非轻而易举。

在寻找新的解决问题的途径中,治疗师需要把握三个原则,这就是面广量大、延缓评价和推陈出新。

1. 面广量大

设想出的解决问题的途径和方法越多,能够获得可行的好方法的几率就越大。要达到面广量大地设想就必须挖空心思、绞尽脑汁地想。做到量越多越好,面越宽越好,质越优越好。治疗师应该鼓励患者在想方设法时,不要受老的框框条条的束缚,即使在患者觉得实在想不出时,并非绝对没有潜力可挖,休息一会,或许还能够想出一些新招。

2. 延缓评价

患者在设想解决问题的方法和途径时,不要边想边匆匆地在考虑这些方法是否可行,是否有效。这样既会分散患者的注意力,又会自我约束思维的展开。治疗师要向患者解释选取何种方法是后一步的事情,当前就是要充分发挥想象力,海阔天空地进行设想。有关对方法的评估需要延缓进行。

3. 推陈出新

尽管想出方法的种类会很多,范围也会很广,但是对于患者来说很容易习惯性地陷入老套路,想出的对策和方法都是大同小异,含糊笼统,无从着手。因此在设想解决的方法和途径时,要有创造性、拓展性的思路,老的习惯方法不要放弃,新的创新思路也要大胆设想,这样想出的办法就能做到不拘一格,推陈出新。

(五) 作 出 决 定

寻找新的解决途径的目标是对已想出的方法和途径进行归类、分析、比较、筛选、聚焦、定格。最好的方法有一个很实在的基本要求和标准,这就是能够最大限度地解决问题,而精力和时间的付出却是尽可能地做到最低。

要作出决定时,首先,治疗师要指导来访者把已经想出的各种方法和措施整体过目一遍,把显现和潜在危险性大,客观条件要求过高,超越个人现实能力的方法筛选排除。其次,要求患者预估每个解决途径可能产生的结果,预计可能获得的正性的积极的收益以及可能产生的负面的消极损失。这些正反两方面的考虑既包括近期的也包括长远的影响;既包括个人的,也包括社会关系的因素。治疗师要指导患者用列表的方式把利弊进行分类列项,分得越清楚,列得越详尽,这就越有利于进行聚焦。

下一步就要进入对每一个解决问题的方法和途径进行理性的评估。评估有四个标准:

(1)问题解决的程度。

(2)个人情绪上的稳定性。

(3)精力和时间方面所需付出的代价。

(4)有关个人就社会关系方面的得失。

在对这四个标准的操作中千万不能生搬硬套,还得对每一项标准进行仔细琢磨,万万不可粗枝大叶。对于每一个方法有了整体的评估以后患者还得仔细想一想该方法是否可行? 在实施方法之前是否需要再收集一些补充信息? 所实施的方法是否单独采用还是和其他方法联合使用,等等。总之需要遵循一个基本原则,就是尽可能地解决最大的问题,并尽可能地付出最小的代价。

(六) 问题解决的执行和鉴定

问题解决的执行过程可以分为四个部分:

1. 解决方法的实施

问题解决从想法到付诸行动是一个艰难的过程,因为在该过程中会遇到许多阻力和困难。其中包括患者个人能力和经验的缺乏,情绪方面的波动,动机及动力的动摇。因此治疗师应该积极鼓励患者在实施中保持锲而不舍的精神,不要退缩气馁,不要灰心丧气,不要半途而废。只有坚持用行动实施解决,才是问题能够解决的保证。

2. 自我监察及评估

自我监察就是在解决问题的实施中观察自己的行为表现,观察问题解决的进程和效果,体验情绪波动及变化的情况。

评估的方法不能凭大致印象,而是需要通过科学的定性或定量的工具和指标进行客观的评估,有时还需要进行精细的分析,要标准地随机抽样,进行数理统计,进行科学的比较才能得出客观的结论。

3. 自我激励

当问题解决取得一定成效时,自我激励就十分需要。治疗师应该引导患者进行自我肯定,自我赞赏。要鼓起勇气,再接再厉,把问题解决得更加满意,使设定目标和实现目标的差距更趋接近。

4. 失败的返工

如果问题的解决并不满意,实际得到的效果和原先设定的目标差距太大,那么中断和放弃问题解决是不可取的态度。相反必须查找出问题的原因,进行返工。也就是说,应该再回到第一阶段,重新按照顺序一步一步地进行操作。如果能找出差错的原因,就进行调整和更正,想方设法提高问题解决的实效。但是有时也可能出现患者节节败退的现象,治疗师需要全力激发患者的积极性,直接帮助患者共同应对失败的现实和找出失败的原因,而不能让患者完全靠个人单薄的力量来面对巨大的困难。所以治疗师应该考虑新的策略,根据当时的实际情况和状态与患者一起商量重新调整界定问题的范围,调整问题的目标,以小一点的问题作为目标,然后根据步骤实施解决。

(七) 效果的巩固和拓展

当问题解决获得良好效果时,所获得的成果尚存在稳定性的问题。成功的效果需要巩固,需要拓展,这才是问题解决的终极结果。为此,治疗师应该继续积极鼓励患者在问题解决中的态度勇气,稳定情绪和行为表现。客观评价患者在对待问题方面的理性认知能力,并强化患者认知能力的表现,激励患者保持这样的认知水平,为以后问题的解决提升内在的功力。同时治疗师需要引导患者把在解决问题的过程中学到的知识、实践的体验、操作的经验拓展到对待日常生活中的一些普遍困难及问题,在人际关系问题方面、在家庭问题方面以及在其他社会生活的各个领域都能举一反三地运用,使患者的生活能力和生活质量都得到提高。治疗师也应有充分的估计,患者在问题解决方面可能还会残留一些薄弱之处,需要进行随访,需要追踪操练。

五、关于认知行为干预技术在应用方面的注意要点

有关认知、行为干预方面的技术有很多,有些学者针对干预技术出版了一些专著,详细阐述了每项干预技术的理论及操作。如在我国已出版的中文译本《行为矫正——原理与方法》(Raymond G. Miltenberger,2004),《认知治疗技术——从业者指南》(Pobert L. Leahy,2003)等。这些专著都有很好的参考价值。对于认知、行为的干预技术在临床中的应用是一项实践性很强的操作技能,从掌握知识到付诸实践,从付诸

实践到产生疗效,是一个复杂的学习、操练和积累过程,因此在应用方面需要注重以下一些要点:

(一) 针 对 性

应用认知、行为干预技术要做到有针对性。由于干预技术是一些方法,其目的是为了达到显著疗效的结果,所以,针对性十分重要,要针对患者疾病的特点、患者个性类型、情绪变化、认知曲解、行为异常、治疗过程阶段的特点,等等,有的放矢地选择心理干预的技术。

(二) 匹 配 性

在认知治疗中,干预技术与患者的特点以及疾患的特点应该做到尽可能的匹配。同样的干预技术对于不同的患者会出现不同的效果,因为患者与干预技术存在相互匹配的问题。对于一个不善于用书面表达的患者,要求他用文字详细地描写内心的感受,这确实是一件十分为难的作业。所以,在采用技术时还得因人而异,考虑到干预技术与患者实际情况之间的匹配。

(三) 实 效 性

能够体现心理干预技术在认知治疗中实际效果的关键是实效性。治疗师在实施认知、行为干预技术时,往往会出现虽然操作是规范的,但在实效方面却出现"走过场"的局面。有时一个初看是很普通的干预技术,但只要针对性强,操作得当,就能产生显著的疗效。有时治疗师花费很多精力和时间,实施一个较复杂的干预方法,尽管过程完整,却没能达到预期的效果。在认知治疗的临床过程中能够鉴别治疗师专业功底的标准只有一个,这就是患者的心理疾患是否通过治疗师的努力达到明显的改善或稳定康复的效果。

(四) 熟 练 性

常言道,"台上一分钟,台下十年功",如何熟练、恰当、得体、有效地运用好认知治疗的心理干预技术确实是一个长期实践和积累的过程。整个认知、行为干预技术应内化为治疗师的一种功力和内涵,在治疗过程中要做到融会贯通,触类旁通。掌握心理干预技术没有捷径可循,踏实的实践,用心的琢磨,不断的总结,反复的斟酌,都是治疗师不断成长的方法。另外,千万不要忽视督导的作用,经常有计划地接受有经验治疗师的督导,可以取得事半功倍的成长效果。

(五) 灵 活 性

在认知治疗中实施各种心理、行为干预技术还要注意应用的灵活性。认知治疗是一个很复杂的过程,这就需要在技术应用方面不能僵化、刻板、盲目、随意,但可以在规范化、标准化的前提下有一定幅度的灵活性。我国的认知治疗最初从美国引进,受聘于原上海第二医科大学客座教授的美国著名认知治疗家阿瑟·弗里曼(Arthur Freeman)教授在1991年上海的学术报告中明确指出,认知治疗的哲学渊源本来自中国的孔子学说。他提出认知治疗在中国的应用需要根据中国的国情和文化背景进行本土化。因此,认知、行为干预技术的应用要根据中国患者的特点,在我国文化传统背景的框架下合理地应用。

第五章　认知治疗会谈的基本结构

认知治疗是一个结构性很强的心理治疗。每次会谈（session）都有一个基本结构。治疗师按照基本结构进行治疗能使每次治疗的过程清晰，内容充实，彼此了解，效果显著。对于认知治疗的初学者，认真把握每次会谈的结构是基本功。在学习初期可能会感到不太习惯，拘谨刻板，过于严密。然而这正是认知治疗的一种规范和特色，也是认知治疗得以成功的基础。初学者要掌握严谨的结构性谈话需有较长的操练过程，只有不断实践才能逐渐使治疗的结构性谈话成为一种自然的常规。成为熟练的认知治疗师，就能驾轻就熟地有弹性地操作结构性谈话。

一、预备性会谈

在认知治疗正式开始的首次谈话之前，治疗师与患者需要有一次接触和谈话。这次谈话虽然已经是医患之间的谈话，但还不属于结构性的首次治疗谈话，因此称之为预备性谈话。

预备性谈话显得十分重要，因为这是具有筛选功能的谈话，通过谈话才能决定医患双方能否进入认知治疗的正式过程。

（一）预备性谈话的必要性

预备性谈话是指在患者向治疗师提出接受认知治疗的需要和请求后，治疗师在决定是否接纳患者实施治疗之前的一次医患谈话。这次谈话十分必要，其主要理由是：

1. 患者缺乏关于认知治疗的详细相关信息

认知治疗在我国尚是一件比较陌生的事，患者除了自身没有接受认知治疗的以往经历之外，也很难从其他人那里得到有关接受认知治疗亲身体验的信息。即使有人曾经接受规范系统的认知治疗，但往往把这些经历作为隐私深藏起来，不会随意向其他人显露。躯体疾病的患者容易得到其他患者诊治经历的相关信息，而心理障碍患者想了解其他患者接受认知治疗的过程和感受则尤其困难。

2. 患者对心理治疗师没有建立认同感

即使患者向某位治疗师提出愿意接受认知治疗的要求,但对于心理治疗师还是缺乏了解。尽管患者可以从不同的渠道事先了解治疗师的一些背景情况,但当真正接触到治疗师时会产生一种更真实的感觉来评判能否接纳和认同这位治疗师。不同的患者对治疗师都有着独自的特殊要求,这种要求十分细腻、具体。他们需要对治疗师信任和认同,同时也对该治疗师能否治疗好自己的心理障碍有大体的预判。

3. 治疗师需要评估来访者是否适合接受认知治疗

有接受认知治疗需求的患者并非都适合接受认知治疗,治疗师也需要对此进行充分的评估。除了患者的心理障碍是否符合认知治疗的适应指证之外,患者的个体特点是否适合进行认知治疗,这一点治疗师也应该加以周密的考虑。有些患者可能在语言表达、倾听感悟、社会背景等方面不符合接受认知治疗的条件,治疗师就不能轻易草率地接纳患者实施认知治疗。

4. 治疗师需要评估自己是否合适成为患者的治疗师

作为认知治疗的治疗师需要有自知之明的素养,要理性地评估自己是否合适成为某个患者的治疗师。虽然治疗师训练有素,治疗经验丰富,成功个案甚多,但在接受一个新的患者实施认知治疗时,还应该认真地对眼前的患者进行审视,衡量自己是否适合现时的患者。认知治疗需要良好的医患关系为基础,如果治疗师对患者有一种莫名的排斥,就应该十分敏感地意识到这种现象,绝对不能勉强地成为患者不合适的治疗师。

(二)预备性谈话的目标

预备性谈话的目标是初步诊断患者的心理问题,判断医患之间的相容性(又可称之为治疗性医患缘),确定认知治疗对患者的适应指证,决定是否同意给患者实施认知治疗。

(三)预备性谈话的内容

通常预备性谈话可以是治疗师和患者一对一的个别会谈,也可以是治疗师与患者及其陪同的亲朋好友一起会谈。会谈有以下主要内容:

(1)概要了解患者心理问题的由来和目前状况,作出初步诊断。

(2)了解患者对认知治疗的知晓和认同程度。

(3)了解患者的求医途径和对治疗师的认同程度。

(4)观察和判断患者是否适合接受认知治疗。

（5）治疗师考量自己是否适合对患者进行认知治疗。

（6）给患者明确答复是否接纳患者实施认知治疗。

（四）预备性谈话的注意要点

（1）要让患者及陪同者明白这只是一次初步的接触和谈话，并非正式开始认知治疗。要把握谈话的角色定位，不要让患者误认为自己已经进入认知治疗的程序。

（2）心理评估是一个完整的过程，很难在一次谈话中做出周全的结论。预备性谈话中的评估仅仅是一个初步的印象，所以应向患者及陪同者说清楚这只是初步的诊断及评估。

（3）考虑到有些来访者难以接受治疗师的拒绝，所以治疗师在给来访者明确答复的同时又要顾及他们的求医心切。在告知无法接受来访者进入认知治疗过程的同时要给予来访者希望和建议，可以转介给其他治疗师或专科医院进行治疗。

二、首次会谈的基本结构

首次谈话是认知治疗的开端，是心理治疗历程的起步，所以成功的首次谈话对以后治疗的顺利推进有着十分重要的意义。在首次谈话之前尽管有预备性谈话作为铺垫，但在有限的时间内要完整、周密、有效地完成首次谈话，必须明确首次谈话的目标，这样才能规范首次谈话的基本结构。

（一）首次会谈的目标

（1）开始建立治疗性医患关系。

（2）介绍认知治疗的基本原理、结构、形式、过程、效果、预后。

（3）引导患者开始进入接受认知治疗的状态。

（4）教育患者认识自己的心理障碍，并对接受认知治疗培育期望及信心。

（5）评估患者的心理障碍，评估患者当前的心理状况。

（6）设定治疗目标。

（7）设置初步的治疗日程安排。

（8）收集患者的困难和其他负面干扰因素。

（9）要求患者完成家庭作业。

（10）倾听患者对首次谈话的反馈。

（二）首次会谈的基本结构

1. 明确本次谈话主题

在认知治疗中无论是首次谈话还是以后的每次谈话都有一个简短的开场白,要确定本次谈话的主题。如果对于本次谈话的主题不明确,无论是治疗师还是患者都有可能偏离主题,谈话和讨论难以聚焦到当前认知治疗中的重要内容。在首次谈话中围绕明确主题的谈话篇幅会稍多一些,因为患者是第一次接触到规范的治疗性谈话,对于接受心理治疗尚处于初期的适应阶段。例如:

治疗师:今天是给你(患者)做认知治疗的第一次会谈,从今天开始我们将要进入一个特别的合作过程,通过我们双方的努力来调整你的心理障碍。认知治疗是一个结构性很强的心理治疗过程,每次治疗会谈都有一个主题,以后我们在每次治疗开始都要明确一下本次会谈的谈话主题。这样我们就能围绕主题谈话来实施我们的治疗计划及确认治疗进程。你觉得这样行吗?

患　者:行。

治疗师:第一次谈话内容比较多,比较紧凑。要让你了解认知治疗是怎么一回事,知道一些基本知识,提出对你的要求,告诉你怎样配合。我也要开始了解你的情况,对你的问题有一个基本的评估,然后才能有计划地逐步实施治疗。你能理解吗?

患　者:我理解。

2. 介绍认知治疗的基本原理

在首次谈话中,治疗师需要给患者简单地介绍认知治疗的基本原理、结构、形式、过程、效果、预后。患者一般都有了解认知治疗基本知识的强烈愿望,因为患者难以想象认知治疗操作的全过程,不清楚怎样通过谈话的方式来达到治疗心理障碍的目标,希望知道自己如何通过认知治疗从根子上解决和消除心理障碍。所以治疗师应该通俗易懂地给患者介绍认知治疗的基本原理,教育患者了解认知模式,让他们懂得治疗师是通过改变患者非理性的、曲解的、功能失调的想法和看法来调整他们的不良情绪及不适应行为,达到标本兼治的治疗目的。认知治疗的一个重要目标是培养患者成为自己的认知治疗师,首次谈话已经启动了这项任务。例如:

治疗师:根据认知模式的原理,心理障碍无论是情绪方面的起伏,行为方面的表现,还是躯体方面的反应,都与人们的认知有着直接的关系。也就是说你看待事物的想法和看法的模式决定你的心理状态,影响着你的情绪和行为。如果想法存在曲解,存在功能失调,那么你的情绪和行为会随之变得很糟糕。要使你的情绪调整得好一些,行为适应一些,使心态变得健康一些,那就需要从调整改变你的想法和看法着手。当你看待自己、别人和其他事物的模式变了,眼光变了,那你就会有好心情,有适应的行为应对和身心健康。我这样讲,你能初步理解认知治疗的基本原理吗?

患　者:能够理解。

3. 评估当前心理状态

评估当前心理状态是认知治疗每次谈话中都要提及的话题。在谈话之前,治疗师可以安排患者做一些自评量表来了解患者的心理症状,同时还要患者对自己整体的心理状态作一个主观的评定。治疗师需要对患者解释和指导如何对本周的心理状态用0至100等级打分的方式来定量描述患者心理障碍的程度等级。"0分"代表没有任何问题,"100分"代表问题最严重。只要治疗师通俗易懂地进行解释和指导,患者就能很快掌握如何对自己的心理状态进行准确评估。例如:

治疗师:从现在起,我们在每次谈话开始你都要做一件事,这就是对自己当前的心理状态做一次评估,评估本周的心理状态。心理状态是指整体状态,不仅包括情绪,也包括行为表现、想法动态及生理反应等。我们要对这种状态进行打分,来表示状态好坏的程度。"0分"代表没有任何问题,"100分"代表问题最严重。如果你觉得分数过细难以把握,可以先用10分为一个等级,对自己的心理状态进行打分评估。你试着对本周自己的心理状态打一个分。

患　者:80分。

治疗师:从现在起你要记住这个打分的标准,以后打分的标准要和今天的标准保持一致,要稳定,这样每次进行心理状态评估时就能准确地反映出你心理状态的程度和变化。你觉得掌握这样的评估方法有困难吗?

患　者:没有困难。

4. 梳理心理问题并设定治疗目标

治疗师要求患者对自己求助的心理问题做大体讲述,可以根据心理问题发生和发展的时间顺序进行讲述,重点应放在当前的状况。若患者以往有诊治病史,治疗师应了解患者以前求医的有关信息。并对患者的心理问题进行梳理,作出明确的判断。治疗师可以把诊断明确地告诉患者,对于还不能一下子得出诊断的结论,也应告诉患者目前对患者问题的初步诊断印象。如果患者对于诊断有疑惑,有问题,治疗师就应该针对患者提出的问题进行解答或解释,及时解除患者的疑惑。

在梳理患者的心理问题,得出诊断以后,治疗师就要和患者一起讨论设定认知治疗的目标。目标设定是在治疗师的启发和引导下由患者提出,让治疗师认同。治疗所设定的目标一定要具体、明确、可行、可信,要做到"看得见,摸得着",而不能笼统、庞大、虚拟、苛求。例如:

治疗师:现在你要和我一起来设定认知治疗的目标,这个目标要具体、明确,要"看得见,摸得着"。你认为我们治疗的目标应该是什么?

患　者:我想通过心理治疗达到完善自我,做到自我实现。

治疗师:你是否觉得这样的目标太大了一些?

患　者:唔……是的,那么我的目标是能够达到心理健康,能做到善待自己,善待别人。

治疗师:你的想法是对的,但作为治疗目标就显得有些笼统。你觉得怎样?

患　者:那么,如果我能达到情绪改善一些,不要那么沮丧,行动积极一些,不要老是退缩,看待周围环境顺眼一些,和大家和睦相处,这也就够了。

治疗师:好的,我们就把治疗的目标设定在你所说的这些范围内,要达到情绪改善,想法转变,行动改变,走出目前萎靡的状态。

5. 教育患者了解认知治疗过程

在首次谈话中需要让患者了解认知治疗的大概过程,否则患者会对接受认知治疗感到神秘莫测,虚幻迷茫,难以融入。治疗师应该打消患者对接受认知治疗的迷惑,告知患者认知治疗具有十分明确的结构,每做一步,医患双方都很清楚治疗的进度到达了哪一个阶段。这是一个双方配合的共同努力过程。要对患者积极鼓励,激发患者对治疗成功的期望。例如:

治疗师:认知治疗是一个结构性很强,过程、内容十分透明的治疗。我们要商议一个治疗进程表,根据治疗结构来规划我们的治疗进程。在认知治疗中,我们的配合就像运动员和教练员的配合一样。你如同运动员,我如同教练员,你要在我的指导和训练下,提高成绩,夺取金牌。我相信你能成为优秀的"运动员"。你是否愿意一起努力,创出成绩?

患　者:愿意。

治疗师需要清晰地告诉患者认知治疗一般会经历哪几个阶段，估计治疗需要花多少时间。治疗所需要的时间往往与患者心理障碍的类型、程度、背景和个人的基础条件有直接的关系。大多数患者的治疗需要 8 至 16 周时间，对于较为严重的，有自杀倾向的患者，治疗时间可能需要 6 个月，因为在治疗后阶段需要花较多的时间来巩固治疗效果，逐步撤退医患关系。而对于人格障碍患者的治疗需要的时间会更多，有的需要 1 至 2 年时间，对此治疗师应有充分的估计。同时应该把对治疗时间的估计与患者有明确的交代。例如：

患　　者：治好我的心理障碍需要花多少时间？

治疗师：估计需要 3 个月时间。这仅是根据常规经验所作的初步估计，有时我们在治疗的某个环节可能会遇到一些问题，需要多花一些时间，所以整个治疗进程就有可能往后延迟，这也是常见的现象，到时我会在确认治疗进度的时候告诉你。

患　　者：没有关系，治好我的心理障碍若需要多花一些时间，我能接受。

6. 引导患者进入接受治疗状态

引导患者进入接受治疗状态也是首次谈话中必须操作的一个步骤。由于患者对于认知治疗的认识还只是刚刚开始，他们都不会认识到接受认知治疗有进入状态、进入角色的要求。认知治疗谈话一般是每周一次，每次约一个小时，两次会谈之间要间隔一些时间。患者常常会出现一个现象，那就是"热一个小时，冷一个星期"。患者在治疗会谈以后就会很自然地把治疗这件事放在了脑后，直到下次要见治疗师时才开始升温进入状态，这就很难做到"人到、心到"，使整个接受治疗过程变成起伏不定的不稳定状态。所以，心理治疗师需要对患者进行指导，要求患者在几个月的治疗阶段内一定要做到沉浸、融入在认知治疗之中，持续性地承担认知治疗患者的角色，保持接受治疗的状态。在治疗过程中，治疗师需要经常提醒患者保持十分投入的状态，对布置给患者的家庭作业加以督促。例如：

治疗师：我们进行认知治疗需要一段时间，需要大约 16 周时间。在整个认知治疗期间我要求你必须进入一种完全投入治疗的状态，不仅是我们在会谈时你要进入状态，平时你也要保持这种接受治疗的状态。这样你会做好对自己的监测，对自己的要求，会收集很多信息，发现存在问题，提出一些需求。这种状态是十分需要的，对于我们治疗的深入，对治疗产生良好效果有着直接的关系。你能配合做到沉浸在治疗中吗？

患　　者：我尽力做到。

7. 布置家庭作业

在首次谈话接近尾声时,布置家庭作业是一个必不可少的内容。治疗师需要向患者解释家庭作业在认知治疗中的作用与价值。告诉患者,配合做好每次布置的家庭作业目的是要患者根据治疗的进度收集相关信息,自我观察心理动态,完成认知行为调整的练习等。需要让患者明白完成家庭作业是保持接受治疗状态的一个有效措施,能充分利用好认知治疗所经历的时间。治疗师应向患者解释清楚,完成认知治疗中的家庭作业需要在双方认同下进行,不强求,不勉强,共同克服困难完成好家庭作业。例如:

治疗师:在每次治疗会谈的基本主题完成后,我都会布置一些家庭作业让你回家去做。做好家庭作业既是你的一种配合,也是一种参与,有助于我们的治疗。这次你给我讲述了你心理问题的基本情况及发生发展的过程,你能否把你今天所讲的内容写成文档,在下次会谈之前通过邮件发给我。目的是通过文字表达能更有条理地整理你的问题,这也是一个我们治疗过程的资料,这些资料能帮助我更精确地读懂你和你的心理问题。你觉得完成这样的作业是否有困难?

患　者:我能把我的问题写下来。您要求我写多少页?

治疗师:你只需写出经过,没有文采要求,也没有篇幅要求,但最好能详细一点,尽可能做到有条理。

患　者:好的,我写好后就发给你。

8. 小结和反馈

每次会谈的最后一个内容就是小结和反馈,虽然所花的时间不多,但十分重要。小结的目的是简单回顾本次谈话的内容,指出本次谈话的重点和特点以及对下次会谈的主题作一个预告。

谈话结束时要进行反馈是认知治疗的一个特色。反馈的内容包括患者对本次谈话的感受、满意程度、对治疗的信心、有何困难、对治疗师的要求,等等。倾听反馈需要治疗师心胸宽广,胸有成竹,因为患者反馈的内容有时是正面的,是对治疗师和治疗过程的肯定,但有时则是负面的,甚至带有否定的冲击性。此时治疗师需要淡定应对,不能因负性的反馈而产生情绪波动。要客观地理解反馈的内容,鼓励患者的信心,表达对解决治疗中存在问题的积极态度和可行方法。

治疗师:我们在每次谈话结束时,我都要听取你对本次治疗的反馈。你简单地谈谈对治疗的感受,满意程度,疑惑困难,建议要求等都可以。

患　者:虽然我是第一次接受认知治疗,但我已经感受到认知治疗是有结构的,有计划的,讲实际不玄乎,所以心里比较踏实,我对您能治好我的心理障碍是有信心的。

治疗师:你能不能用百分数来表达一下你对我能够治好你心理障碍的相信程度?

患　者:这有点难度。说实话我的相信程度只有70%。不好意思,我太直率了。

治疗师:你说得很好,我就是需要你能直率地给我直接的反馈信息。我们的治疗还刚刚开始,我们之间的了解和合作也只是刚刚开始,你能对我有70%成功的相信程度已经不错了。我很珍惜这种信任和信心。认知治疗是一个过程,治疗的总效果虽然要到治疗结束时全部体现,但每次治疗都会有每次治疗该有的效果。我们的治疗已经起步,我们要配合实施好每次治疗步骤。你要沉浸于治疗的整个过程,这样我们的治疗效果会比你今天估计的70%更高一些,你觉得怎样?

患　者:是的,我会尽力配合好治疗,我很想治疗好我的心理障碍。

治疗师在会谈过程中需要同步做一些记录,书写在《认知治疗记录表》中。记录的内容包括心理状态评估打分、自评量表测试结果、本次谈话的目标主题、会谈内容要点、布置家庭作业和下次会谈内容预置等主要项目(见表5-1)。

表5-1　认知治疗记录表

姓名　　　　　日期　　　　　　会谈次数　　　　　编号

心理状态评估打分:

量表评定结果:

本次谈话的目标主题:

会谈内容要点:

家庭作业:

下次会谈内容预置:

签名:
患者:_____　　　　治疗师:_____

在治疗中,尤其是在患者谈及重点关键的问题时,治疗师不应该把注意力集中在与患者谈话及互动中而疏于记录。记录是对治疗师和患者的一个提示,在记录每一项内容时尽可能用关键词,也可适当配合用简图表示。

《认知治疗记录表》需要由患者和治疗师共同签名,以表示医患双方对本次谈话内容的认同。《认知治疗记录表》一般一式三份,一份交给患者,一份治疗师自留,另一份由治疗所在机构存档。

三、第二次及以后会谈的基本结构

认知治疗的第二次会谈的结构与首次会谈的结构有所不同,但该结构具有普遍性,所以在以后的会谈中也能参照第二次会谈结构进行操作。

第二次会谈的基本结构由以下七个步骤组成:(1)评估当前的心理状态;(2)连接上次谈话内容;(3)检查完成家庭作业;(4)明确本次谈话主题;(5)聚焦本次主题内容;(6)布置新的家庭作业;(7)小结反馈本次会谈。

(一)评估当前心理状态

在第二次谈话的一开始就需要常规地要求患者对自己当前的心理状态进行评估。对心理状态的自我评分是一个必须的要求,主要是对两次谈话间隔的时段中的心理状态进行打分评估。对于自评或他评的心理测量则要根据实际情况的需要安排。应用自评量表的评估并非每次都必须安排,在患者对心理状态的自我评分有较大变化时,可以结合自评量表进行测量以了解心理状态变化的一些细节。治疗师对于心理状态评估结果的态度必须认真积极,要共同进行分析,合情合理地解释评定的结果而不能牵强附会,随意解释。例如:

治疗师:今天你对本周心理状态评估的打分还是40分,和上次打的分数一样。说明你的状态还是和原来一样。你来解释一下这个打分的结果。

患　者:我接受认知治疗还只是刚刚开始,我了解了一些认知治疗的概况知识。本周中我的想法、做法还是老样子,所以状态和上周没有什么差别。

治疗师:你的解释很客观。对心理状态评估只是一种检测,治疗效果的产生是要经过我们合作一段时间后才能见效,我们只要努力,相信过些时间会看到效果的。

（二）连接上次谈话内容

由于首次谈话结束时曾对患者提示过下次会谈的内容，所以在第二次会谈时就能比较顺畅地连接上次的内容，而不会出现跑题和冷场。连接上次谈话内容可以有两种方式，一种是由治疗师在回顾上次谈话内容的基础上引出本次会谈的话题，另一种是在治疗师的启发下由患者来接上话题。这样做既可以避免治疗师给患者带来的无形的压力，又可以了解患者投入认知治疗的实际状态。治疗师需要不断培养患者对每次治疗的需求和渴望，让患者在治疗之前有一个事先的准备。这样无论是以治疗师为主还是由患者开始都能顺利地开始第二次会谈。例如：

治疗师：你还记得我们上次谈话最后预置的今天要谈的主要内容吗？

患　者：记得，你说过这次你要和我一起讨论整个治疗的日程安排，还要给我讲解自动想法和教会如何收集自动想法。

治疗师：你能想起我们预置的话题，这很好，说明你很用心。我们今天的谈话就是要按既定的内容进行。

（三）检查完成家庭作业

在首次谈话中治疗师给患者布置的家庭作业在第二次谈话中需要进行检查。检查的目的不仅是检查家庭作业的完成是否符合要求，是否达到家庭作业应发挥的功能，同时也在检查患者对认知治疗投入的态度和程度，另外也是对医患关系、医患合作状况的一种检测。检查家庭作业对治疗会谈有直接的作用，有时治疗师可以用家庭作业作为战略蓝本着手讨论患者反映出的问题。有研究结果表明，患者家庭作业完成的好坏程度与治疗效果有其一致性。例如：

治疗师：我已看了你通过电子邮件发过来的家庭作业，做得很好。你把自己的心理问题描述得很详细，而且补充了不少上次你没提到的一些情况，很有价值。

患　者：我觉得做家庭作业有收获，这次我把心理问题写下来，我也是第一次这样完整地思考和整理我的问题，我对自己的问题也清晰了不少。

治疗师：以后会有各种家庭作业需要你去完成，完成家庭作业的过程是我们投入治疗过程的一个组成部分，相信你会一直努力的。

患　者：是的，我会尽力完成好家庭作业。

（四）明确本次谈话主题

在第二次谈话中治疗师需要明确本次谈话主题，因为每次治疗会谈的主题需要根据患者心理问题的性质、治疗过程的长短和患者本人的情况，由治疗师和患者一起来设定。认知治疗的结构步骤基本是固定的，但是经历这段过程所需的时间对于每一个患者却都不相同，而且在此过程的不同阶段所花的时间也会有差异。所以，在会谈开始时需要明确本次话题，主题要鲜明，确定本次会谈的内容定位在整个结构的哪一步，不能随心所欲，任意发挥。例如：

治疗师：认知治疗有一个基本结构，共有 10 个步骤，我们需要确定一下如何在我们初定的 16 周时间段里完成这 10 个步骤。我这里准备了一份治疗计划实施进度表（见表 5-2），请你看一下。

表 5-2 认知治疗会谈主题内容安排表

姓名   日期   编号

序号	日期	会谈主题内容
1		建立治疗性医患关系。评估及设定目标
2		认知、情绪、行为评估
3		收集曲解的自动想法
4		归纳曲解的自动想法
5		检验并调整曲解的自动想法
6		检验并调整曲解的自动想法
7		挖掘中间信念
8		检验、质疑及调整中间信念
9		检验、质疑及调整中间信念
10		揭示核心信念
11		检验、质疑及调整核心信念
12		检验、质疑及调整核心信念
13		行为干预
14		行为干预
15		干预及降低过度的情绪反应
16		结束治疗，预防复发
17		机动
18		机动
19		机动

患　者：我们上一次谈话是否已经属于这 10 个步骤中的一步？

治疗师：是的。你还有什么问题？

患　者：我觉得在 16 周中要完成 10 个步骤是很紧凑的，能否解决我的心理障碍？

治疗师：这只是我们预置的一个计划及进度表，我估计能行。不过还得根据治疗进程的实际情况而定，若在治疗中遇到实际情况需要修订进度，我们再讨论如何应对，你认为如何？

患　者：好的，我们就先这样定，我会跟着这个计划节奏配合的。

治疗师：很好。我们今天是第二次会谈，开始搞清你心理问题的来龙去脉，认知治疗的专业术语称之为"构建病例概念化"。这话比较难懂，实际意思就是要对你所提供的信息进行梳理。

（五）聚焦本次主题内容

聚焦本次主题内容是第二次会谈和以后每次谈话的话题中心，需要花较多的时间来讨论此话题。讨论主题内容需根据认知治疗的结构和医患双方确定的日程进度而定。

谈话将以构建病例概念化为线索，从收集、调整患者浅表层次曲解的、功能失调性自动想法开始，逐渐向挖掘中间信念和核心信念推进，并努力调整和改变患者功能失调的中间信念和核心信念。同时还要调整相应的不适应的行为模式和不良的情绪反应。

认知和行为干预的技术大部分是在谈话过程中实施，因此容易出现沟通交流的难度。有时医患之间的谈话会畅所欲言，滔滔不绝，意犹未尽，这时治疗师需要控制节奏，细化内容，考虑放慢进度，分次进行。有时医患之间会出现沉默、僵局、阻抗，使谈话难以展开或深入，这时治疗师需要睿智地觉察出现阻力的原因，排解来自医患双方的阻力因素，走出谈话的阻滞状态，使治疗别开生面。

治疗师在聚焦主题方面需要做到把握时机和随机应变。在实际的治疗会谈中并非十分刻板，当患者的谈话内容或状态出现有突破价值的时机时，治疗师就应该抓住机遇，不要过于拘泥于预置的安排，可顺着患者的话题引导推进，使谈话的效果及收益达到最大的效度。要做好这一点的前提是治疗师心中有概念化的整体构架。

（六）布置新的家庭作业

布置新的家庭作业是会谈接近尾声时的一项常规工作。布置家庭作业要做到清晰、明白、能做、可交。家庭作业虽然有多方面的功能，但最主要的功能是收集信息和强化操练。因此治疗师必须交代清楚本次家庭作业的内容、目的、要求、如何操作以及采用何种形式交卷。示范是一个好方法，现场指导患者操作要比仅是口头布置更直观。治疗师可以要求患者当场试做，观察了解患者能否根据要求来完成家庭作业。

每次新布置的家庭作业无论是内容还是形式都各不相同，具体要求也会随治疗进程而有所变化。因此，治疗师应该站在患者的角度多加考虑，琢磨患者对于新的家庭作业的理解、接受、操作、困难、交卷等可能遇到的问题。可以预先要求患者估计一下可能遇到的问题并讨论应对的策略和方法。例如：

治疗师：这次你讲了不少有关你心理问题的表现以及发生发展的个人信息，虽然也谈到了一些家庭和社会背景因素，但还是有点模糊。这次要你回去多思索考虑成长过程中家庭和社会环境对你构成心理问题的影响因素，尤其是在心理问题产生的早期。你也写成文档，在下周来治疗的前一天用邮件发给我。

患　者：好的。

（七）小结反馈本次会谈

会谈的最后一个内容是对本次会谈进行小结与反馈。由于每次会谈都有主题，治疗师同步进行了扼要的记录，因此由治疗师为主进行小结一般都比较顺畅。随着治疗的逐步深入，患者对如何小结本次会谈已有一定的了解，此时也可逐步转向由患者为主来进行小结，这对发挥患者的主动性更有促进作用。

在进行小结时治疗师应尽量回避会激发患者不良情绪和想法的引导，而应以积极的态度和措词来表达患者在会谈中的配合及本次治疗的收获和成功点，以鼓励和促进患者对治疗的信心，排解他们对所遇困难而产生的为难情绪。

在第二次会谈及以后的会谈中，反馈是一个不可省略的环节。反馈可以有不同的形式，有时可以通过语言的交流进行反馈，有时则可以通过填写反馈表来达到收集反馈信息的目的。例如：

治疗师：最后我们花几分钟时间小结一下我们今天的会谈。我们的治疗已经开始，你的投入状态不错。我们确认了治疗内容的进度，把你心理问题的信息进行了梳理，要逐步理出一个头绪，还布置了新的家庭作业。你有什么补充？

患　者：我对自己的心理状态也进行了评估。

治疗师：是的。你对这样的治疗过程有什么感受？

患　　者：我对自己心理问题也清晰多了，对如何配合治疗心中也有了些底。

治疗师：你有什么顾虑或其他问题？

患　　者：我对下一次谈话内容不知如何事先做准备？

治疗师：关于什么是自动想法，如何收集自动想法在下一次谈话中我会详细告诉你。

患　　者：好的，我会做好你布置的新的家庭作业。

治疗师：今天的治疗就这样，下周见。

四、结构性会谈的相关问题及应对

结构性会谈是认知治疗的一个显著特点。学习认知治疗，掌握每次会谈的结构，也会遇到一些问题，需要正确认识和合理应对。

（一）结构性会谈的形式是否显得过于刻板

有结构、有层次地进行治疗会谈能使治疗师与患者都做到心中有数，医患双方都在一定的格局下不断深化谈话内容，发现、探索、调整和重塑认知及行为，使治疗朝预期的目标渐进。会谈结构是一个导向，有了这样的导向，治疗性会谈就不容易脱离结构框架，体现谈话主题内容的规范有序。这并非刻板，因为治疗谈话在一定范围内还有它的机动性。

（二）结构性会谈的次序是否可以随意变动

适当的变动结构和次序在治疗会谈中是允许的，但千万不能随意发挥，尤其对于初学者来说则更需要严格要求。通常情况下，治疗师能顺着结构沉着地进行每次治疗会谈，不至于在会谈中出现主题偏离，思路空白。只有在积累了大量治疗经验的情况下才能驾轻就熟地略加调整，在大框架不变的前提下根据治疗目标的需要对会谈结构有所更动。

（三）结构性会谈是否会制约患者的能动性

患者是认知治疗的中心，治疗方法和治疗技术都是围绕患者的特点而配置。用结构性会谈形式对患者实施治疗不会制约患者的能动性，影响患者思维的活跃程度，相反更加有助于患者有序地进行充分的发挥,指导性地让患者追寻自己心理障碍浅表层面的认知及挖掘深层次的根底。有了谈话的结构,患者就不容易茫然若迷,就能有的放矢地配合治疗师,融人治疗过程,取得治疗效果。

(四)结构性会谈是否会影响实际治疗效果

结构性会谈有一条医患双方都能遵循的线索,这样,医患合作就能更加具有指向性和协调性。医患双方在治疗过程中,尤其是在整个治疗过程的中后期,双方对于会谈的结构已经熟识,套路清晰,配合默契,操作互补。这样医患合作的紧密度就加深,患者的认知调整就更加积极,治疗的效果也就更加显著。

第六章　认知治疗的常规实施过程

认知治疗是一种结构性很强的心理治疗,从实施一开始就遵循着一条严格的过程轨迹,逐步递进,逐步深入。其结构严谨而又清晰,过程规范而又有条理,对此不仅治疗师必须通盘掌握,同时也要让患者知晓明白。认知治疗犹如一次旅程,治疗师和患者携手合作,朝着患者心理健康的目标进发。

认知治疗的常规实施过程可以分为下列的一些步骤。

一、建立认知治疗的治疗性医患关系

在各种心理治疗流派中都有其独特的治疗性医患关系。这种特征来源于该心理治疗的理论和技术,也是为着达到心理治疗的目标而服务。所以在认知治疗中所建立的治疗性医患关系,同样也具有认知治疗的特色。

(一) 什么是认知治疗的治疗性医患关系

认知治疗的治疗性医患关系是治疗师和患者为了解决某些目标,为了共同而又各有区分的问题,在有限的时间阶段中融洽相处。他们都抱有一致的愿望,精诚合作,探究和全力以赴地解决好这些问题。患者面对的是自己的心理障碍,而治疗师则是如何帮助患者去消除心理障碍。

在认知治疗的实施中,为了让患者能够更加通俗易懂地理解什么是治疗性医患关系,治疗师可以运用比喻的方法来向患者表述和解释。有两个比喻较为通俗易懂,在治疗实践中采用得比较多,患者的接受度也比较高。

1. "运动员和教练员的关系"

治疗师与患者,从治疗开始起双方就进入一种特殊的合作关系,就像运动员和教练员之间的关系。运动员和教练员的目标是一致的,都是为了创造优异的体育竞赛成绩。教练员需要精心规划,严格指导,强化训练,全面培养运动员,而运动员则必须努力根据教练员的要求进行刻苦的训练。如果双方关系融洽、默契配合、齐心拼搏,相信运动员会创造出良好的成绩,甚至能够夺冠获奖。此时享有成功荣誉的是赛场上的运动员,而分享成功结果的却是默默辛劳的教练员。

2.“旅客和导游的关系”

旅客和导游的关系,也是一个常用的比喻。治疗师可向患者表明,双方在治疗期间的关系可以比作在一次特殊旅途中的旅客和导游之间的关系。患者是旅客,治疗师是导游。旅行的目的地是双方经过讨论斟酌而设定的景点。旅客应在导游的引导下去探索前进的道路,脚踏实地地走好每一步,克服旅途中的各种困难,逐步朝设定的目标迈进。对于导游来说,由于旅客的类型特征、路途情况、外界因素等各种不同的状况,所以同样会遇到很多难以预料的困难。但是导游毕竟拥有丰富的经验,具有应对的能力,所以能够帮助游客规划旅游路线,制定行进方案,化解各种问题,引导旅客共同走向预期的目的地。

治疗师向患者清晰地解释治疗性医患关系,是希望患者了解和认同这一阶段的合作关系。认知治疗中的合作关系有别于其他各种理论和风格的心理治疗关系。因为在这种关系中,患者的努力点和治疗师的努力点并不重叠,但是用力方向则需要保持一致。患者该做的努力,治疗师无法替代,而治疗师的支持和帮助以及专业的功力也必须通过患者的刻苦用功才能得以实现。

认知治疗有多种形式,大部分情况下是一对一的个别治疗,但也有小组治疗、家庭治疗和夫妻治疗,等等。尽管治疗的形式及参与的人员有所不同,但治疗性医患关系的建立及功能的发挥都有其共同特性。

认知治疗的治疗性医患关系从治疗一开始就已经存在,并在治疗过程中不断得到关注和强化。当整体的治疗计划完成以后,医患关系还将维持一段时间。因为治疗师对患者还将有一个随访及预防复发的阶段。在此期间,治疗性医患关系将在治疗师的操控下逐步淡化,最后自然平稳地退出治疗性医患关系。

（二）治疗性医患关系对认知治疗的重要价值

在认知治疗中,治疗性医患关系的良好与否对治疗的成败有着至关重要的作用。治疗性医患关系是认知治疗取得疗效的基础,因为认知治疗的疗效需要医患双方极度默契的、镶嵌性的合作。这样的合作能构成一股合力,促使治疗的结构过程顺利地逐步推进。

治疗性医患关系对认知治疗的重要价值主要体现在以下几个方面:

1. 营造融洽氛围

在认知治疗中气氛的融洽十分重要,它决定了医患双方在哪种状态下相处和配合。认知治疗一般都是在谈话中进行，但是，在初步交往时会存在一种无形的隔膜使一些信息的交流受到阻拦。只有当善意的戒心完全被消除以后，患者和治疗师的沟通才能真正达到畅所欲言，患者才会把最深层次的问题向治疗师袒露和表达。融洽氛围的形成主要依靠治疗师的努力，治疗师要有营造良好氛围的积极动机以及能够产生客观效果的具体方法。

2. 助推病例概念化

概念化是在认知治疗过程中建立和完善概念构架，由此去探索和解析患者认知模式中所存在的问题，以及涉及的情绪、行为和其他相关问题，描述和展示形成患者心理问题的诸多因素以及潜在心理机制。

概念化是一个在治疗过程中逐步完善的过程，需要探索，需要信息，需要由治疗师和患者共同描绘出患者心理问题的来龙去脉。因此良好的治疗性医患关系能使患者更贴切地领会治疗师的意图，顺利完整地建构病例概念化。

3. 挖掘心理机制

潜在心理机制包括中间信念及核心信念，然而要进入这个层面是认知治疗中的一个有难度的突破。尽管潜在心理机制并不等同于心理动力学概念中的潜意识，但却是在意识层面的深部根底。良好的医患关系有助于对这些根底的挖掘。患者在治疗师的引导下如果关系融洽，相互信任，患者就能很坦诚地、无遮拦地去触及那些埋藏得很深的心理痛楚。这些勇气和力量除来自患者强烈的求治愿望，同时更多的是来自医患合作关系的力量，使双方进入一种齐心协力的寻踪探秘状态之中。

4. 增进治疗效果

大量的临床实践证明，良好的医患关系本身就已经能体现出疗效。认知治疗是一种医患共同参与、医患共同尽力的合作性治疗。尽管认知治疗有很多认知干预及行为干预的技术，但对于这些技术的实施以及预期效果都需要以良好的医患关系作为基本条件。医患之间的配合也有程度之分，如果相互配合的程度一直维持在"你说我做"的一般水平，而缺乏热忱、真诚、默契，治疗的效果自然会很低。医患关系对治疗效果的影响尽管无法采用定量的方法给予测评，但对于实际治疗效果的作用，每一位患者都能深切地体会到。

5. 避免多走弯路

认知治疗的进程虽然都有预设的目标，预置的结构，但在具体操作中并非会一帆风顺。患者可能因某些内外因素的干扰而停滞在某一个步骤，难以推进；治疗师也可能在对某些信息的收集过程中遇到阻力，或在实施某个干预技术时遇到困难，始终难见效果。出现这些情况虽然很常见，但要排解这些阻力却需要花费心思。融洽的治疗性医患关系在此情况下能起到助以一臂之力的功能，因为良好的治疗性医患关系具有内在的互补性。治疗师能尽心竭力地帮助患者渡过难关，而患者同样也能发挥聪明才智帮助治疗师提出建议,让治疗师放弃被凝滞的套路,另辟蹊径。和谐的治疗性医患关系在认知治疗中能够起到互助的作用,尽可能地使医患双方少走弯路。

(三) 如何建立治疗性医患关系

因为建立良好的治疗性医患关系涉及的因素广泛、复杂,患者和治疗师都是生物、心理、社会的人,都有各自的个性、经历、阅历和能力,一些非人为因素也参与其中,起到一些特殊的辅助作用,如性别、年龄、外貌、地域文化等,所以要建立良好的治疗性医患关系可谓是"说说容易,做做困难"。有学者把此表述为一种"综合性的医患关系艺术"。

认知治疗的实用性和结构性的基本性质决定了对于治疗师在操作这一项工作时必须掌握一些基础的要领,在治疗实践中可根据当时的实际情况进行灵活运用。

1. 体现人本

人本主义学学者都十分推崇体现人本主义特点的心理治疗元素,例如,同感、理解、关注、真诚、尊重、无条件积极关注,等等。在认知治疗的医患关系中同样需要这些人本主义基本元素。因此治疗师在建立治疗性医患关系中,要坚持把患者作为整个治疗过程的"中心",运用好人本主义治疗的基本元素。

2. 体现透明

在认知治疗过程中,高度的透明是其显著的特点。治疗师和患者都十分清楚治疗目标、方案结构、进程安排、疗效反应、困难阻力、客观效果、患者反馈,等等。所以在建立治疗性医患关系时,治疗师应十分透明地让患者清晰地了解治疗师的作为以及对患者的具体要求。在实施治疗中,患者和治疗师都要明确地了解治疗进程中的各种问题及现象,了解进步和成功,也了解挫折和失败。治疗师应尽量做到让患者清楚和明白,决不能让患者在整个治疗过程中一直处在云里雾里的被动状态。

3. 体现合作

医患之间的合作是建立治疗性医患关系的一个重要指标,也是认知治疗顺利进行的关键。医患关系的建立必须做到医患之间的高度合作。治疗过程中每个阶段合作的内容和要求会有所区别,所以合作的形式也会有所调整。合作不是态度的客气,也不是被动的服从,更不是表面的讨好。医患之间的合作不能搞形式,不能搞虚拟,必须是踏踏实实地共同努力。成功合作的评定标准只能是一个:医患双方在治疗中齐心协力,最终获取良好的治疗效果。

4. 体现递增

治疗性医患关系的建立进程犹如一条"抛物线"的轨迹。开始是从基线开始,随着治疗的启动,医患关系便开始递增上升。如果治疗师不断强化医患关系,医患关系就能较迅速提升到一个功能最佳的高度。这个高度需要维持较长一段时间，在整个治疗阶段的大部分时间中，医患合作都应处在稳定的状态。当心理治疗进入收尾阶段，进入巩固疗效及预防复发阶段时，治疗师方才可以考虑着手使医患关系逐步松散，让患者朝着自己调整心态方向过渡。

5. 体现稳定

保持良好稳定的医患关系是心理治疗师需要积极关注和不断努力的内容。在认知治疗中医患关系并非没有起伏，治疗师需要始终留意、关心、呵护和维持良好的医患关系。在治疗过程中会不断出现一些有损于医患关系的负面因素，如沟通的阻力，治疗师的操之过急，患者的畏惧退缩，外界事件及人物的干扰以及疗效不显著对患者和治疗师信心的挫伤等，都会影响医患关系的维持。在治疗中，患者会感到倦怠，经常迟到或不完成家庭作业，甚至编造理由提出请假，这说明医患关系可能出现动摇，治疗师应该敏锐地觉察到，需要及时找出原因，努力进行修复。

（四）如何应用治疗性医患关系

建立良好的治疗性医患关系的意义并非只是体现一种和谐的治疗氛围，治疗师需要应用这一特殊的关系，使其在认知治疗中充分地发挥各种功能。

1. 启动治疗

认知治疗的启动是从建立治疗性医患关系开始的。在治疗的初期，医患之间了解甚少，随着医患关系的逐步建立和深入，合作就顺着认知治疗的结构逐步展开。治疗师需要对患者进行全面的评估，同时患者也在审视和了解治疗师的方方面面。建立治疗性医患关系是一个引子，是一个开关，把认知治疗的过程发动起来。

2. 传递信息

当医患关系相互融洽时，信息的传递就会显得更加流畅。在认知治疗过程中，信息的交流需要心领神会，因为在很多环节中，患者若使用一般词汇很难表达出其中深层隐含的内涵。良好的医患关系能起到一种"酶"的作用，能使医患双方的沟通达到迅速、便利、顺畅、达意。治疗中双方在信息交流中也会出现一些不对称的现象，甚至还会发生误解。但这些情况在良好的医患关系中很容易被迅速化解，获得理解。

3. 帮助理解

理解在认知治疗中并非一个容易把握的环节。不少患者在经过多次治疗以后还是感到在某些方面没有被治疗师所理解。有时患者在表达心理困扰时同步出现一些心境及躯体方面的特殊感受，治疗师却没有及时理解。应该说，在治疗过程中治疗师对某些方面问题的不理解是常见的现象，需要医患在耐心的共同探究中细细琢磨，直面暂时理解不了的问题，不懈地共同进行推敲，想方设法找出帮助理解的途径及答案。

4. 攻克难点

在认知治疗的进程中会遇到不少需要攻克的难点。这些难点具有一些共性，如进展到挖掘潜在心理机制时，要求患者收集整理假设、规则和核心信念，患者会出现束手无策的状态。由于核心信念、假设及规则在患者的长期生活经历中已经被内化，它们总是无意地以一种习惯的风格表现在日常的生活内容中。这些内容他们感到很自然，很平常，没有特殊价值。但当要求患者从这些看起来是熟视无睹的琐事中提炼出重要的心理机制，收集出规则和假设，这会使他们感到十分茫然。他们会难以区分什么是平常的习惯，什么是具有治疗价值的假设和规则。良好的治疗性医患关系对于治疗中不同阶段的攻坚都能起到推波助澜的作用。和谐的氛围，融洽的探讨，循循善诱的引导能使患者减轻对阻力的畏惧。他们能够做到敞开心扉，积极地提供各种素材。就是在这种不经意的轻松的状态下，治疗师能够收集到珍贵的资料以及具有重要价值的各种信息。

5. 巩固疗效

认知治疗的治疗性医患关系从它建立开始直到关系结束，同样具有明显的结构化特征。认知治疗始终需要良好的治疗性医患关系作为依托和支撑。在整个治疗过程中，治疗性医患关系需要在医患双方的努力下得到稳定和巩固。在认知治疗进入到最后的阶段，是巩固疗效、预防复发阶段。治疗师在此阶段实际花费的时间不会很短，有时可能等同于早中期治疗过程总共花费的时间。因为治疗师在关注患者巩固疗效的同时又要操作与患者关系的逐步撤退。因此治疗性医患关系尽管在治疗接近尾声的阶段密度趋于逐步降低，但关系的质量仍需要保持良好的状态。治疗性医患关系在整个认知治疗完全结束后，有可能医患关系还会维持一段过程。此时的医患关系中已无形渗透了朋友关系的成分，但这种日趋隐退的医患关系仍具有强大的功能，因为这是患者的巩固疗效的心理支柱，是预防患者复发的一支疫苗。

（五）在建立治疗性医患关系中可能出现的问题及应对

建立认知治疗的治疗性医患关系并非总是顺利的过程。在治疗的整个期间，医患关系也会伴随错综复杂的内容。面对治疗阶段可能出现的医患关系的种种问题，治疗师和患者都需要面对，尤其是治疗师，更应该想方设法积极地去应对和排解医患关系中出现的各种问题。

在建立治疗性医患关系中可能出现的常见问题有：

1. 阻抗

当医患共同启动治疗以后，医患关系及治疗的进展通常是平稳的，但在某些情况下医患关系还是会出现阻抗。产生阻抗的原因比较复杂，由于医患关系的接近，人际关系方面的默契程度会有所暴露，不协调的现象也会有所表现。此外随着认知治疗的进展,对患者的要求和压力会逐步提升,困难和压力都会体现在医患关系上,构成医患之间的阻抗。当患者开始对治疗师出现抵触和排斥倾向时,一般并不会将其负性的情绪向治疗师直接表达,而是以一些退缩被动的行为间接地表现。例如,在治疗中缺乏准备,完成家庭作业敷衍拖拉,交流沟通缺乏思索,确认治疗时间出现托词和随意请假,这些都是出现阻抗的迹象。治疗师对于患者出现的阻抗应有敏锐的觉察,认真分析原因,可以坦诚地向患者指明当前出现的阻抗现象,然后进行讨论,尽力通过双方的合作克服和解除阻抗。

2. 僵局

认知治疗中的医患关系有时会出现一种僵局,既谈不上和谐与融洽,也谈不上反感和排斥。这种状态无法使治疗推进,停留在徘徊之中。从治疗师和患者的角度来讲,医患双方都仍保持着诚意,但从治疗进展的角度来说,没有实质性的递进和突破。这种僵局的出现主要归咎于治疗师对治疗进度的规划细节和干预实施的具体过程缺乏完整性及周密性。患者在治疗中的处境往往是配合,摆脱僵局主要依靠治疗师的智慧。在缺乏经验的情况下需要求助于督导,求助于经验丰富的治疗师,共同讨论走出僵局的有效方法。

3. 脱落

当患者和治疗师经过一个阶段治疗后,虽然医患关系并非显得对立,但患者对治疗师或治疗过程和效果会产生异议。或者在某些外界因素的干扰下对继续接受心理治疗缺乏信心,出现想中断治疗的意向及行为。有的患者会借故请假,有的患者会提出终止认知治疗的理由,有的患者甚至出现不告而别的情况。对于患者在治疗过程中的脱落现象,治疗师需要认真反省,脱落只是一个结果,但它的原因是复杂的。治疗师应从接纳患者的第一步到脱落前的治疗过程的所有细节都需要仔细回顾,复查所有记录,尽可能地找到产生脱落的主客观原因。脱落对一个患者从认知治疗及医患关系角度是一个较大的挫败。所以不能掉以轻心,更不能不屑一顾。应该认真总结教训,为以后对其他患者的治疗积累经验。

二、全面评估,确定目标

关于认知治疗中的临床评估技术在本书的第三章中已详细阐述。本节将重点阐述评估及确立目标在认知治疗中的实施操作。

(一) 全 面 评 估

每一个患者都是一个独立的个体。他们的问题、挫折、艰难都有其各自的特点。

作为治疗师要想治疗好患者的心理疾患,若没有对于患者全面、细致、深入、同感的了解,就很难做到对患者的全面评估,也无法准确地设定治疗目标,更不可能有的放矢地规划治疗计划和有效实施心理干预。每一位患者都有各自的故事,治疗师需要读懂他们的故事。患者对于自己的经历及成长发展的历程可以有较清晰的记忆,但对于自身心理问题的来源以及如何进入心理障碍的怪圈却了解甚少。患者常常会对治疗师坦诚地表达,但对自己的心理问题的产生、发展,直到严重,都处于一知半解状态。治疗师对于患者的问题的了解更是需要从头开始。然而认知治疗对于治疗师有更高的要求,治疗师不仅要真正搞清楚患者问题的源头、进程、影响、趋向,还需要对其中的每一个环节之间的关系、作用、结果,都搞得十分清楚,做到理清头绪,泾渭分明。治疗师对患者的了解及评估是从一张白纸开始。可以这样说,治疗师从开始治疗的初期是从患者的叙述中了解患者,但到了治疗的后期,治疗师对于患者的了解应该做到超越患者,成为一个比患者还了解他自己的解读者。

治疗师在评估患者方面要达到以上的高标准,需要从以下六个方面进行努力。

1. 兴趣浓厚

倾听是医患沟通的基本功,要获得更多、更全面的信息,治疗师在倾听中必须做到对患者叙说的内容抱有浓厚的兴趣。这种兴趣不是低水平的猎奇,不是对情节内容的一般知晓,而应该是从心底里发出的一种尊重和信任。通常在治疗过程中,患者在叙述自己的问题时或回答治疗师提出的有关问题时,实际上都无形地在观察治疗师的反应、神态和关注度。如果治疗师没有怀着浓厚的兴趣在认真地倾听,对所获的信息所作的反应不到位,不对称,患者会感到十分扫兴,对继续详细地表达问题及感受会产生负面影响,挫伤患者热忱表达的积极性。治疗师的浓厚兴趣还表现在对患者叙述内容的一些过程和细节的专注。医患之间的谈话有开放式,也有闭合式,但无论是何种谈话形式,治疗师要以兴趣浓厚的姿态进行倾听,这样才能够获得更丰富、更详细的信息。

2. 勿加评论

对患者的全面评估中,当患者在讲述成长史,回忆深刻的生活事件、人际关系问题、近期的心身状态等多方面的信息时,治疗师要做到少加评论或勿加评论。在收集信息时,治疗师的评论会对患者的叙述产生干扰和误导作用。在评估阶段,治疗师与患者的交谈重点是大量收集患者的信息,为全面评估获取素材。如果治疗师在倾听中,不时地打断患者的表达,对患者所说的内容加以仓促粗浅的评论,患者会从治疗师的评论中获取反馈,接受引导,此时患者的谈话内容很容易被治疗师的评论指引到某个方向,原本很想表达的内容因此被中断或偏离。所以治疗师在谈话中需要注意技巧,既要鼓励患者的表达,又要谨慎地防止对患者的信息随意评论,这样才能使患者畅所欲言,表述出各方面的真实信息。

3. 粗中有细

心理评估需要把握整体的框架,但也不能忽略细节,要做到粗中有细。通常治疗师对于收集患者的信息以及评估患者的问题都比较关注重大的方面,关心一些事件的全过程,了解情节变化的最后结果。对于这些大的脉络,治疗师需要搞得十分清楚,只有对整体有了框架性的全面了解,才能真正构成治疗的病例概念化,掌握患者心理问题的来龙去脉。同时,治疗师也不能轻视和忽略与患者心理行为相关的有价值的细节问题。因为了解这些细节的信息有助于治疗师从微观的视角去评估患者的心态,为治疗师的有效干预提供具体的内容。

例如,一位有连续长时间洗澡的强迫症患者,每次洗澡要花去 8 个多小时。治疗师除了常规了解强迫行为的一般表现以外,还要求患者提供关于如何连续长时间洗澡的具体细节,如洗澡前的准备,洗澡的基本程序,洗澡的操作步骤,洗澡中的重复擦洗情况,洗澡所用的洗涤用品及使用方法,洗澡中如何休息,是否饮水进食,洗澡完毕的后续动作,洗澡结束后的身心体验,等等。结果患者所提供的洗澡细节十分奇特,难以置信。患者在洗澡前的准备工作需要做半个多小时,他对于水温、水流强度、喷淋头的注水方向、洗澡用品的放置格式都有精细的规定。患者洗澡的顺序更是出乎意外,他把全身从头到脚划分成 208 个区域,洗澡需要严格地根据每个区域顺着编号分区进行,对于每个区域的洗涤又有刻板的规则,先冲淋,后抚摩,再用沐浴露,然后细擦,最后再进行多角度的反复冲洗。每个程序都有默认的规定时间。这些细节如果没有良好的医患关系,没有治疗师对强迫症患者心理机制的足够知识,没有耐心的充满同感的引导及询问,没有患者的高度配合,患者强迫长时间洗澡的真实情况是无法完全显露的。正因为治疗师对患者的认知、情绪、行为从细节方面有了足够的了解和认识,这才为以后的认知行为干预设定了方向,做好了准备。

4. 循循善诱

要精确无误地评估患者的心理问题,治疗师还需要具备循循善诱的素养。在认知治疗中常常也讲究"火候",既不能太猛烈,又不能太温和,既不能拖拉,又不能提速。要做到对患者问题真切透彻的了解,治疗师就需要使出循循善诱的功夫。由于患者对于自己的问题了解程度一般都在浅表层面,而对于较深层次的或隐含的内容又所知甚少,因而治疗师要引出隐情就需要逐步地渐进地引导,不能猜测,不应添加,更不能似是而非地误解患者表达的内容。在提问中可以使用一些疑问句,如"怎么回事""有哪些情况""在哪里""在何时""有多久""结果如何",等等,但是必须注意尽量少问"为什么",因为这样提问常常容易使患者在一时讲不清楚时,会自然而然地使用想象的内容进行填充式回答,这样答复的信息会失去真实性。询问患者的信息必须真实、可靠、完整、清晰。要达到这些要求,治疗师应该做到由浅入深,从易到难。不能太宏观,也不能钻牛角尖,要以探究的姿态和患者一起回顾过去,表达当前,使评估真正做到全面和

往往会成为一个很棘手的屏障,阻拦心理评估的深入。有一位患者得的是疑病症,怀疑自己已患有艾滋病。曾连续几年反复检查,尽管血液检验的报告都呈阴性,医生也为他反复解释,但他始终把自己看成一个处在潜伏期的隐形患者,同时又想通过各种医学方法来证明自己并没有感染艾滋病。其实患者有一个隐情难以启齿,多年前有一次他出差远地,在酒后迷迷糊糊之时有过一次不轨的性接触。次日酒醒后十分焦虑和恐惧,极度害怕患上艾滋病,从此就进入了疑病症的怪圈。

治疗师在对待患者隐私的追溯中,必须保持中性的职业性的角色身份。应在很平静的氛围中去触及最为敏感的问题。治疗师有自己的价值观,也有社会的价值观。但在认知治疗中治疗师不能把外界的价值观强加于患者,使其构成各种价值观的混合冲突。治疗师的冷静、中性、平静是应对患者棘手问题的基础条件,在良好医患关系的依托下,平和地逐步引导患者去谈及难以启齿的话题。此时会出现一个突破性的转折,患者会敞开心扉把久久藏在心底的不好开口的内容向治疗师坦诚诉说。

4. 对于转介患者的评价反应

有一些患者是通过一些途径转介而来,他们曾经接受过其他治疗师的诊断和治疗。由于目前在我国开展的心理治疗的学派较多,治疗师使用的理论和技术也各不相同,所以对于有过被治疗经历的患者的评估应有别于初次接受认知治疗的患者。

首先,治疗师应向患者说明,尽管在其他治疗场合叙述过自己的情况,在本次的认知治疗中仍需要耐心地向治疗师详细提供信息,因为治疗师对患者的了解是从头开始,患者不能忽略和疏漏曾经和其他治疗师诉说过的情况。

其次,治疗师可能从患者这里了解到其他治疗师对患者的某些评估、见解和观点。但治疗师应保持自己的独立姿态,也不要轻易地排斥其他治疗师的看法和做法,要以客观的态度对患者进行信息收集和全面评估,保持自己在治疗过程中的完整性。

最后,治疗师可以向患者了解以前接受心理治疗的经过、感受和效果,以作为参考和借鉴,但不要随意加以评论,尤其是不能向患者表达出治疗师之间在观点和技术方面的分歧、对立和冲突,这会给患者产生不必要的疑惑,甚至挫伤当前的治疗性医患关系。

(三)确定治疗目标

确定治疗目标在认知治疗中是一项重要的务实工作。这既是设定治疗的方向,也是明确医患双方在单位时间阶段中需要达到的治疗效果。

1. 确定治疗目标的原则

认知治疗的最大特点是现实和务实,所以在确定治疗目标时有一个原则,这就是必须达到能"看得见,摸得着"的疗效。患者的心理问题和心理障碍是具体的,现实的,因此在确定认知治疗的目标时应该考虑其治疗效果必须是客观的和可靠的。比如情绪方面的良好、行为方面的适应、认知方面的合理,躯体症状方面的好转等都应该有切实的进步和改善。由于认知治疗的效果可以通过患者的自评、治疗师的他评、心理测验的工具以及大脑的成像技术等各种方法进行检测,所以认知治疗目标的确定必须实实在在,不能含含糊糊。

2. 确定治疗目标的方法

认知治疗目标的确定应该由患者和治疗师商议而定,先由患者提出,再由治疗师给予认可。治疗目标所确定的内容是以调整患者当前最突出的心理问题或心理障碍为主,从调整患者曲解的非理性的认知入手,从而改变不良情绪和不适应行为。一般情况下,确定的治疗目标的范围尽可能集中,当主要的心理问题解决以后,其他相关的问题便可迎刃而解。

3. 确定治疗目标的要点

在确定治疗目标中需要注意一些要点:

(1)目标需要合理:当患者和治疗师在确定治疗目标时需要认真地考虑目标的合理性,要看范围是否太广,内容是否太多,难度是否太高,要求是否太苛,等等。治疗师和患者都要把个人的努力和客观因素的许可条件综合起来。不切实际的目标反而会影响治疗的可行性,会打击患者的积极性,会抑制治疗师的自信心。

(2)目标可以细化。尽管在确定目标时要求面不能太宽,但对于达到总体目标的框架可以进行细化。可以根据治疗规划的进程划分为近期目标、中期目标和最终目标,也可以从情绪、行为和认知多角度勾画出分类目标。另外还可根据不同患者心理障碍的不同类型,从病理心理的症状特点进行细化。

(3)目标可以调整。在确定治疗目标的操作方面并非是绝对一成不变的,可以有适度的灵活性。一旦发现所设定的目标对于患者或治疗师都存在困难或缺乏可操作性时,治疗师应和患者商议如何适当地对已设定的目标进行调整。调整的宗旨不能背离治疗的大方向,使治疗能更易达到现实有效的治疗效果。

三、病例概念化

当治疗师对患者进行全面评估并确定治疗目标的同时,病例概念化的操作已经开始嵌入。

病例概念化是贯穿整个认知治疗过程的一项工作。当治疗师在接受一位患者并正式开始认知治疗的首次谈话时,病例概念化的构建工作实际上已经开始。在患者介绍自己的情况、提供各种有关信息的同时,治疗师也同步开始梳理患者的资料,评估患者本人及问题,这些内容实际上已经为构建病例概念化打下基础。

(一)构建病例概念化的具体操作步骤

病例概念化伴随认知治疗的整个过程,是一个递进的逐步完善的构建过程。病例概念化的具体操作可分为以下五个步骤:

1. 掌握患者认知构架模式

病例概念化的整个过程是一个逐步完成的预设过程。治疗师在实施认知治疗过程中需要和患者结成紧密合作的治疗性医患关系,治疗要有目标、结构、步骤、方法、结果、反馈。所以整个治疗的进程不能是盲目、随意、被动和虚拟的。治疗师对于患者的认知模式需要建立一个整体的认识框架,这又称为认知构架模式。这是治疗师在掌握了一定量的信息以后形成的一个对患者问题的初步认识。在依托预设的基础上,通过与患者的谈话、交流和探讨,治疗师须验证对患者认知特征性模式所作预设的合理性和吻合度。治疗师只有掌握了患者认知构架模式,才能使假设与患者的客观现实相统一,才能在治疗中认定目标,整合信息,控制进度,发现问题,达到帮助患者走出困境,消除障碍的目的。

2. 从表层到深层收集信息

治疗师在掌握了患者的认知构架模式以后,接下的工作就是围绕患者的认知构架进行信息的收集。收集患者的信息不能是无序的、随意的收集,这是一个由浅入深的过程,也是一个有的放矢的汇集过程。患者的信息是丰富的、多方位的,有当前的、近期的、过去的;有自身的、别人的、环境的;有对人的、对事的;有表面层次情绪的、行为的、想法的,也有与潜在心理机制相关的信息。尽管如此,治疗师必须保持清醒的头脑,信息的收集应在病例概念化的框架中进行操作。开始,治疗师的信息的收集应重点放在当前,需要从患者当前的整体状态出发,从目前容易表达的信息开始,如情绪、行为、生理反应和想法开始,然后逐渐向深层次方向延伸。大体顺序模式如下:情境、行为、情绪、功能失调性自动想法——激发性社会生活事件——童年及成长发展经历——功能失调的假设及规则——负性核心信念(见图6-1)。

3. 分析、归纳和整理信息

对于患者的信息需要有一个分析、归纳、整理的过程,这样才能有利于认知治疗中进行病例概念化。

(1)对于患者提供的信息需要进行分析。当治疗师收集到大量的信息后,分析信息是不可缺少的工作。治疗师需要根据病例概念化构架来分析信息本身的价值。一般信息可分为三种情况:一种是与病例概念化密切相关的信息,一种是部分相关的信息,再一种是基本无关的信息。对于这些信息必须加以分析,加以提炼。重点关注密

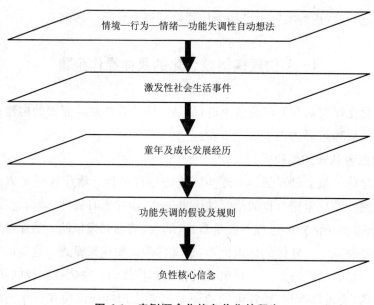

图 6-1　病例概念化信息收集的程序

切相关的信息,参考采用部分相关的信息,剥离、过滤基本无关的信息。

　　(2) 对于患者提供的信息需要进行归纳。治疗师在收集患者信息的同时,应将所收集的信息分门别类地进行归纳,并填充到认知概念化的构架之中。需要理清哪些心理问题属于患者心理问题浅表层面,哪些信息应归属于潜在心理机制,哪些属于负性中间信念和负性核心信念的内容。

　　(3) 对于患者提供的信息需要进行整理。在认知治疗中患者提供的信息有时显得比较分散、交叉、混淆、重复,此时需要治疗师进行认真的整理。在精炼信息的基础上整理出符合概念化要求的内容,就像在整理档案资料时需要把资料分归到每个文件夹中一样,使概念化构架的内容逐步清晰和完整。

　　4. 有针对性地探查补缺信息

　　病例概念化的整体构架为收集信息提供了明确的导向。在逐步完成病例概念化的信息收集过程中,有时会发现患者在某些方面提供的信息量太少,甚至还会出现缺损或空白,因此治疗师需要和患者一起有针对性地探查和补缺相关的信息。治疗者通过适当的技术聚焦某些方面,加强采集信息的力度,使病例概念化的整体构架不断趋于完整周全。

　　5. 完善认知构架的来龙去脉

　　病例概念化的整个过程是一个不断理顺、清晰、完善对患者认知构架的认识过程,治疗师通过理论指导实践去搞清楚患者心理问题或心理障碍的来龙去脉。病例概念化贯穿于整个认知治疗全过程。治疗师在每次治疗谈话中都能获悉一些有价值的信息和资料,不断验证治疗师对患者问题的各种预设。只有深入、全面地分析患者的问题,治疗师才能有把握地着手对患者进行认知调整,进行全面有效的心理干预,达到医患共同设定的标本兼治的最终治疗目标。

（二）构建病例概念化的注意要点

构建病例概念化是治疗师的基本功，是认知治疗能否获得成效的重要环节。病例概念化过程并不简单，尤其对于缺乏实践经验的治疗师更需要多下工夫。在具体操作方面需要注意如下一些要点：

1. 大胆预设

在认知治疗的病例概念化过程中，治疗师需要对患者心理问题的来龙去脉进行大胆的预设，这些预设的素材来自患者提供的信息，而预设的过程正是治疗师领先于患者的一个导向。尽管在治疗的"旅途"中，治疗师有系统理论的支撑和以往实践经验的支持，但面对一个新的患者及独特的心理问题，此时的治疗师也仅是一个"陌生的导游"。因此大胆的预设对于治疗师是一个挑战，是勾画治疗规划的预设思考，是达到"心中有数"的一个探究。但治疗师一定要思路清晰，明白自己仅仅是在做预设，需要由患者相符的大量客观的信息来依托，需要用事实来验证预设的真实性和可靠性，这样才能使治疗师从预设的层面走向现实的境地。

2. 同步跟进

在病例概念化的过程中治疗师需要认真做到同步跟进。患者在接受治疗的过程中会产生许多思绪，会提及许多事件及情境。或许内容有些分散或凌乱，但是治疗师不能因此忽视和迟疑，应该及时、准确、同感地领悟患者所提供的各种信息，不能使患者感到治疗师对其信息理解的滞后、含糊和误解。这样患者会感到不满和失望，对治疗师的信任及信心都会因此受到影响。在病例概念化的框架下治疗师必须整体把握患者的动态及变化，不因为患者问题的繁复而退缩和回避。

3. 允许返工

病例概念化需要耐心细致，精心探索，同时须充分估计到概念化过程的曲折和艰辛。认知治疗严谨的结构有益于治疗师实施治疗的有序操作，但有时会出现治疗师的思路与患者的问题之间难以精确匹配的状态，甚至还会出现适得其反、完全背离的局面。此时，治疗师应保持清醒敏锐的思考，不能固执己见，而应该倍加反思，容许返工，不厌其烦，推倒重来，这样才能避免治疗过程僵持在某一困境中。只有重新思考、重新预设、重新归纳、重新操作，才有可能走出困惑的泥潭，出现"柳暗花明又一村"的新局面。

4. 背景差异

中国历史悠久，地域广阔，文化灿烂。所以在认知治疗的病例概念化过程中不能忽视文化背景的差异问题，尤其需要兼顾南北文化、东西文化及汉族与少数民族之间的文化特点和区别。心理治疗师应根据患者的文化背景特征去理解和同感患者的处境、情绪、行为和认知,不能因治疗师自身的人文知识的局限性而影响到完成病例概念化。

四、识别和收集功能失调性自动想法

认知治疗的心理评估及病例概念化之后,治疗师就可以进入后一个治疗程序,即识别和收集功能失调性自动想法(dysfunctional thoughts)。这是认知治疗跨进实质性内容的开端,是认知治疗能否步入认知调整的第一关。

在我国,由于接受过完整结构认知治疗的患者数量很少,所以一般都没有途径了解到有关自动想法知识的实际内涵。

(一) 认识自动想法及相关效应

自动想法,就是在一定情境下人们脑中自然而然冒出的想法,是一闪而过的念头,又可称为一闪念。当自动想法出现时,会带动人们的情绪、行为、生理等一系列连锁反应。这些反应的相互影响呈网络状态,各种被引发的反应同样对自动想法也构成影响,这就形成了机体的一种内环境,从相互激活到相互影响,再到相互强化,相互凝固。

例如,当见到有人在路上遇到车祸处在生命危急时,你脑中即刻涌现出"救人第一"的一闪念。在这一闪念的激发下,你的情绪是高涨的,行为是利索的,生理是亢奋的。你会奋不顾身地投入抢救伤员的过程。当车祸事件处理完毕后,你会为路人脱离生命危险而感到庆幸,会为自己当时见义勇为的行为感到满足,会为当时冒出的"救人第一"的一闪念而感到自豪,你的助人为乐的精神和行为会受到他人的好评。其实,整个事件过程是瞬间的,连贯的,自然的,简洁的,只是在细分地叙述事件时才被描绘得如此详尽。

以下的简图可以呈现自动想法、情绪、行为和生理反应四要素的相互关联过程(见图 6-2)。

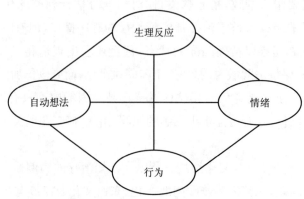

图 6-2　自动想法、情绪、行为和生理反应相互的关联

　　自动想法对于情绪、行为及生理反应的影响很大，一旦被激活，其影响程度会有一定的持续效应。即使一闪念已经过去，情绪、行为及生理方面的反应也会维持若干时间。所维持时间的长短一般取决于引发性社会生活事件的性质、内容，每个个体的个性特征以及对于外来刺激的反应方式和反应强度。

（二）了解功能失调性自动想法

　　对于一位初次接受认知治疗的患者来说，"自动想法"确是一个从未接触过的新概念。所以治疗师需要耐心地向患者讲解、解释何谓自动想法，尤其是与构成心理问题和心理障碍密切相关的功能失调性自动想法。

　　在日常生活中，每个人都有冒出自动想法的现象。但不同的自动想法能产生不同的效应及功能。就功能性质而言，自动想法可以分为正常自动想法和功能失调性自动想法（dysfunctional automatic thoughts）。有的学者又把功能失调性自动想法称为负性自动想法（negative automatic thoughts）或曲解的自动想法（distorted automatic thoughts）。

　　功能失调性自动想法，指的是会直接引出人们身心功能失调的负面结果的自动想法。这些结果包括不悦的情绪、不适应的行为、不适的躯体反应等。自动想法之所以会导致一系列的功能失调，是因为这些想法的本身存在着问题和缺陷。如对事物评价是曲解的，非理性的思考，对问题的判断出现逻辑错误，主观想法脱离客观现实，等等。

　　治疗师应向患者解释，功能失调性自动想法是处在意识层面的一种思维活动形式，它不是个体主动的思考过程，只是从大脑中极速流露而出的一些想法（thoughts）。由于自动想法快速呈现的特点，十分容易被忽略。在面对事件引发的一系列反应中，患者会很自然地把注意力集中到自己在情绪、行为及生理方面的各种反应上，而疏漏了觉察在整个过程中功能失调性自动想法的曾经出现及其关键的激发性效应。

　　总之，治疗师不但需要使患者了解功能失调性自动想法的知识，也应引导患者理解功能失调性自动想法在认知治疗过程中的重要性，学会如何识别和收集功能失调性自动想法，关注自身功能失调性自动想法的动态。

（三）如何识别功能失调性自动想法

　　治疗师需要重点指导患者如何识别功能失调性自动想法，应清晰地向患者解释"功能失调"一词的性质及含义，因为其是患者浅表层面的功能失调的认知。对于功能失调性自动想法的调整将能联动对情绪及行为的相应调整。在通常情况下，人们往往会自然地把"功能失调"与"消极"、"不好"等含义相等同，会把一些在社会价值观方面被否定的内容附加在"功能失调"这个词义中。在认知治疗中"功能失调"的定性范围基本限定在患者本人的范围之内,仅仅是针对自身的认知、情绪、行为、生理反应而言。如果在一定压力的情境下,患者自然冒出的想法即刻影响自身,使自己的情绪产生不良的波动,使自己的行为做出与环境不符或相互冲突的举动,使自己的机体产生不适的生理反应,此时的自动想法就可称为功能失调性自动想法。其实,功能失调性自动想法并非完全脱离社会和现实的评价标准,因为对于个体的行为是否符合适应性行为的标准,与现实生活和当前社会的价值观、伦理观、法律、风俗、习惯及行为规范都有着密切的关系。但总的来说,在认知治疗中关于自动想法的"功能失调"属性是针对患者自身功能的评价,有别于其他评价系统的评价。

治疗师除了要向患者解释功能失调性自动想法的属性内容之外,还需要帮助患者辨清功能失调性自动想法的各种特征性形式。

1. 功能失调性自动想法出现的基本形式

其基本形式是"词汇""短语"或"图像"。在一定情境下,患者大脑中自然冒出的自动想法最多见的形式是词汇或短语,如"倒霉""他忽视我"等。由于词汇或短语出现得很快,是"一闪念",所以自动想法如果用语言或文字来表达时,会显得十分简洁。但就是在这些简短想法的背后却受到隐含在深层的复杂的心理机制的支撑。图像也是自动想法的一种体现形式,患者往往在一定场合会突然闪出"一个镜头"或"一幅图像",这些镜头或图像同样会即刻影响到情绪和行为。如果患者对治疗师所表达的自动想法是"一大段描述",那就不属于自动想法。因为这里已经掺杂了患者此时的思考及其他附加的思维内容,所以这些长段的表述实际上并没有自动想法独有的价值。

2. 功能失调性自动想法很容易与情绪混淆

这是患者刚开始学习收集功能失调性自动想法时很容易出现的一种现象。当患者说:"我很气愤",初看这很像是一个短语形式的自动想法,但实际上这只是患者所表达的一种不良情绪。情绪和情感是指生理性需要和社会性需要获得满足或不满足时的心理体验,与功能失调性自动想法有本质的区别。因此,治疗师在分辨功能失调性自动想法和不良情绪方面必须细细琢磨,这是需要通过不断的临床实践才能逐渐熟悉掌握的基本功。

3. 间接表达形式

患者在表达功能失调性自动想法时除了有直接的明确表达之外,还有一些间接的表达方式,例如"疑问句式"(见表6-1)、"隐含句式"(见表6-2)等。治疗师应有充分敏锐的感受性来识别患者的这些表达方式。患者的表达往往是开放的,但作为治疗师却要十分用心地去领会患者的想法,当患者用其他方式在表达功能失调性自动想法时,治疗师也要能读懂患者的意思,理解患者表述中的"话中有话"。

表 6-1　疑问句式的功能失调性自动想法例句

疑问句式	陈述句式
我能行吗？	我肯定不行。
别人看得出我紧张吗？	别人一定看得出我很紧张。
我会被淘汰吗？	我会被淘汰。
我会惹出事吗？	我会惹出事。
他会信任我吗？	他不一定信任我。
我能承担这个责任吗？	我承担不了这个责任。
不检查会出事吗？	我要再检查一次。
此事怎么能怪我？	此事肯定要怪我。

表 6-2　隐含句式的功能失调性自动想法例句

隐含句式	实际含义
我看书时不知道在看些什么。	我的注意力难以集中。
我觉得自己好像是行尸走肉。	我的生活毫无意义。
我总是无所事事，电视也不想看。	我的兴趣明显下降。
我好像是热锅上的蚂蚁，心总是定不下来。	我十分焦虑。
我对什么人都不放心。	我没有安全感。
我想改变环境，想跳槽。	我不适应当前的环境。
我对要干一件事情很费劲，不想动。	我缺乏内动力。
我不想见人，最好是一人独处。	我对社交恐惧。

4. 区分功能失调性自动想法和其他的思维形式

功能失调性自动想法是一种引起机体多方面功能失调的"想法"，是一个快捷涌现的"一闪念"，并非是一个处于"用心思考"的思维过程状态。自动想法不同于其他的思维形式，如思索、想象、联想、猜想、解释、回想、预测，等等。这些都是一种处在动态思维的一个过程，所以若要表达这些思维内容，患者一般都会说得偏多，讲得偏散，而对自动想法的表达则应该是简洁明了。

对于这两类思维形式的严格区分，关键在于治疗师。治疗师应能鉴别出功能失调性自动想法和其他的思维形式的区别，同时需要及时纠正患者在这些方面的混淆。如果在治疗师的指导下患者对自动想法的形式和内容搞清楚了，就能打开患者浅表认知的一道大门，才有可能通向和涉及潜在层面的负性中间信念和负性核心信念。

（四）如何收集功能失调性自动想法

如何指导患者收集功能失调性自动想法是治疗师的一项颇有难度的工作，往往需要花费较多的精力和时间。治疗师除了要向患者解释功能失调性自动想法容易出现的条件、情境和相伴的心理行为内容以外,还须帮助患者收集各种内容的功能失调性自动想法。

1. 启发患者提取功能失调性自动想法

虽然治疗师已经向患者解释了什么是功能失调性自动想法,教会患者识别功能失调性自动想法的特征和方法,但是当要求患者开始操作收集功能失调性自动想法时,还是会遇到许多实际困难。通常治疗师可以通过一些启发式的谈话来引导患者去发现、领会和捕捉一些比较简易、典型的功能失调性自动想法。例如与一位社交恐惧症患者的谈话:

治疗师:当你见到那位主管时,你的情绪和行为有什么反应?

患　者:我对他感到害怕、胆怯。

治疗师:当时你在行为方面有什么特别的表现?

患　者:我回避他,绕道走,或者干点什么杂事,不让他注意到我。

治疗师:你好好想一想,当时自己脑子里是否冒出过什么想法使得你的情绪和行为产生异样?

患　者:我在想,如果当时面对他,他一定会问我最近的工作情况,可能会对我工作中的许多问题提出质疑。我怕讲得不好,我害怕他平时的盛气凌人的态度。

治疗师:你所讲的只是你当时的推测和思考,还不符合自动想法的特点。你再想一想,准确地表达当引起你害怕情绪和回避行为时脑子里自然地冒出的一闪念。

患　者:当时我有过想法,但一闪而过,有些记不清楚。

治疗师:你现在静静地回忆一下,想一想当时即刻冒出的简短的想法。

患　者:我怕如果这次没有汇报好,往后他对我会一直印象不好。

治疗师:是否还能表达得简练一点?

患　者:我怕给他留下不好印象。

治疗师:你说得很好,这正是你的功能失调性自动想法。这个一闪念就引起了你害怕的情绪和回避行为。

2. 收集治疗谈话中的功能失调性自动想法

收集功能失调性自动想法的方法、场合、技巧有多种,但最基本的方法是治疗谈话。当治疗师和患者在谈及心理问题或心理障碍时,会涉及有关社会生活事件、情绪及行为方面的反应,这些都会联系到构成网状循环影响的关键诱因。

在治疗谈话中收集自动想法有较多优势,可以做到及时、准确、清晰、规范。治疗师和患者谈话的切入点可以用一个典型患者的心理障碍的情境作为话题,讨论在此情境中患者所表现出的负性情绪和行为反应,然后要求患者设法表达引出情绪和行为反应的触发点、念头或想法。治疗师在这方面的引导需要沉着、自然,指向性明确,又要显得随意。最好是用一种充满好奇的口吻进行发问,而不能给患者带来无形的压力。谈话可以是探索性的,不能要求一步到位。可以允许患者的表达有雷同,有反复,甚至出现前后矛盾。因为收集功能失调性自动想法对于有些患者比较容易领会和掌握,而对另一些患者却可能困难重重,迟迟掌握不好要领,达不到准确的要求。这就需要治疗师有耐心和同感,要帮助患者闯过这个浅表层面认知干预过程中的一道难关。

在治疗谈话中为了收集患者的功能失调性自动想法,治疗师的提问也很有讲究。可通过各种不同的提问方式让患者准确地表达出功能失调性自动想法。以下是一些提问技术的句式(见表 6-3)。

表 6-3 引导收集功能失调性自动想法的提问技术

1. 你刚才在想什么?
2. 你在出现情绪波动前是否冒出过什么想法?
3. 你想一想,刚才你很气愤,是什么想法一下子激怒了你?
4. 你情绪会低落到这样的程度,是否有相伴的想法导致你的情绪低落?
5. 就在你出现紧张前的一瞬间,你出现过什么想法?
6. 你这样做,一定有你的想法,这想法是什么呢?
7. 你明明觉得这样做是多余的,但还是照做不误,是什么想法在推着你去做?
8. 就在你做出这样行为前的片刻,有过什么想法?
9. 你出现冲动行为时,是什么想法在支配你的行为?
10. 是什么想法使你放弃这样做了?

3. 在回忆往事中收集功能失调性自动想法

治疗师和来访者在治疗谈话中由于收集即刻的功能失调性自动想法的内容往往有限,所以从回顾往事中收集功能失调性自动想法是一个重要的补充。

患者的心理问题及心理障碍的形成多半由来已久,所以被激发性社会事件引出的一系列功能失调反应的信息十分有价值。但是这些内容都已属于"往事",包括背景事件的情境、当时的情绪反应、行为反应及自动想法,都只能从患者的回忆中提取。回忆是恢复过去经验的过程,是过去的事物不在面前,人们从头脑中把它重新呈现出来的过程。每个个体对于回忆内容的准确度存在着很大的差异,对此治疗师要有充分的了解和估计,因为不少患者在回忆时隔已久的往事时,常常会出现掺入"制作"的成分,会无意地把某些想象、联想、猜测、评判的内容夹杂在回忆之中,较难做到完全的复原。

这在心理治疗中是正常的现象,不能对患者过分苛求。只要治疗师精心地引导,多角度的聚焦,还是能够让患者的回忆内容尽可能准确。

在收集回忆往事中的功能失调性自动想法时,治疗师要同患者一起沉浸到当时的背景状态之中,然后从回忆往事的情境开始逐渐向患者的情绪、行为、生理反应等内容过渡,然后再要求、启发患者回忆当时曾经出现过的功能失调性自动想法。以下是治疗师与一位患厌食症女大学生的谈话片段。

治疗师:你现在的体重是多少?

患　者:65斤。

治疗师:身高呢?

患　者:1.63米。

治疗师:请你回忆一下最初怎么会决定减肥的?

患　者:当时还是初三,为了准备中考,妈妈要我多吃,我也就吃得较多。没想到中考结束,我的体重已有130斤。当进了寄宿制高中,同学们都说我太胖了,不好看。

治疗师:那时你是怎样看待自己的体重的?

患　者:开始我对体重并不很在乎。有一天晚上同学都在寝室,说到身材漂亮的话题,对每个人都相互评头论足。说一个女同学身材最好,她身高也是1.63米,体重是105斤。大家都说我最胖,还说我如果体重减轻到105斤,肯定会比那个女同学更漂亮。我觉得她们说得对,所以我就开始少吃减肥。

治疗师:你当时减肥的目标体重是多少?

患　者:是105斤,和那个女生一样重。

治疗师:当时开始少吃,你的身体有什么反应?

患　者:开始我少吃就觉得很饿,后来我坚持下来了,饿的感觉就几乎没有了。

治疗师:你减少进食的减肥效果如何?

患　者:效果很明显,2个月后我就减到了105斤。

治疗师:当时别人对你的评价如何?

患　者:同学和家人都说我身材好,又漂亮。

治疗师:既然你已达到了减肥的目标,怎么会进食继续在减少,体重继续往下跌?

患　者:我也讲不清楚。

治疗师:你好好回想一下,当时你已经身材很好了,别人都说你漂亮了,照理应该恢复正常进食了,是什么想法阻止你停止控制进食。

患　者:没有什么想法,控制进食已经习惯了。

治疗师:现在你回忆一下,当时你在吃饭时,如果你多吃了一点,你会有什么感受?

患　者:会有一种失败感,很沮丧。

治疗师:你想一想,当时脑中冒出过什么想法使你继续少吃,避免出现失败感?

患　者:我想,我不能多吃,否则就会前功尽弃。

治疗师:这个想法就是你当时的功能失调性自动想法。

4. 收集现场处境中的功能失调性自动想法

在收集功能失调性自动想法的操作中有时也会遇到一些困难,在治疗会谈中患者会出现难以表达在某个特定处境下的自动想法。如果要求患者进行回忆和追溯当时的自动想法,患者会加入想象或虚构。所以针对某些患者的特殊情况,治疗师可采取到现场情境中收集的方法,获取真实、确凿的第一手材料。

有一位强迫症患者,他的症状是对刚停放好的自行车反复进行上锁检查。他锁好了自行车,又马上把锁打开,再锁上,再打开,再锁上,如此反复操作,直到心里感到有了安全感、满足感为止。通常整个上锁过程需要花去半个小时到一个小时,患者也已承受不了这种心理行为的压力。在治疗谈话中,治疗师要求患者讲述在反复上锁时闪现的自动想法,但患者的回答是:"还没锁好",总是讲不到点子上。治疗师就和患者约定在一个地点进行实地操作,在患者反复上锁时引导患者收集功能失调性自动想法。以下是一段实地操作时的情境对话。

治疗师:你就根据平时习惯的上锁方式进行操作。但你需要配合我,当我要求你在上锁或打开锁时,告诉我你即刻在想什么,你要尽快回答你脑中出现的想法。

患　者:好的。我现在把锁锁上。

治疗师:你现在想什么?

患　者:好像没有锁好,想打开再锁一次。

治疗师:你现在可以再打开,再锁上,重复一次。

患　者:好的。我又做了一遍。

治疗师:你现在感到满意了吗?

患　者:没有,还是觉得不放心,还想再来一遍。

治疗师:你已经锁了两遍了,你还不放心,这次你又有什么想法?

患　者:我担心没锁好,自行车会被偷。

治疗师:你以前有过自行车被偷的经历吗?

患　者:有的,已经被偷过两辆车。

治疗师:你现在有什么想法冒出来驱使你会再重复上锁?

患　者:若没锁好,车肯定会被偷走。

治疗师:看来这个想法就是你的自动想法。

5. 收集平时生活中的功能失调性自动想法

在整个认知治疗期间,真正花在治疗性对话的时间十分有限,绝大部分时间患者照常生活、学习或工作,同时也承受着心理障碍带来的痛苦。因此需要患者密切配合治疗,要沉浸在认知治疗的状态之中。平时也应积极完成治疗师布置的家庭作业,在平时的日常生活中要留意识别和收集功能失调性自动想法,并做好记录,用文本的形式整理好,以备在治疗谈话时交给治疗师作为观察资料。

（五）如何记录功能失调性自动想法

当患者识别和收集到功能失调性自动想法时,需要及时地记录这些想法,否则很容易被疏漏和遗忘。对于功能失调性自动想法的记录方法和填写内容也必须根据要求严格操作执行。

1. 记录功能失调性自动想法的方法

患者处在有压力的状态,当发现自己的情绪波动或出现不适应行为时,就可以敏捷地捕捉到功能失调性自动想法。此时就应该立刻把"新鲜出炉"的想法（hot cognition）记录下来。常用的记录方法有：（1）用一个小本子,把功能失调性自动想法记录在本子上,可以同时简单地注明情境、情绪和行为的即时状态；（2）使用手机或录音笔,把自动想法用言语进行录音,在晚上整理录音；（3）用手机以发短信的方式,把自动想法及相关信息写成短信发给自己。患者用不同的方法所记录的功能失调性自动想法都需要认真地进行整理,然后填写到《每日功能失调性自动想法记录表》中（daily record of dysfunctional automatic thoughts）（见表 6-4）。

表 6-4　每日功能失调性自动想法记录表

日期	情境 1. 引起不良情绪和不适应行为的事件或情况。 2. 引起不良情绪和不适应行为的思绪、遐想或回忆。	情绪 1. 不良情绪。 2. 不良情绪的程度。1—100	功能失调性自动想法 1. 引发不良情绪和不适应行为的功能失调性自动想法。 2. 对功能失调性自动想法的相信程度。0—100%

2. 整理填写每日功能失调性自动想法记录表

《每日功能失调性自动想法记录表》共分 4 个栏目,包括日期、情境、情绪和功能失调性自动想法。对于情境这一栏可以填写引起不良情绪及不适应行为的事件、情况等内容。在情绪这一栏目中,除了明确地填写不良的情绪内容,如沮丧、焦虑、孤独、失望,等等,还需要对不良情绪的状态程度进行评分,分值是从 1 分到 100 分,1 分表示不良情绪的程度最轻,而 100 分则表示不良情绪的程度最为严重。在功能失调性自动想法这一栏中,除了填写引发不良情绪和不适应行为的自动想法之外,还须由患者自己对功能失调性自动想法的相信程度从 0 到 100％进行评分。100％是属于对功能失调性自动想法的完全相信。

在认知治疗的实际临床操作中,无论是对于想法的相信程度还是对情绪的严重程度的大跨度的评分,对于患者来说确实有较大的难度。对此可以进行一点变通,把单位进行紧缩,对不良情绪程度的打分可以改为从 1 分到 10 分,而对功能失调性自动想法的相信程度虽然仍是 0 到 100％,但以 10％作为一个跨度单位。这样患者在评分的操作中就能容易一些。

五、检验和矫正功能失调性自动想法

在这一节中,着重阐述如何检验和矫正功能失调性自动想法,这正是对浅表层面认知干预的重要一步。认知治疗的基本原理就是通过改变患者对自己、对他人、对环境、对世界的功能失调的、负性的、曲解的、非理性的想法和看法,从而来调整、改变患者的情绪、行为和生理反应,达到消除心理问题和心理障碍的目的。

认知的调整是一个复杂而又艰巨的过程,不可能一蹴而就。调整功能失调的自动想法是认知干预的第一阶段,总体可以分为两大步骤,这就是检验和矫正。

(一) 检验功能失调性自动想法

绝大多数患者对于自己的负性自动想法的认可程度很稳定,相信程度很高。如果要求患者对于自己的自动想法进行相信程度的打分评估,尽管不一定都会达到 100％,但起码也会在 80％—90％。他们几乎不假思考地确认这样的想法是正确的,合理的,也不会去反思其中是否有问题或是否存在某些曲解。因此治疗师不能勉强地要求患者承认自动想法存在着问题,也不能强求患者放弃这些功能失调的自动想法。治疗师要从引导患者检验自动想法做起,让患者逐步认识到自己脑子中冒出的自动想法是存在问题的,是非理性的,是功能失调的。

治疗师在运用认知干预技术的同时,需要引导患者掌握对功能失调自动想法逐步认识、逐步动摇、逐步淡化、逐步放弃的循序渐进的过程。在帮助患者检验功能失调性自动想法的操作方面可以从以下几方面进行实施。

1. 治疗师对患者记录的自动想法内容进行归类和分析

由于患者对不良情绪和不适应行为方面的表现比较敏感,所以治疗师与患者的谈话可以从这两方面着手。

治疗师从患者每日功能失调性自动想法记录表中能够获得大量有关自动想法的信息以及与自动想法直接相关联的情绪反应。即使患者在记录表中所记录的内容较多,出现自动想法的情境繁多,但若对数日或数周的自动想法记录表进行整理分析,治疗师不难发现患者在功能失调这一栏中所填写的内容具有集聚的倾向。也就是说,患者所表达的自动想法的内容和形式有所重复或大同小异,这就为治疗师着手对自动想法进行评估提供了较为集中的范围。治疗师可以根据功能失调性自动想法的类型对患者的自动想法有一个基本的估测和定位,做到有所聚焦,心中有数。

2. 治疗师集中对患者重复性高的功能失调性自动想法重点进行检验

治疗师在帮助患者检验自动想法是否功能失调时有一个基本的评估原则,这就是自动想法对患者的情绪和行为的作用及功能所产生的效果。如果一个自动想法激发的情绪是不良的(如:抑郁、沮丧、焦虑、担忧、恐惧、害怕,等等),对行为的影响是不适应的(如:退缩、回避、坐立不安、行为反复、厌食、自残,等等),产生躯体不适症状的(心慌、心悸、胸闷、恶心、腹胀、心疼、乏力、尿频,等等),那么这个想法就是功能失调性自动想法。

治疗师可以与患者一起参照《常见曲解自动想法类型表》(见本书表4-1)进行对照,逐一进行讨论,让患者找出与自己自动想法相符的功能失调的自动想法。为了让患者对习惯冒出的自动想法有所反思,发现问题,治疗师在检验自动想法时可以与患者从以下两方面进行讨论。

(1)既然自动想法会引出不良情绪和不适应行为,说明该想法存在功能失调问题,所以需要思考查明该想法的原因。

(2)既然从记录表中查出了相符的功能失调性自动想法,那就须从正反两个角度,用具体依据来验证自动想法的实际效应。

检验患者的功能失调性自动想法的实际效应体现在患者对该想法开始产生疑惑,产生动摇,目标是要把患者对负性自动想法从原来较高的相信程度逐步地降低,并为矫正功能失调性自动想法,用理性的自动想法进行替代做好准备。

3. 在检验功能失调性自动想法操作中需要注意的阻力问题

在检验功能失调性自动想法中,治疗师还需要应对一些固执己见的患者,他们会与治疗师进行较劲,强词夺理,难以疏通。虽然这些现象在认知治疗中出现较少,但治疗师还是需要应对和排除这些可能遇到的阻力问题。

（1）患者纠结在一些社会标准而脱离自身的评估标准，使治疗师在检验自动想法时出现阻力。在这种情况下，从本质的角度，社会评估标准和患者的自身评估标准不会背离很远，但在有些社会生活事件的现象面前，患者容易忽视对自身的评估标准而固执地坚持功能失调性自动想法。此时，治疗师需要引导患者把目光集中到自身的状态，引导患者认识到在调整心理问题及心理障碍的过程中，所有的评估目标应以患者自身的身心健康为主线。

（2）某些患者对于自己冒出的自动想法十分坚信，认为理由充分，逻辑无误，很容易使治疗师在检验这些自动想法时感到为难，似乎难以动摇患者的想法。出现这种情况，首先治疗师应该充分倾听患者对自动想法如此坚信的理由，无需与患者争辩选择的对与错。其次，治疗师需要坚持清晰的目标定位，为的是帮助患者解决心理问题或心理障碍。因此与患者的谈话需要紧扣情绪和行为这两个指标，要以不良的情绪和不适应行为来衡量自动想法的功能失调。治疗师应该把患者的思绪引入"自动想法—情绪—行为"这一浅表层面的三大要素，用情绪、行为的客观现状来检验自动想法的现实功能。

（二）矫正功能失调性自动想法

矫正功能失调性自动想法是治疗师对患者在浅表层面进行认知干预的重大工程。自动想法是认知模式中浅表层面的认知，因此只有首先在该层面中有效地矫正功能失调性自动想法，才能同步地调整好患者的情绪和行为，为进一步调整深层面的负性信念打下扎实的基础。

对于功能失调性自动想法的矫正，治疗师必须把握整体的策略和步骤，有条不紊地进行干预。对患者的功能失调性自动想法的矫正过程，实质上是帮助患者重建新的理性想法并对功能失调性自动想法进行替代的过程。当重建理性想法获得成功后，就需要不断强化操练这种重建和替代过程，最后使患者能够做到自然、稳定地以理性的合理的想法取代和覆盖功能失调性的自动想法，使患者在情绪、行为及其他各方面都获得调整。

治疗师可以以《每日理性想法替代功能失调性自动想法记录表》（见表6-5）作为框架，帮助患者进行理性想法的替代调整。

1. 表述情境

在治疗谈话中，治疗师和患者围绕《每日理性想法替代功能失调性自动想法记录表》的每一栏目的内容进行交流和讨论。该表的情境内容应该采用最近发生的、具有代表性的典型实例。写出有关引出不良情绪和不适应行为的事件、情况与一些患者的

表 6-5　每日理性想法替代功能失调性自动想法记录表

日期	情境	情绪	功能失调性自动想法	合理的反应	结果	行为的进步
	1. 引起不良情绪的事件或情况。 2. 引起不良情绪和不适应行为的思绪、遐想或回忆。	1. 不良情绪。 2. 不良情绪的程度。1—100	1. 激发不良情绪的功能失调性自动想法。 2. 对功能失调性自动想法的相信程度。0—100%	1. 写出理性替代想法。 2. 对理性替代想法的相信程度。0—100%	1. 再评估对原先功能失调性自动想法的相信程度。0—100% 2. 再评估不良情绪的程度。1—100	

思绪。在填写这一项内容时,重点表达事件对于情绪的直接影响。

2. 情绪评分

要求患者简要地描述此时的不良情绪状态,并且对不良情绪状态进行评估打分。分值从 1 分到 100 分,100 分表示情绪最糟糕。如果患者对用 1—100 分感到困难,可以用简化的 1—10 分来表示。

3. 关联想法

让患者表达是什么自动想法激发不良情绪,这些自动想法是如何影响情绪,想法和情绪究竟怎样关联。对功能失调性自动想法的相信程度有多大,用 0—100% 来表示。

4. 探寻替代

治疗师要用心、耐心地引导患者进行理性思考,试着以情绪的好转为标准,采用其他的思考方式来替代功能失调性自动想法,并体验情绪是否有变化,是否有改善。如果所采用的替代想法没有效果或效果甚微,就应该更换其他的替代想法,直到见效为止。在这个过程中,治疗师不能为患者提供自己预置的想法,不能让患者盲目地接受自己的观点和想法。治疗师的作用最主要的是启发,对患者自己想出的替代想法可以进行讨论,评估替代想法的实际效果。

尽管患者在治疗师的引导启发下能够通过努力思考出理性的替代想法,但是患者对此新的想法的相信程度还是较低的。维持已久的功能失调性自动想法对于患者已经十分习惯,患者难以堵住想法的自然涌出。所以在用理性想法替代负性自动想法的过程是处在两种想法的对峙和冲突之中。治疗师应该估计和理解患者此时的处境,替代想法的操作艰巨。同时应该积极地鼓励患者在调整中的信心,只要患者的情绪状态有所改善,这一结果就能成为一个正性的强化物,去强化患者坚持用理性想法对功能失调性自动想法进行不断的替代,同时也能逐步提高患者对理性替代想法的相信程度。

5. 再次评估

通过理性替代想法的探寻,实际上同步是对原来功能失调性自动想法的一种动摇。如果理性想法的建立并能起到替代的效果,患者对功能失调性自动想法的相信程度自然会降低。这也可通过 0—100％ 的评分方法对替代想法操练后的效果进行当场评定,同时也对此时的情绪进行 1—100 分的评分。

矫正功能失调性自动想法的整个干预过程会占去认知治疗较多的时间,这在认知治疗中是需要的,值得的。如果在这一环节中患者迟迟没有完成,难以推进,治疗师还需多花时间,多下功夫。治疗师要充分地理解,功能失调性自动想法是不可能用堵的方法使患者不再冒出"一闪念",用"不应该这样去想"、"这样的想法对你不利"等规劝语言是难以消除患者功能失调性自动想法所产生的负性效果。所以只有采用理性想法替代的干预方法,才能够达到行之有效的干预目标。

治疗师应在治疗性会晤中使患者基本掌握整体矫正功能失调性自动想法的操作全过程,让患者在思考和表达的同时,也可由患者逐一填写《每日理性想法替代功能失调性自动想法记录表》的每个栏目,达到符合治疗师的规范要求。治疗师可以采用填写该表作为家庭作业,要求患者在治疗谈话的间隔时间里尽力完成好家庭作业,并不断复习和操练。

六、探索、检验并矫正负性中间信念

成功地指导患者完成功能失调性自动想法的理性替代,只是治疗师在浅表层面对患者进行认知干预的一个阶段性成果。由于浅表层面的认知是受潜在层面心理机制的作用和影响,因此,要使患者完全消除不由自主地涌现的功能失调性自动想法,从根本上解决心理问题或心理障碍,一定要进一步调整潜在层面的心理机制,矫正信念系统中存在的非理性的负性成分,这样才能真正做到认知的调整和转变,达到标本兼治的治疗目标。

在患者的信念系统中，由于负性核心信念对功能失调性自动想法的影响是通过负性中间信念的功能失调的假设和规则构成传递和中介作用，因此探索、检验并矫正负性中间信念则是实施潜在层面认知调整的不可忽略的重要一步。

（一）探索功能失调性假设和规则

功能失调性假设和规则的存在比较隐含，因此需要治疗师和患者共同进行探索查寻。治疗师根据病例概念化的理论能够认识到患者功能失调性自动想法之所以会源源不断地涌现，是因为想法的背后有其来源。当治疗师向患者询问为何在一定的情境下总是会冒出形式、内容趋同的自动想法时，患者会为之感到疑惑和困扰。他们只是体会到这些想法出现的速度之快以及产生的不良效应，却很难表述功能失调性自动想法的确凿来源。因此治疗师应启发患者，让患者了解自动想法的背后有它的根源。只有找到了根源，彻底加以改变和清除，才能真正达到解决心理问题或心理障碍的治疗效果。探索功能失调性假设和规则可以根据以下步骤进行。

1. 启发患者了解假设和规则

治疗师应根据病例概念化的理论，通俗易懂地向患者介绍关于人们信念系统的相关知识。让患者了解人们从童年开始及以后的成长发展过程中会因一些内外因素、遇到某些重大或特殊的社会生活事件，在不知不觉中对个体的认知产生深远的影响，对自我、对他人、对世界形成一套自己独有的想法、看法和做法，这也就逐渐强化、塑造、沉淀、铭刻下来，日积月累，潜移默化地形成了个人的一套信念系统，其中主要包括核心信念和中间信念（假设和规则）。人们在日常生活中实际上都不断地受到自己信念系统的影响。在人们的信念系统的成分中也有正性和负性之分，平时都处在隐含的、相对静止的状态，所以信念中的负面成分的功能并不显现。但是，当核心信念中的负性成分在某些因素或特殊条件下一旦被激活，就会活跃起来，促使大脑中不断地涌现出功能失调性自动想法。从而引发了情绪、行为及生理反应等一系列的问题或障碍。因此，要阻断患者的功能失调性自动想法的涌现，就需要从调整其信念系统中的负性成分入手，先从改变负性中间信念做起，从调整功能失调性假设和规则做起。

2. 指导患者识别功能失调的假设和规则

治疗师需要指导患者识别功能失调性假设和规则，首先要使患者了解假设和规则的基本表述形式。假设的表述形式通常有"如果……那么……""倘若……那么……""万一……就……""一旦……就会……"等。而规则通常表达为"必须……"。

其次，治疗师可以运用一些技术和技巧来引导患者识别自己思维中的负性中间信念。常用的方法有以下几种：

（1）从功能失调的自动想法中直接提炼中间信念。例如：

治疗师：你在功能失调性自动想法记录表上写道："上次我失误了，以后我肯定会经常犯同样的错。"你能否告诉我这里包含的衍生假设是什么？

患　者：我的假设是，如果我一直犯同样的错误，那么我这辈子就会无所事事，平平庸庸。

（2）治疗师通过患者提供信息中的假设内容的前半部分的前提部分，设法引导患者表达出假设内容的后半部分的结论。例如：

治疗师：你说你一旦进入相对封闭的、空气流通较差的环境，你就会感到害怕，还会即刻逃离这样的场所。

患　者：是的。如果我在类似的环境里时间一长，就会赶紧想方设法回避和离开现场。

治疗师：你已经说到了，如果待在这样的场所时间长了，那么你认为会发生怎样的难以接受的后果呢？

患　者：倘若我一直待在那里，那么我肯定会心脏病发作，猝死在那里。

（3）治疗师通过直接的点拨，诱导出患者长期固定的规则。例如：

治疗师：你说你每天放学前总是要最后一个离开教室，这是为什么？

患　者：我要等待所有同学都走了，我才可以换椅子。

治疗师：换椅子是什么意思？

患　者：我必须把今天班级中成绩最好的同学所坐的椅子和我坐的椅子进行调换，这样我明天就可以坐他的椅子上课了。

治疗师：坐上成绩好的同学坐过的椅子有什么特别的好处？

患　者：那位同学成绩好，说明他很旺，他坐的椅子也一定很旺。我如果坐在这样旺的椅子上听课，那么我的学习成绩也就会很好。所以我必须与成绩好的同学调换椅子。

治疗师：你每天都要在最后离开教室前换好椅子吗？

患　者：是的，因为每天学习成绩好的同学在变换，我只好等到大家都离开后再交换新的椅子。

治疗师：换椅子真有这样神奇的效果吗？

> 患　者：开始时真的很有效果，后来发现也不一定都有效，但交换椅子已成了自己的习惯动作，每天必须换，非做不可，否则就感到不踏实。
>
> 治疗师：这实际上已经构成你的规则。

（4）治疗师通过逐级挖掘推导技术引出中间信念。

逐级推导又被称作"垂直向下技术"（vertical descent），是博恩斯（Burns）在1980年首先提出的。这在改变患者的假设和核心信念方面是一个常用技术。

逐级推导的目的是为了引导患者从自动想法开始推导支撑自动想法背后的深层面的假设及核心信念。所以推导的起点是自动想法，经过中间信念，最终抵达核心信念。

逐级推导的操作从患者列举情境开始，治疗师向患者提问，在此情境下你有什么自动想法冒出来。当患者清晰地表达出自动想法后，治疗师开始运用一些推导探究的疑问句进行一系列逻辑式提问。例如："如果此想法是对的，这将意味什么""对你来说，这意味着什么""对于这……难道就……"等，对患者深层的认知进行启发式的追溯。例如：

> 治疗师：你在《功能失调性自动想法记录表》中有这样的记录："我的字写得不好看，我不行。"你评价自己的字写得不好，这意味着什么？
>
> 患　者：古人说"字如其人"。我的字写得难看，说明我不行。
>
> 治疗师：你说你不行，这里指的是什么方面不行？
>
> 患　者：我的能力不行。
>
> 治疗师：如果说你的能力真的是不行，这能说明什么？
>
> 患　者：说明我没有出息。
>
> 治疗师：对你而言没出息这意味着什么？
>
> 患　者：意味着我无能。
>
> 治疗师：我们仔细再想一想，你的意思是如果字写得不好，那么就说明自己是没有出息，就是无能。在你这一思考跨度中是否存在着问题？
>
> 患　者：让我再重新思索一下。

（5）通过直接询问的方法，让患者明确表达其中间信念。例如：

> 治疗师：你多年来一直求诊看病，但一直没有查出客观的器质性或功能性疾病，而且还不罢休，还想继续看病。你到底是怎样想的？
>
> 患　者：如果我不查到疾病，那么疾病就姑息在身上，总有一天会酿成大病，成为

不治之症。

治疗师：你的意思是，如果不去看病，那么就会患上大病。

患　者：正是这样。

（二）检验并矫正功能失调性假设和规则

由于功能失调性假设和规则是功能失调性自动想法的支撑，因此治疗师有必要帮助患者对这些认知深层面的假设和规则进行检验和矫正，构建合理的假设和规则，从而才能达到对认知系统中负性成分的调整及更新。以下是常用的心理干预技术。

1. 挑战功能失调的规则

患者功能失调的规则通常是以"必须"的陈述方式进行表达。由于这些陈述中掺杂了不合逻辑及过分概括的成分，因此要改变患者长期形成的功能失调的"必须"的想法单靠治疗师的一味否定是难以奏效的，所以需要顺着患者的逻辑，循循善诱地对患者的陈述提出质疑，给予空间，让患者多一个角度进行重新思考。

治疗师在医患谈话中可以通过提出一些疑问的方式向患者询问，例如：

——这个规则是从什么时候开始形成的？

——这个规则是在怎样的情况下确立的？

——当时确立这样的规则有那时的情况，现在一直沿用这样的规则是否妥当？

——这个规则是只对你个人合适呢，还是对所有的人都合适？

——你真的完全是照着这个规则在做吗，是否有规则松动的时候？

——如果不遵循你的规则行事会产生怎样的后果？

——你对没有遵循像你这种规则的其他人是怎样看待的？

治疗师可以通过治疗中的某个典型实例，以填写《考查并挑战功能失调性规则练习表》的方法对患者的规则进行梳理和调整。（见表 6-6）

2. 成本—效益分析

患者往往对于自己固守的规则很少进行反思，他们坚信规则是合理的，并严格地根据自己的规则处事。其实患者在执行和操作这些功能失调性规则时往往要付出极高的代价和成本，所得的效益却很低，仅仅是获得遵循规则的满足感而已。虽然患者已被这些规则搞得入不敷出，筋疲力尽，但还是固执己见，执迷不悟。此时治疗师可以通过成本—效益分析技术，与患者一起"仔细算账"，来引导患者以清醒的头脑重新审视其规则。下面是治疗师与一例过度洗手强迫行为患者的一段谈话：

表 6-6　考查并挑战功能失调性规则练习表

对规则"必须"的陈述
对规则的相信程度(0—100％): 情绪(1—100): 成本: 收益: 在怎样的情况下建立了这个规则? 你对其他人是否都要求遵循这个规则? 为什么? 对这个规则用"偏好"而不是"必须"来重新进行表述。 通过重新表述所产生的新效果: 　　对规则的相信程度(0—100％) 　　情绪(1—100)

治疗师:你每天要花多少时间洗手?

患　者:一般要 3 个小时左右。

治疗师:你怎么需要花那么多时间?

患　者:我每次都依照我的洗手程序洗,就得用去这些时间,好像还有些不够。

治疗师:你的洗手程序是怎么回事?

患　者:我是根据手的不同部位有程序地依次洗的。

治疗师:你的部位程序是怎么分的?

患　者:手掌——手掌背——手指内侧——手指背侧——每个手指两个侧面——
　　　　手指甲。每个部位我要搓 8 次,整个程序我要重复 6 遍。

治疗师:你在洗手时会出现因打岔而疏漏某个部位吗?

患　者:会的。有时可能出现疏漏,我就补洗或重复洗。

治疗师:你对每天这样方式的洗手感到累吗?

患　者:累的,但是也没有办法。如果我不是这样洗,我就会感到没有洗干净,心
　　　　里觉得很不舒服。

治疗师:你是否愿意尝试改变你的洗手方式?

患　者:愿意,但好像有难度。

治疗师:我们一起来填写一张《成本—效益分析表》,细细分析一下你这样洗手方式的成本和收益情况。(见表 6-7)

表 6-7　成本—效益分析表

有利之处(效益)	不利之处(成本)
手洗干净	花费时间长
心里感到踏实	影响正常作息规律
满足感	焦虑
	疲劳
	浪费水
	生活质量差
	家庭关系紧张
	社会功能缺损

患　者:好的。

治疗师:通过讨论和填写《成本—效益分析表》,你现在有什么新的感悟?

患　者:我洗手规则的成本很高。

治疗师:看来你的规则需要调整。

患　者:是的。

3. 合理假设替代

合理假设替代是在治疗师的引导下让患者根据"合理"的要求去尝试用新的假设来替代以往习惯的功能失调性假设的方法。假设的合理性标准是以引出患者理性的自动想法、良好的情绪状态、适应的行为表现为指标。

合理假设替代是通过医患合作,一起填写《功能失调性假设的合理替代练习表》的方法来操作。表格的左边一栏是填写原来习惯的假设,右边一栏是填写新的合理替代假设。以下是一例社交恐惧患者填写的《功能失调性假设的合理替代练习表》(见表 6-8)。

填写合理替代表仅仅是治疗师对患者的一种引导、探讨和尝试过程。由于患者对于长期形成的习惯假设具有一定的思维定势,所以患者从治疗谈话中的改变到真正内化和内在改变还需要耐心的操练和不断的强化,这样才能产生中间信念改变的稳定效果。

表 6-8　功能失调性假设的合理替代练习表

原来习惯的假设	新的合理假设
1. 如果我在公共场合,那么我会很关注其他人对我表情的反应。 2. 如果我的紧张表情被别人发现了,那么我会觉得很丢脸。 3. 如果我的紧张表情被别人发现了,那么别人一定会随着我的紧张而开始紧张。 4. 如果我在别人面前出丑,那么我一直会被别人瞧不起。 5. 如果我遇事一直很紧张,那么我活着还有什么价值。	1. 如果我到公共场合办我的事,就没有必要去关注其他人的表情。 2. 如果别人发现我的表情紧张,我的表情的确是容易紧张,仅此而已。 3. 如果我的紧张表情被别人发现了,别人会出现什么反应是别人的事。 4. 如果我在别人面前感到紧张,多半是自己的感受,谈不上是出丑。别人对我的评价可以不予理会。 5. 如果通过治疗和自我努力,我的紧张情绪和表情得以调整,我的生活前景应该没有问题。

七、揭示、质疑并矫正负性核心信念

认知治疗进入对患者核心信念的干预,意味着到达了解决患者认知潜在层面的攻坚阶段。如果说认知治疗具有标本兼治的功效,那么揭示、质疑并矫正负性核心信念则是产生此疗效的最为关键的一步。

核心信念是人们自童年开始以及往后成长发展过程中长期形成和沉淀的信念中最为核心的部分。每个人在核心信念中多多少少会掺杂一些负性的成分,这会随内外环境及条件的改变不断得以修正,使核心信念基本保持合理的、正性的状态。核心信念直接影响到个体对自我、他人和世界的评价、应对及展望,因此,人们在两个层面的认知功能的充分发挥以及与之相连的情绪、行为、生理功能等都将保持一种良好状态,身心健康也因此而获得体现。

然而,如果核心信念中的负性成分充塞至高比率的程度,这些负性核心信念就会支配性地影响到人们对自我及对周围事物的合理评估,随之就联动地构成负性中间信念,并在某些因素的激发下激活功能失调性自动想法,个体的情绪和行为,包括生理功能都因此出现负性变化,引起整体功能失调的结果,心理问题或心理障碍也就油然而生。

但是,负性核心信念并非永久凝固、牢不可破的。只要患者认识到负性核心信念,努力矫正负性核心信念,完全有可能摆脱负性核心信念的束缚,从改变信念做起,达到功能失调认知和行为的全面调整。当然这一矫正过程不可能由患者自发地、独立地去完成,这需要在治疗师的精心引导下,通过认知治疗的规范结构的干预过程,加上患者的齐心协力的配合,才能达到转变负性核心信念的目的。

以上这些原理正是治疗师在对患者的核心信念进行心理干预时,需要向患者明确说明的。

（一）揭示负性核心信念

治疗师除了向患者提供有关核心信念的知识以外，还需要指导患者揭示其存在的负性核心信念。治疗能否进入这一步，治疗师应该有充分的估计及准备。通常治疗师不应匆忙地跨入这一步，而是应该在确认患者已经学会矫正功能失调性自动想法，掌握了负性中间信念的合理替代，并且已经获得心理调整的初步成果，身心症状有所缓解或改善的情况下才可深入揭示负性核心信念这一步。患者对于自己所存在的核心信念的领悟各有所长，有些一点就通，有些则不然，他们会感到十分困难，搞不清楚负性自动想法的潜在层存在着信念系统的支持。所以治疗师需要花上较大的功夫向患者诱导，在功能失调假设和规则的更深层还有负性核心信念的存在。尽管治疗师根据病例概念化的理论会对患者的负性核心信念有一定的估量，负性核心信念虽然处在患者的意识层面，但是要求患者自觉、主动、清晰地揭示和表达自己心理深处的核心信念，他们确实难以做到。所以，治疗师需要通过一些较为直观的方法，把这既难以理解又难以表达的内容简易化地帮助患者揭示出来。除了在治疗性谈话中运用语言引导以外，治疗师还可以向患者展示《常见负性核心信念一览》（见表 2-1），要求患者参照表中对自我、对他人及对世界的负性核心信念的内容进行自我对照，找出与自己相符的条目。如果有的患者从一览表中找到相符的条目较多时，可以要求患者指出相对重点的条目，这便于治疗师能更有针对性地对负性核心信念实施干预。

对于患者认同的负性核心信念，治疗师应了解患者对于这些信念的相信程度。可要求患者对其相信程度用 0—100％来表示。通常心理干预不可能也不需要患者对负性核心信念的相信程度降到 0，因为患者的相信程度只是一个相对值。有时患者对于负性信念的相信程度下降到 20％，虽说还残余约 1/5，但此信念已经失去其主导的影响作用，不再扩展地影响到中间信念和自动想法，对患者在信念调整中所取得的成绩应给予肯定和认可。如果患者对重新建立的信念的相信程度从 30％上升到 50％，虽然对于 50％的绝对值来说还只是处在一半状态，似乎还是"半信半疑"，但是只要此时相信程度的信念能够产生积极的效应，能够一定程度地促进改变自动想法、情绪和行为，那么对于从 30％上升到 50％的相信程度的提升同样应该获得治疗师的认同和鼓励。

（二）质疑并矫正负性核心信念

治疗师对于患者负性核心信念的质疑和矫正是一个十分艰巨的过程。质疑实际上已经包含了部分矫正的功能,所以质疑和矫正往往并存在同一个干预策略和干预措施中。

用于矫正负性核心信念的技术和方法,除可以参考和借用调整自动想法及矫正假设和规则的策略及方法外,还可以运用一些其他方法进行信念的矫正。其中包括:苏格拉底式对话、行为试验、理性—情绪角色扮演、以他人为参照点、以改变的行为强化信念的改变、自我显露、重建早期记忆、运用比喻方法、重建合理信念、孔子式对话,等等。

1. 苏格拉底式对话

苏格拉底式对话技术在改变患者不同层面认知中都可采用,并能获得可观的效果。掌握苏格拉底式对话对于治疗师都是一个颇有难度的技术,必须懂得此技术的精髓,只有不断实践,才可熟能生巧。

苏格拉底是古希腊教育家,他认为人生来灵魂中就蕴含着真理,只是为后天所蒙蔽,通过启发可以让真理呈现,因而智慧不是认识自然,而是"认识你自己"。苏格拉底方法重视过程,并不以知识教人,而是教人如何获得知识。他在意知识的"生产"过程,而不是生产出何种知识。苏格拉底的启发方法是通过层层设问帮助对方理清思路,从而使其得到新知识或认识到自己原有知识的谬误,进而激发自己进行更深入的思考。在不断的层层诘问中体现出来的逻辑与思辨的光辉,是苏格拉底启发方法的魅力所在。

治疗师只有真正领会了苏格拉底式对话的技术内涵,才能通过对话,启发式地动摇和改变患者负性的核心信念。以下是治疗师和一位抑郁症患者讨论信念话题时的一段苏格拉底式对话:

> 治疗师:你深信"我被忽视",所以很郁闷。
>
> 患　者:是的。
>
> 治疗师:是谁忽视了你,什么时候忽视你,怎样忽视你?
>
> 患　者:我自小不和父母住在一起,父母照顾我的弟妹。我从小和奶奶一起过,一直到上小学。我不在父母身边生活,被父母忽视,得不到关心。
>
> 治疗师:在你成长过程中还有谁忽视你?
>
> 患　者:初中阶段有个数学老师忽视我,有一次数学竞赛报名就漏了我,结果我没有去成。
>
> 治疗师:后来呢,又有谁忽视了你?
>
> 患　者:我在上大学时对一个女生很好,但她始终对我没有感觉,她忽视我。
>
> 治疗师:你在奶奶身边时,奶奶喜欢你吗?
>
> 患　者:喜欢的。

治疗师：难道你奶奶一直忽视你吗？

患　者：她没有忽视我。

治疗师：你能否举一些例子，说说你父母也有重视你的时候？

患　者：父母对我的学习一直很重视。我中考时没发挥好，结果成绩离录取重点高中还差 2 分，尽管当时家境不好，父母还是出了不少钱才让我进了重点高中学校。

治疗师：你是否有老师喜欢过你？

患　者：我高中的班主任很喜欢我，待我很好，给我很多机会。我能上大学与他的关心鼓励分不开。

治疗师：你现在已是在读研究生了，你能否具体讲述现在有谁在忽视你？

患　者：讲不清楚，大学师生关系、同学之间关系都比较松散。寝室里的同学对我都很好。

治疗师：你回顾一下，从幼年开始，小学、初中、高中，一直到大学，家人、老师、同学、其他人，他们对你是忽视多呢还是在意多？

患　者：现在看来是在意的多。

治疗师：你怎么会一直认为自己被别人忽视呢？

患　者：我长得矮小，不帅，我从小就这样认为我是一个不起眼的人。

治疗师：矮小、不帅、不起眼就一定等同被别人忽视？

患　者：这倒也不一定。

治疗师：现在你还坚信自己是一个一直被别人忽视的人吗？

患　者：好像也不完全是这么一回事。

2. 行为试验

对某些患者在行为方面表现突出的负性核心信念进行矫正时，治疗师可以为之专门设计一种或多种行为试验和检测的方法，让患者通过行为检测来评估信念的合理性和有效性，其效果往往胜过在治疗室中的医患谈话，因为这些检测的结果很现实，很直观，具有很强的实证性和说服力。

例如，有一位患有强迫洗涤的女青年，她的负性核心信念是"我不可爱"中的"我很倒霉"。她每天上班回家第一件事就是进了房门直冲浴室，匆忙洗澡换衣。出浴室后就用 75％ 的酒精棉球擦洗从房门到浴室所经过的走道及厅室的墙壁和地板。擦洗完后再到浴室进行第二次洗澡，仔细地洗上三遍，又换上第二套干净的衣服后这才完事。她一直认为很倒霉，觉得走在马路上或人行道上时总有脏水随风飘溅到她的身上。在回到家里走进房门后，身上曾溅到的脏水就会溅射到房内的墙上，污染了家里的环境。

治疗师为了矫正患者的信念，专门安排了一个实验。在办公室里以一排铁质橱柜模仿墙体，由患者从室外走进办公室，贴近铁质橱柜来回行走，然后由患者用高品质面巾纸对橱柜的表面擦拭，检查是否有从衣物溅射到橱柜铁质表面的污水，结果患者没有发现任何污水的痕迹。由于整个实验的安排是患者认同的，所以患者对实验的结果也很信服。

通过行为试验证实了患者的感知有误，判断有误，应对有误，由此使患者对于"我很倒霉"的信念开始感到有误。

3. 理性—情感角色扮演

有一些患者从理性角度明知自己的信念是负性的，是功能失调的，但是从情感角度还是不愿彻底放弃已经习惯固定的信念。在这种情况下，治疗师采用"理性—情感角色扮演"技术矫正患者的负性核心信念。

在具体操作上需要把握以下一些要点：

（1）围绕信念的主题，先由治疗师扮演理性角色，由患者扮演情感角色进行对话讨论。虽然治疗师是理性角色，所谈到的观点是理性的、合理的，但是此时的理性内容应该取自患者认知的理性部分，避免治疗师以自己的价值观充当对话中的理性角色。需要构成一种氛围，是患者的理性部分在和非理性部分之间的对话，两者进行诘难和冲撞。

（2）当角色进行互换后，治疗师需要采用前面谈话时患者的语言、论调，模仿患者的语音、语调与理性角色的患者进行对话。一般情况下，患者会借用治疗师先前表达的方式进行回应，但有时也会出现应答困难或"卡壳"。此时，治疗师应给予患者一些启发和引导，让患者能以可以接受的观点和表达方式越过对话中出现的坎，并继续进行角色对话。

（3）许多患者在通过"理性—情感角色扮演"以后会感到很有启发，也多少开始接纳自己在扮演理性角色时所表达的观点，体会到自己的理性部分能够对抗自己的情感部分。但是，患者往往会感到不舒服，不自然，很陌生。这些都是正常的现象和反应。治疗师应向患者进行解释，淡化这些实际存在的反应。同时也要敏感地去体会患者对哪些理性思考更具有亲和力和倾向性。治疗师需要发现和增强患者自身固有的理性潜力，扩展和巩固患者理性的、正性的信念成分。

4. 以他人为参照点

由于有心理问题及心理障碍患者的认知特征与正常人群存在着显著差异，所以在矫正患者负性核心信念时可以通过"以他人为参照点"的方法，让患者感悟到自己有别于他人或功能失调。

有一位抑郁并有自杀倾向的青年是某重点大学的在读博士生，她的核心信念是"我没有出息"。下面是治疗师和该学生的一段心理干预的对话：

治疗师：你确认了你的负性核心信念是"我没有出息"，你能否简略地表述一下没有出息是指哪些内容？

患　者：我现在已临近毕业，但是论文还没有落笔，更谈不上在科学引文索引（SCI）的杂志上发表论文了。

治疗师：怎么会出现这样的情况？

患　者：我做实验结果的数据不够多，因为专用实验仪器在一次意外中损坏了，这仪器再从国外购置时间周期很长，所以就耽搁了下来。

治疗师：如果当新的仪器配齐，再继续做实验，继续写论文能行吗？论文答辩赶得上吗？

患　者：来不及了。

治疗师：你估计最坏的结果将会是怎样？

患　者：看来我会延迟毕业了。

治疗师：你所在的大学，学生延迟毕业的情况是否有先例？

患　者：据我了解是有的，而且还不少呢。尤其是在读博士生，延迟毕业的学生比例较高。

治疗师：既然学生延迟毕业的情况并非是你一个，为什么你就认定自己是一个没有出息的人？

患　者：我读小学的时候因为从农村转学到城镇，结果留了一级。我在读大二时得了重症肝炎，住院四个多月，结果四年的大学我却用了五年才毕业。现在读博士又要延迟毕业了。我觉得我真没有出息。

治疗师：你的学业情况虽然有些特殊。如果这种情况发生在其他人的身上，你会觉得他是没有出息呢，还是客观因素构成了他的现实情况。

患　者：这种非主观因素的挫折发生在别人身上，我都可以理解，但是对于发生在自己身上，我就认为自己是没有出息，真倒霉。

治疗师：为什么同一情况下，你对自己和对他人却有不同的标准呢？

患　者：我也不知道。

治疗师：你能否考虑一下，做些调整和改变。用大家通常的标准来客观合理地评价自己，这样你的情绪会有所改善。

患　者：要改确实有难度，但我会努力去试试。

5. 以改变的行为强化信念的改变

信念及行为的矫正是一个相互关联、相互促进的过程。治疗师对患者的心理干预所产生的负性核心信念的改变能导致相应的行为改变。同样，患者在行为方面的调整也能产生矫正相应负性核心信念的效应。由于负性核心信念的顽固程度及不适应行为在不同患者身上的表现不同,治疗师对患者的信念和行为的干预强度也需要因人而异。有些患者的负性核心信念的顽固程度较轻,所以治疗师需要针对患者的靶行为进行重点干预,当患者的行为得到有效的调整后,核心信念的调整也就迎刃而解。但对于另一些患者,他们的负性核心信念的顽固程度很强,不能一下子通过干预就全面得到矫正。此时,治疗师可以将其分作若干小步,渐进地实施干预。当负性核心信念得到部分程度的调整时,患者的行为会产生相应的改变。这种行为改变可作为一种反馈力量推动核心信念的转变。治疗师应该强化患者在行为调整中所取得的成果,从而带动患者在认知上的调整,使负性信念矫正的幅度不断增大,直至负性核心信念的全面矫正。

6. 自我显露

自我显露技术可以用在认知干预的不同阶段。在矫正患者负性核心信念方面,自我显露也是一个有效的方法。在自我显露的操作中治疗师应把握以下要点:

(1)自我显露要做到真诚和相关。治疗师在操作自我显露时一定要真诚,在讲述有关自我经历和自我经验时必须在具备与患者充分同感的基础上,让患者体会到治疗师所讲述的自我体验的真实、诚意、坦然,是患者的"前车之鉴"。同时治疗师所讲述的显露内容一定要指向明确,有的放矢,要与患者的信念内容直接相关,否则患者会感到治疗师所讲述的内容与我无关,是隔靴抓痒。

(2)自我显露要做到适当和明智。治疗师在操作自我显露时一定要十分谨慎,要做到适当、得体。不要给患者一个错觉,似乎患者目前存在的问题治疗师也都经历过,有一种"同病相怜"的感觉,这样就会失去治疗师的可靠性和安全感,成了老患者和新患者之间的交流和互动。另外,治疗师需要明智地讲述自己的故事,要对自己的显露内容有充分的估量和预期,要有一定的把握,在通过自我显露后,患者能够从自己的经历和教训中获得有益的启示,从而产生动摇和矫正患者负性信念的效果。

7. 重建早期记忆

患者的负性核心信念的形成与自小的生活经历及以后的成长发展史有着密切的关系。他们有的信念来自早年的记忆,有些记忆的信息内容本身有误,以后就无意地将这些有误的记忆沉淀成为核心信念,并且沿用到往后的社会生活中,因而产生了不良的功能。有些记忆的内容本身无误,只是当这些记忆信息被内化成为患者核心信念后,却与日益变化发展的情况不再相互匹配,成了"过时的"信念,诚然其当前的功能便会出现失调。

因此,重建早期记忆是调整患者负性核心信念的有效方法。治疗师可以与患者一起追溯负性核心信念的记忆源头,核查早期记忆的内容是否有错,或者是时过境迁,已经不适时宜。治疗师需要帮助患者进行一个记忆的重建过程,对于出错的记忆需要纠偏、还原。对于过时的信念需要修正,成为合乎当前情况的合理信念。

8. 运用比喻方法

比喻就是打比方,是用本质不同而又有相似点的内容描绘事物或说明道理的辞格。在医患谈话中治疗师运用比喻是一种认知干预的好方法,无论对于功能失调性自动想法还是对于负性中间信念、核心信念都有很好的功效。

构成比喻内容有三个要素:一是事物的对象,即本体;二是比喻的事物,即喻体;三是两事物的类似点(共同处和相似处)。

比喻在治疗中的作用既能对事物的特征进行描绘和渲染,可使其生动形象,引发患者联想和想象,给人以鲜明深刻的印象,并使语言文采斐然,富有很强的感染力,同时又能用浅显易见的事物对深奥的道理加以描述,化抽象为具体,化繁复为简洁,帮助患者深入地理解。

治疗师在运用比喻方法时要注意以下一些要点:

(1)喻体要常见、易懂。如果喻体不是患者熟知的事物,就达不到比喻的目的。

(2)比喻要贴切。必须对喻体和本体的共同点作认真的分析概括,如果忽视了这个共同点,信手拈来,就容易在比喻的运用中造成失当。

(3)比喻要注意情感得体。如果情感色彩不得体,语言表达就失去了光彩,产生不了富有感染力的影响效果。

9. 重建合理信念

当患者确认了自己存在的负性核心信念后,治疗师应和患者一起讨论如何重建新的合理的核心信念。治疗师可以通过与患者共同填写《重建合理核心信念表》(见表 6-9)来引导患者形成对自己、他人及世界的新的合理信念。尽管一开始患者会对新建的信念的相信程度不高,对旧的负性核心信念存在一定的依恋,但只要治疗师反复引导患者用新信念的依据来理性地驳斥支持负性核心信念的依据,此时患者就能逐步增加对新信念的相信程度,从而逐步降低对旧信念的相信程度。

表 6-9 重建合理核心信念表(举例)

负性核心信念	合理核心信念
我自认失败。 我成为累赘。	我有些失败,但不是彻底的失败者。我也有成功的方面。 我给别人添了麻烦,但不是别人的累赘。
他人都难以捉摸。 他人都毫无诚信。	有些人难以捉摸,大部分人可以通过沟通了解。 大部分人有诚信,没诚信的人是少数。

核心信念作业表(core belief worksheet)(见表 6-10)通常作为家庭作业布置给患者,要求患者通过填写练习对重建合理核心信念进一步巩固。在患者的调整过程中,

治疗师不能急于求成,应该理解患者对负性核心信念的惯性,同时也需理解患者在接纳新的合理信念中的难度。这是一个循序渐进的过程,其改变的速度对于每个患者都有其实际情况,治疗师应该允许患者在调整改变中出现的迟缓或反复。因为核心信念的形成并非一朝一夕,所以要做到远离和放弃多年习惯的负性核心信念确实是一项艰苦的作业。

表 6-10　核心信念作业表(举例)

负性核心信念:<u>我不如他人</u>
当前你对负性核心信念的相信程度?(0—100%)　<u>60%</u>
　　本星期你相信的最大程度?(0—100%)　<u>80%</u>
　　本星期你相信的最小程度?(0—100%)　<u>60%</u>

新的合理核心信念:<u>我有自己的优势</u>
当前你对合理核心信念的相信程度?(0—100%)　<u>50%</u>

驳斥负性核心信念;支持合理核心信念的依据	对支持负性核心信念的依据进行重新改版
我有些方面不如他人,每个人不可能都是十全十美。我有我自己的优势。很多人,包括父母,老师,同学都认可我的优势。只要我充分发挥自己的优势,能够做出好的成绩。	我不如他人的方面可以调整,我不能自暴自弃,只要坚持努力,我的弱项能够得到一定的改善。

10. 孔子式对话

美国著名认知治疗学家阿瑟·弗里曼教授 1991 年在中国讲学时说过:"孔子是中国古代伟大的思想家和教育家,他的教育方法在认知治疗中有着十分有价值的借鉴意义。"治疗师运用孔子的教育方法及谈话形式来调整中国文化背景下患者的认知,能产生特殊的良好效果。

孔子认为人的天赋素质是相近的,个性差异是后天习染造成的,因此只要获得良好的学习条件,加上主观的努力,都可以养成"君子"的品德。孔子重视"学而知之",创造出以培养自觉性为中心的"因材施教"的教学方法。

孔子式对话在认知治疗中的应用有以下一些基本特点:

(1)注意个性差异。通过观察、问答等方式了解患者智能性格的差异。

(2)善于启发诱导。这是因材施教的基本方法。孔子说:"不愤不启,不悱不发"(《论语·述而》)。因此要求在治疗过程中掌握患者的心理状态,在引导患者调整认知内容与方法中要适合患者的接受水平和心理准备条件,以充分调动患者自我调整的主动性和求知欲。根据每个患者的个性特点因材施治,循序渐进,由"知之"到"好之",由"好之"到"乐之",形成习惯系统。

(3)学习与思考结合。强调获取知识必须多闻、多见、多问;同时对学习的内容一定要经过思考融会贯通,辨明是非,择善而从,由博返约,温故知新,闻一以知十,举一以反三。要求患者在思考问题时抱着虚心求实的态度,勿妄测,勿武断,勿固执,勿自是。对尚未明白的问题,暂时存疑以待进一步探讨,如此才能获得真知。

(4)学习与行动结合。要求患者学以致用,学习所得必须见于行动。深信人的智慧都是在不断克服曲解与错误的过程中形成和发展的。

八、家 庭 作 业

家庭作业是认知治疗中很有特色的一个必不可少的内容,既是医患关系的体现,是心理干预的措施,也是使患者保持沉浸在接受治疗状态的一个有效推动力。患者通过完成家庭作业的过程能向治疗师不断提供治疗谈话间隔期间的信息动态,同时又是患者进行自我教育、自我操练、自我监察、自我评估的一个好方法。

大量有关认知治疗的临床研究发现,患者对于家庭作业完成的投入程度以及实际操作对于认知治疗效果的体现具有十分重要的价值。治疗师要求患者完成好家庭作业并非一个简单的单向要求过程,由于接受认知治疗的患者具有各自的特点,在认知治疗的不同阶段对于患者的要求也是一个动态的过程,因此如何对患者布置家庭作业,如何指导患者完成家庭作业,如何处理家庭作业中的信息以及如何应对患者完成家庭作业困难等问题是治疗师需要给予全盘考虑的问题。

(一) 如何布置患者家庭作业

治疗师对患者在布置家庭作业前应根据患者的个人特点及接受程度要有一个充分的预估,要考虑到每个患者的特殊情况。有些患者的口头表达能力远远超过书写能力,因此对于不同的患者在布置家庭作业方面要有设计,尽可能做到既要达到患者完成一些家庭作业的要求,同时也不要为难患者。要根据患者的实际情况布置合适的家庭作业。在首次布置具体的家庭作业之前,治疗师须向患者详细地告之家庭作业的意义和作用,让患者认识完成家庭作业对整体治疗的意义。同时也应鼓励患者认真地投入完成家庭作业。在每次治疗谈话结束前布置常规家庭作业时,要明确家庭作业的项目内容、作业目的、具体要求、提交方式等。

（二）如何指导患者完成家庭作业

指导患者如何具体地完成家庭作业，对达到预置的家庭作业的效果及功能很有必要。初次接受认知治疗的患者对于完成家庭作业是一件陌生的事，由于家庭作业通常有书面记录、行为操练、复习录音、阅读材料、辅助体锻等各种项目和形式，所以在治疗会谈中需要对患者如何完成各项家庭作业给予具体详细的指导。

1. 书面记录

要求患者进行书面记录的内容较多，如回忆成长经历、填写功能失调性自动想法记录表（DTR）、每日活动记录、每日理性想法替代功能失调性自动想法记录、考查并挑战功能失调性规则练习，等等。对于每项记录，治疗师应向患者详细解释操作的具体方法，并在治疗谈话中给患者作演示，要求患者当场操作一遍，检查是否符合规定和要求。同时解答患者的疑问，简略讨论可能出现的问题和差错及应对方法。由于客观上各种有关认知调整的书面练习都有一定的难度，所以即使治疗师已经解释得很清楚，患者似乎也已经掌握，但当他们回家独立操练时还是会遇到这样或那样的问题。治疗师在下一次治疗谈话中通过检查家庭作业，根据所发现的问题再进行补充指导。

2. 行为操练

行为操练往往贯穿于整个认知治疗的过程。有些行为操练具有针对性，有结构，有步骤，有评估。如系统脱敏、社交技能训练、行为排演等都属于较为复杂的行为干预过程。需要在治疗师的精心安排下有条不紊地、按部就班地进行实施。也有一些行为操练比较简单的干预措施，需要多加练习，不能中断，如放松训练、轻度的厌恶练习、冥想，等等，虽然强度不高，但贵在坚持，才能取得较为明显的效果。

3. 复习录音

通常在认知治疗过程中，在协议制定之下治疗师和患者都会配备录音，目的是为了保存治疗的临床记录，同时也给治疗师及患者提供复习的资料。治疗师要求患者收听复习录音是一个常规的家庭作业，一般要求患者每周至少听 3 次至 5 次完整的录音。同时要求患者根据录音内容记录谈话的要点，记录治疗师对各种问题的解释及自己的反应。在听录音时可以同时进行书面记录，可对重点内容进行多次复听，反复领会，加强记忆，以备在下次治疗谈话中对治疗师进行反馈，讲述从听录音中悟出的体会。

4. 阅读书刊

治疗师应该有的放矢向患者推荐一些经典的、有针对性的、实用的与认知治疗相关的科普读物，指导患者在每次治疗期间阅读这些书籍以提高认知调节的相关知识，提高心理健康的自助能力。

5. 辅助体锻

辅助体锻项目一般有做操、做瑜伽、打太极拳、散步、游泳、球类、地上运动等。对于适合采用这些方法的患者可以给予辅助治疗,用家庭作业的方式进行布置。治疗师应根据患者的实际需要和承受能力选择锻炼项目。不宜强求,不宜超负,如有些重度的抑郁症患者,长期严重失眠,全身已经处于衰竭状态;有的厌食症患者极度消瘦,体能虚弱至极,对于这些患者的体锻要求不必强求,必须以患者的整体健康为重,要因人而异、因病而异地严格掌握。

(三)如何处理家庭作业中的信息

治疗师对于众多的家庭作业项目信息的有效处理对于认知治疗是有很大帮助的,尤其对于书面记录和行为操练,必须认真检查,核查真伪。治疗师可以以书面作业中的重点内容作为心理治疗的素材和实例,与患者分享其中的内容。同时把其中最有代表、最典型和最有价值的内容精选出来和患者一起讨论,一起分析,检查家庭作业中的成功点及不足之处,以备改进。对于患者在家庭作业中最能突出患者问题的方面,治疗师可以以此为范例对患者进行重点剖析,把这些内容纳入认知行为干预的计划之中。

(四)如何应对患者完成家庭作业中的困难

患者在完成家庭作业时并非一帆风顺,会遇到许多意想不到的困扰和困难。这就需要治疗师指导和帮助患者解除心理方面的抵触及操作方面的压力,克服困难,把家庭作业的完成作为认知治疗的常规部分。

1. 想做难完成

许多患者虽然愿意配合治疗师完成各种家庭作业,但有的患者会出现心有余而力不足的情况。尽管治疗师一再讲解清楚作业完成的要点,患者也很理解,但回家后在具体操作时却会遇上难题。有的患者书面表达能力较差,自己的想法较多却难以用书面语言表达,这就会影响家庭作业的质量,治疗师也会难以准确理解文字表达的真实内涵。遇到这些情况,治疗师首先应该理解患者的难处,不必求全责备,相反应该在治疗谈话中重点询问家庭作业中治疗师不易理解的内容,鼓励患者用口头表达的形式进行复述,直到治疗师完全理解为止。治疗师不可能在短期内提高患者的书面表达水平,但通过结合口头表达的补充形式完全可以理解患者客观上需要表达的内容。

2. 做了不到位

在完成家庭作业中,患者轻描淡写,草草了事,不符合治疗师的要求,这屡见不鲜。

对此治疗师不必灰心丧气,应该鼓励患者和指导患者重视家庭作业,不能三言两语随意对付。有的患者虽然认真、投入、全力以赴,但是做得不到位,这种情况多半应归咎治疗师布置的作业和患者的理解之间脱节。其实患者可能全然不清楚治疗师的实际要求,也不明白家庭作业中一些关键的内容和操作细节。在这种情况下,治疗师还须耐心地简介和演示,使患者强化治疗的动机和配合的动力,使家庭作业尽量符合治疗师的要求。

3. 执行不规范

患者在完成家庭作业时经常会出现执行不规范的情况。这并非患者的态度存在问题,而是外来的各种因素打乱了患者沉浸在治疗中的状态。工作的加班、家庭的琐事、朋友的聚会、父母的需求、学习的冲突,种种因素会使患者在每天完成家庭作业时不在状态,所以造成执行中的不规范情况。有的是草率,有的是简略,有的是疏漏,有的是空缺。在这种状态下完成的家庭作业会出现严重的质量问题,对治疗师的认知治疗失去辅助价值。治疗师需要督促患者,尽可能地排除外界的干扰,要以认真的态度,规范地完成家庭作业。

4. 临时匆忙赶

有一种情况在认知治疗中时常出现,这就是患者在治疗谈话期间的头几天忽略完成家庭作业,而到了要进行治疗谈话的前一天就匆匆草率地集中完成家庭作业,以便第二天能向治疗师交账。这种情况既有患者的问题,但实际上也反映了医患关系的松散。患者还没有做到沉浸在整个认知治疗的过程中,没有把阶段性的接受认知治疗作为当前的头等大事。临时连夜地赶写家庭作业,其质量不理想,使认知治疗的整个过程的完成以及认知治疗的最终疗效很有可能在这种"匆匆忙忙"的过程中不了了之,出现医患双方都不宜觉察的"走过场"的失败结果。

九、行 为 干 预

行为干预是认知治疗的重要组成部分,几乎与认知干预同步进行。行为干预和认知干预相辅相成,互为因果。行为干预能促进患者认知方面的改变,同时认知干预又有助于患者在行为方面的改善。有关行为干预的主要技术已在第四章中介绍,在此重点阐述在行为干预方面,治疗师需要把握的要点。

(一) 指导中要参与

在认知治疗中,治疗师对患者实施各种行为干预,在指导患者根据干预技术的要求进行操作时,治疗师不能停留在一般的"口头要求",而应考虑参与其中。对于一些特殊的干预技术,如系统脱敏,需要治疗师能做到临场指导,这样既能使患者有治疗师的心理支持,能有安全感,同时治疗师又能在现场观察到患者实施操作中的状态以及现场出现的问题,以便针对性地进行指导,也可根据患者的实际困难对行为干预的实施细则作适当调整。临床实践证明在行为干预中,治疗师是否参与实施,其干预的效果会有明显的差异。

(二)执行中要监察

治疗师对患者的行为干预切忌停留在"一般号召"而忽略患者的实际执行情况,需要进行密切监测。如患者活动日程安排,患者应该将每日活动的情况填写到《活动日程安排记录表》中。这一行为干预方法看来似乎操作比较简单,但如果缺乏治疗师的严密监察,患者可能出现记录方面的疏漏或草率。操作简便的行为干预方法并非等于其效果也只是一般。如果治疗师能十分关注患者行为操作中的态度、投入、坚持、务实,对患者的执行进行周密的监察,就能使一些似乎是简单的行为干预产生意想不到的良好实际疗效。

(三)评估中要量化

对于患者的行为干预,治疗师不能只注意到患者已经根据要求在操作执行,还需要对患者行为变化的情况进行量化的评估。例如放松训练,这是一个程序很明确的操作训练过程。然而治疗师往往只是评估患者是否按照要求完成练习,而忽视评估在放松训练中的量化情况。如通过放松训练,患者在情绪方面得到调整的程度如何。这可以由患者自我评分来进行评估,同时也可通过一些心理测量的工具对放松训练所产生的身心变化进行客观的评估。量化在认知行为干预过程中十分重要,并非必须繁复,其实简洁的量化也能起到良好的评估作用。在认知治疗中的评估有主观评估,也有客观评估,但无论是何种性质的评估能够做到量化的尽量做到量化,这些量化的评估指标对于患者以及治疗师都是极有价值的参考依据。

(四)改变中要预防

行为干预可以产生行为矫正的疗效。但是所见的疗效并不是一成不变,可能由于强化没有跟上或强化的中断而产生退回的情况。因此治疗师对于行为干预的效果不能掉以轻心,需要警惕疗效的脱失。虽然理论上指出,行为的改变有助于认知的调整,而认知的转变又能促进行为的矫正,但是认知治疗的临床实践经验告诉我们,这些相互促进转变的过程离不开心理治疗师的努力催化。治疗师要提防患者的行为改变的消退,所以要极力强化和巩固已取得的成果,促进行为、认知构成互为强化的动力。

十、巩固疗效,预防复发

巩固疗效,预防复发是常规认知治疗过程的最后一个步骤,即当患者通过自己及治疗师的双方努力,经过一个阶段时间的集中治疗,患者的认知和行为都得到了矫正,取得了显著的临床治疗的效果。但是这些成效还处在尚未完全稳固的状态,新的理性的认知系统和改变以后的新的行动模式会显得有些脆弱。所以巩固疗效就显得特别的重要,否则可能出现复发的现象,使取得的疗效功亏一篑。为此,治疗师需要从以下三方面入手做好巩固疗效的工作。

(一) 维 持 巩 固

在结束集中阶段认知治疗后,治疗师必须继续帮助患者维持巩固疗效,而不宜立即完全脱钩,顿时结束治疗。常用的策略是"逐步撤离"。一般的做法是从原来的每周一次的定期治疗逐渐改为隔周一次,经过一段时间再从隔周一次改为每月一次。经过这样适度地维持一个阶段,当患者已达到平稳的康复效果时,最后向患者明确表示结束整个治疗过程,结束医患关系。在维持巩固的治疗中所花的时间有时等同于集中治疗的时间,这是很常见的现象。认知治疗的目的是为了患者的身心健康,所以治疗时间的长短需要根据每个患者的实际情况而定,治疗师应以患者为中心,以巩固的疗效为原则,无需在治疗的时间周期方面作出刻板的限定。通常 6 个月至 1 年的整个治疗疗程还是属于短程治疗的范围。

(二) 定 期 随 访

当完整的认知治疗结束以后,治疗师的角色趋于淡化,但定期的随访仍是治疗师的职责。治疗师可以通过信件、电话或电子邮件等联络方式与患者取得联系,了解患者最近心理健康的状态及患者的需求。随访的内容除了心理障碍的相关症状以外,要重点询问目前在信念系统转变的稳定状态,同时也要关心患者社会功能的恢复状况。定期随访的延续时间没有硬性的规定,须根据患者的情况、治疗师的情况有弹性地进行实施。

（三）应激援助

应激援助也属于巩固疗效、预防复发的工作范围。患者结束治疗以后，有可能又遇上某些应激性事件，使原有的心理问题或心理障碍出现反复的先兆。此时一旦患者有应激援助的需要，治疗师应给患者"补课"，针对应激状态和患者讨论如何应对。谈话可以是一次，也可以是多次，但谈话及干预的性质仅属于援助和强化的范围，不是新一次完整的认知治疗。在一般情况下，患者在得到治疗师有针对性的认知行为干预后便能独立地面对突发的困难，顺利摆脱应激的困扰。

第七章　认知治疗第三波浪潮的相关观点与技术

一、认知治疗第三波浪潮概述

在世界各国的心理治疗中,虽然出现许多方法,但在临床中应用最为广泛的心理治疗则是认知治疗。认知治疗的发展历程可以追溯到行为治疗,所以又称为认知行为治疗。业界已把认知治疗和认知行为治疗融为一谈,都属于行为治疗的范畴。

认知治疗在推广、应用和发展中也遇到一些临床中的实际问题。例如,有些患者的自动想法不断地涌出的情况,功能失调的自动想法以及负性信念难以进行合理替代的情况,等等。这对于治疗师的实际工作都是很棘手的难题,会直接影响认知治疗操作步骤的推进以及整体的疗效。

学术界便开始尝试把有些学者的相关理论、观点和技术应用到认知治疗中,取得了显著的临床效果,从而不断地被研究和推广,也逐渐成为认知治疗的一种补充和延伸性的技术。有学者把这些技术称为"第三波浪潮"(第一波浪潮为行为干预,第二波浪潮为认知干预)。最有代表性的有"正念""接纳与承诺疗法"和"辩证行为治疗"。这些技术有各自的概念、观点和应用重点,同时也有相互交叉的内容。治疗师在学习和应用认知治疗第三波浪潮的理论、观点和技术时不能将此与经典的认知治疗相分离,也不可把这些技术误认为是可以覆盖认知治疗规范、结构性治疗过程的替代物。

二、正念的主要观点与技术

(一)正念的主要观点

1. 正念的定义

正念之说起源于佛教中的《四念住经》,它在两千多年前被佛陀第一次提出,是原始佛教中核心的禅法。但在认知治疗领域，正念则是一种注意力的单纯形态，并非宗教、意识形态、信仰体系。

有关正念的定义，学术界有多种描述。在《牛津网络词典》中的定义是：能清醒地意识到或觉知到当下某事物的品质或状态。美国正念减压练习的开创者乔·卡巴金（Jon Kabat-Zinn）1994 年对正念的定义作了通俗易懂的表述：正念是有意识地、不予评判地对当下的专注。卡巴金认为，"正念"是一种集中注意力的特殊方法，是通过自我观察、自我探索和相关行动的系统过程，实现更自觉、更清晰、更接纳地接触完整的当下的自己。

2. 思维的行动模式及思维的存在模式

一些患者感到心理压力沉重与他们大脑中不断涌出的思维流有着直接关系。他们一直在思考，在想事情，整个思绪都沉浸在一种繁复的沉思之中。如打算、计划、准备、顾虑、评估、接受、排斥、对付、回忆、追溯、懊悔、展望、预测、反应，甚至自编故事，想象过去或许会出现的情况，预计将来可能发生的事情。这些想法没完没了，但都只是想法，没有明确的结果或结论。这种思维形式有一个共同的特点，就是把自己放在如何对付的处境，面对的是如何解决的不确定的难题。他们大脑中这些想法的模式称为"思维的行动模式"（doing model）。这种思维模式具有一种放大效应，诸多想法会愈演愈烈，使想法越想越多，内容越想越复杂，结果越想越离谱，完全主宰了大脑的思考功能。这些停不下来的想法又会影响到人的情绪、行为和躯体反应。这是一种消耗，既消耗时间又消耗精力。这又是一种"自我伤害"，被自己"思维的行动模式"所攻击，以致击垮自我，使自己丧失应该具备的各种社会功能。

有一种思维模式不同于思维的行动模式，称为"思维的存在模式"，它可以让患者摆脱思维的行动模式所带来的困扰和负面效应。

思维的存在模式（being model）就是"当下即是"的模式。正念的观点认为，接纳此时此刻并不意味着对当下所发生的一切妥协，而是一种清醒的认知：一切发生的事物正在发生。接纳并不是无所作为，所有的选择和应对都源于对当下的认知。保持正念的状态，能清醒地观察、感受自己的存在，自己的状态，不再陷入一团凌乱，混沌的思绪中。

3. 正念中的"当下"观

在正念的定义中就包含了对当下的专注。当下尽管很重要，但许多患者却忽视当下，热衷于过去和未来。他们认为过去和未来比当下更为重要。过去决定了现在的想法和行为，未来的目标决定了现在应该做好哪些准备。但是，他们都忽略了一个现象，事情的发生都是在即时即刻的当下，而不是发生在过去和未来。

过去发生的事情仅仅是一个记忆的痕迹，它以记忆的形式储存在人们的大脑中，这是已经过去的当下。当人们回忆起曾经发生的往事时，其实，在被激活记忆的瞬间，人们所处的时刻却是在当下。未来是一个还未来临的当下，人们会对将来有一些展望，这是思维对将来的投射。当未来真的到来时，此刻也正是当下。将来的每一天都是以当下的今天来度过的,需要明白,昨天的明天就是今天。

4. 正念的基本态度

正念必须具备以下一些基本态度,即不评判、耐心、谦逊、信任、淡定、接纳和放下。

（1）不评判。

人们在遇到各种社会生活事件时,大脑中很容易紧跟就出现各种自动想法,有些自动想法可能带有曲解的成分,尤其容易进入评判或指责,因而很快引出不良情绪和不适应行为,甚至还会出现躯体症状。正念的态度并不需要对所发生的事件匆匆给予评判,也不需要试图立即着手改变,而是应该用心地进行观察。只有保持不评判的态度,才能让自己避免不懂装懂,避免陷入认知、情绪、行为的功能失调的陷阱。只有不加评判,才能避免对所发生的事件作出茫然的反应,有余地用新的视角来看待所发生的事物。

（2）耐心。

正念应保持耐心的态度,操之过急则欲速不达。正念的练习及培养需要耐心,由于正念是专注当下,所以此时此刻就显得尤为重要。过去的已经过去,将来还在变化之中,要活在当下,活好当下,这是正念的基本观点。所以正念的态度不会对于将来作出过分具体的预设,即使对于将来有期望和目标,也得在过好当下的前提下迎接将来每一天的到来。这就需要有充分的耐心来过好现在和应对将来。

（3）谦逊。

正念应怀有一颗初学者谦逊的心。一成不变的观念、见解和专业知识很容易成为正念的障碍,会阻挡自我探索和自我发现。谦逊是一种态度,并非指一无所知,而是应该具备虚怀若谷的胸怀,不故步自封于自己所已掌握的知识及经验。只有保持一颗好奇和探索的心,满怀新鲜感,才能激活出一种内动力,让自己关注于当下,而不会出现被其他干扰性想法所吸引,从而变得十分纠结。

（4）信任。

正念的基石是信任。每个人都信任自己的想法、意见和观念。其实这些内容有可能存在偏颇,因为我们会误解事物,或者我们相信的只是事实的局部。所以,即使我们对自己的想法不能过于信任的时候,我们对于自己"心"的信任可不能动摇。我们可以信任自己所经历的事实,即使有可能这个事实在某一天被颠覆,但我们依然保持着信任,这是对于过去的经历能重新认知的自我能力的信任。

我们的感官有时也会由于某些因素而出现错觉或偏差,这不应对我们感官的信任产生动摇。我们应该信任自己的身体,即使身体的局部出现问题,但我们对于整个机体必须保持充分信任的态度,因为机体是真实客观的存在。

（5）淡定。

淡定就是"深处此地,保持觉醒"的状态和态度。人们很容易在生活中茫然,手头干着一件事,心中却在想着另一件事,总是分心,分神,被杂念缠绕。如果能保持淡定的态度,就能够保持清醒的状态,意识到此时此刻对于过去而言就是未来。自己已经进入过去的未来,而且此刻又是走向未来的开端。当我们在回忆往事时,或向往未来时,不要忽略了真实而重要的当下。记忆只是发生在过去的当下,期待也正从当下开始着手努力。淡定是当下的稳定性,既不要淡化"过去",也不要无视"将来",需要真正用心的时刻是当下。淡定于当下就是正念地生活。以这样的姿态生活,就能够把握自己的生命,清醒明确地为属于自己的人生而付诸努力。

（6）接纳。

接纳是正念的又一个态度基石。接纳并不是"没有原则的完全接受",而是意味着看清事物的本质,以更明智的方式与各种易或难的事物相处。然后在明晰的视角中采取合宜的应对。

接纳不是消极的认命,而是一种明睿的智慧。当面对事件和困难时,如果没有接纳的态度,就不可能看清事物的真相,也无法进行判断,更难以做出明智的行动。接纳就应该做到接纳环境、接纳事件、接纳他人、接纳自我。要做到接纳并不容易,尤其是对于那些令人不快的经历或是对痛苦的未来进行选择时,接纳似乎更难以操作。其实,具备接纳的态度,处在接纳的状态中,我们就能够将发生的一切进入自己的专注范围,无论是苦,是乐,还是中性,都被作为一种本然的内容接纳于当下。此刻我们的思考是理性的,情绪是稳定的,行为是合理的。此时不会被无法接受的事物所左右,一切也就会平平稳稳,不易在冲动、偏激、盲目、无序的状态下做出负面效应的反应。

（7）放下。

正念的基本态度还包括"放下"。所谓放下就是顺其自然,意味着不过于执着,也可以理解为反向的执着。人们很容易因执着而把能量投向自己厌恶的事物,脑子里一直会涌出"这不可能"或"必须这样"等自我纠结的执念。如果自己能做到了"放下",让事物顺其自然,在那一时刻,我们已经不再被负性自动想法所主宰。由于我们用顺其自然的态度来对待这些想法,认为这些想法只是想法而已,所以即在想法冒出来时,就被"搁浅"了,没有推进、扩展和渗透,因此也就留在想法这一层面,并没有继续影响到情绪、行为和身体。此时我们会清醒地意识到,放下带来的是一种轻松的解脱,到此为止是一种合理健康的方式。放下的越快,放下的越多,带来的平和就越多,感受的幸福就越深。

（二）正念的基础练习方法

吃葡萄干练习

1. 拿起

（1）用拇指和食指拿起一颗葡萄干,放在掌心上。

（2）好奇地凝视它，好像以前从未见到过这一东西。

2. 观察

（1）认真地看着它，用全部的关注仔细地观察。

（2）探索它外形的每一个细节，包括大小、形状、颜色、独特之处等。

3. 触摸

用手指拨动它，体会它的质地。也可以闭上眼睛，此时可能会增强触摸感。

4. 嗅味

把它放在自己的鼻子下方，随着呼吸，感受吸气时带入的气味。同时也细细地体会所嗅到气味对你的口腔和胃部引起的反应。

5. 放置

把葡萄干缓缓地送入口中，放置在舌头上，注意到进入口中的这一过程，不要咀嚼，用舌尖去探索它在你嘴里的感受。

6. 品尝

在准备轻轻嚼到葡萄干时，注意它是如何被移动位置。然后非常有意识地咬上一口，注意此后所发生的情况。当继续咀嚼时，体会一阵阵释放出来的滋味，注意此时嘴里的滋味和质感以及如何在每一个瞬间的变化。

7. 吞咽

在准备吞咽的时候，先有意识地觉察渐渐涌出的吞咽意图，然后再咽下葡萄干，同时体验吞咽动作的过程。

8. 随后

感觉在完成吃葡萄干的整个过程中全身所伴随的各种反应及变化，体会正念进食练习后的感受。如果有意愿，可以用另一颗葡萄干重复再做一次整套练习。

正念呼吸——坐式

（1）取一只直靠背的椅子坐下，不要把背部靠在椅子的靠背上，采用一个挺直的舒适的姿势。

（2）双脚脚底平放在地板上，两腿不要交叉。坐稳妥后，慢慢闭上眼睛。或者让目光低垂，视线落在前方 1.5 米左右的地方。

（3）把注意力集中到脚底与地板，或臀部与椅子接触面上。用 1—2 分钟时间来探索接触和压力的感觉。

（4）把注意力转入到自己的呼吸。在吸气的时候，体会腹部舒展时轻微的伸展感；当呼气时，体会腹部下沉时轻微的收缩感。在吸气和呼气的过程中始终与交替的变化保持接触和同步。也可以选择把注意力集中在呼吸过程中感觉最为敏感的一些部位，如鼻孔或鼻翼。

（5）让自身自然地呼吸,无须添加任何刻意控制的成分。把自己融入对呼吸的感知体验中,以自然的态度随从于自己充分的体验。

（6）在对呼吸的体验中可能会出现思绪漂移的情况,这是常见现象。当自己意识到了"走神"时,及时把注意力拉回到对呼吸的体验中来,即使反复发生也无须质疑,只要尽自己所能,多加练习,这种情况会逐渐消退。

（7）这样的呼吸练习可以持续 10 分钟,也可根据自己的意愿多练一些时间。

正念行走

（1）选择一条可以来回走动的走道,既可以是在室外,也可以选在室内。走道的环境应该是安全而又僻静,可以避免产生被别人关注的自我杂念以及外界带来的各种干扰。

（2）站在走道的一头,双脚平行,与身体同宽。膝盖不要僵直,可以略带一点弯曲。两手臂垂直于身体的两侧,或者在身前或身后轻握双手。目光随意地看着前方。

（3）把注意力集中到脚底,感受双脚的脚底接触地面时,以及自身的重量通过下肢传递到地面时整个躯体的感觉。可以先微屈几次膝关节,有助清晰地感觉一下大腿和小腿。

（4）把左脚跟慢慢地从地面提起,此时注意小腿肌肉的感觉。接着轻轻地提起整个左脚,并把身体的重心移到右腿上。当慢慢地向前移动左脚,在脚跟接触地面时把注意力集中到左腿和左脚的感觉上。当左脚接触到地面时,右脚跟开始离开地面,此时细细感受身体重心向前移到左腿和左脚上。

（5）当身体的重心全部移到左脚时,把右脚的其他部分也提起来并慢慢地向前移动。在动作交替过程中,把注意力集中到腿和脚的移动变化中。当右脚接触到地面时,注意力随之移到右脚跟上。当右脚轻轻地落到地面上时,体会身体重心移到整个右脚的过程。此时,左脚跟又一次提起来。

（6）以这样的顺序和方式,慢慢地从走道的一头走到另一头。当脚底接触到地面时,把注意力集中到此时的落地感觉,腿向前迈动时,注意力转到对腿部肌肉收缩的感觉。也可以把注意力扩展到任何其他方面或各个细微的过程。

（7）当走到走道的另一头时,可以稍作停顿,然后慢慢地转身,把注意力集中到身体转向的动作中,然后开始继续正念行走。

（8）对行走的过程、全身的体验,努力保持高度的注意力。目光保持向前直视,安稳、平和。

（9）在行走中可能出现注意力的游移,此时可以尽力把注意力拉回到正念行走。如果思绪很散,又很多,感到十分烦躁,此时可以暂停一会儿,站在原地,保持双脚与双肩同宽的姿势,略微调整一下呼吸,直到身心平稳后,再继续正念行走。

（10）这样的行走可持续 10—15 分钟,也可以再长一些。

（11）在刚开始练习时，正念行走的速度会比平时走路的时间慢。但是当经过一段时间的练习和适应，正念行走的速度能与平时走路的速度相仿。如果在练习时出现烦恼，行走速度可以加快一点。但此时的注意力会打一些折扣。在情绪平缓后，注意力和行走速度仍能恢复到自然状态。

（12）行走的跨步可以小一些，无须低头看着自己的脚步，凭感觉能把握好步伐及速度。

身体扫描冥想

（1）让自己躺在熟悉舒服的床上，环境安宁不被干扰。慢慢闭上眼睛。

（2）把自己的专注力带入对自己身体的生理感觉中，可以感知一下身体的位置以及与床垫接触面的压力感觉。

（3）让自己保持清醒状态，不要进入睡眠。此时提醒自己，正开始把注意力专注于自己身体的每一个部位。这只是对于感知的专注，而不是要对你的身体状态进行调整或改变。

（4）开始把自己的专注力带到对腹部的感觉，去觉察腹壁伴随自己的呼吸上下起伏的感受。

（5）然后把专注力慢慢地转向左大腿，接着又有顺序地从大腿移向膝关节、小腿、脚踝、脚背直到脚趾甚至每个脚趾之间的接触感。在投入专注力的时候需要充满平和的态度和好奇心。在专注中可能体验到某些感觉，如微热、刺痒、麻木等。也有可能什么感觉都没有，但只要处在全身投入的关注状态就行。

（6）缓缓地吸一口气，感受空气进入肺部，然后想象气体从肺部慢慢移向左腿，经过大腿、小腿，最后到达脚趾。接着就是呼气，想象气体从左脚趾顺着左腿、躯干、肺、从鼻子向外排出。就如此多练习几次呼吸，呼吸已不再只是肺部的运动和功能，似乎整个左腿也随着呼吸的节奏融入到空气进出的交换之中，有一种左腿参与"共同呼吸"的意念。

（7）这样的操作被形象地称为"身体扫描"（body scan）。这样的扫描可扩展到全身的各个部位，如腹股沟、生殖器、胯部、臀部、腰部、腹部、背部、胸部、肩部等。也可以到达两臂，顺序的部位是手指、手心、手背、手腕，前臂、肘部，上臂。还可以从肩膀延伸到腋窝、颈部、脸部和整个头部。

（8）身体扫描既可以局部也可以全身。当身体的某个部位出现紧张或强烈的不适感觉时，可以通过身体扫描把呼吸带到这些部位的感觉中去，这些部位的不适感觉会得到一定的缓解。

（9）在身体扫描中，很有可能会出现分心，思绪会从扫描中游离开去。这是正常的现象，只要留意和发现这种情况，就平静地把离开的思绪再拉回来，把专注力拉回到被中断的扫描点上,继续按顺序进行。不要因此半途而废,放弃身体扫描的整体过程。

（10）每次身体扫描所花的时间因人而异,不作强行规定。可以从几分钟到十几分钟,甚至可以达到 45—60 分钟左右。这是一个循序渐进的过程。开始练习时 5—10 分钟就会感到困难,但随着坚持练习,身体扫描会变得轻松而自然,练习能达到减轻心理压力或解除其他身体不适的效果。

（三）正念在认知治疗中的应用

1. 认知治疗的重点技术

正念在认知治疗中可以作为一种重点技术应用于治疗患者大量涌入的自动想法。使用正念来调整患者的对象应具有一定的针对性。通常情况下,治疗师对于患者的功能失调性自动想法都是通过常用的理性想法替代方法进行调整,所采用的技术也是多样,如核查客观依据、质疑绝对肯定、进行重新归因等。但是有些患者的情况比较特殊,难以配合治疗师用理性想法去替代头脑中不断涌出的功能失调性自动想法,因为这些源源不断涌出的自动想法充塞于他们的头脑。他们被沉浸在一种晕晕乎乎的状态中,分心在一片漫无边际的思绪中,消耗着大部分的时间和精力。此时他们十分被动,无法抵御,导致了"自我攻击"和"自我伤害"的严重后果。对于这样的患者若用"停止想法"或"重新聚焦"等技术难以奏效的情况下就可以考虑使用培养正念的技术帮助患者从一个新的角度和理念来逐步走出曲解自动想法大量涌入的困扰。正念让患者有意识地、不予评判地专注当下,使注意力转向当下的自我状态,从而减轻各种功能失调自动想法所引发的心身压力。

2. 正念认知治疗(mindfulness-based cognitive therapy, MBCT)

正念认知治疗是由辛德尔·西格尔(Zindel Segal)、马克·威廉斯(Mark Williams)和约翰·蒂斯代尔(John Teasdale)等学者于 20 世纪 90 年代在卡巴金研究成果的基础上发展形成的一种认知治疗。是专为经常复发的抑郁症患者所创立的一种基于正念的认知治疗,这有别于经典认知治疗中运用正念技术治疗抑郁症患者的结构过程。它与贝克的认知治疗有所不同的是治疗的重点不是调整患者功能失调的想法,合理地改变或替代这些想法,而是尝试改变患者与曲解认知之间的关系。

正念认知治疗也强调负性自动想法和信念会影响患者的情绪、行为及躯体反应,而且不良情绪、不适应行为以及躯体的不适反应又会放大和加重负性想法及信念。为了不让患者因一些微小的生活事件激活抑郁症的复燃或复发,正念认知治疗对于患者的心理干预重点并非放在调整患者的功能失调性认知,而是引导患者不要陷入自己的想法和情绪中,而是主张要"退出来",退到一个新的视角来看待和处理自己习惯性的思维。对于这些负性的想法不再进行评判,而是以"当下"来替代"做什么""如何做"。

不以解决问题为导向,而是让自己以"活在当下"的姿态去与存在的问题共处。这不是一种被动的回避,而是让自己从不断反刍的念头中"主动退出"。

在正念认知疗法中,通过治疗师的引导和训练,让患者提升自我意识,转向一种不争和接纳的态度,并对于自己的体验保持真诚的兴趣,努力做到置身事外,关注当下。不再拘泥于负性的想法之中,达到平和自己的情绪、行为和躯体反应的效果。

3. 修身养性

卡巴金认为人们的内心会产生很多压力,这些压力有的来自自身的因素,有的来自外界的各种情况。正念提倡稳定自心,因为人们即使已经用尽全力,还是会走神和分心。通常人们的大脑被默认设置(default setting)为"思考",而不是"觉知"(awareness),当人们进入无休止的思考状态时,就会联动情绪、行为以及躯体出现一系列不良反应,此时心理状态是波动和紊乱的,因此也就难以进行理性客观的思索。由于人们处在分心的状态,故很难做出准确有效的行动,因此就会影响到整体的生活质量。

卡巴金推崇于对大脑默认设置进行调整,从"思考"调整到"觉知"。使人们从"失念"(mindlessness)的陷阱中走出来,从而进入"正念"(mindfulness)。这也就是有意识地、不予评判地对当下的专注。正念减压的理念只有在人们对于自己个人的身心健康负起责任时,才能合理地运用,这也是新一代医疗保健系统的愿景。这是一种共同参与性的医患关系模式,患者不再只是被动接受治疗的对象,同时也是参与和当地的合作角色。患者应该动用自身各种资源和力量来努力配合医生的治疗并达到良好的疗效。从广义的角度来看待正念,这已经不是单一的治疗技术,而是有助于人们保持身心健康的一种修身养性。

总之,正念是一种存在的模式,一种需要持续培养的存在模式。正念的练习可以从一些基础练习方法做起,逐渐延伸到生活的每一个层面。需要指出的是,虽然正念易于理解,但却不易实践。即使练习很短的时间,想要达到维持正念状态也很不容易。所以,只有身体力行,规律地进行操练,才能逐渐进入正念的状态,才能让练就的正念在自己身心的调整过程中产生客观有效并达到具有生物学改变的真正效果。

三、接纳与承诺疗法的主要观点与技术

(一)接纳与承诺疗法的主要观点

1. 接纳与承诺疗法的定义

一些学者在把"acceptance and commitment therapy"引入我国的心理治疗领域时运

用了不同的中文翻译名称,有的称"接受与承诺疗法",也有的称"接纳与实现疗法"。根据其真正的临床内涵,翻译为"接纳与承诺疗法"更为妥切。最早的中文译名很容易产生先入为主的效应,但是由于中国文字的博大精深,在临床医学及临床心理学范畴中若能选择更为精确贴切的翻译用词,就可以让更多的学习者和实践者能从直白的词汇中领会到其中清晰得体的含义。

"Acceptance and Commitment Therapy"(ACT),此缩写表达已经约定俗成。有关ACT理念的争议一直不断。2004年史蒂文·海耶斯(Hayes,S.C.)发表的论著《接纳与承诺疗法,关系框架理论及行为认知治疗的第三波浪潮》以及他在2005年出版的专著《走出你的想法,投入你的生活:全新的接纳与承诺疗法》,开始引起主流心理治疗学界的关注。许多学者开始接受ACT以及相关的培训。之后有关ACT的实验研究论文相继发表。有关ACT的临床应用研究已经涉及对于焦虑、抑郁、恐惧、药物依赖、慢性疼痛等多种心理障碍的治疗。

史蒂文·海耶斯在对ACT定义时有以下一段阐述:ACT是以关系框架论为基础的一种心理治疗方法。关系框架论认为,人的心理问题是一种由认知融合和经验回避而产生的心理僵化问题。在建立治疗性关系的前提下,通过"接受现实""认知去融合""活在当下""承诺行为""审视自我"以及"明确价值"等过程,使患者的心理更具有可塑性。

海耶斯也认为,此定义只是一个广义定义,有些晦涩难懂,但可以在学习和实践ACT的过程中逐步加深对此定义的理解。

2. ACT 关系框架论的基本假设和干预策略

ACT的假设认为,大多数患者所面临的核心问题是对过去经历的回避,回避的内容包括自身厌恶的想法、感知、情绪、情感、行为等,因为这些会给他们带来痛苦。然而,回避以往的想法、情绪和行为,并不能消除过去的痛苦经历。相反,回避的方式只会导致产生更多的心理问题。所以ACT的心理干预策略的重点并非针对减轻过去经历造成的痛苦症状及相关问题,而是通过对6个核心过程的培养,使患者在面对过去的经历及当下的处境时能够转向灵活的应对。

3. ACT 的核心过程

ACT的核心过程包括六个方面:接纳现实、认知去融合、活在当下、承诺行为、审视自我以及明确价值。这六个方面是一个相互联系的网状结构。因此,心理干预也不是单一方面的干预,而是实施六个方面整体结合的干预。

以下是这六个方面的简单阐述。

(1)接纳现实。

接纳并不是要求患者必须对以往经历和当下处境不加甄别地喜好和接纳。治疗师要求患者对于人生经历过程中不可避免所产生的情绪,应该采取乐意的体验而不是回避或排斥的态度。治疗师需要引导患者不再对于自身的问题加以自责，也不再力求对个人以往的经历设法改变或做弥补，而是坦率地认同负面心理事件的客观存在，并勇于面对以往事件及残留至今的现实困难。

（2）认知去融合。

"认知去融合"是"去除融合"的意思（defusion）。此词是新造的词，语义是一种以减少曲解认知所带来的负性影响为目的的治疗技术。有些患者在某种情境下会出现一些曲解的想法。他们会顺着自己的思路把"想法"当成"事实"。然后就对这些虚拟的"事实"作出相应的强烈反应，包括评估、假设、应对和预防等。但是，他们却忽略了情境中真实的客观事实。他们会执意认为自己的想法和认可的事实确信无疑，所以就不假思索地肯定他们所做的反应都是正确的，无可非议。以上过程在 ACT 中称为"认知融合"，认知去融合技术就是要让患者认清，他的"想法"只是自己的"想法"，他的"判断"只是自己的"判断"，而并不是客观存在的事实。治疗师要引导他们，把任意推断出的所谓"事实"及一系列相关的反应与他们的曲解认知去除融合，将思维与其所指分离开来。

（3）活在当下。

活在当下十分重要。但是很多患者却容易忽略所处的当下。他们会缺乏对当下的接触，而把关注的内容指向对过去的回忆以及对未来的展望。他们不理会"现在"很容易在瞬间成为"过去"的道理，也不明白"未来"需要来临到"今天"时才能真实地去生活和度过。关注当下，活在当下，用好自己的环境、情绪和身体，做好当下的自我，这才能让自己的心身健康体现出来。没有活在当下，没有活好当下，留下的只会是遗憾的过去和达不到奢望的未来。

（4）承诺行为。

承诺行为是 ACT 的重要环节。在治疗师的努力下，当患者能够跨出原来处事的轨迹，开始从顽固的回避性行为转向直面现实和积极应对的新模式时，治疗师对患者的行为改变，即使只是点滴的进步都应给予由衷的赞同、允许、肯定、理解和鼓励。治疗师对于患者行为调整和改善的承诺是一种强大的背景力量，能促进患者的心理变得具有可塑性。承诺行为还具有增强其他方面心理干预的联动效果。

（5）审视自我。

根据 ACT 的框架，审视自我的方式可分为三种形态：以自我为内容，以自我为进程，以及以自我为背景。以自我为内容是对自我的描述和评价，如性别，年龄，职业、性格特点、喜好、现有的心理问题等。以自我为进程，这是一种自我意识和自我评价，清楚地意识到当下自己的持续状态，如想法、情绪、行为、躯体感觉等。以自我为背景并没有具体的表达形式和言语内容，而是一种对自我的观察角度，是把自我作为一种背景或参照物来看待自我与周围事物之间的联系，能提升自我接受现实的意愿。

(6) 明确价值。

价值观是对于人生选择方向及全局结果的语言解释。价值观不同于生活目标,目标是在未来达到的,而价值观总是存在于当下。价值观是一个方向,目标则会在价值观的方向中逐一被实现。ACT 认为价值观很重要,即使治疗师没有向患者通过语言表达价值观的内容,但是患者早已在朝着自己的价值观的方向进发。价值观有对有错,有积极也有消极,但客观上每个人都在选择价值观。治疗师在评判患者的价值观时,实际上已经将自己成长中选择和形成的价值观无形地注入给患者。在 ACT 中不主张治疗师对患者主动灌输价值观,而是要求治疗师用心去读懂和处理好患者的价值观。

(二) 接纳与承诺疗法的主要技术

ACT 中的技术与核心过程是吻合的。在临床实践中,治疗师一般都是将各种技术结合起来使用。这种结合并没有固定模式,需要治疗师在治疗进程中根据患者的实际情况灵活地掌握。通常,接纳事实及认知去融合是重点技术,其他技术都可配合实施。ACT 治疗的目的就是为了促进患者心理可塑性的发展。

1. 接纳客观事实

接纳的含义就是接受某一事物或某种情境。接纳时并不投入无效的调整。治疗师在与来访者谈到接纳时,需要向患者解释,不能让他们引起误解。首先,接纳不是一种消极的态度,也不是对于所遭遇挫折时的一种无奈的认可。接纳仅仅是接纳某一事件或某种情境,而不是带有感情色彩地对事件或情境有喜欢或青睐的倾向。接纳可以包含对于自己不喜欢事情的接受。其次,接纳不是一个被动的过程,而是一个积极主动的过程。第三,不应视接纳为一种失败或放弃努力。所以这是一种明智的态度,因为这是在面对已存在的客观事实。

在消除患者对于接纳事实的误解后,治疗师应对患者如何操作接纳进行有效的相关指导,让患者能做到接纳事实,就像接受"昨天已经过去"那样,不带有情绪成分,也不包含褒贬评价。这是一个事实,一个可以接纳的客观事实。

2. 厘清起因和归因

接受 ACT 治疗的患者常常会认为他们存在的问题是由某个起因造成的,或者他们会把自己的问题归因于某个原因。实际上这只是患者的一种假设,因为引起心理障碍的原因是多因素的。一些患者会把自己的经历,对自己的想法、情绪和行为产生重大影响的社会生活事件看成是造成心理问题的起因。他们便会耿耿于怀地认为经历的事件中留下的问题是当前需要解决的最重要的问题,认为只有去除了这些问题的起因才能顺畅地解决自己的心理问题。

治疗师在肯定患者的心理问题存在起因或归因的同时,应与患者一起对起因和归因的看法进行整理。在很多情况下,患者所指的起因只是产生心理问题的一个激发性的生活事件,而真正构成心理问题的根源可以追溯到很久以前,而且包含多个因素,但这些起因的内容可能已经被淡忘或者忽视了。

治疗师应引导患者认清,当初的起因即使十分明确,归因即使充满逻辑推导,但都已是客观的存在,不可能在当下改变当初的起因。但有关起因和归因的思考与推断只会使患者引出更多的心理阴影,患者会以当下回避的方式来回避与起因背景类似的场景或人物,从而出现不良情绪和不适应行为。例如社交焦虑(恐惧)的患者,在以往的社交过程中遭受过挫折或打击,因而造成之后的社交恐惧。但是患者的社交回避行为是对再次遭受挫折的预防性措施,但实际上的预防是建立在虚拟的假设基础上,回避所面对的却是当前的其他人群对象,与当时遭受过挫折或打击的环境和对象已不是在同一个时空。患者对于自己的回避性行为还认为理由充分,但实际上回避行为是被起因或归因构成的一种功能失调的行为方式,回避的对象是一些假设性的人物和情境。

3. 探讨回避行为的功能

在治疗中患者会向治疗师提出质疑,为什么就不能采用回避行为? 患者通常的理由是,虽然回避行为不能直接降低焦虑与恐惧等负面情绪,但是,通过对引起负性情绪的人或环境采取回避措施,就能达到改善情绪的效果。这正是患者回避行为被塑造和强化的原因。

ACT 的理论也不支持患者用回避的行为来应对焦虑与恐惧等情绪,因为这种行为是心理缺乏可塑性的表现。如果患者能够承诺恐惧的对象,能够通过自己的努力逐步地克服或适应产生恐惧、焦虑的人和环境,那么患者就能逐步放弃回避的外显行为。如果患者能够接纳自己的负面情绪,那么,在敏感的情境下也就没必要硬性地通过控制情绪来达到心理平和的目的。治疗师要让患者放弃回避行为并不容易,在引导患者认清回避行为功能失调特性的同时,还需同步采用 ACT 的其他技术,协同调整患者的回避行为。其中认知去融合是重要的一环。

4. 用好认知去融合

"认知去融合"这一术语是由海耶斯和他的同事在 1999 年首次提出的。去除融合(defusion)是一个新造的词汇。认知去融合就是去除认知融合,这是 ACT 中的一个重要技术,旨在使患者的行为与语言控制的刺激相分离,也就是要让患者的行为不要受语言刺激的影响。去除融合的方法并不能消除或是控制痛苦,但能让人学会如何以更自由和灵活的方式活在当下。这种心理干预的技术与艾利斯和贝克主张的认知重塑的干预策略有很大的区别。

认知重建是艾利斯和贝克都推崇的认知干预策略,尤其是贝克,他把这一过程称为合理想法替代。同时也设计出合理想法替代表和治疗师的相关操作步骤。合理想法替代,包括负性自动想法、负性中间信念和核心信念,都建立于相同的前提。这些想法的内容存在功能失调的问题,在一定的情境下,由于这些想法的冒出就会带出不良情绪、不适应行为及躯体的不适症状。认知重建的过程就是合理想法替代的过程。替代的重点是想法内容的改变,新的想法能够对情绪、行为、躯体产生正性的反应。

ACT 的心理干预前提是患者的认知融合。有部分患者一下子不认同自己的想法是有问题的,曲解的、功能失调的,固执地认为自己的想法是真的、可信的。患者被自身思维的文字描述所支配,而忽略了自身对世界的直接体验,作出的反应也不是对被描述事件本身的直接反应。因此,这也就使得治疗师在引导患者使用合理想法替代的操作中产生了阻抗和困难。在 ACT 中,心理干预避开了患者用合理替代方法的僵局,而是使用认知去融合的方法。治疗师不与患者想法内容的对错进行争辩,而是需向患者认定的他的"想法"只是自己的"想法"而已,想法并不等同于现实,与所发生的生活事件或情境也没有必然的逻辑关系或者因果关系。治疗师的心理干预方法是引导患者在面对某一情境下所出现的情绪、行为和躯体反应时,让患者体验自身的思维功能。引导患者从一个新的角度来看待他的思维内容与行为及其他反应之间的联系。

5. 聚焦价值观

聚焦价值观是 ACT 中较难的技术。有关聚焦价值观的心理干预贯穿于整个治疗过程,因为这是一个心理干预的焦点。在 ACT 中价值观的定义是:"从言语上分析全部期望得到的生活结果"。虽然治疗师在治疗过程中不容易把握好聚焦价值观的精准度,但还得让患者一起配合朝着价值观内容的方向努力。当治疗师试图引导患者把被语言刺激控制下的行为进行分离的时候,应该考虑另一个内容,那就是患者行为反应的标准。患者的行为需要改变,但不能没有方向,这个方向就是价值观。当患者沿着价值观的方向去努力时,或许价值观制定的目标十分遥远或者十分宏大,不是在短期内能够达到的境界,但是治疗师一定要让患者明白,朝着价值观方向的努力是当下的,每前进一步都会有朝着价值观方向逐步体现价值的效果。

治疗师和患者在治疗中,当进入价值观的谈话时往往会出现内容跑偏或交流障碍的现象。治疗性谈话要么去谈及一些遥不可及的宏伟壮景,要么就陷入沉默或僵局。关于探索患者价值观的谈话,治疗师可以先从日常生活内容着手,再逐步扩展和深入,如家庭、学习、工作、休闲、爱好、健康、交友,等等。在谈话中,治疗师可以多向患者询问行为价值的看法,他们很容易表达出自己做什么,不做什么;喜欢做什么,不喜欢做什么等鲜明的观点。其实这里就已经包含着他们的价值取向。治疗师一定要理解患者这些坦诚又隐含的内容,清晰地知道价值观只是一个方向而不是一个具体的目标。

治疗师在指导患者在将价值观付诸实践时,可以从以下几方面进行操作。

(1)用价值观指导行为。

当患者的行为摆脱了语言刺激控制时,行为的动力和标准就成了他们需要解决的问题。此时,治疗师应指导患者运用自己的价值观作为行为的准绳。当患者在一定的情境下或遇到某种有压力的社会生活事件时,其行为反应可以用自己的价值观来衡量。如果外显行为能和价值观保持一致,这就是可取的行为。

（2）基于价值观做选择。

患者的心理压力很多来源于对事物做出应对时的选择。不少患者在进行选择时以自己的情绪或情感作为依据,其实这很容易使患者陷入感情用事的泥潭。治疗师在行为干预中应引导患者避免让情感指导其行为,因为这样的行为反应很容易出错,同时还会出现行为难以维持的现象。患者即使作出了行为选择,但这样的行为若是基于情绪或情感,就容易动摇选择,放弃计划,结束关系,停止努力,不再追求。治疗师应鼓励患者以价值观为标准来作行为选择。这样的选择行为符合患者内在的发展趋向,所以就能够保持稳定和持久。

（3）把过程作为目标。

通常在心理治疗中都把治疗目标设定为"好的结果",而在 ACT 中却把"改变行为过程"设定为目标。患者的行为改变过程的动机来源是价值观。治疗师需要调整心理干预的策略,激励患者用自己的价值观来影响行为的改变,把行为改变的过程作为心理调整的目标。

在价值观方面的干预中治疗师需要十分谨慎,应防止出现一些具有破坏性的做法而影响整体的治疗效果。例如:向患者灌输自己的价值观;评判患者的价值观;超理性地讨论价值观等。总之,在治疗中当患者与治疗师在价值观的内容方面出现不一致的情况下,治疗师应集中关注患者的价值观,才能使治疗顺畅有效地进行下去。

6. 选择承诺或改变

患者对于一些有心理压力的人物或环境时常会自发性地采用回避和控制的方法来降低自己的情绪及身体反应。ACT 主张用承诺或改变来取代回避和控制。承诺与改变似乎是对立的做法,要么承诺环境,要么改变环境。治疗师应认识到承诺是一种更深远的改变,承诺是改变的基础。在心理干预中逐步与患者在这方面达成共识。

ACT 认为控制的行为本身是一个问题,这不是解决问题的方法。通常人们认为控制自己是一个有效的方法。控制策略在行为改变和承诺行为方面确实能够发挥一定的作用。但是,在许多情况下控制的作用又会出现一些局限性。

● 控制的过程与其结果相矛盾时,控制没有效果。例如:刻意地压抑脑子中不断冒出的想法。

● 控制行为不受内动力制约时,控制就出现困难。例如:控制强迫洗涤行为时,控制不了内心有洗涤的冲动。

● 控制功能失调的回避行为时,控制就显得无力。例如:害怕学习跟不上,就呆在家中,导致学习更加脱节。

● 事情已经是不可改变时,控制就失去意义。例如:儿子因病早逝,不愿接受白发人送黑发人的现实。

● 控制的实际效果与目标效果不一致时,控制就等于徒劳。例如:老师要求所有学生专心听讲,但有一部分学生做不到。

因此,治疗师需要和患者一起去分辨控制方法的利弊以及可能出现的局限性。但是,ACT 的心理干预更提倡用承诺或改变的方法来处理患者的适应行行为。

治疗师在对患者的治疗中不提倡采用控制的方法,因为控制无法从深层次解决患者的想法、情绪和行为等问题。承诺却是一个可行的方法,因为它不会放大患者现有的问题,只会在承诺的情况下平静下来,才能稳步地走向改变。在 ACT 中,改变是一种整合性的操作,需要动用接纳现实、认知去融合、活在当下、承诺行为、审视自我以及明确价值等六个核心过程。

四、辩证行为疗法的主要观点与技术

(一) 辩证行为疗法的主要观点

辩证行为疗法(Dialectical Behavior Therapy,DBT)是一种主要用于边缘型人格障碍患者的心理治疗方法。此治疗方法除了具有本身的特点之外,也融入了"正念"及"接纳"等雷同的观点和技术,所以也被学术界归入认知行为治疗第三波浪潮的主要技术之一。辩证行为疗法是玛莎·莱恩汉(Marsha Linehan)于 1993 年开创的,主要用于帮助人们提高掌控压迫性情绪的能力,不至于让情绪失控或避免做出破坏性行为。

辩证行为疗法十分注重于操作技术,而这些技术则是建立在一些观点的基础之上。

1. 痛苦的承受

在日常生活中,人们都会面对痛苦。这些痛苦有来自自己身体的因素,也会来自精神方面的悲伤或愤怒。当挣扎在这些压迫性的情绪中时,人们会很自然地对如何应对痛苦而做出选择。然而在这些应对策略中有一些做法不但不解决问题,反而会适得其反,这些应对方式又称"自毁式应对",这会让受痛苦者付出沉重的代价。常见的自毁式应对策略有:①花大量的时间去想过去的痛苦、错误和问题;②担心将来可能出现痛苦;③为了避免痛苦而远离人群;④回避令人喜悦的活动;⑤不安全的性行为;⑥用酒精或毒品来麻醉自己;⑦将痛苦的情绪转嫁于别人;⑧暴饮暴食或过度节食;⑨做出危险的或不安全的行为;⑩试图自伤或自杀,等等。因此,要提高对于痛苦的承受能力,除了放弃自毁式应对方式之外,更需要的是掌握承受痛苦的基本技巧。

2. 情绪的调节

人们的情绪是身体内部的信号,是对正在发生事情的反应。对于所发生事情的第一情绪反应称为"原生情绪"。当人们有了情绪反应以后,还会对经历过的情绪感受再进行感受,此时的感受所伴随的情绪反应称为"衍生情绪"。单一的原生情绪可能引发许多衍生情绪。如果原生情绪给人带来一些伤痛,那么衍生情绪将会造成更多、更严重的痛苦。辩证行为治疗认为,掌握情绪调节技巧能帮助人们以一种全新的和更健康的方式对付痛苦的原生情绪及衍生情绪。人们的情绪有其生物学基础,对于负性的情绪不能总是用压制的方法进行处理,而是应该学会如何去应对这些负性情绪。努力掌握情绪调节的技巧。

3. 人际的效能

掌握高效的人际交往技巧是辩证行为治疗的核心技术之一。人们都认识到良好人际关系的重要性,但是却很容易忽视它极其脆弱的一面。良好的人际关系能够给大家带来爱、陪伴及支持,但是有时候也很容易被不经意的打击而造成支离破碎,甚至造成无法修补的后果。人们应该重视人际关系的效能,不用心掌握沟通技巧,很难维持有质量的人际交往及相互和谐的关系。

4. 正念的掌握

在辩证行为治疗中正念也是其最重要的核心技术之一。有关正念的观点及技术已经在本章第二节中阐述,在此就不再一一赘述。

（二）辩证行为疗法的主要技术

1. 承受痛苦的基本技术

(1) 接纳。

提高承受痛苦的能力必须从改变态度做起,这种态度就是"接纳"。接纳包括接纳过去,因为已经过去的事实无法改变。同时必须接纳目前的处境,无论境遇如何,尽可能做到不加评判或自责。应该尽力意识到当下的处境是由各种因素构成的结果。接纳就意味着正视现实,正视自己,然后才有可能以客观可行的方式来对待和处理自己的境遇。需要指出的是,接纳并不包括对于别人错误行为的认同、宽恕、放纵,而是让自己不必用愤怒和责备的态度与其纠缠不休。因为这种纠缠只会加重自己原来的痛苦,而对于别人错误行为的改变却无济于事。

(2) 摆脱自伤行为。

有一些患者在深受压迫性情绪困扰的时候会用自伤行为来暂时缓解自身的精神痛苦。此类的行为很多,有的用指甲掐自己的肉体,有的用尖锐物刺轧自己,有的用刀片割划自己的手臂、大腿，直至鲜血流淌。摆脱自伤行为较为有效的方法是替代法，即用类似的又无实质性伤害的行为方式来替代自伤行为。如用手握住一块冰，然后挤压它来替代自伤行为，用冰冷的寒意分散自己的注意力；又如用红色的记号笔标出自己想用刀片割划身上的部位，用红药水或红色指甲油营造出流血的情景。用此方法来替代真的刀割自伤，从而减轻情绪带来的心理伤痛。

2. 转移注意力的基本技术

当情绪处在痛苦状态时，转移注意力是一个可行的方法。转移注意力的方式很多，可根据患者的处境和实际情况进行选择。如把注意力投到他人身上，为他人做点事情，关心周边的人，给予他们一些帮助。也可转移想法，从困扰自己的想法转到一些能减弱情绪反应的事物中。离开会激怒自己的现场或做一些家务或干一些琐碎的杂事，虽然谈不上十分感兴趣，但在劳作中度过时光，把注意力移向所干的事物上，客观上让自己的情绪和思绪都得到了转移，不会再让负面情绪激化放大，陷入沉迷于沮丧的漩涡之中。现象改善现状不妨也是一个可取的方法。当一个人被痛苦的情绪困扰时，无意的负面的想象会自然而然地占据想象的空间，所以有意的安全的想象的替代会产生积极的效果。如在家中，避免各种外来的干扰，用静坐或半躺的姿势让自己入静。然后开始想象，想象自己处在一个美好的大自然环境，想象自己用自己的感官来体验和欣赏大自然，想象自己进入放松、平静、自在的状态。在这种状态下就能够抵挡负面情绪的冲击和干扰，淡化情绪困扰的压力信息在大脑中的不断显现。

3. 人际效能的基本技术

人际效能技术来源于麦凯、戴维斯及范宁（McKay, Davis & Fanning）的社交技能训练，艾伯蒂和埃蒙斯（Alberti & Emmons）的自信心训练以及巴克、罗杰斯的（Barker, Rogers）倾听技术。莱恩汉把这些技术融入辩证行为治疗。

（1）全心关注。

在医患谈话过程中关注是极其重要的一环。关注是指思维与当前的谈话保持高度一致，不应是思考滞后的表达，也不应是沉浸在对过去的回忆或对将来的想象。治疗师应全身心地关注当下的所见、所闻及所感。全心关注也包括留意与他人交往时自己的感受。明白需要从对方的谈吐中获得哪些信息，清晰是否需要改变双方之间交流的进程，觉察自己的谈话会给他人带来的感受。

在医患交谈中，若没有做到全心关注很有可能产生一些不良的结果，例如，错过对方提示有关需求的重要信息；不恰当的表达会引起对方的反感；忽略了对方负面的回应从而影响了交流的气氛，使沟通难以继续。总之，培养全心关注的能力是提高有效人际交往的基本条件。

（2）避免咄咄逼人或消极被动。

在人际关系中显示强势姿态的人会让周围的人与之望而却步，保持距离。在医患沟通中,如果治疗师表现出咄咄逼人的风格就很难保持具有疗效的治疗性关系。构成这种人际风格通常有两个原因:第一,治疗师有强烈的对错感,十分明白患者在应对方式中的正确与否。但是当患者的处事反应违背了自己的对错感时,出于某种责任感而在患者的沟通中表现出咄咄逼人的势态。第二,在医患交流中不自觉地带有掌控感,希望患者能顺着自己的思路配合。但是当患者的执行力违背了自己的心愿时,会出现埋怨或愤怒,甚至想支配或控制患者。实际上,这种咄咄逼人的状态非但没有让患者顺应协作,反而对治疗师的内心构成压力,使医患关系进入僵局。

在医患沟通的过程中,似乎治疗师的被动是一种善意,但实际效果却会很糟。治疗师有时容易把谦让和被动加以混淆,无原则地跟随患者的意愿行事,从而放弃了治疗师应有的角色和主见。在这种状态下治疗师会从内心产生挫折感或委屈感,而患者也会因理解不了治疗师被动状态的用心良苦,反而得寸进尺地向治疗师提出一些不合情理的诉求。在短期内,屈从似乎能给患者带来满足,维护了医患关系,但是从长远的效果来看,治疗师的被动沟通模式只会导致治疗师的潜在痛苦,影响治疗技术的施展,对于患者也同样是一种无形的损害。医患沟通的不顺畅无疑对治疗效果产生严重的影响。

(3) 提高人际效能。

很多人重视人际交往,却往往忽略人际效能。其实交往也有质量之分、效能之别。医患关系同样存在效能的问题。掌握医患关系的技巧不仅能保持医患关系的和谐,同时能使医患关系对心理治疗疗效的提升起到至关重要的价值。

医患关系交往有以下一些操作的技巧:

第一,清楚想要的是什么。治疗师应清楚地知道自己此时想得到些什么。有时治疗师会有一种内在的需求,但因对方不清楚而给自我带来一种特殊的不适感。如果治疗师能敏捷地留意自己的感受,找到一种恰如其分的方式向患者表达自己内心的感受以及十分真切的要求,此时患者就能明白其中的内容,给予治疗师准确的回应,让治疗师得到想要的满足感。

第二,协商双方冲突的需求。医患双方有和谐的一面,也存在冲突的情况。有时医患各自的需求会发生碰撞和冲突,对此首先应满足患者的需要。但是客观情况非常复杂,治疗师也难以做到让患者完全满足。例如,患者要求治疗师能在需要的时候即刻回复患者的来电,但治疗师也有自己的生活和有规律的作息时间,不可能做到应答患者的随时呼救。在这种情况下,治疗师和患者需要进行协商,在双方谦让的情况下达成一种平衡的协议。此刻双方的通情达理是基础条件,只有做到大气谦和,才能不因双方需要的冲突而破坏医患关系及心理治疗。

第三,不破坏关系的拒绝。在医患沟通中不可能只有"同意",也会出现"拒绝"。需要全面理解良好的医患沟通不可避免地会出现拒绝的情况,但是要做到不破坏关系的拒绝却大有学问所在。说"不"也要有技巧。治疗师优柔寡断地吐出个"不"字，患者会误认为自己被忽视；治疗师若反应迅速地说"不"，患者会认为治疗师心不在焉，随口被拒绝；治疗师若沉重坚决地说"不"，患者又会觉得治疗师过于强势，太没有人情味。所以治疗师需要做到"恰到好处"，但是这个沟通的难点一定得顺利通过，其基本要求是治疗师的口吻必须考虑到患者的需要和感受，同时又必须明确地表达自己的原则。

第四，分析问题的关联。医患之间的谈话有闭合式和开放式之分。在开放式谈话中有时容易被部分患者"东拉西扯"的表达风格所干扰。患者可能一段是激情倾诉，一段是情绪宣泄，一段是沉默寡言，一段是随意提问……此时，治疗师不能缺乏耐心，流露鄙视，不屑一顾，消极对待，而应该充满热情和耐心，从患者的各种反应中分析问题的关联性。患者的表现可以没有头绪，但治疗师应从中整理出调理和线索，快速辨析链接出各种表达之间的关系，从而对患者的问题有清晰的评估。治疗师应淡定地应对患者的各种表现，从医患沟通中不断提高与患者的人际效能。

有学者认为，辩证行为疗法是一种正念技术与辩证思考结合的产物，虽然目前只是一种主要用于边缘型人格障碍患者的心理治疗方法。随着治疗师的临床实践和探索，此方法也将逐步应用到对其他心理障碍的治疗。

第二编
认知治疗临床应用

第八章　抑郁障碍的认知治疗

认知治疗学派的创始人阿隆·贝克（Aaron Beck）和他的同事最早的临床研究始于对抑郁障碍的治疗。他们在1979年发表了关于单向抑郁障碍认知治疗和氯丙咪嗪药物治疗比较的研究论文。研究结果发现，认知治疗的疗效胜过药物治疗。这为以后认知治疗在临床中的广泛应用和发展推广奠定了基础。因此抑郁障碍的认知治疗模式常常被视为认知治疗的临床典范。

抑郁障碍是人群中一种常见的心理障碍。在美国《精神障碍与统计手册》第五版（DSM-5）中指出，抑郁障碍包括破坏性心境失调障碍、重性抑郁障碍（含重性抑郁发作）、持续性抑郁障碍（恶劣心境）、经前期烦躁障碍、物质/药物所致的抑郁障碍，以及其他躯体疾病所致的抑郁障碍等。在美国，重性抑郁障碍12个月的发病率约为7%，在不同年龄群体之间有显著区别，18—29岁的个体患病率比60岁及以上的个体的患病率高3倍，青少年早期发病率的群体，女性个体患病率比男性高1.5倍到3倍。我国的统计资料显示，人群的发病率为3%—5%。这个数据远低于美国，其原因可能与疾病的分类系统、诊断标准和人们对疾病的认识程度有一定的关系。

重性抑郁障碍代表了这组障碍的典型疾病，所以本章重点阐述对重性抑郁障碍的认知治疗。

一、评　　估

（一）重性抑郁障碍的主要临床表现

重性抑郁障碍的主要症状可表现在情绪、行为、认知、躯体症状和人体征象等诸方面。

（1）情绪表现。情绪低落，心情压抑沮丧，无愉悦感，兴趣下降明显，反复出现想死的念头。

（2）行为表现。行为退缩，不喜好与外界接触，与外界情感交流缩窄，自我封闭，回避人际关系，不愿参加社会活动，有自伤或自杀行为。

（3）认知表现。有自责自罪感，对人生无望，厌世无助，难以专心，注意困难，优柔寡断，犹豫不决，记忆力下降。

（4）躯体症状。精力减退，疲劳乏力，失眠或多睡，经常早醒，厌食或多食，体重明显下降，精神运动性迟滞或激越，腹泻或便秘，性欲下降，常出现昼重夜轻的规律性周期波动状态。

（5）人体征象。躯体弯腰曲背，动作呆板迟缓，面容悲凄伤感，皮肤干燥无光泽，舌苔厚腻，口臭。

（二）重性抑郁障碍评估中的注意要点

重性抑郁障碍的患者几乎每天大部分时间都处在抑郁心境。一般情况下患者可能拒绝承认自己的悲伤、无望、泄气等情绪，但通过访谈了解和对患者表情和举止的观察能判断出情绪的低落和精神状态的不振。他们会诉说失眠、早醒和疲劳等情况。治疗师对个体的评估需要循循善诱，引导来访者从情绪、行为、躯体不适及想法等角度讲述他们的问题及症状。符合以上临床表现，持续至少 2 周，就可以作出诊断。治疗师尽可能不要拘泥于诊断的病名，而应该让患者充分表达他们的想法、感受和处境。

（三）重性抑郁障碍的认知治疗适应证

根据贝克抑郁自评量表（BDI）的评定标准，总分小于 10 分，属于健康或无抑郁；总分在 10—15 分，表明有轻度情绪低落；总分大于 15 分，表明患有抑郁；总分大于 25 分，表明抑郁程度较严重（见表 8-1）。另外，根据我国常用的《抑郁自评量表》（SDS）、《90 项症状清单》（SCL-90）等量表，从测量的结果结合临床表现，也能判断患者抑郁的程度。

表 8-1　贝克抑郁自评量表（BDI）

> **指导语：**请你根据自己一周以来的感觉，将以下每组表述中最适合自己情况的一句话前面的数字圈出来。全部为 21 组。当你都做完后，将各组所圈定的分数相加，便得到总分。总分小于 10 分，属于健康或无抑郁；总分在 10—15 分，表明有轻度情绪低落；总分大于 15 分，表明患有抑郁；总分大于 25 分，表明抑郁程度较严重。
>
> （一）
> 0. 我不感到悲伤。
> 1. 我感到悲伤。
> 2. 我始终悲伤，不能自制。
> 3. 我太悲伤或不愉快，不堪忍受。

（二）

0. 我对将来并不失望。

1. 对未来我感到心灰意冷。

2. 我感到前景黯淡。

3. 我觉得将来毫无希望，无法改善。

（三）

0. 我没有感到失败。

1. 我觉得比一般人失败要多些。

2. 回首往事，我能看到的是很多次失败。

3. 我觉得我是一个完全失败的人。

（四）

0. 我从各种事件中得到很多满足。

1. 我不能从各种事件中感受到乐趣。

2. 我不能从各种事件中得到真正的满足。

3. 我对一切事情不满意或感到枯燥无味。

（五）

0. 我不感到有罪过。

1. 我在相当的时间里感到有罪过。

2. 我在大部分时间里觉得有罪。

3. 我在任何时候都觉得有罪。

（六）

0. 我没有觉得受到惩罚。

1. 我觉得可能会受到惩罚。

2. 我预料将受到惩罚。

3. 我觉得正受到惩罚。

（七）

0. 我对自己并不失望。

1. 我对自己感到失望。

2. 我讨厌自己。

3. 我恨自己。

（八）

0. 我觉得并不比其他人更不好。

1. 我要批判自己的弱点和错误。

2. 我在所有的时间里都责备自己的错误。

3. 我责备自己把所有的事情都弄坏了。

（九）

0. 我没有任何想弄死自己的想法。

1. 我有自杀想法，但我不会去做。

2. 我想自杀。

3. 如果有机会我就自杀。

（十）

0. 我哭泣与往常一样。

1. 我比往常哭得多。

2. 我现在一直要哭。

（续表）

3. 我过去能哭,但现在要哭也哭不出来。

（十一）

0. 和过去相比,我现在生气并不更多。

1. 我现在比往常更容易生气发火。

2. 我觉得现在所有的时间都容易生气。

3. 过去使我生气的事,现在一点也不能使我生气了。

（十二）

0. 我对其他人没有失去兴趣。

1. 和过去相比,我对别人的兴趣减少了。

2. 我对别人的兴趣大部分失去了。

3. 我对别人的兴趣已全部丧失了。

（十三）

0. 我仍然像往常一样自己可以决定事情。

1. 我推迟作出决定比过去多了。

2. 我作决定比以前困难大得多。

3. 我再也不能作出决定了。

（十四）

0. 我觉得我的外表看上去并不比过去更差。

1. 我担心自己看上去显得老了,没有吸引力。

2. 我觉得我的外貌有些变化,使我难看了。

3. 我相信我看起来很丑陋。

（十五）

0. 我工作和以前一样好。

1. 要着手做事,我现在需额外花些力气。

2. 无论做什么我必须努力催促自己才行。

3. 我什么工作也不能做了。

（十六）

0. 我睡觉与往常一样好。

1. 我睡眠不如过去好。

2. 我比往常早醒 1～2 小时,难以再睡。

3. 我比往常早醒几个小时,不能再睡。

（十七）

0. 我并不感到比往常更疲乏。

1. 我比过去更容易感到疲乏无力。

2. 几乎不管做什么,我都感到疲乏无力。

3. 我太疲乏无力,不能做任何事情。

（十八）

0. 我的食欲和往常一样。

1. 我的食欲不如过去好。

2. 我现在的食欲差得多了。

3. 我一点也没有食欲了。

（十九）

0. 最近我的体重并无很大减轻。

1. 我体重下降 2.27 千克以上。

（续表）

> 2. 我体重下降 5.54 千克以上。
> 3. 我体重下降 7.81 千克以上。
> （二十）
> 0. 我对健康状况并不比往常更担心。
> 1. 我担心身体上的问题,如疼痛、胃不适或便秘。
> 2. 我很担心身体问题,想别的事情很难。
> 3. 我对身体问题如此担忧,以致不能想其他任何事情。
> （二十一）
> 0. 我没有发现自己对性的兴趣最近有什么变化。
> 1. 我对性的兴趣比过去降低了。
> 2. 我现在对性的兴趣大大下降。
> 3. 我对性的兴趣已经完全丧失。

符合重性抑郁障碍诊断标准的大部分抑郁障碍患者适合提供认知治疗,对于双相性情感障碍的患者,根据患者病情的实际情况可考虑进行认知治疗。但是对于躁狂发作的患者一般都不适宜接受认知治疗。

（四）典型病例

金文(化名),男性,25 岁,研一在读学生。入学 2 个月后逐渐出现情绪低落,精神倦怠,注意力涣散。对学习无兴趣,作业拖拉,感到心有余力不足,丧失信心,经常缺课,学习成绩下降。平时话语明显减少,远离集体活动,喜欢独处,觉得自己不中用,没有出息,经常自罪自责。平时食欲不振,睡眠很浅,经常早醒、赖床。有时连续腹泻,深感身心疲劳。常感到无助、无望,认为活着没有价值,出现过自杀的念头,但没有自杀的行为和举措。此状态已持续有四个多月。自己主动求助于心理医生。经追问,该学生在读高中和大学期间已有过类似情况,这次则比以往更为严重。经 BDI 测验,结果总分为 27 分,属严重抑郁。

根据认知治疗的评估要求,治疗师不仅需要对金文的心理障碍作出诊断,同时还需要进一步了解他的成长发展史以及与抑郁相关的背景材料。在治疗师的引导下,金文回忆并讲述了他成长发展过程中的一些基本信息。

金文自小生长在农村,父亲是农村基层干部,父母关系不和,家境贫穷。从小和祖母生活在一起,缺乏父母关爱。读小学时学习优秀,进初中后精力分散,中考时勉强进入重点高中。出现过抑郁,两次高考挫折,情绪低落萎靡,又进入抑郁状态,后自行排解。本科顺利毕业,奋发努力考入了其他大学攻读硕士研究生,入学后抑郁再度加重。

治疗师要求金文把在治疗谈话中所提供的信息用图表的方式根据时间的顺序进

行罗列表述(见表8-2)。

表8-2　金文成长发展历程基本信息表

序号	时间	情境(回忆)	情绪(1—100)	行为,反应
1	很小的时候	朦胧记得:有次父母吵架,爸爸打妈妈,院子里有很多人在场,爸爸的叫声,妈妈的哭声,我静静地(旁边好像有我弟弟)伏在一个小板凳上。	孤独,害怕 60	默默地在场
2	4—5岁时	自从有了弟弟,我就和奶奶(爸爸从小过继给她,爷爷死得很早)一起生活(睡觉及吃饭),奶奶脾气很暴躁,那时好像经常对我发火,有次我气急反骂了她一句,被她教训了一通。	有点厌恶 60	以后变得乖了
3	6—7岁时	幼儿园是在村子的一个老师家里,有次老师回东北娘家,返家时很多老人来玩。老师把带来的零食递给我的堂弟堂妹,却根本不理睬就坐在旁边的我。	被冷落 60	默默地、馋馋地看
4	7—8岁左右	奶奶给我用旧衣服做了一个灰色短裤,在外边受到包括伯母在内的一帮人的讥笑。	很窘,讨厌他们 60	不愿再穿那件衣服了
5	小学1年级	小学1年级时考了班级第1名,家里很高兴,奶奶把奖状郑重地镶在木框里,挂在墙上。但第二次我没考好,受到爸爸批评,奶奶无情地把那张奖状扯了下来。	很委屈,难过 70	无语
6	小学1—2年级的时候	有次想和一个小伙伴去赶集,向大人要钱,被奶奶制止,并告诉我家里是如何困难。	心情很沉重 70	无语
7	10岁左右	自小我就和奶奶单独一个院子里一起生活,很少和爸妈一起吃饭。有次放学,妈妈拦住我说家里有好吃的,其实烧的是姥姥给的一点儿蘑菇(并不是真正的蘑菇,只是圆菇的半截腿)。	当时没感觉 60	
8	12岁左右	大约小学后期,爸爸长期冷落妈妈,和奶奶一起吃饭,妈妈后来和奶奶大闹一场(爸爸和奶奶谈话竟然提到了离婚),回了娘家好几天不回来,家里一片荒凉。期间弟弟去看过妈妈,我竟没去,只是闷闷不语。	愤怒,心里很荒凉 70	闷闷不语
9	12岁左右	初一时我很淘气,去人家果园里偷东西,被抓住,竟下跪了!	耻辱,没骨气 70	

(续表)

序号	时　　间	情境(回忆)	情绪(1—100)	行为,反应
10	14—15 岁时	初中时,有次回家在村中学校里玩,一个老师教训我,说我妈如何不好,还是我爸、我奶奶待我好,我感觉很窝囊,竟一言不发。	感觉很窝囊 60	闷闷不乐
11	16 岁	有次在家,夜里与伙伴们出来玩,自己一个人出来坐在暗处,想了很多,自己发誓要出人头地,等等。	有时很喜欢独处,感觉这样很有力量 70	
12	16 岁	初中毕业暑假,有次下地,忽然听说爸爸在打农药时中了毒,急送了医院。妈妈和弟弟赶去,我留在地里,默默地跪地祈祷。	担心 70	默默地祈祷
13	16 岁	中考没过线,高价上高中,家里很困难,又是第一次离开家,很孤独,自闭,不善于和新同学交流,很长时间不能适应,学习没状态。有时被别人讥笑个子矮,突然变得很在乎。抑郁也许就是从那时开始的,尽管慢慢好转,适应了,但高中后期进入了严重的神经衰弱状态。	贫困感,难过,孤独,沉重,自闭 70	行为正常
14	17 岁	高二初冬回家,那天很冷,缩在家里竟然没有件像样体面的避寒衣服。返校时爸爸竟然连当月的几十元钱生活费也掏不出,一脸的无奈,还有外人在场,很不是滋味。	那时对爸爸的感觉很不好,贫穷给了我沉重的震撼 70	无语
15	17 岁	第二次高考失利,上了一个专科学校,严重的抑郁,失眠,丧失学习能力,有时很害怕自己会精神失常,怕自己会自杀,情绪进入最低谷。但那也是我努力奋斗的开始。	很难受 50	努力,奋斗,自我调节
16	21 岁	印象中姥姥没来过我家,大二暑假,有次我过去,姥姥告诉我过去爸爸对我妈如何不好,我两个奶奶及其他家人如何坏,我掉泪了,真想抱住姥姥痛哭一场。	难过 70	更加努力奋斗
17	25 岁	研一时追求一个女生,她在河南。我第一次遭到挫折,在回途的车上,很难过,第一次产生了自杀的念头。	难过 70	情绪低落
18	25 岁	这次寒假回家,和女朋友闹了点矛盾,忽然产生了强烈的自杀念头,但很快振作起来,决定绝不向抑郁低头,绝不放弃追求。所以我要彻底战胜抑郁,恢复到正常。	对生活不能服输,求助者能得助 80	决心要从精神低落状态走向自我振作

治疗师根据和金文的谈话所收集到的信息进行了归纳和提炼,得出了以下的评估结果。

（1）成长的家庭环境:父母、婆媳关系不和。父亲脾气暴躁,母亲懦弱。奶奶不可亲。家庭贫穷,不和睦,缺乏温馨感。自小离开母亲身边,内心缺乏母爱;幼小时备受族人歧视。

（2）性情和性格:敏感,懂事,典型好孩子。不入俗,内心有激情,成功欲较强。

（3）后期的成长:经历简单;在高中和大学阶段单一追求学习成绩,在个性发展方面多次受挫,伴有较重的心理问题,经个人多次的努力调适,有所缓解。但由于未能消除构成抑郁的心理机制,抑郁日趋严重。患者有配合治疗师接受认知治疗的强烈愿望,希望彻底治好重性抑郁障碍。

二、病 例 概 念 化

认知治疗中的病例概念化是根据患者心理障碍的认知模式来进行。是认知治疗过程中治疗师通过归纳方法,根据患者所提供的在有压力情况下的认知、情绪和行为等内容建立并不断完善的概念构架。治疗师则遵循这一特定的构架,对患者实施针对性的干预。

（一）重性抑郁障碍患者的认知构架模式

认知治疗的理论认为构成非内源的单相抑郁是患者的遗传、生物、发展、人格、环境、生活事件、认知等多种因素相互作用的结果,其中认知是最为重要的因素。重性抑郁障碍患者在认知方面存在着功能失调的特征,这种特征是患者以曲解的和负性的认知来看待与对待自我、环境及未来。这又称作为抑郁"认知三联征"（cognitive triad）。这些负性的自我观、世界观、未来观是患者从自己的生活经验中逐渐习得形成,同时又充满着强烈的情感成分,最后沉淀在重性抑郁障碍患者的信念系统中,其负性的核心内容则是"我没价值""我不可爱""我无希望""我很无助",等等。

重性抑郁障碍患者的认知是曲解的,他们的想法和思考在很多方面都会出现逻辑错误,片面地解读信息,充满了盲目过滤的成分。他们对一件事物只看到负性的一面而忽视其正性的另一面。因此重性抑郁障碍患者的知觉、回忆、推论、长时记忆等功能都会出现失调。在这种僵化认知的支配下,患者在作出抉择方面会出现各种失误。功能失调性反应一旦被激发,包括行为、动力、情绪、躯体症状等方面又会对曲解的认知产生一种正性反馈,强化重性抑郁障碍患者对曲解认知的进一步肯定和认同。这种反馈能产生放大效应,使患者的抑郁状态日趋加重(见图 8-1)。

(二)对重性抑郁障碍认知构架的重塑预设

治疗师在了解重性抑郁障碍患者认知构架模式的基础上,需要对患者如何建构新的认知构架模式有一个完整的预设。由于这仅仅是一个预设,所以不可能做到精确和周全,但是需要有一个整体的思路,要根据重性抑郁障碍认知模式的特征考虑如何建立一个帮助患者走出和摆脱抑郁的基本框架。

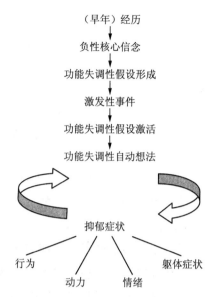

图 8-1　重性抑郁障碍的认知构架模式

重性抑郁障碍患者一般都有一个不易走出的认知恶性循环(见图 8-2)。这正是治疗师需要尽力帮助患者走出的怪圈。治疗师应首先全力调整患者负性的自动想法,一旦这一环节被打破,患者抑郁的心境就能得以改善。同时就有可能对存在有偏误的回忆及感知进行反省,找出存在的问题,并进行矫正。理性合理的感知就能以积极客观的结果给予自动想法不断的反馈,这就能强化患者乐于对功能失调的负性自动想法进行舍去和替换。当然患者抑郁心理障碍的源头和根底还应追溯到认知潜在层面的核心信念及中间信念。治疗师只有使患者的信念系统得到真正的调整,患者才能从根本上稳定地改善抑郁状态,完全走出抑郁的困境。

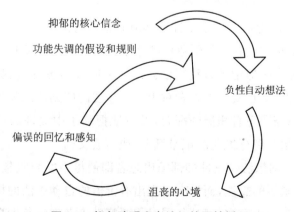

图 8-2　抑郁障碍患者认知的恶性循环

三、认知行为干预的策略和常用技术

（一）认知干预的策略和常用技术

根据病例概念化，重性抑郁障碍患者都陷入抑郁的认知循环中，这就是"负性自动想法→沮丧的心境→偏误的回忆和感知"的循环。在这一循环中的任何一个环节被打破，都能对消除抑郁状态产生积极的破解作用。治疗师需要根据患者的实际情况来考虑哪一个环节最能成为松解患者抑郁循环的突破口。

从调整负性自动想法入手是认知治疗中最常用的干预策略，因为负性自动想法一旦被调整和转变，以合理的想法替代负性的想法，此时，就能改善沮丧的心境，也能反思和重新整理偏误的回忆和感知。另外，在转变负性自动想法的过程中也为挖掘潜在心理机制、调整负性核心信念和中间信念打下一定的基础。

这里并不排斥首先从心境或偏误的回忆以及感知入手去打破抑郁的恶性循环。这对于某些患者，尤其是情绪反应强烈，对回忆和感知具有高度敏感性的患者，具有独到的价值。

1. 收集负性自动想法

治疗师对于前例金文的干预策略是从收集功能失调性负性自动想法入手。治疗师在对患者充分解释自动想法的含义、表现形式、作用意义以及收集自动想法的具体方法以后，便进行现场示范操作，和患者一起练习如何收集负性自动想法。然后再以此作为家庭作业布置给患者，要求患者在日常生活中进行自动想法的自我收集。治疗师在指导重性抑郁障碍患者收集自动想法过程中需要帮助有些患者解决可能出现的一些困难。以下是常见的问题及应对方法。

（1）拖拉记录自动想法。由于重性抑郁障碍患者的内动力较低，他们对于各种事物的兴趣较差，当要求他们在情绪低落的状态下记录即刻的自动想法时往往会以拖拉的态度来对待，不能及时地记录自动想法。治疗师应鼓励患者，说明记录自动想法在认知治疗中的重要性，而且要告诉患者对于自动想法的即刻记录和事后的回忆记录会有一定的误差，所以需要患者积极的配合，及时地把脑子中涌现的负性自动想法记录下来，并进行整理，填写到标准化的记录纸上，或写成文档。

（2）错过典型自动想法。重性抑郁障碍患者即使尽力配合收集自动想法，也有可能只记录一些无关紧要的想法，而没有显现出有价值的自动想法的核心内容。此时治疗师应该向患者明确指出存在的问题，同时需要帮助患者理解负性自动想法冒出的同步背景,即在感到情绪低落、消沉、沮丧、无望时所伴有的想法。实际上,想法的出现都先于情绪反应,但很容易错过对自动想法的感知,而只是体会到抑郁的情绪,所以要敏锐地捕捉这些一闪而过的自动想法,使收集到的自动想法的内容与抑郁的情绪及行为反应有密切的关联。

（3）只述解释不提想法。混淆"解释"和"想法"是患者在收集自动想法中很容易出现的现象。有些患者把对自己在什么情境下出现抑郁情绪的自我解释误认为是自动想法,所以记录的内容会很多,很杂,却不得要领。治疗师需要帮助患者区分解释和想法,多强调自动想法的反应性特征。要求患者仅是记录自主冒出的想法,而非表述产生抑郁情绪的理由。治疗师可以列举一些患者当前的例子,引导患者避免进行解释,练习收集自动想法。

2. 识别负性自动想法

重性抑郁障碍患者在看待和对待自我、环境和未来这三方面负性认知的强度存在着各自的侧重点,所以他们所反映出的负性自动想法的内容也有一定的倾向性(见图8-3)。治疗师需要辨析患者自动想法内容的侧重点,并根据患者想法的特征来考虑对患者的认知实施干预。

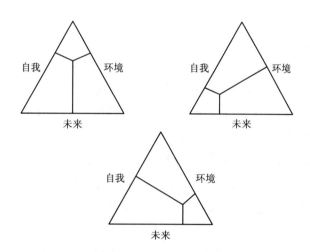

图 8-3　抑郁症患者认知三联症不同侧重点

下面是金文完成的一份关于功能失调自动想法的书面作业(见表8-3)。从金文的功能失调性自动想法记录表中可以看出他认为自己形象不好,人际交往能力差,被别人忽视,各方面不行,对自己的未来没有信心。这些自动想法的内容主要倾向于对自我的负性评价。在治疗谈话中,在治疗师的引导下,患者对记录表中所填写的负性自动想法进行了归类。最后患者自己识别出了其自动想法的功能失调类型有"乱贴标签""以偏概全""任意推断""瞎猜心思",等等。

表 8-3　功能失调性自动想法记录表

日期	情境 1. 引起不良情绪和不适应行为的事件或情况 2. 引起不良情绪和不适应行为的思绪、遐想或回忆	情绪 1. 不良情绪 2. 不良情绪的程度 1—100	功能失调性自动想法 1. 引发不良情绪和不适应行为的功能失调性自动想法 2. 对功能失调性自动想法的相信程度 0—100%
4/12	师姐在实验室夸我的师兄长得帅	低落抑郁(70)	我形象不好,其他方面也很不好,真差劲(90%)
4/13	和师兄一同去吃饭,师兄突然在路上遇见好几个外系的人,看来和他们很熟悉	沮丧(75)	我的熟人少,我的人际交往能力差,对未来的事业发展肯定很不利(85%)
4/14	我带的小师妹,下班回去时,在我面前走过,没有和我打招呼	失落,低沉(80)	师妹对我忽视(90%)
4/15	和同学打乒乓球。由于情绪低落和紧张,状态不好,不兴奋,打得不好。(本来自己就不怎么会打)	低落(80)	我乒乓球打不好,我不行,其他方面也不行,对未来没信心(90%)

3. 检验负性自动想法

当患者能够对自己的功能失调性自动想法进行识别时,治疗师还须和患者一起进一步探询支持自动想法的理由,使患者能更加清晰地认识到自动想法所带来的功能失调,包括对情绪、对行为和对生理功能的负面效应。这也为下一步用理性的合理的想法进行替代打下基础。在和患者共同检验负性自动想法中,治疗师常用的技术有诘问驳难、探询证据、纠错逻辑和理性替代等。

(1)诘问驳难。这种方法又称为诘难,运用言语挑战的方式对患者支持自动想法的基础和支撑进行质疑,让患者自圆其说。实际上治疗师通过诘难,引导患者对负性的想法进行反思,发现问题,从而尝试多方位的思考。例如:

治疗师:你在自动想法记录中写道,你的形象不好。这是谁给你的评价?

患　者:是我自己。

治疗师:你在群体中形象不好到什么程度?

患　者:中等偏下。

治疗师:这是谁给的评价?

患　者:也是我自己。

治疗师:是否还有人在形象方面比你差?

患　者:有的,不过不是很多。

治疗师：他们也都和你一样情绪低落,十分抑郁吗?

患　者：并非都是。

治疗师：照你的说法,他们形象比你更差,情绪就会比你更低落。

患　者：这倒不一定。

治疗师：这是为什么?

患　者：他们对自己形象的好坏不像我一样十分在乎。

治疗师：看来对自己形象的在乎程度与自己的情绪状态有直接的联系咯?

患　者：是的。在乎了,评价低了,情绪就低。

治疗师：你能试试调整对自己形象的在乎程度吗? 这样能降低你对自我评价所产
　　　　生的心理压力。

患　者：可以试试。

（2）探询证据。患者的自动想法一般都有着他们独特的证据,所以患者都认为这是言之有理。但实际上他们的依据往往存在着偏误和缺损,导致了想法的曲解和负性的功能。治疗师需要和患者一起去探询自动想法的证据,从中发现存在的缺陷,动摇患者对自动想法的可靠性和真实性的坚持。有些证据可以通过一些直接的方法获取,有些则需要通过一些间接的方法引导患者重新辨别证据的真伪。例如：

治疗师：你在自动想法记录中提到你的小师妹忽视你,这有什么证据?

患　者：我有一次下班回去时,她在我面前走过也没有和我打招呼。

治疗师：你师妹真的没有和你打招呼?

患　者：是真的,所以我很气。

治疗师：你认为小师妹忽视你的依据就是没有和你打招呼?

患　者：是的。

治疗师：你是否真的搞清楚了她没有和你打招呼的原因就是你所猜测的是在忽
　　　　视你?

患　者：这很清楚,我认为就是这样。

治疗师：你能否找机会和你的师妹直接沟通一下,问她那天到底是怎么回事?

患　者：我这样去问她会不会有点尴尬?

治疗师：重新提起这事或许是小题大做,但可以很有效地证实你小师妹是否真是
　　　　对你忽视。这对于客观地评价你自己以及评价小师妹对你的态度很有
　　　　价值。

患　者：好的,我去证实一下。

在后一次临床会谈中,金文告诉治疗师,他真的和小师妹沟通并澄清了此事。小师妹并不是忽视金文而没打招呼,而是那天两人迎面走过时她根本没有注意到金文。金文这才意识到这纯属自己在"瞎猜心思"。

(3)纠错逻辑。有时患者自动想法的功能失调是由逻辑错误导致,所以纠正患者的逻辑错误也能使患者打破情绪低落的负性循环。例如:

> 治疗师:你能否告诉我,你怎么从打不好乒乓球就扯到其他方面也不行,怎么又会对未来失去信心?
>
> 患　者:我乒乓球打得不好说明我的能力差,能力差就会影响到其他方面的全面发展,这样我对人生道路的前景就十分悲观。
>
> 治疗师:你乒乓球没打好是什么能力差?
>
> 患　者:是我动作的协调能力差。
>
> 治疗师:即使你运动姿势的协调能力差就会影响到德智体各方面都很差吗?
>
> 患　者:这倒不全是。
>
> 治疗师:打乒乓球并不是你的职业,你乒乓球没打好难道就决定了你没有前途?
>
> 患　者:也不能这么讲。
>
> 治疗师:你怎么会这样来推理,从一次乒乓球没打好就推导出自己的所有能力以及人生的前途。
>
> 患　者:我的确是在随意推测,在因果的逻辑上出了一点问题。

(4)理性替代:功能失调性自动想法的理性替代是重性抑郁障碍治疗在表面层面认知调整的常用经典技术。通过治疗师和患者的对话交流与指导,教会患者掌握何为理性的想法,如何采用理性的想法来替代功能失调的负性自动想法,从而达到调整情绪和行为的可靠效果。患者对于学会理性想法的替代操作需要有一个过程。患者即使初期完成了建立理性的自动想法,但是他们对于新想法的相信程度还是缺乏力度。随着操练的深入以及通过理性想法替代所产生的积极效果的正性反馈,患者对新的理性想法的相信程度就会逐步提高,更加有说服力,更加具有能够进行有力替代的功效。

以下是金文通过治疗师的指导后所完成的功能失调性自动想法的理性替代书面作业(见表8-4)。

在理性替代负性自动想法的操练中,患者会出现一些常见的问题,治疗师应给以注意和应对。

其一,替代的理性想法并非真正理性。有些患者会采用一些非理性的想法来替代非理性想法,所以新想法并不能产生调整情绪和行为的有益作用和效果。治疗师应向患者解释替代的想法并非都是合理的,需要多动脑筋,多进行尝试,以情绪和行为的正

表 8-4 理性想法替代功能失调性自动想法记录表

日期	情境 1. 引起不良情绪的事件或情况 2. 引起不良情绪和不适应行为的思绪、遐想或回忆	情绪 1. 不良情绪 2. 不良情绪的程度 1—100	功能失调性自动想法 1. 激发不良情绪的功能失调性自动想法 2. 对功能失调性自动想法的相信程度 0—100%	合理的反应 1. 写出理性替代想法 2. 对理性替代想法的相信程度 0—100%	结果 1. 再评估对原先功能失调性自动想法的相信程度 0—100% 2. 再评估不良情绪的程度 1—100	行为的进步
5/16	到餐厅吃饭时不小心与人相撞	低落(60)	我太莽撞了(太粗心,很不稳重),以后怎能做好事情(80%)	谁都有粗心的时候。只要无关大局就应对自己宽容些,缺点可以慢慢改(90%)	自动想法:50% 情绪程度:60	对事谨慎一些
5/17	同学说我不够朋友,有时会耍小聪明	沮丧(50)	他怎么这样说我,与我做人的标准不一致啊,难道我真是这个样子吗(90%)	他又不真正了解我。世事复杂,做人不可能太透明。应该坚持自己的标准,如果真错了,改正就是(100%)	自动想法:60% 情绪程度:30	
5/18	我的字体很不舒展,没力度,很难看	沮丧(70)	字如其人,难道我做人也是很差劲吗(80%)	"字如其人"是一种说法,不能生搬硬套,事实上我并不是这个样子啊(90%)	自动想法:40% 情绪程度:50	写字认真些
5/19	打乒乓球,与同学双打,我和搭档皆输	灰心丧气(80)	别人肯定对我有意见,不喜欢和我一起合作。做其他事情也可能如此(90%)	我本来就不会打啊,再说也没人会在这等小事上与我计较,评价一个人(90%)	自动想法:50% 情绪程度:40	放开自如地打乒乓球
5/20	迎面碰到一人,我先打的招呼,他几乎无反应,眼神也没动	气愤(90)	他轻视我,其他人也可能会这样对待我(80%)	他和我又不是很熟悉,他可能有急事或没有注意到我。每个人都有可能出现不周全的时候	自动想法:40% 情绪程度:40	少关注别人对自己的各种反应
5/21	电视节目上有个小丑,小矮个,很龌龊,令人讨厌	低沉(80)	我也是这个样子(渺小,不受重视,很龌龊)(80%)	这只是我习惯性的心理提示而已,我实际上并不是这个样子啊	自动想法:50% 情绪程度:30	少给自己扣帽子
5/22	室友在听音乐,声音开得很响。我出去没关门,回来他以不客气的口气和眼神说我这样会影响其他寝室同学的	委屈(80)	他太蔑视我了,我太懦弱了,竟没有和他抗争两句(80%)	我是有些不对啊,他就这么个直脾气,我不是一直在培养自己大度的涵养吗	自动想法:30% 情绪程度:40	尽量做到少与别人计较

性改变为准绳来探索寻找有实效的理性想法。

其二,替代的理性想法功效欠佳。患者虽然花了不少心思尝试采用他们认为是理性的新想法来替代原来的功能失调的负性自动想法,但是在实际的使用中却发现新想法的说服力不强,替代后的效果不明显。治疗师对于这种情况应理解患者的困难,对患者多加鼓励,多加引导,让患者充分发挥潜力,共同探讨有效的理性替代想法。

其三,替代的理性想法难以巩固。有些患者尽管已经能够做到用理性的想法对非理性的自动想法进行替代,但是从新、老想法的力量对比上新的想法仍处于弱势状态,所以替代很容易显得疲软,容易返回到以原来习惯的非理性想法对事物作出反应。治疗师应充分意识到患者非理性自动想法的顽固性以及自动想法背后有着负性信念的支持。因此,要患者真正做到理性想法的替代还需进一步的努力,要从调整患者负性信念入手,才能从根本上解决理性想法替代的稳定性。

4. 检验并矫正负性中间信念和核心信念

重性抑郁障碍患者的信念系统中所存在的负性中间信念及负性核心信念的成分是其产生抑郁的潜在心理机制。因此对于患者潜在层面的认知干预具有调整和改变患者心理问题及心理障碍的根本意义。

治疗师在对金文的认知治疗进入揭示负性中间信念和核心信念阶段,金文配合治疗师开始深入的挖掘,对自己的假设、规则及信念作反思,最后道出了他潜在心理机制中的内容。金文认识到他的心理障碍来自一些关键的要素:(1)对自己的相貌不满,特别是脸型和身高;(2)渴望被别人重视,恐惧被别人忽略;(3)对未来成功的向往,盼望出人头地。为此治疗师围绕这些核心的内容与患者进行了讨论,从患者对自己、对世界及对未来的抑郁认知三联征的三个维度入手,指导患者进行重塑新的信念。

在建立新的正性的中间信念和核心信念过程中,治疗师重点采用以下一些策略和技术:

(1)重新整理早期记忆。患者负性信念的来源可以追溯到早期的经历以及对早期经历的记忆和内容归因,把自身中顽固反映出的依赖、遗弃、不被信任、不受赞许、僵化的审美、无能、内疚、羞愧等都归咎于从小成长的环境,父母的不和,家境的贫困,别人的忽略……治疗师和患者一起对早期的记忆进行重新整理,除了肯定患者早期和成长经历中负面的内容以外,还需用心地去发现被过滤和淡忘的积极内容。金文在治疗师的启发下回忆出不少早期及以后成长过程中记忆的新内容,如小学阶段的优秀,初中阶段的追求,高中阶段班主任的倍加关爱,上大专阶段的自我激励和顽强奋斗,读本科阶段的继续进取以及考研成功等。治疗师鼓励患者试着对记忆进行重新组合,把新发现的自我的激励、被爱的补偿、追求的成功等积极的内容添加和嵌入记忆链之中,使记忆更加完整,更加全面,从而使记忆不再滞留于只产生负性作用的消极版本。

(2)给"过去的我"写一封信。这是一种建立患者潜在认知自信的技术。治疗师鼓励患者用自信的语言对"过去的我"写一封信,告诉"过去的我"由于受到早期及以后成长过程经历的负性影响构成了核心信念层面心中的结,产生了一系列负性的效应。"现在的我"需要和过去的我告别,不再让以往被负性信念困扰的因素干扰"现在的我"。同时肯定"现在的我"所拥有的力量和自信,确认运用新的正性的信念来管理和支配当前与往后的生活。通过写信及复习,能够帮助患者强化对新信念的坚持,同时新信念所产生的正性效果的反馈又能增加患者对新信念的认同和接纳。

（3）检验正性中间信念及核心信念的现实效果:即使治疗师对患者负性的中间信念及核心信念进行了挑战,即使引导患者用新的信念来替代过去习用的负性信念,但患者还是很现实地希望能在他的生活中体会到新的正性信念所具有的实际效果。所以治疗师需要和患者一起对新信念的现实效果进行客观的检验。治疗师可以针对患者原来核心信念中负性成分在现实生活中的具体体现作为一个检测指标,与在新的正性信念的影响下所出现的变化和效果进行比较,求证新的信念对现实生活所产生的正性结果。以金文为例,以往他从心底里认为自己是丑陋、被忽视、无出息。通过治疗,金文开始意识到以往的自我评价存在问题,功能失调,使自己走入抑郁。现在要相信当前的我长相平常,谈不上被别人忽视,在有出息的道路上已经有所成效。在这样的自我认同的信念支配下,自己的内在动力、心境状态、社会交往、能力发挥、外界评价会有所改观。经过一段时间的观察,金文的反馈是各方面都在朝良性的方向转变,从而也增强了他对坚持新的信念的力量。

5. 认知干预的其他基本技术

在认知干预方面除了以上所述的干预技术以外,还有一些基本技术也可以参与使用。这些技术不只是对于治疗重性抑郁障碍有效,对于其他各种心理问题和心理障碍的认知干预都能产生一定的疗效。

（1）分散注意。当患者过分地把注意力集中到自己对周围人和事的影响以及周围环境及他人对自己的反应时会感到负有沉重的压力,有一种不知所措的感觉。如果此时能采用一些分散注意的方法,如变更手头的事情,转换沟通的话题,帮助别人克服困难,暂离当时的情境等,都能够达到分散注意的效果,使患者中断沉浸的思绪,使一时的压力趋于减缓。

（2）逐级推导。逐级推导又称为"垂直向下技术"。这是一个因果逐一深入推导的过程,目的是引导患者从自动想法开始推导支撑自动想法背后的深层面的假设及核心信念。该技术的一个关键用语是:"如果此想法是对的,那么这将意味着什么?"治疗师在对患者实施这项技术时,不要夹带任何质疑的口吻,而是一种合作性的共同探讨。推导过程是一个开放式的深入过程,鼓励患者广泛寻找答案,紧接着答案便成了又一个提问的起点,使问答朝着揭示负性的假设、规则及核心信念的方向推进。同时也给患者展开一个反思的空间,允许患者在推导过程中重新思考,有所觉悟。

（3）解释图式。图式（Schema）在心理学中又称为架构或模式,是对信息加工的一种特定方式。重性抑郁障碍患者在其图式的加工中都存在有一定的偏差,他们往往过于关注失败、拒绝、抛弃、控制、赞赏、无助或者吸引力,关注自身不完美的细节,而且习惯地与别人的成就做比较。治疗师应向患者指出每个人都会不同程度选择性地关注某些事物而忽视另一些事物。但是当这种倾向过于偏离,就很容易出现"有色眼镜"的效应,即在看待自己、他人和周围环境时都蒙上一种特殊的色彩。当患者关注拒绝,拒绝便真的存在;当关注自己的失败,记忆中都会是失败的图像,而在实际生活中曾经有过或者是当前存在的被关注和成功的事实却完全被挡在视线之外。所以说,重性抑郁障碍患者眼睛中的世界与正常人之间的差别就在于他们对信息加工的图式决然不同,他们把事物的积极方面都过滤了,留下的尽是一些消极的内容。因此治疗师不仅要使患者懂得其图式的特点,同时还要引导患者脱去"有色眼镜",用健康的肉眼去观察和评估真实的世界。

（4）角色置换。这种技术的操作要求患者与自己原本的我保持距离,淡化患者所经历的具体事件,从第三者的角度来看待和评判患者自己的特质以及与周围人之间相互影响的结果。这种方法能帮助患者摆脱情绪化倾向,多角度地看待自己、别人及环境,这有益于建立客观的视角和评估效果。

（二）行为干预的策略和常用技术

缺乏动力和主动性是重性抑郁障碍患者的行为特征。他们一般都会表现为懒散、被动、拖拉、不修边幅、减少社交、缺乏目标、无所事事。所以对于重性抑郁障碍患者的行为干预策略的重点是详细监测患者的活动状态,根据患者行为表现的特点鼓励和强化患者行为方面的主动性与积极性。

1. 活动监察

治疗师要求患者每天填写一份《每日活动记录表》,并向患者解释对日常活动记录和进行自我监察的意义,这不仅是对患者日常生活内容的详细记录,能够清晰地了解行为状态,同时又是一个动态的监察,可以不断地观察患者在重性抑郁障碍的治疗过程中行为活动的变化及改善。以下是金文在接受认知治疗早期所完成的一份记录（见表8-5）。

当金文查看自己记下的一周活动的内容时发现有以下特点:睡眠时间很多（并非都是睡着）,学习只是应付,而花在打游戏、上网、看电视等娱乐方面的时间也很多。金文直观地体会到自己的抑郁状态在行为方面的表现,同时也主动地想以具体行动来改变自己低落、无聊、懒散的生活内容。

表 8-5　每日活动记录表

姓名:金文　　　　　　　　　　　　　　　　　　　　　　　　日期:4/9—4/15

时间\星期	星期一	星期二	星期三	星期四	星期五	星期六	星期日
6:00—7:00	睡觉	睡觉	睡觉	睡觉	睡觉	睡觉	睡觉
7:00—8:00	|	吃早饭	吃早饭	|	吃早饭	|	|
8:00—9:00	|	听课	做实验	|	听课	|	↓
9:00—10:00	|	|	|	|	|	|	吃早饭
10:00—11:00	|	|	|	|	|	|	看书
11:00—12:00	↓	↓	↓	↓	↓	|	↓
12:00—13:00	吃中饭	吃中饭	吃中饭	吃中饭	吃中饭	↓	吃中饭
13:00—14:00	听课	做实验	睡觉	听课	听课	吃中饭	上网
14:00—15:00	|	|	|	|	|	购物	|
15:00—16:00	|	|	|	|	|	看电视	|
16:00—17:00	↓	↓	↓	↓	↓	↓	|
17:00—18:00	在寝室	吃晚饭	|	吃晚饭	吃晚饭	吃晚饭	|
18:00—19:00	吃晚饭	看电视	↓	看电视	看书	打游戏	聊天
19:00—20:00	打游戏	|	吃晚饭	|	看书	|	打乒乓球
20:00—21:00	|	|	看电视	↓	打游戏	|	↓
21:00—22:00	|	|	|	上网	|	|	看电视
22:00—23:00	|	|	|	|	|	|	|
23:00—24:00	↓	睡觉	↓	↓	↓	↓	↓

2. 日程安排

一旦患者清晰地看到自己抑郁的行为特点,治疗师便可以引导患者进行新的日程安排。治疗师应鼓励患者对自己的行为进行挑战和改变。由于抑郁的患者处于低动力状态,即使患者能配合对作息安排作一番新的调整,但治疗师不可对他们要求过高,跨度过大,只有循序渐进,逐步提升,才能达到良好的改变效果。具体的操作可分为以下四个步骤:

(1)建立目标。要求患者建立一个程度适宜的日程内容安排目标。可以参照患者对自己的每日活动的监察中所显露出的行为弱项,以此作为行为改变的重点,目的是为了使患者被动消沉的行为状态得以改善。

(2)自我监督。患者对自己的日程表中的内容重新作了调整以后,并非就能顺畅地严格执行。伴随抑郁而持续了一个阶段的行为模式及生活规律具有很强的惯性,所以当患者自愿作出改变时,需要进行严格的自我监督,督促患者按照新的日程安排的内容来执行,而不能松松垮垮,得过且过,放松要求,自我原谅。可让治疗师作为评判员协助患者进行自我监督。

(3) 功能评估。当患者经过努力,局部或全部地执行了新的日程安排,此时就需要跟进功能评估,定性、定量地评估目标行为与应对性改变行为之间的一致程度。治疗师作为评判员,需要和患者一起分析行为调整中的成功与欠缺,讨论患者在操作中所遇到的实际困难以及再应对的方法,使医患双方都能做到心中有数。

(4) 稳定成效。患者在经过一番努力以后,在实施新的日程安排方面有了一些成效,此时治疗师就应着手稳定患者所取得的进步。社会支持是很有力度的强化力量,当患者的行为改善体现在每日生活状态和生活内容上,患者周围的人群也都会感知患者鲜明的变化。此时患者需注意收集来自各方的肯定自己的反馈信息,这些信息将能鼓励和强化患者的成效巩固及继续努力。

3. 愉快满足

对于重性抑郁障碍患者日常生活的内容,有选择地鼓励患者把精力多投向能够带来愉快和满足的事物及活动,这对于调节患者抑郁状态的行为具有积极的作用。治疗师须和患者探讨能够激发患者兴奋、来劲、愉快、满足的敏感点,设定一些活动项目并尽力参加,从中获取乐趣,增强内动力,有助于摆脱抑郁情绪的困扰。如阅读有关心理调节的科普读物,听沉思类型的音乐,参加适当体育锻炼和群体活动,把精力定向释放,达到心身调节的作用。同时也应避免沉湎于一些单一的无治疗意义的活动,如打游戏、玩牌等。因为即使这些活动能使患者产生一时的欣快,却起不到调整患者抑郁状态的作用。

4. 布置任务

对重性抑郁障碍患者布置一些有意义的任务,要他们去完成这些任务,这对患者是一种动力、自信的增强以及疗效的体现。布置任务要针对患者的承受能力,由小到大,由轻到重,逐步递增剂量。作业的布置一定要付诸实践,指导患者操练,让患者在进步中体验到自己的进步,从成功中感受到自己的价值。任务的内容可不拘一格,但总体的目标是改变患者的规则及行为模式。治疗师对患者作改变的要求是"小步走,勿停步"。当患者有了一点进步时,治疗师一定要给予充分的肯定、积极的鼓励和由衷的表扬。这样就能让患者体会到自己努力的显著效果,促进患者加倍的努力,提高他们的信心和恒心。

第九章　焦虑障碍的认知治疗

　　焦虑障碍是人群中一种很常见的心理障碍,在 DSM-5 中,焦虑障碍包含的内容有所扩展。本章重点针对广泛性焦虑障碍和惊恐障碍两种典型疾病来阐述焦虑障碍的认知治疗。据统计,约有 5％ 的个体患有广泛性焦虑,约有 1.7％ 的人在一生中体验过惊恐障碍的症状。焦虑障碍的患病率女性高于男性。焦虑障碍常与其他心理障碍构成共病,最常见的有抑郁症、恐惧障碍、强迫障碍、适应障碍、创伤后应激障碍等。

　　焦虑是人类的基本情绪,并不意味着具有病理情绪性质,只有当具备某些特征时,才成为病理性焦虑。病理性焦虑的强度往往无现实基础,是一种非适应性的情绪状态。焦虑的产生与一定的人格特点有关,导致心理痛苦和自我效能的下降,而且并不随着客观问题的解决而消失。当出现病理性焦虑时,机体往往伴有各种神经系统的症状,如胸闷、心悸、气短等,还会预感到灾难降临或威胁来临的异常害怕,而且会感到缺乏应对能力和无法适应,为之深感紧张不安和内心痛苦。

一、评　　估

(一) 广泛性焦虑障碍的主要临床表现

　　广泛性焦虑障碍的特征表现为一种对于诸多事件与活动产生过度的焦虑和担心。紧张度、持续时间或焦虑和担心出现的频度都与现实可能性或预期事件的冲击不成比例。个体发觉很难控制担心的情绪,难以令人担忧的想法干扰注意力,无法专注于手头上的任务。有广泛性焦虑的成人经常担心常规的生活情况,例如,自己的工作责任、健康状况、经济安排、家庭成员的健康状况、担心孩子的生活与学习和其他不确定的各种琐事。

　　有广泛性焦虑障碍的患者会出现激动、紧张和坐立不安、容易疲倦、注意力难以集中、失眠(以入睡困难为主)或睡眠质量不满意等。还会伴有各种躯体症状,如震颤、抽搐、肌肉酸痛、心动过速、呼吸局促、恶心、尿频、腹泻、手脚冰凉、出汗,等等。这种焦虑、担心和躯体反应可以持续 6 个月以上。广泛性焦虑障碍的发病率为 0.9%,成人为2.9%。女性高于男性 2 倍。

(二) 惊恐障碍的主要临床表现

惊恐障碍指反复发作的意外的惊恐。惊恐发作往往是突然而来的强力害怕或不适,可以在几分钟内就达到高峰。这种发作难以预料,并无明显的引发线索或激发性事件。

惊恐发作的发病十分突然,所出现的症状往往只有患者自我感受,他人难以想象和体验。症状主要表现为强烈的自主神经反应,如心悸、胸闷、胸痛、震颤、窒息、腹痛、出汗、眩晕,此外还可能会出现解体感、错乱感、恐慌感、发疯感和濒死感等。

出现惊恐发作的患者往往是极度焦虑和害怕,又感到束手无策。在一般情况下患者会想方设法求医。求医过程都有一个程式,从急诊挂号、候诊、询问、检查、诊断到医学处理需要一段时间。由于惊恐发作有其"自限性",所以当就医过程结束,患者的发作症状也就自行趋于缓解,有的甚至不经医学处理就不了了之。患者常常为自身的"严重症状"和医生的一般处理而感到不满与无奈。

与惊恐发作患者沟通交流中大多都无法得到有关发作的诱因、特定情境以及发作前的预兆等信息。惊恐发作可以在一天内、一周内或一个月内反复发作,但是反复频繁发作的患者临床中并不多见。成年人惊恐发作的起病平均年龄为 22—23 岁,儿童和青少年很少发病。

濒死感是惊恐发作中一个非常特殊的症状,因为即使处在病危临终的患者中也很少有人向别人表达自己有濒死的感受。可见惊恐发作患者所感受的痛苦之极。他们的处境及感受带来的是一种强烈的负性刺激,是一种具有冲击性的社会生活事件,由此构成了他们对这些情绪体验及躯体症状害怕恐惧的深刻阴影。这些阴影能成为恐惧症患者引发功能失调性自动想法的一种导火线,所以约有三分之一经历过惊恐发作的患者以后会转变为场所恐惧症。

(三) 评估中的会晤内容

治疗师在对广泛性焦虑或惊恐障碍患者在治疗性会晤中,需要收集大量有关的信息后才能对患者做到充分的了解,准确的诊断,全面的评估。以下是评估会晤的基本内容。

1. 发生心理障碍的一般情况

(1) 当时情境。治疗师需要详细了解患者发病时的情境。对于惊恐障碍的患者,了解其首次发作时的情境尤为重要。因为患者对此情境的记忆会特别深刻,有时还会出现谈虎色变的状态。治疗师需要询问患者"当时你在哪里""当时的环境有何特别""外界有什么引发你难受的因素",等等。

（2）躯体反应。治疗师要求患者准确地描述当时自己的躯体反应。尽管有些患者难以贴切地描绘自己当时的感受,但可以通过引导或用比喻等一些间接的表达形式,尽可能地由患者自己来表述,达到能使治疗师听懂、理解的目的。如:"当时你感到身体上有什么反应""你能否把当时的感受详细地描述一下""如果你觉得表达这些难受的感觉有困难,可以打个比喻来描述",等等。

（3）想法。了解患者当时的想法就是要收集患者在认知方面的反应模式。患者提供这方面的信息多半是回忆性的,所以治疗师既要尊重患者的配合,又要估计到信息中可能夹带的想象、推理或屏蔽等现象。如:"你当时是怎么想的""当时在你脑海中一闪而过的念头是这么",等等。

（4）行为。患者的行为是伴随认知和情绪平行出现的反应,既能反映患者当时的状态,又能体现患者在行为方面的自我调适机能。如:"你当时是怎样做的""你当时做了什么选择""你采取应对行为后的效果如何",等等。

2. 预防反应

处于焦虑状态的患者,尤其是惊恐障碍的患者,会自发地作出各种预防性的反应以应对自己的焦虑情绪,并试图预防焦虑和惊恐的再度发生。收集这些信息,治疗师可以了解患者内在的动力、预防的措施以及客观的效果。治疗师可以询问患者在做预防反应时的情境,他们的反应活动方式,他们积极主动的措施或者姑息被动的姿态。如:"当时你是怎么对付的""你用什么方法来预防可能出现的再次发作""你的预防措施管用吗""用了这些方法真的能够达到你所预期的效果吗",等等。

3. 自我调整

患者处在焦虑压力的情况下通常会自主地进行自我调整。治疗师除了了解患者对于情绪调整的行为方法以外,需要特别关注患者在想法方面的自我调整。有时患者的调整会产生一定的正向效果,有时也会误入越调越差的状况。此时治疗师需要识别患者的成功之处以及调整失败的内在因素,这正是对患者进行认知干预的切入点。治疗师可以向患者提问:"你是否自己试过采用一些方法进行自我调整""你的自我调整能够获得效果的原因是什么""你用了这些方法进行自我调整,结果并不理想,你考虑一下这里存在什么原因",等等。

4. 对外态度

治疗师还需了解患者在焦虑状态下对待周围亲朋好友的态度,这实际上在评估患者的部分社会功能。当患者处在十分焦虑的情况下,他们会忽视自己对待周围人的态度表现,他们顾及了自己的情绪及相应的应对,却忽视了顾及旁人的处境及情绪,这样十分容易被别人误解。当患者的亲朋好友作出不理解或不一致的反应时,患者客观上又承受到来自周围人群的压力。这是一种社会压力,其性质及强度与患者的心理压力不完全相同,会使得患者的社会功能受到不同程度的削弱。治疗师可以向患者询问:"你周围的亲朋好友是否觉察到你处在焦虑状态之中""你有否因只顾自己对焦虑的应对而忽视或得罪了周围的人""你是否有回避与人接触和交往的倾向",等等。

5. 潜在信念

核心信念是患者心理障碍的深层根底。所以治疗师可以试着在评估中涉及这一话题。回答这一问题对于患者可能会有一定难度,但是治疗师可以尝试获取这类信息。如:"你认为构成你焦虑的根源与你的什么想法有关""是你的哪一种坚定不移的信念搞得你出现惊恐",等等。

6. 行为经验

患者处于焦虑状态或遇到惊恐发作,都曾有过自己独特的行为应对。有些能产生缓解症状功能的行为无形中构成了患者的经验,成为他们自己应对的行为模式。但是并非所有的行为应对模式都是合理的,有的即使已经塑造成了患者的行为方式,但是它在合理性、适应性和功能性方面存在实际的缺陷,治疗师还需要指导患者调整行为模式,不能让他们拘泥于不适应的行为经验。如:"你在焦虑(惊恐)时会用什么行为方法来缓解你的情绪""你所采用的行为应对的方法效果如何""除了采用这样的行为应对以外你还尝试过使用其他的方法吗",等等。

7. 失败原因

前来求医并接受认知治疗的患者一般都处于困境状态,因为他们都已经经过一番努力来克服和应对自己的心理问题及心理障碍,然而却失败了。有的患者可能曾经接受过其他类型的心理治疗,结果疗效欠佳。治疗师需要向患者询问其失败的原因,目的是医患双方都须总结经验,不能重蹈覆辙。如:"你能否考虑一下自己尝试应对失败的原因""你已经努力来调整自己,但是效果有限,你反思一下这里存在什么原因""你以前接受过哪些心理治疗,效果如何",等等。

8. 药物治疗

有些患者曾经用过或者正在使用某些精神类药物。治疗师对患者的用药情况应作详细的了解。要了解使用什么药物、用药的剂量、用药的起始时间、药物的疗效、出现过的副反应、目前的用药状况等信息。另外,还需要询问患者考虑接受认知治疗的动机,以及在接受认知治疗同时的用药意愿。是以认知治疗替代药物治疗,还是在接受认知治疗的同时维持原来的药物治疗,治疗师可以根据患者的意向以及患者本人的实际状况,通过自己的全面判断和整体考虑,作出采用何种方案的决定。

9. 个人优势

治疗师需要了解患者的个人优势,尤其不可忽视收集患者人格特点的有关信息。

患焦虑症有一定的人格基础,这些人格方面的特征正是构成他们功能失调认知模式的基础条件,所以治疗师应十分细致地观察和评估患者的人格,这对于考虑采用认知干预的策略及技术以及把握治疗的进度有着至关重要的价值。

10. 社会资源

治疗师眼中的患者不应只是一个孤立的个体,而应清楚患者是社会环境中的一个成员。在他们的背后都存在有一个社会支持系统,在他们的周围有着许多社会资源。所以治疗师需要详细了解患者的支持系统及社会资源,因为在认识治疗的过程中这些资源的利用和发挥将对治疗有着一定的配合和促进作用。患者在接受治疗的阶段不可能脱离社会,所以依靠社会力量,充分利用患者的社会资源也是治疗师身负的一项职责。

（四）用心理测量工具进行评估

对于焦虑障碍的评估,我国常用的临床量表有:焦虑自评量表(SAS)、贝克焦虑量表(BAI)、90 项症状清单(SCL-90);对于伴有抑郁症状的患者还可运用抑郁自评量表(SDS)、贝克抑郁量表(BDI)等对患者的症状进行量化评定。

典型病例 1

沈慧(化名),女性,在读高二学生。每次数学考试前都很紧张,前几天就开始担心,害怕,怕考不好,怕失败。在数学考试的前一天她总是复习得很晚,常常在该睡觉的时候还难以入睡,有时要一两个小时后才能睡着。早晨离开家门上学就开始紧张,进了教室会感到更加紧张。此时出现胸闷,心慌,心悸,手发抖,出汗,小便急,全身绷紧。在考试时躯体的不适使得注意力难以集中,明明掌握的知识在考试时就无法检索,脑子里一片空白。考后发现自己并不是一点不懂,只是在考场中发挥不行。

以往,沈慧的学习状态一直还可以,成绩处在班级的中上水平。在高一下半学期的期中考试时因感冒发烧,身体不适,但当时她还是坚持完成了考试,但却没有发挥好,成绩明显下降。老师和同学并不知情,对她产生了一些看法,老师还批评了她,误认为是因学习不用功而退步了。为之,她感到很委屈。以后每逢考试,她就开始担心成绩,怕发挥不好,怕被老师批评,怕被同学瞧不起。结果又是没能发挥好,考试成绩再度滑坡。以后心里就越来越忧虑,越来越担心,越来越没有信心。

典型病例 2

李谦(化名),男性,52岁,工程师。半年前,有一次坐在公交车上,当时车厢内乘客较多,人头拥挤,空气混浊。李谦感到有些不适,出现轻度的心慌、心悸、胸闷、头晕等感觉。当时闪过一个念头,猜想可能这是心脏病发作的先兆,接着便开始联想和想象:如果我真是心脏病发作怎么办,如果不及时抢救就会死在车上,如果我莫名其妙地死去我家人今后怎么过日子……即刻便感到全身瘫软,呼吸困难,心悸胸堵,头晕眼花,脸色苍白,大汗淋漓,有濒死的感觉。当时车上的乘客发现了他的情况,叫他赶快下车看病。李谦急忙赶到附近医院,挂了急诊号。经过医生的一番检查,做了心电图,医生诊断结果是没有器质性疾病,治疗也只是对症性处理。这样类似的发作在一个月中发生过 3 次,每次发作前都没有什么预兆,也不都是在公交车上。李谦为此十分担忧,十分害怕,怕心脏病突然发作,出现难以预料的后果。此后,李谦又到综合性医院多次接受检查,但都没查出身患疾病。李谦便开始出门谨慎,随身备药,时时关注自己的身体变化,不敢独自乘坐公交车,推脱了大部分正常的社会活动。李谦的生活状态变得拘谨、敏感、紧张、封闭。

二、病例概念化

治疗师对于焦虑障碍的病例概念化,可以从以下几方面来把握患者焦虑的认知特征。

(一) 焦虑障碍的一般认知特征

贝克曾经提出过一个具有革命性的观点,他认为,经过几千年的演变,人们已经从生理危机转为心理社会危机,所以焦虑反应也逐渐成为适应不良的反应。焦虑障碍则是一种极端的危机反应。焦虑症的主要认知包括知觉事实上不存在的危险,把对事物的一时失控解释成了灾难降临。患者曲解的自动想法会强化他们的潜在认知,从而把事物的一些轻微现象看得过于严重,过于危险。同时又低估了自己本有的应对能力,排斥通过努力可以进行挽回的积极因素以及忽略能够利用的社会资源。所以说,患者的焦虑都出自他们的曲解想法。此外,患者的负性信念,对外界事物以及对自身的某些生理反应的非理性的诠释也是构成患者焦虑的深层因素。患者会把心跳略微加快解释为心脏病发作,把身体的局部不适解释为即将瘫痪,把一时的喘气解释为就快窒息,把一过性的异常感觉解释为马上就要发疯。因此,认知在人们的焦虑反应中扮演了重要的角色。广泛性焦虑的患者主要是把知觉到的各种外界现象假设成了危险的迹象,而惊恐障碍的患者主要是把自身的生理反应放大成了机体内部已经患有严重的不可救药的疾病。

(二) 广泛性焦虑障碍的认知模式

广泛性焦虑障碍患者在认知模式方面有着他们的特点,他们过度地放大在日常生活中正常体验到的一般焦虑情绪,误认为这是一种心理社会危机,是一种极度的威胁。所以患者对于自己及周围环境都会深感不安,总觉得自己正处在一种难以确定的危险状态之中。

广泛性焦虑障碍的患者十分容易低估自己,误认为自己的能力、接受力、反应力、自控力以及应对力都处于虚弱状态,几乎无法承受焦虑所带来的压力。他们总是会向自己发问"我该怎么办""我能达到自己预想的最好结果吗""如果有什么三长两短,那我怎么受得了""如果我做错了,那还了得""即使错过了这个机会,以后还会有其他的机会吗",等等。如果有人询问患者你到底在紧张些什么,患者也难以表达出自己心神不宁的具体内容及对象。患者被功能失调的信念和解释所困扰,同时在情绪和行为方面都产生了一系列的连锁反应。患者不仅出现焦虑的情绪,还可伴有紧张、担心、焦躁、激动、抑郁等其他情绪反应。同时他们的行为也会伴随出现坐立不安、不知所措、胆怯回避等倾向,在生理方面出现一些相应的反应。

(三) 惊恐障碍的认知模式

惊恐障碍患者的发病,往往与他们在机体方面自身的敏感感受,以及对感受的体验和伴随焦虑情绪的曲解解释有着密切的关系。初次发病的惊恐障碍患者一般都能记得发病的整个过程,同时又会感到十分茫然,因为几乎难以回忆出发病之前所存在的引发因素。但是事实上患者特征性的认知模式正是患者发病的真正起因。患者的首次发病虽然是突发的,迅猛的,似乎是不可预测的,但实际上当时已经存在有内源性或外源性的某些激发性刺激源。例如自感有点胸闷、胸堵、头晕、心悸、心慌等躯体方面的轻度不适,这些属于内源性刺激。在环境方面,如人群的拥挤,声音的嘈杂,空气的浑浊,温度的不适等,这些属于外源性刺激。由于这些内外刺激源的激发,患者会认为身处这样的环境条件下所出现某些症状表现都是具有威胁性的,是自己发病的一些先兆。因此就十分敏感地关注自己机体各方面的细微变化。在这种关注的同时,他们会有很多担忧的想法接踵而来。他们会猜测什么疾病即刻就要发作?发作了怎么办?是再观察一会还是快速离开?是立即回家还是马上去医院?如果突然倒下了怎么办?

如果不省人事怎么办？如果没有被及时抢救怎么办？如果就这样死去怎么办？如果家人不知道怎么办？……此时的患者完全沉浸在自己的想象和推理之中，从点滴自身感受的不适感引申出一系列超强的、难以抵御的后果。由此便进入一种严重的焦虑状态。

患者在担心焦虑的程度逐渐提升的同时，对于自己躯体方面敏感的关注程度也在同步提高。这些被感知的症状会出现一种放大的效应，显得更加的明显和严重。当症状的表现超出了患者心理承受力的时候，患者便对症状作出灾难化的解释，认定自己快要不行了，要失控了，要威胁到生命了。同时还会引发出许多负性的解释，并联想出很多可能产生的恶果。这样愈演愈烈，患者便进入到"症状—焦虑—感受—灾难"的恶性循环之中（见图9-1），最后就暴发出了惊恐。

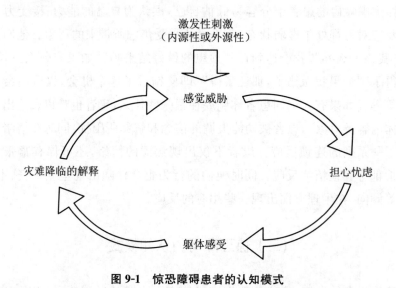

图 9-1   惊恐障碍患者的认知模式

虽然惊恐发作有其自限性的特征，然而患者一旦经历过惊恐的感受，就会十分担惊受怕，会焦虑地等待可能的再次发作。但是惊恐障碍的本身有其难以预测的特点，因此患者就会更加敏感，更加警觉，想方设法来预防惊恐的再度发作。然而，焦虑地等待只能使得患者长时间处在担忧的状态之中，并非能做到真正意义上的充分预防。

惊恐发作有两种类型，有些惊恐发作是由于短期剧增的焦虑所引发，有的则是突如其来，出其不意。但实际上两种类型都存在着某些机体感受的引发因素。前一种类型，剧增的焦虑是一个引子，机体开始感受到的也仅仅是一般的焦虑，而在患者身上这种焦虑却成了可能发生惊恐反应的一种预期性焦虑，或者是某些实际上与惊恐毫不相干的社会生活事件所伴有的焦虑。后一种类型，惊恐的发作虽然积聚的焦虑不是直接的引发因素，但是其他的情绪状态，如激动、气愤等情绪，或者一些无关的生活琐事，如突然的体位改变所出现的头昏、眼花和心悸，体育活动时出现一时的呼吸局促，心跳加速，或者喝了浓咖啡后出现的心率加快，这些都属于一般的生理现象。然而当患者曲解地解读或假设这些现象时，会把这些反应误认为是自己已经患了某些疾病的一些先兆症状。这样，这些生理感受就成为一种导火线，引发惊恐。

（四）对焦虑障碍认知构架的重塑预设

用通俗的语言来描绘焦虑障碍患者的日常心情，可以用两个词来表达，这就是"快要来"和"赶快逃"。"快要来"是指灾难可能即将来临，所以患者正处于焦虑的等待之中，他们不知灾难的具体内容、具体时间、具体危害、具体后果，却时时处在等候"快要来"的灾难及祸害的状态之中。总之，焦虑的内容都不具体，都不确定，然而患者自身的焦虑情绪及躯体反应却是具体的、客观的。"赶快逃"是指大难当头赶紧逃离。患者对于大难是否真的当头其实也说不上来，但却坚信不疑，所以他们的反应就是赶快逃。但是往哪里逃？怎么逃？逃得了吗？逃后怎么办？逃的结果会是如何？这些问题使得患者会极度焦虑。因为其中存在着种种不确定性。正因如此，患者便出现了强烈的焦虑。当这种焦虑的程度超出患者的承受力，患者就会因"逃不了"而发作惊恐。

治疗师对于患者认知行为的干预应从调整患者对自身的生理感受以及心理社会危机的认知开始。"灾难当头""选择关注""任意推断""过度引申""以偏概全""瞎猜心思"等都是焦虑症患者的特征性自动想法，患者功能失调性的假设和负性的信念都是产生患者焦虑的潜在心理机制。因此要消除患者的焦虑，只有重塑他们对于内外刺激对自身机体产生反应的曲解认知，以及由此构成的负性连锁反应，才能达到康复心理状态的目的。

三、认知行为的干预策略和常用技术

（一）认知行为干预的适应证

治疗师在确认对患者进行认知治疗之前，应清晰地了解对于焦虑障碍是否对患者采用认知行为干预的适应证。尽管认知治疗适用于大部分的焦虑障碍患者，但是治疗师需要了解患者是否同时伴有躯体疾患及其他特殊的生理情况，如怀孕、肺气肿、哮喘、心脏病、癫痫，等等。治疗师需要排除患者患有其他器质性疾病，鉴别区分患者躯体症状的性质属于器质性还是心因性。如果患者正处于躯体疾病的发病状态，或者同时患有其他精神疾病，如严重的抑郁症等，则应该首先把重点放在治疗当前的躯体疾病或主要的精神疾患上。

（二）认知行为干预的基本策略

对焦虑障碍患者进行认知行为干预的过程是：指导患者识别、评估、调整以及检查他们的负性的灾难性的想法及行为反应。对于广泛性焦虑及惊恐障碍所采用的技术有些是具有共性，但也有一些是有所区别，具有不同的针对性。

从收集功能失调性自动想法入手到自动想法的合理替代，从挖掘潜在层面的假设、规则及核心信念到从根本上调整信念系统以及相应的行为模式，这是治疗师需掌握的认知干预的基本策略。

（三）认知干预的常用技术

1. 识别焦虑时的自动想法

识别功能失调性自动想法对于少部分患者可能比较容易，但是对于大多数焦虑障碍患者来说并非一件容易操作的事情。他们常常会说，当我处在焦虑情绪的时候脑子里并没有在想什么，似乎是一片空白。但只要治疗师能耐心正确地引导，采用一些操作性强的、适合的方法，患者完全能够配合治疗师做好自动想法的识别和收集工作。

焦虑障碍患者出现焦虑情绪时，由于焦虑的情绪反应与此时出现的一闪念时间间隔十分接近，以至于患者的注意力都集中在即刻的情绪、行为和躯体症状上，而容易忽略曾经出现过的一闪而过的想法。同时，焦虑障碍患者处在焦虑状态时脑子中会浮现出许多想象的图像。这些想象会十分凌乱，杂乱无章，所呈现的图像也往往显得轮廓不清，这就会给患者在操作收集自动想法中带来一定的困难。所以治疗师需要运用一些技术来帮助患者理清情绪与自动想法之间的关系，从复杂的思绪中整理出自动想法。

（1）讨论当前情绪状态所伴有的自动想法。

对于广泛性焦虑障碍的患者，由于他们的焦虑情绪有持续存在的特点，所以当患者在收集以往经历的焦虑情绪所伴有的自动想法出现困难时，治疗师可以就患者当前感受的焦虑情绪来引导患者收集当前的自动想法。治疗师可以向患者发问："你现在也很焦虑，那么你出现过什么一闪而过的想法""你静静地想一想，你现在焦虑时出现过什么想象的内容""当你在体验到焦虑时，有什么不好的预感已经在头脑中一闪而过"，等等。由于患者正身临其境，所以就容易去发现和识别当前的自动想法。

（2）运用想象或角色扮演的方法来重新体会情绪反应。

帮助和指导惊恐障碍的患者收集自动想法可以运用想象或角色扮演的方法来重

新体会患者当时的情绪反应以及曾经出现过的自动想法。想象和角色扮演方法的目的都是为了引导患者还原到当时的情境状态,使患者在"身临其境"中回忆出自己出现过的想法,也正是这些想法带动了情绪反应。在角色扮演中,患者的角色还是当时的自己,而治疗师的角色可以根据患者当时的情境状态,由患者和治疗师共同讨论设定。治疗师在角色扮演中一定要做到进入角色,作出的反应也要得体和吻合,这就需要治疗师运用过去临床工作中的经验,这样的角色扮演才能奏效。

（3）通过事件来破解认知内涵。

无论是广泛性焦虑障碍还是惊恐障碍的患者,他们对于自身出现的焦虑一般都会认为是十分在理。他们会觉得在某些事件的引发下所产生焦虑是必然的,这对于调整认知及情绪是一种阻抗。所以可以和患者一起通过对于某个典型事件的讨论和分析来破解患者当时认知中存在的负性的非理性的成分。例如,在李谦的案例中,根据他在公交车上出现惊恐发作的情况,治疗师就可以针对这一事件,依照时间的顺序、事态的发展、患者的感知、患者的应对、事件的结局等信息和患者一起探讨曲解的认知。例如:

治疗师:你描述一下那天在乘公交车时出现的情况。

患　者:当时车厢内乘客较多,人头拥挤,空气混浊。我开始感到有些不适,出现轻度的心慌、着急、胸闷、头晕等感觉。起初我并不很在意。但过了一会儿,我觉得有点不对劲。

治疗师:当时你脑子里冒出来的是什么想法?

患　者:我想这可能是我发什么病的先兆。

治疗师:你估计会发什么病?

患　者:我也讲不清楚,估计多半是发心脏病。

治疗师:后来情况怎样?

患　者:朝发心脏病方向想了以后,胸口不舒服的情况就加重了。接着我便开始想象和联想,如果我心脏病发作怎么办,如果不及时抢救就会死在车上,如果我莫名其妙地死去我家人今后怎么过日子?……

治疗师:你怎么会朝死亡的方面去想?

患　者:半年前我的一个大学同学就是在商场里突然猝死的。我害怕自己也会是这样。

治疗师:当时你的感觉如何?

患　者:我几乎已经是全身瘫软,心跳很快,呼吸困难,大汗淋漓,我想我真的要不行了。

治疗师:你当时是怎样对付的?

患　者:我赶紧下车,又叫了一辆出租车直奔医院。

治疗师:你看病的结果怎样?

患　者:医生给我做了好多检查,结果说我没什么事,是虚惊一场。

治疗师:现在来反省一下整个过程,你觉得是什么想法对你产生的负面效应最大?

患　者:想到我死去的同学,想到我也会突然猝死。

治疗师:这些正是需要你调整的想法。

2. 调整功能失调性自动想法的技术

(1) 分析焦虑成本。

许多焦虑障碍患者认为焦虑有其必要性,觉得焦虑是一种必要的准备状态,是有备无患的积极态度,是一种迎战的力量,是具有责任感的体现。所以患者在对待消除焦虑状态的意愿上会出现犹豫不决,有一种难以割舍的依恋。治疗师对于患者的看法没有必要做全盘否认,也应认同适度焦虑的积极效应。但需要一起对患者的焦虑成本进行分析。治疗师可以引导患者去体会和核算当患者处于过度焦虑的状况下,他的状态、动力、发挥以及结果都将如何。如果是事与愿违,患者可重新评估过度焦虑所付出的代价,重新认识调整过度焦虑的必要性。

下面是治疗师与沈慧的治疗性会谈:

治疗师:现在你每次在数学考试前都很紧张吗?

患　者:是的,都很紧张。而且考试前几天就开始紧张。

治疗师:这样的紧张状态对于你的考试发挥是否有影响?

患　者:有影响的,因在考试时十分紧张,身体出现不适,注意力难以集中,我平时掌握的知识点在考场上就会丢三忘四,不能做到充分地发挥自己的水平。

治疗师:你细细想一想,是什么因素使得你这样紧张?

患　者:总想考得好一点,考出一个好成绩。

治疗师:你的愿望是好的,但焦虑的结果却不理想,你觉得焦虑的成本如何?

患　者:是的呀,我付出的是焦虑,得到的却不是好成绩。

治疗师:你有什么打算?

患　者:我一定要在你的指导下调整焦虑的心态。

在焦虑成本分析技术的操作过程中需要避免患者出现一种极端的情况,这就是患者在考虑到焦虑所付出代价过大,而在调整焦虑心态时却表现为"彻底放弃","无所作为"。他们以为这样就可以不再付出焦虑的代价,同时也违心地放弃自己原有的追求。治疗师应该指导患者把握一个度,在认识焦虑是人们的一种心理活动的同时,不支持患者选择放弃责任感和放弃合理追求的另一种极端姿态。

（2）质疑焦虑依据。

当患者处在焦虑状态时,有一种自认为充分的依据正支撑着焦虑的存在。患者有着许多顾虑,如"我会失控""我会发疯""我会染上疾病""我会出差错""我会被别人瞧不起"……。这些顾虑都是在担心现实中不大可能发生的事情或结果。然而患者总是在担心:"一旦事情发生了,我可怎么办?"当治疗师在与患者谈及这些焦虑的问题时,患者常常会讲出一些理由。有的理由内容是在他人身上发生过的,有的也可能是患者自己经历过的。患者把这些现象作为支持自己维持焦虑的理由,他们认定这些情况即将发生。但是患者却很少去考虑发生概率的问题,却固执地认为小概率事件也是事实。在质疑患者焦虑依据的时候,治疗师不能否认发生小概率事件的客观事实,但须引导患者不能沉浸在小概率事件中,把自身搞得过分的焦虑,影响了正常的社会功能。

下面是在李谦的病案中,治疗师进行认知干预中的一段对话:

治疗师:你提到半年前你的一位大学同学在商场里突然猝死,所以你就害怕也会
　　　　突然猝死。

患　者:是的。我想,我的同学会在商场里猝死,我非常担心我也会出现这种
　　　　情况。

治疗师:虽然你同学的猝死事件是事实,你觉得这在整体人群中的发生概率如何?

患　者:当然是很少的,不过确实是有的。

治疗师:你认为你与你的同学一样也突然猝死的可能性大吗?

患　者:可能性不大,但是存在可能性。我害怕发生这种可能性。

治疗师:你会猝死的概率大吗?

患　者:虽然是小的,但发生了就是百分之百。

治疗师:你一直处在很焦虑的状态,花了很大的情绪代价却在等待一个可能性极
　　　　小的坏结果,你觉得如何?

患　者:我也觉得有点不值,但还是放心不下。

治疗师:你周围大多数人是否也都和你有雷同的想法?

患　者:我周围的人与我的想法不一样,他们对这些小概率事件都忽略不计,日子
　　　　过得好自在,好轻松。

治疗师:如果你试着朝事物发生概率大的方向去想,你的感觉会是如何?

患　者:如果我把小概率忽略了,也会轻松一点。

治疗师:看来担心小概率事件与你的焦虑有着直接的关系。在这个不确定的世界
　　　　里其实不存在你所认为的确定性,如果你接纳事物可能发生的绝大部分
　　　　现实,把小概率事件搁置在一边,从而换取平静、坦然的正常生活状态,你

认为是否可取？

患　者：我可以试一试。

治疗师：那你就努力进行尝试，体会实际效果。

（3）安排集中焦虑。

对于焦虑障碍患者，焦虑状态几乎充满了他们的每一天。在工作，在学习，在家中，在临睡之前都是在焦虑中度过，在不安中煎熬。"刺激控制"技术是控制慢性焦虑的一种有效方法。具体的操作是治疗师在与患者商议约定的情况下，要求患者在指定的时间段或特定的场景里集中地体验焦虑。患者不必采取其他的行为来分散对于自身焦虑的关注，可以通过文字描述把自己的感受进行记录。在集中体验焦虑的时段，并不要求患者回避、挑战或解决焦虑状态，只是集中的焦虑体验被限制在规定的时间内，通常设定为30分钟，既不需要患者擅自缩短时间，也不允许患者随意延长体验时间。

通过这种"刺激控制"技术，患者整天焦虑的状态客观上得到紧缩和控制。患者从中能够体会到他们整天的焦虑几乎都是相同的"主题"，焦虑状态是可以被压缩，其焦虑的本质是在担心同类型的事物。由此患者的认知能够得以调整，能帮助患者逐步减少对同一事物的长时间担忧。

（4）追溯平静经历。

通常，患者深信正发生在他们身上的情况会永久持续地困扰他们。当患者完全被卷入焦虑的漩涡之中时，便很难再从焦虑的情绪和此时的视角中挣脱出来。他们全神贯注地在为当前的处境而担忧，为无法应对的事件而困扰。他们几乎都没能认识到一个现象，这就是自己的想法和感觉会产生变化。这正是患者在认知中的盲区。治疗师可以向患者发问："难道你以前都曾是像如今这样焦虑吗？"患者会感到十分茫然，因为他们已经全然不会主动地去体会和感受跨越时空的自身所发生变化的感受。

治疗师可以通过"追溯平静经历"技术来唤醒患者对于平静过去的美好回忆，让患者意识到自己也曾拥有过平静的、非重度焦虑的状态。只是目前进入了严重的焦虑困境，这本是一个经历变化的过程。然而这种变化不会休止，还将延续。当前严重的焦虑状态在一段时间以后，随着各种因素的参与和变迁，焦虑的情况会随之发生变化。所以能够追溯到平静的过去，也就意味着一段时间以后情绪状况会出现一些变化，回到平静不是绝对不可能的趋向。

以下是治疗师与沈慧的一段治疗性会谈：

治疗师：你以前在考数学时都像现在一样出现严重焦虑吗？

患　者：没有，我在初中阶段学习数学都很轻松，数学成绩一直很优秀。

治疗师：你有没有想过目前这样的焦虑在过了一个阶段以后是否会发生变化？

患　者：会的，可能会缓解，也有可能会变得更加严重。

治疗师：现在你在接受治疗，我在帮助你调整心态。你正在很努力地配合我进行治疗。你估计一下，经过我们的共同努力，我们的治疗会使你朝好的方面转变呢还是会越搞越糟？

患　者：我想我会朝好的方向转变。

治疗师：你现在考前那么关注自己，过一段时间你还会这样过分地关注自己吗？

患　者：在接受治疗的情况下，我关注自己考前状态的程度会有所减轻。

治疗师：如果时间再延长一些，你的关注程度还会有变化吗？

患　者：还会有变化。要么越变越好，要么出现反复。

治疗师：是否有可能回到你以往曾经平静的状态？

患　者：完全有可能。但一定需要在你的帮助之下。

治疗师：那很好。我们的共同努力是治疗成功的前提。你的焦虑程度会出现变化，会朝症状减轻的方向好转。

3. 调整假设的技术

功能失调性假设是患者负性核心信念的衍生物，因此在调整焦虑障碍患者的认知系统中需要运用一些调整假设的技术。

（1）检验负性预测。

焦虑障碍患者之所以情绪状态十分焦虑，与他们对自己、对环境、对将来的负性预测有着密切的关系。预测是人们认知系统中的一项内容，然而负性的预测、功能失调的预测将会直接影响人们的情绪和行为。当焦虑障碍患者预测自己将会失败、将要发病、将逢倒霉、将临灾难时，往往把自己与群体进行隔离，把自己从具有相同背景情境下的人群中分离出来。同时他们又忽略了预测具有合理时段性的特征，把预测的时间界限扩展到了无限。所以患者的预测具有盲目性、随意性以及误导性。

治疗师可以运用检验负性预测的方法来求证患者预测的客观性及真实性。检验的操作可以从两方面着手。

第一，引导患者把自己回归到群体之中，把对自己的预测转入对群体的预测。此时患者会发现其实客观上有许多人的处境与自己十分相似，他们却生活得很坦然，没有被预测而引发焦虑。患者就能从中感悟出自己特征性的预测给自己带来的负性效应。

第二，具有功能的预测都有一定的时间范围，大跨度时间的预测会影响其正确性，因为事物都在随着时间的推移而出现不断的变化。治疗师可以与患者一起检验最小时间段中患者的预期结果，但患者一旦发现其预测的结果并非符合预测的推断时，就会逐渐放弃这种对大跨度时间未来的盲目预测。

（2）考察过去假设。

焦虑障碍患者焦虑的背后有着一种"期待"，他们等候着不希望到来的压力和畏惧。每当治疗师向患者问道："你所担心的情况一定会出现吗？"患者的反应性回答总是十分的肯定。在他们对于未发生的负性事件可能会发生而感到焦虑万分，但却很少去反思曾经做过的假设最终结果的证伪如何。这正是治疗师需要对患者进行认知干预的一个突破点。

治疗师可以向患者发问，你以往所做的假设与最后的结果是否相吻合？患者只要经过一番认真思考后就能给予较为理性的回答，许多焦虑的内容最终都是与最初的假设大相径庭，不相一致。但是患者都低估以往曾经获得的正确信息，往往对于与负性假设不一致的良好结局视作自己的幸运，是逃过一劫，依然不愿意放弃继续进行负性的假设。他们始终认为即使眼前的结果是好的，也不能保证以后肯定能杜绝出现不良的后果，因为不良后果出现的概率并非全然消失。患者认为负性假设没有得到印证的又一个原因是患者认为事物实际情况的发展好过了他们的预期，以致不想重新审视其假设中存在的曲解成分。在人们的记忆过程中有一种常见的现象，这就是回忆过程总是在回忆那些已经发生的事情，而不会回忆自己曾有的梦想与追求。所以患者对于曾经发生的负面现象会一直耿耿于怀。患者不善于从以往获得的正性结果中学习经验，把这些好的结果看成为"例外"，因而就把这些很有价值的正面经验排斥在需要学习和总结的范围之外。患者之所以会固执己见，不易接受其假设的谬误事实的另一个原因是因为他们认为所坚持的负性假设对于他们的核心信念具有维护性作用，可以保护他们核心信念中缺乏安全感的潜在成分。

治疗师在认知干预中需要根据患者不易接纳正面成功经验的心理机制，逐一进行梳理和排解。同时可以对患者在一个阶段中所做假设的结果进行考察，确认假设结果的真实性和吻合度。在客观的现实结果面前，患者会开始接受自己所做假设的虚拟性质，并逐步减少进行负性的假设，从而使焦虑程度随之下降。

（3）识破自作自受。

焦虑障碍患者总在担忧负性的事件即将发生，他们把引起自己焦虑的原因都归之于那些还未发生的事件。但是他们万万没有想到自己正是这些可能发生事件中的促成因素。患者对负性事件进行假设，作出预言，而正是患者自己的回避、拖沓及强制的行为模式使得患者的假设和预言弄假成真。

患者的回避，无论是回避人还是事，如果与人或事的矛盾没有得到真正解决，回避只可能是一种暂时的消极应对方式。然而一旦患者不得不再要面对这些人或事时，焦虑程度自然会油然剧增。患者以为拖沓就可以把焦虑拖延到消退，其实其效果恰恰相反，因为把该做的事情一直往后拖延，当拖到不得不做的地步时患者就会感到应接不暇,此时焦虑自然会加重。患者的强制行为虽然可以缓解患者一时的焦虑,但强制行为可能引出的负面结果又会使患者感到再度的焦虑。

治疗师需要与患者一起讨论患者满以为自己预估的良好结果是如何被自己的干扰因素导致成相反的结果。启发患者认识对事物进行假设和做出预言中患者自身所参与的负面作用,鼓励患者调整功能失调的应对模式,而以理性的思考和实际有效的行为来取代虚拟无效的假设是治疗师需要多下功夫干预的方向。

4. 行为干预的技术

在焦虑障碍的行为干预方面除了放松技术之外,行为试验也是很有针对性的干预技术。所谓行为实验,就是治疗师通过设计一些行为任务,要求患者去完成,然后以客观的行为结果来求证患者自动想法的功能失调,从而促进患者转变其负性信念。

(1) 行为实验在广泛性焦虑障碍中的应用。

以沈慧的病案为例,治疗师在教会和训练沈慧放松的基础上,与沈慧一起讨论设计一个行为实验的方案。治疗师要求沈慧在一次语文考试的前前后后详细地记录自动想法、情绪状态及行为反应。由于语文是沈慧的强项,沈慧便很轻松地详细记录了整个过程。当语文考试的成绩公布以后,治疗师便与沈慧一起分析满意成绩的结果与考试过程细节之间的联系。沈慧发现,她在语文考试前后的整个过程中的状态是轻松的,既没有杂念的干扰,也没有紧张的情绪,考试中的发挥也十分正常。治疗师要求沈慧把这次考试的过程作为模板,并在一次数学考试中进行模仿。沈慧选择了一次难度较低的数学考试作为实验性模仿。从考前准备到临考状态,从考试过程到考后心态都模仿语文考试的模式。由于沈慧在数学考试前状态放松,没有曲解自动想法的干扰,情绪较为平稳,考试的发挥就比较正常。最后,当沈慧的考试成绩有所进步时,治疗师便对成功结果给予肯定和鼓励。同时又与沈慧讨论总结本次行为实验中的成功和不足之处,为下一次难度提升的数学考试做好进一步行为调整的准备。就这样,在治疗师的认知行为双重干预下,沈慧的焦虑情绪有了显著的改善。

(2) 行为实验在惊恐障碍中的应用。

惊恐障碍的患者在惊恐发作时,认知方面的最大特点就是对他们敏感地体验到的自身的微微不适感进行负性的演绎,解释成为自己早已患病,现在正在发病,而且愈发严重,自己难以招架,后果不堪设想。患者如果曾有过惊恐发作的体验,会认定自己有充分的理由证实这是一种灾难,来得太快,势头凶猛,不可抗拒。

治疗师可以采用行为实验的技术帮助患者通过限制感受放大的过程达到逐步阻止惊恐发作的效果。具体操作可以分为以下一些步骤:

第一步:梳理想法假设。通过治疗性会晤,治疗师和患者一起整理患者最主要的功能失调性自动想法和假设,让患者意识到这些自动想法和假设在惊恐发作过程中是如何产生负面作用的。尤其需要明确的是对自动想法和假设的合理调整对阻断惊恐发作链所起的关键作用。

第二步：设计实验方法。细分惊恐发作的全过程可以发现患者如果在最初出现轻微不适感受时能中断这些感受的放大，患者就有可能将状态控制，而不再朝惊恐发作的方向发展。治疗师可以根据患者的个体情况设计一种实施放松的方法，目的是通过放松达到稳定躯体轻微的症状。虽然放松的方法有多种，但是在公共场合能够实施的简易方法是腹式呼吸。然而如何在不同的公共场合进行有效的腹式呼吸，产生放松的客观效果则需要患者配合进行实地操练后才能熟练掌握。

第三步：模拟实施阻断。治疗师与患者一起商讨如何选择模拟实施场合。治疗师向患者详细讲解模拟实验的目的、内容和过程，尤其需要向患者交代当想象出现身体轻微不适时如何操作合理想法替代及放松方法，要求达到阻断负性想法膨胀和紧张状态加重的目的。由患者进行全过程的模拟操作，以观察模拟过程的效果及问题。模拟阻断实验需要反复操作，以达到熟练掌握阻断技能的程度。

第四步：进行实证实验。让患者正式进入最容易引发惊恐的场景，一旦出现身体轻微不适时就依照已掌握的阻断方法，让身心保持在稳定的状态中，不让全身朝惊恐发作方向发展。但是患者即使处在容易引发惊恐发作的实景中也并非一定会引发惊恐发作，所以进行实证实验只是一个意向要求，只有患者在真实出现早期躯体不适时才能进行实验操作，在大多数情况下治疗师不必要求患者去等待身体不适的出现，而只是要求患者在遇到出现先兆症状的情况下如何采取合理有效的应对方案。

第五步：小结实验结果。如果患者经历了实证实验的操作，治疗师需要和患者一起进行实验小结。回顾实验的操作过程，评估操作的效果和实验中存在的问题，讨论修改方案以备在以后的实证实验中弥补和改进。

在实施行为实验中，治疗师还可以通过一些内感性暴露的行为试验，使患者区分安全情况下的内在感受与危险情况下的内在感受之间的区别。例如，让患者坐在转椅中，通过转动椅子来体会产生的头晕感受；用跳绳的方法使患者体会运动后心跳加速的感受；用单腿站立的姿势让患者体会站立不稳的感受；用屏住呼吸的方法让患者体会窒息的感受。其最终目的是为了让患者理解在安全状况下体会到的各种机体的不适感并非属于灾难性，从而能正确地理解和诠释自己身体的各种感受。

第十章　强迫症的认知治疗

　　强迫症又称为强迫障碍,是一种以强迫观念或强迫行为为主要表现的精神疾病。该病多起于青春期或成年早期,无明显的性别差异。强迫症患者意识到这些想法和行为的重复存在,知道来源于自我,与自己的愿望不一致,也渴望终止这些重复的观念和行为,但要自发纠正却难以做到。因该病具有反复恶化或缓解的病程特点,在治疗方面也存在一定的难度,所以给患者带来极大的痛苦和社会功能的损害。

　　对于强迫症的治疗方法主要有药物治疗和心理治疗,而认知治疗则是重要的心理治疗方法。

一、评　　估

（一）强迫症的主要临床表现

　　强迫症可以分为强迫观念和强迫行为两类。强迫观念是反复出现的、难以摆脱的思维和联想。强迫行为是为了减轻强迫观念所引起的痛苦而采取的有意识的重复行为。强迫观念的临床特征是害怕不确定的痛苦或出现不正确、不完美的不适感。可以表现为痛苦的精神现象,与"脏"有关的惧怕,"不利的事情"即刻会发生的痛苦,需要做的事情还没有去办的紧迫感,等等。通常强迫行为包括外显行为及隐性精神活动两种。强迫行为往往表现为行为的反复和刻板,明知没有必要,实属多余,但还是无法进行自我控制。强迫行为有两类动力,一类是想消除自己认为可能会出现的危险、焦虑和恐惧,另一类是想满足自身要求的完美及确定感。

1. 强迫观念有以下一些主要临床表现：

（1）污染性强迫观念。

过分关注周围环境中的污染物,担心自己会被污染,会得病或引起不适感。如患者厌恶人体的排泄物(大小便、口水、鼻涕),为之时时担心,处处防范。

（2）强迫怀疑。

患者对自己行为的正确性产生怀疑。虽然明知这种疑虑没有必要，但却不能控制而加以摆脱。如怀疑家中房门是否锁好，燃气开关是否关好，车锁是否锁好。为此患者可伴有强迫行为，反复过度地进行检查。

（3）强迫回忆。

患者对于曾经做过的事情反复进行回忆，或是强迫自己将以往的所见所闻全部急于回忆出来。患者虽然明知这没有任何实际意义，但是不进行回忆或没能回忆出具体的内容就无法安心，很不踏实。

（4）穷思竭虑。

患者提出一些自己明明知道是毫无必要、毫无意义，也不可能得出结论的问题。这些问题多半是一些自然现象或生活中的平常事实。如患者反复思考鸡的眼睛生在两边怎么能看清楚前面的东西？为什么人的大便是条形状，羊的大便是颗粒状，而牛的大便是浆糊状？

（5）强迫性对立思维。

在某种场合下，患者被一种和正常时的认识相反的思想所纠缠，明明知道这种相反的想法毫无道理，却无法摆脱，深感痛苦。如患者正小心翼翼地把婴儿抱在怀里，脑子就在想我会把婴儿掉落在地上。

（6）躯体性强迫观念。

患者持久地害怕自己正患有某种威胁生命的疾病。这种强迫观念有别于疑病症和躯体形式障碍。躯体性强迫观念的患者在以往或当前有典型的强迫症状，多见有强迫行为。一般无躯体症状体验，躯体强迫更集中于对某个疾病的强迫观念，如担心自己是否已经患上艾滋病。

（7）与攻击有关的强迫观念。

患者害怕伤害自己，伤害他人，害怕说错话，害怕出洋相，害怕对别人做出非自愿的冲动或攻击性行为。

（8）与性有关的强迫观念。

患者反复出现被禁止、反常的有关性方面的想法、想象或冲动。

2. 强迫行为有以下一些主要临床表现：

（1）强迫计数。

这是一种精神仪式，患者对于数字赋予某种象征意义，从而对数字十分在意，不由自主地对某些事物重复进行计数以迎合或回避一些个人认定的数字，以求趋吉避凶，达到满足心理需要。如 0 代表"灵"，4 代表"死"，8 代表"发"，13 代表"倒霉"，等等。在不同的文化背景下的数字含义会有所不同。

（2）强迫洗涤。

患者反复或长时间地洗手、洗澡，洗涤或擦洗衣物、家具、墙体、地板或环境中的特定物品。目的是要清洗自认为的污渍，消除污染，达到内心的满足和安全感。

（3）强迫检查。

患者对自己已经完成的行为或动作为之感到不确定从而导致不放心和强烈的焦虑。如反复检查已经做好的作业，核对其答案是否正确。又如在离开家时反复检查家中所有的水龙头是否关紧，深怕水会溢出，造成严重损失。

（4）强迫询问。

患者向别人反复询问同一个问题，总怕别人没有讲清楚。即使别人已经作出回答，患者还是会对回答感到不满意，不厌其烦地反复询问别人，给家人和周围的人带来很大的压力。

（5）强迫性仪式。

患者的行为必须按照自己设定的程序、次序和规则来操作，如果出现差错必须重新再做，以此弥补，否则将会感到极度不满，焦虑万分。同时患者也会要求家人或较为亲近的人的行为必须符合他的规则，为此常常为了这些程序、次序和规则在执行方面的差错而闹出矛盾。

（二）容易与强迫症混淆的其他精神障碍

有一些精神障碍中的症状很容易与强迫症的症状相混淆，治疗师应对此加以区分和鉴别。

1. 恐惧障碍

恐惧障碍可伴有强迫症症状，但恐惧障碍是由客观环境中的特定事物所致，患者伴有回避行为。

2. 广泛性焦虑

广泛性焦虑是指一种以缺乏明确的对象和具体内容的提心吊胆及紧张不安为主的担忧状态。患者较少具有强迫症患者的自我抵抗和自我失调性等特点。

3. 疑病症

疑病症患者可以反复涌现自己患有严重躯体疾病的观念，也有反复求医的行为，但是不伴有强迫性的仪式行为，也无自我抵抗。

4. 精神分裂症

有一部分精神分裂症患者是以强迫症症状为前驱症状，以后才逐渐显现出典型的精神分裂症症状。有一些精神分裂症患者始终伴有强迫症症状。也有一些治疗精神疾病类药物（氯氮平）的长期使用会出现强迫症状。所以在确诊强迫症方面需要十分谨慎。

（三）强迫症评估中的基本内容

对于强迫症的评估除了诊断以外，治疗师还需要全面地掌握与患者有关的其他信息。表 10-1 是有关强迫症评估中的基本内容表，治疗师可参考此表向患者了解和掌握更多的信息。

表 10-1　强迫症评估中的基本内容

1. 强迫症的一般情况： 　（1）开放式提问。 　（2）叙述前段时间和当前的困扰情况。 　（3）描述强迫的具体情况。 　（4）寻找导火线和持续因素。 2. 详细描述及分析： 　（1）认知：有关强迫的想法、想象和动力；强迫观念的满足感；产生强迫症在认知方面的导火线；认知抵御；认知回避；接纳改变。 　（2）情绪：强迫症伴有的情绪反应，如焦虑、抑郁、不适，以及在克服强迫症中所产生的不良情绪。 　（3）行为：引发强迫观念的行为导火线；在出现强迫观念时的回避行为；强迫性仪式；在出现强迫时为消除焦虑和痛苦所采取的应付措施。 　（4）生理反应：出现生理反应的导火线；强迫症所伴有的生理反应。 3. 与强迫症有关的背景情况： 　（1）病史。 　（2）强迫症病程的进展情况（强迫，克服，回避）。 　（3）社会功能及家庭功能影响的程度。 　（4）人际交往情况。 　（5）经济利益的影响。 4. 行为测验：临床行为观察及测评。 5. 问卷评估：Yale-Brown 强迫症量表（Y-BOCS）；MAUDSLEY 强迫症问卷；SCL-90；BECK 抑郁量表；抑郁自评量表；BECK 焦虑量表；焦虑自评量表。 6. 自我监测：情绪，想法，行为结果，仪式。

（四）典　型　病　例

陆露（化名），女性，是一家综合性医院的药剂师，丈夫任大学教师，儿子也已经上大学。按理，这样一个简单的核心家庭的日子应该过得和和美美。但是这三口之家却总是为了一些琐碎的小事经常闹矛盾，甚至还会引发家庭"战争"。陆露是家中的一把手，把家里搞得井井有条，干干净净。她有着许多不能跨越的规则，正是这些规则使她自己和家人都身心疲惫，不堪重负。他们家中有六只颜色不一的热水瓶，每只热水瓶的排列和所灌水的温度都有讲究，用途也各不相同，而且绝对不允许家人放错和用错。另外，家人只要进屋就要立刻换衣服，换鞋，所换的衣服必须挂在指定的衣钩上，换下的鞋也一定要放在规定的位置。陆露自己在做家务时有着一整套自己设定的特别顺序和规则,如擦洗地板,必须依照特定的"分区"依次重复地擦洗。家里的家具被她附上隐性的"编号",擦家具必须顺着"编号"依次地进行,不能搞错也不可疏漏,否则就必须返工。她在厨房烧菜做饭也有一套防止油滴、水滴溅出的特殊方法。她用旧报纸把厨房四周上下铺得严严实实。当饭菜做好,家人吃完饭,收拾洗涤完毕后再把所有报纸收集起来,整理好,以备下次再用。她忙不过来时就要动员丈夫或儿子一起干,若干得不顺心就要指责和埋怨,搞得大家满腹牢骚。陆露明明知道这种状态不合情也不合理,已经持续了十多年,给自己和家人带来了许多烦恼;也清楚按照这样的规则过日子实在没有必要,很想放弃这些苛刻的规则和程式,好让自己轻松一点,但始终没能做到,也一直放弃不了。

二、病例概念化

治疗师对于强迫症患者的病例概念化需要注意以下几个方面。

(一) 强迫症的成因

治疗师应充分掌握强迫症存在着遗传倾向和社会影响等两重因素。对强迫症的家系遗传研究发现,强迫症患者的父母中,亚临床强迫症、焦虑症、抑郁症等神经症的患病率高于一般人群。所以强迫症的发病具有一定的遗传因素。当父母或家人患有强迫症,他们的思维模式及行为模式会在日常生活中潜移默化地影响着患者,成为患者发病的一个潜在的社会因素。但是临床中并非都能在患者的家人中检测到有强迫症的倾向。

强迫症患者在人格方面的特征往往表现为刻板、拘谨、追求完美,这正是强迫症患者患病的人格基础。

激发性社会生活事件往往是强迫症患者发病的导火线。治疗师需要明确了解患者发病的起点,这是一个十分有价值的信息,可以使医患双方都清楚患者隐含的功能失调的信念系统是如何被激活的。

从上述陆露的病例中可以归纳出一些特征性的基本信息:

(1) 患者的家庭氛围:核心家庭,家庭成员生活模式拘谨,时而为一些执行家庭规则方面的琐事而闹出很大的矛盾。

(2) 患者的想法、情绪和行为:患者强迫的项目较多,包括储水温度、物品放置、清洁程序、厨房防范等。患者的意愿是把家里搞得"井井有条,干干净净",若不顺心,就要返工。不仅自己深感筋疲力尽,同时把家人也搞得不知所措,小心翼翼,十分紧张。

(3)患者和家人都被一些特殊的"家规"所束缚,患者自己也很难一下子表达这些家规的形成和来源。也在一定程度上抱怨围着家规转的苦衷,但是要跳出家规,废除这些家规又谈何容易。

治疗师在整理患者强迫症基本信息的同时还需要考虑到患者有关认知和行为模式以及这些模式的来源与形成。

(二)强迫症患者的认知模式

强迫症患者往往遭受一些闯入性的想法的干扰,使得他们对自我周围事物的判断出现偏误。他们的认知模式可以用"不放心"来概括。始终处在"不放心"的状态之中。在患者信念中特别突出的"不放心"的内容包括:

(1)总认为会有一些负性的事件可能发生。患者认为他们对于负性事件发生可能性的估计很有道理,很有把握,所以为了防患于未然,他们就把事情考虑得周全一点,再周全一点。

(2)总认为自己会受到损害。患者受损害的概念范围较广,有的是关于健康,有的是关于利益、环境、前景,等等。他们无法接受可能遭受损害的事实,也不放心因自己在某些方面的疏漏而导致损害。

(3)总认为会承担重大的责任。尽可能地规避责任也是患者的一种认知模式。他们常常想做到太平无事,万无一失。为此绞尽脑汁,想方设法,使自己从虚拟的"重大责任"中避免或解脱。

(4)总认为自己需要减轻负担。患者往往会感到自己正承受着沉重的负担,并需要尽快消除,尽量地减负。他们对自己能够应对压力的自信心很弱,因此把减轻负担视为一种目标,为此就事先多做准备,做好准备,让压力减少到自己能够承受的程度。

强迫症患者对于如何达到"放心"的程度也是一个大难题。他们往往都有一个自己设定的标准,但此标准却时而清晰,时而模糊,时而刻板,时而可变。所以他们似乎在追求达到自己的标准,但是又似乎意识到要真正达到自己的标准是一种理想状态。强迫症患者对于外界,包括对别人及外界环境也都存在"放心"的问题及标准。他们深知外界环境不可能都能使自己称心如意,但对于某些方面却十分关注,竭尽全力地以自己的应对来达到自我满足。

强迫症患者认知模式中的"不放心"成分的来源可以追溯到患者童年及以后成长史中的某些社会生活事件。有些事件可能比较重大,后果严重,影响深远;但有些事件可能十分普通,仅引起一般的挫折或困扰,甚至有些事件小到已是时过境迁,并没留下记忆的痕迹。但是当患者遇上某一件激发性社会生活事件时,处在潜在层面的认知便被激活,"不放心"就从认知模式中浮现出来。

以陆露的病案为例,治疗师考虑到患者强迫症的深层面可能存在有激发性社会生活事件的隐情,便深入地探究患者疾患的认知起因。经过医患的深入晤谈,陆露讲出了隐藏在她心底的一件往事。28 年前,在她刚刚踏上药剂师工作不久,因在抢救病人的慌乱中发错了药品,差点酿成病人死亡的严重医疗责任事故。她在受到处分以后便对自己的工作百般谨慎,反复核查、校对,以防再出差错。很多年来她几乎都生活在"不放心"之中。因这种"不放心"的状态使得她工作不再有过差错,因而也曾多次被嘉奖而获得殊荣。荣誉也就成了一种正性强化物而强化了她的信念及行为。然而她的想法和做法已日趋病态化,同时又开始泛化到自己的家庭生活中,表现出了典型强迫症的各种症状。

(三) 强迫症患者的行为模式

强迫症患者有其特殊的行为模式。最为突出的是根据某种规则行事。强迫行为往往都与闯入性的想法有着密切的关系。据调查,约有 80% 的正常人群也曾有过类似强迫症患者的闯入性想法,普通人的想法只是一过性的,不会伴随出现负面的反应。但是强迫症患者在此时却会呈现一种应激、压力和痛苦。由于强迫症患者所伴有的一些想法已潜移默化地成为他们的核心信念,成为他们根深蒂固的价值观。所以这些想法、信念就成了强迫行为背后的动因。

强迫症患者的行为模式可分为"回避型"和"补偿型"两类。前者是以行为方式来回避一些自己认定的内容。患者的这些内容各不相同,各有特色,甚至有点离奇。如走路不能踩到窨井盖;吃食物用牙有分工,吃蔬菜只用右侧牙,吃荤菜只用左侧牙;进入房间必须左腿首先跨入,然后再进右腿;离家前必须反复检查水电煤等各种开关和反复检查已关好的门窗;考试没发挥好,必须更换自己的座椅;从菜场买菜找回的钱必须用酒精擦洗,晾干后才再使用,等等。这些行为都有着患者认为可以避免某些不利因素的功能。补偿型强迫症患者是以补偿的行为来达到患者一些获益的意图。如洗澡必须根据自己对身体表面划分的区域依次进行;书写数字时必须与自己的呼吸配合同步(1、3、5呼,2、4、6、7吸,8、9、0随便——与吹口琴一致);梳头时左右两边头发梳的次数必须相等;拖地板必须按照顺序,只能有重叠,不可有空缺;大量收集用过的塑料袋以备再用;竞赛取胜的服装不允许洗涤,要在下次竞赛时再穿,等等。无论是"回避型"和"补偿型"的强迫行为模式都能使强迫症患者获得心理上的安全感和满足感,同时其行为后果也会被强迫症患者认为是"十分见效",因此也很自然地不断强化了患者的强迫行为模式。

三、认知行为干预的策略和常用技术

（一）认知行为干预的策略

关于强迫症的认知行为干预策略需要根据该病的基本特征以及不同患者在认知和行为方面的特定临床表现而决定。

1. 治疗目标的定位

对于强迫症实施认知行为干预都涉及一个治疗目标定位的问题。这是一个比较特殊的目标设定，因为无论是患者的强迫观念或强迫行为，治疗师难以做到使患者的症状彻底消除。因此治疗师在和患者一起讨论设定目标时需要十分客观地正视治疗效果的现实可能性以及患者的实际能力和能够接受的程度。一般情况下治疗师可以提出治疗效果的最佳愿望，但也可以允许患者余留很少的残余症状，只要患者的认知趋于合理，情绪保持稳定，社会功能不再受损，治疗效果就能够被认可。

2. 理性认知的回归

大部分强迫症患者都有一个显著的特点，就是能够清醒地意识到自己的非理性的想法和行为。他们会觉得实属过分，没有必要，有些荒唐，需要改变。但是单靠患者自己的力量却难以改变，即使鼓作勇气实施调整，但往往是以"心有余而力不足"的状态而无奈退下。因此治疗师在对强迫症患者进行心理干预时千万不能低估和否认患者的求治动机及曾经实施过的自我调整，而应同感和理解他们的苦衷。治疗师也不能错误估计患者在认知方面的理性程度，其实强迫症患者在认知方面处在非理性状态，他们的强迫观念及强迫行为的背后存在着认知潜在层面的心理机制，有着假设、规则和核心信念的支撑。因此如果没有挖掘出这些深部的认知根底，进行根本的清理，患者就很难从认知的桎梏中解脱出来。

3. 适应行为的训练

患者的强迫观念和强迫行为的形成本身并非一朝一夕，这对于他们几乎已习惯成自然。所以对于强迫症患者的心理行为干预须更注重加强对建立新习惯的训练。尤其是强迫行为患者，他们的行为有各自的套路，有特定的程序，有潜藏的规则，有内在的意图。因此治疗师不仅需要解读患者的各种行为，破解行为中隐含的内容，同时还须对患者进行新习惯的建立并耐心地进行操练，以一种新的适应的、有正常功能的行为模式来替代强迫行为模式。

（二）认知干预的常用技术

1. 解读假设和规则

无论是强迫观念或强迫行为的患者,他们强迫的背后都有着自己的假设或规则。在临床中可以见到症状雷同的患者,但是表现为类似症状的患者所持有的假设和规则却各不相同,所以治疗师需要认真仔细地进行解读。由于强迫症患者只是粗浅地了解自己存在着某些程序或程式,但是他们却难以清晰地检索到自己的假设和规则及其内容和出典。只有在治疗师的引导下才能逐步深入地探究和解读患者的假设和规则。

例如,治疗师在为陆露实施认知干预时就涉及解读她们的家规问题。

治疗师：你谈谈关于你家里厨房中备有 6 个热水瓶的情况。

患　者：我家厨房里备有 6 个热水瓶,材质不一样,有不锈钢的,有塑料的,还有老式竹壳的。颜色也有差别。热水瓶中所储的水的温度都有所不同,因为灌沸水都是从右边第一个开始,排列在后面的热水瓶中的水温因自然冷却的关系,最后的那个热水瓶内的水温最低。不同温度的水有不同的用处,开水用于沏茶,低一点的用于洗涤餐具,再低一点的温水用于洗衣服,温度最低的可作为凉开水用。

治疗师：你们灌沸水有什么规则?

患　者：排在右边第一个的热水瓶总是灌入沸水,固定排列的 6 个热水瓶的水温总是依次逐降。跟随灌入沸水的空瓶调到最右边,其他的热水瓶也都须依次跟着轮转,所以每个瓶中水温的大概情况我都清楚。

治疗师：你们全家都是按照这样的规则灌水和用水吗?

患　者：我肯定是这样做的,我要求丈夫和儿子也这样办。但是他们常常会搞错或忽略这样的顺序和规则,所以为此经常吵嘴。

治疗师：照这样的规则做有什么好处?

患　者：水温和用途能相符。

治疗师：一定要做到这样的相符,有什么用意和价值?

患　者：这种相符很重要,就像医院的药品一样,什么药物用在治疗什么疾病,这必须要相符,这道理是一样的。

治疗师：看来你家里的规则与医院药房的规则有相仿之处。

患　者：大概吧,这可能与我的职业习惯有关。

治疗师：把医药的规则用到了你的家庭生活是否妥当?

患　者：我已经很习惯这样套用了,看来家庭生活不能这样过。

2. 成本—效益分析

强迫症患者很少考虑他们在投入、付出及收益方面的平衡问题。他们为了得到一丝放心，一点满足，一阵舒坦，可以不惜代价，不顾付出的精力、时间、费用、工作、学习、人际关系、社会功能，等等。治疗师可以在治疗中与患者好好地算这笔账，对强迫症的成本和效益做一番精打细算。但是治疗师对于强迫症患者要有一个充分的预估，他们在出现强迫症状的即刻常常会贪图一时的满足而放弃顾及成本的付出。因此治疗师在治疗的干预中需要反复强化患者的付出的重大代价以及追求健康生命质量的基本理念。

例如，治疗师在对陆露的治疗中是这样讨论成本—效益问题的。

治疗师：让我们一起来分析一下你们家中那么多规则的有利之处和不利之处。这
　　　　里是一张《成本—效益分析表》，你来填一下，看看结果会是怎样。

患　者：好的。（见表10-2）

表10-2　成本—效益分析表

有利之处	不利之处
我感到一时轻松。	我整天忙碌。
我感到放心。	我心身疲劳。
我感到满足。	我做事效率很低。
家里整洁干净，有条有理。	家庭气氛紧张。家人之间时常产生争执。

治疗师：你看着这张表，再来思考一个问题，如果以100％为一个总值，你估计一
　　　　下有利之处和不利之处的百分比是多少？

患　者：我觉得有利之处占20％，而不利之处占80％。

治疗师：你现在对固守自己习惯的规则有什么新的想法？

患　者：我应该放弃这些规则。

3. 挑战图式

强迫症患者所产生的心理障碍，无论是强迫观念或强迫行为，无论是伴有焦虑或伴有抑郁，都与他们各自的图式（Schema）有关。图式就是人们看待问题的习惯方式。人们常常会以每个人自己特定的思维定式来看待自己、别人及周围环境。每个人的图式并非与生俱来，而是被一些因素激发形成。人们在日常生活中都会遇到这样或那样的事情，遇到感受程度不同的社会生活事件；在人生成长发展过程中，会遇到一些负面的挫折，而这些挫折可能就会激发个体形成某些相关的图式。追溯强迫症患者的最初来源，有时患者能够发现自己问题的源头，是因某些经历中的事件所引发出的图式。

然而人们往往会对图式带来的负面效应不自觉地竭力进行补偿,这也就构成了自己往后生活中的功能失调的假设或规则。例如在陆露的病例中,患者在治疗师的引导下认识到自己的强迫行为的背后有着自己的图式,来自青年时因一起医疗事故而激发了她的图式,以后便以反复地检查自己的工作来进行代偿,由此逐渐构成了她的各种假设和规则,从而又泛化到家庭生活中,成了多形式的强迫症状。

患者往往很难意识到自己的努力补偿竟存在着"巨大代价"的同步付出。他们会牺牲自己的需求,强迫地重复检查,追求毫无意义的形式以博得一时的自我放心、宽慰、舒坦、满足和自认为的安全保障。其实这些功能失调的心理行为付出的则是大量的时间、精力、人际关系、社会功能等多方面缺损的代价。治疗师通过临床谈话与患者一起讨论患者的图式以及为了维护这些图式的实际付出。经过挑战,患者在经历一番重新反思以后,便能接受理性地去审视和重塑他们的图式,以此达到认知调整及行为调整的目的。

4. 满灌不确定性

通常强迫症患者都伴有焦虑,尤其是在强迫观念没有结果,强迫行为没有被确认时焦虑状态更为明显。患者被"不确定"所纠结困扰,为了达到"确定",想法和行为就只得重复。

治疗师可以通过"满灌不确定性"的方法降低患者对于事物不确定性的敏感程度。尤其是对于某些强迫行为的患者。治疗师在征得患者认同配合的前提下,要求患者的行为终止在常规强迫行为的某一中间阶段,即使患者会产生焦虑情绪,会感到忐忑不安,但还是要求患者保持不再重复状态,直到其焦虑程度降低,重复行为的冲动减弱。"满灌不确定性"需要循序渐进地进行,不能操之过急,否则会导致患者的焦虑剧增,反而影响治疗的效果,还会使医患关系及医患间的合作受挫。

5. 质疑"必须"

每个强迫症患者都有他们的"必须",正是这些"必须"推使他们反复地按照一定的规则行事。他们在"必须"面前显得懦弱,成为"必须"被动的执行者。是"必须"使得他们焦头烂额,是"必须"搞得他们精疲力竭。其实患者的"必须"往往是不合逻辑的,是过度引申的,是功能失调的。所以治疗师可以通过质疑"必须"的方法使患者重新思考已经习惯的"必须",帮助患者从无意义的、无价值的"必须"中解脱出来。在对患者进行质疑中可参照以下一些提问形式:

(1) 你必须这样做的理由是什么?

(2) 这个规则是谁给你规定的?

(3) 这个规则最早是怎样形成的?

(4) 这个规则是否可以套用到每个人身上?

(5) 这个规则究竟是你的偏好呢还是一个必须遵守的原则?

以下是治疗师与陆露的治疗谈话：

治疗师：你在厨房做饭前必须满厨房都铺上废报纸的规则的理由是什么？

患　者：我做家务已经是十分费时费力了，如果在做好饭菜后再要擦洗灶台、橱柜和地上溅上的油滴，我实在是吃不消了，所以就想出这个铺报纸的办法。这方法在3年前已经开始用了。

治疗师：这个规则是谁给你规定的？

患　者：这是我自己想出的办法，后来便成了规则。

治疗师：这个规则最早是怎样形成的？

患　者：我想，我若要擦洗烧菜溅出的油滴，因为油滴很小，播散的范围很难控制，所以我肯定会反复地擦洗，生怕有疏漏的地方。我用废报纸铺满，就可以省去擦洗油滴的功夫，铺报纸和收回报纸所花去的功夫与擦洗相比肯定是少得多。

治疗师：是否别人家里也都有你们家这样的规则？

患　者：没有，我没有听到和见到过别人家也有这样的做法。

治疗师：你们家这个规则究竟是你的偏好呢还是一个必须遵守的原则？

患　者：谈不上是一个必须遵守的原则。我看很多人家烧好饭菜，厨房很快收拾好了，没有像我这样在乎。

治疗师：这样看来你的规则并不是每家必须照办的一个普遍规则。

患　者：是的，其实我们废除这个规则也是可以考虑的。

（三）行为干预的常用技术

1. 想法停止训练

强迫观念的出现往往带有一种闯入性的特征。患者会莫名其妙地在脑中浮现一些想法，而且几乎即刻自己的思绪就被引入这些想法之中难以自拔。想法停止训练就是通过一些行为措施来干扰强迫的思绪，中断连续维持的思索。治疗师可以和患者一起探讨适合患者能够接受的干扰方法来中断强迫想法。通常的方法有：(1)更变即刻正在操作的事情，让自己的注意力暂时转向其他目标，从而达到思绪停止的目的。(2)若周围有熟人，可以主动地和周围人寒暄几句，用与人交谈的方式停止强迫想法。(3)在患者的手腕上套一条细橡皮筋，当强迫想法出现时，患者就用橡皮筋弹击一下自己的手腕，以微痛的刺激来提示自己立即停止强迫想法。(4)当处在独自一人的环境中，可以用拍一下物品的响声或自己的咳嗽声来干扰连续的强迫思绪。患者也可以根据自己的实际情况想方设法来进行想法停止训练。

需要指出的是,该方法对于暂停强迫想法的患者具有一定的效果,但是这只是一种干扰方法,并不能达到治本的目的,因此想法停止训练需要与其他能产生治本疗效的认知行为干预方法结合在一起运用。

2. 强迫行为的功能评估

强迫症患者对于自己的重复行为既知道是有问题的行为,但却又认为有其必要,不肯放弃。通常情况下,强迫症的行为有两种强化类型,一种是社会性的正性强化,即强迫行为的结果得到来自他人的肯定或利益的刺激从而被强化。另一种是自动性强化。患者的行为结果产生了某种自我感官的刺激,获得了自我的满足感,由此自动地产生了强化的功能,使行为愈演愈烈。治疗师可以通过对强迫行为的功能评估来帮助患者理性地检验自己行为的实际功能。在行为功能的评估之前,治疗师需要收集患者行为的相关信息。这些信息的内容包括问题行为、前提、后果、替代行为、动机变量、潜在强化物和以往的干预等。(见表10-3)

表 10-3 行为功能评估的信息内容

1. 问题行为	对问题行为的客观描述信息。
2. 前提	对行为反应前环境事件的客观描述,包括社会环境及他人行为等。
3. 后果	对行为反应后环境事件的客观描述,包括社会环境及他人行为等。
4. 替代行为	可以替代问题行为的期待行为的相关信息。
5. 动机变量	影响问题行为和替代行为的正性强化物或负性强化物的信息。
6. 潜在强化物	在治疗过程中具有强化功能的环境事件信息。
7. 以往的干预	过去使用过的干预措施已经对问题行为产生的影响及效果。

强迫行为的功能评估有间接法、直接观察法和实验法等。

(1)间接法。

间接法又称调查评估法,是治疗师通过患者本人或其周围人提供患者强迫行为信息的方法。这是行为评估中最为常用的方法,通常是通过治疗会谈来实施的。通过提问了解患者行为的特征,前因后果,以便治疗师找出患者行为的规律,并对此形成整体观或假说,这样才能预置行为调整的具体方法。治疗师需要充分估计到通过间接法收集信息会出现一定的误差,因为提供信息者是通过回忆来描述行为,治疗师也是通过倾听患者或其他人的口述来理解患者的行为。

治疗师在会谈中对患者行为评估的提问需要既全面又要有针对性,这样才有利于对患者行为的评估,在评估中使患者对于自己的行为进行反思或顿悟。

(2)直接观察法。

直接观察法是观察者在患者强迫行为发生的同时实景观察和记录其行为表现的情况。观察者一般由患者熟悉并认可的对象,如治疗师、家人、老师、同学、同事等

表10-4　行为评估的常用提问表

1. 你的强迫行为是一种怎样的行为?
2. 请描述强迫行为的表现细节、频度和持续时间?
3. 当出现强迫行为时,周围的人是否会注意到? 他们的哪些反应会影响你的行为?
4. 在怎样的情况下(时间、地点、环境、人物)你最容易发生强迫行为?
5. 在怎样的情况下(时间、地点、环境、人物)你不容易发生强迫行为?
6. 当出现强迫行为后,你得到了一些什么,避免了一些什么?
7. 你要付出多少努力才能使你的行为得以满足?
8. 每次出现强迫行为你都会得益吗?
9. 一般来说,有哪些因素(事件、活动、物品、人物)会强化你的强迫行为?
10. 你是否尝试过采用其他的方法来替代你的强迫行为的出现及维持?
11. 你所采用的替代行为的效果如何? 若失败,原因如何?

担任。

直接观察评估法通常可以通过描述法、清单法和时间记录法等方法来进行操作。

描述法:观察者在实景对患者的典型强迫行为进行观察的同时把患者行为的内容、形式、顺序、频度、维持时间、中断情况、结束条件等信息用文字进行描述和记录。

清单法:观察者把与患者晤谈或观察的内容用清单的形式进行记录。清单包括行为发生之前的背景情况,行为表现情况,行为发生中的情况以及行为结束后的情况等。对于收集到的信息进行列表式记录。

时间记录法:对患者强迫行为每一次的持续时间以及每天所占时间的分布情况进行详细记录。当整理成文档呈现给患者审视时,患者便能够清晰地了解自己的强迫行为对生活质量的损害程度。同时时间记录法的结果又能作为对患者治疗效果的监察指标。

(3) 实验法:这又称为实验分析法或功能分析法。通过医患共同设计认同的实验方法对患者强迫行为的功能进行评估。如对于陆露的病例,治疗师在治疗中与她共同设计了一个更改擦家具程序的实验,要陆露不再根据原来自己设定的程序擦洗,而是用随机的顺序达到完成擦一遍家具的同样目的。通过实验法,陆露感受到尽管改变自己习用的程序会出现一定程度的焦虑,但也发现改变自己生活固定的程序是能够做到的,并不会影响做家务的实际效果。

3. 暴露和反应性预防

暴露与反应性预防在强迫症的行为干预中是很重要的技术。通常适度的焦虑是机体对于应激状态的一个正常反应。焦虑的情绪反应能调动机体各方面的功能,也是机体行为反应的准备。但是如果机体的焦虑反应过分活跃,超出了一般外来刺激所引起的适度反应,此时机体便达到了焦虑障碍的程度。这样的焦虑就属于病理性反应。强迫症患者一般都伴有明显的焦虑,他们并非处在十分危险的境地或情况,但是他们的大脑却会向自己发送频繁而强烈的危险信号,使其深感焦虑。使用暴露和反应性预防技术能够达到降低患者过分的焦虑从而减轻其强迫行为。

暴露就是让患者暴露在容易产生强迫观念或强迫行为的情境、场所、事物或意向中。尽管一开始患者会经受较重的焦虑状态,但只要坚持这种暴露,患者便在暴露中逐渐消减持有的焦虑程度。反应性预防就是只让患者接触可能激发强迫行为的刺激性事物而制止产生强迫行为反应。即使患者产生焦虑,但要使患者经历和习惯这种焦虑,从而逐渐自然地降低焦虑。

暴露和反应性预防的具体操作可分为以下一些步骤:

(1)解释意义。向患者解释暴露和反应性预防的实施意义及价值。治疗师通过对患者的评估,使患者了解强迫症在患者身上的表现特征,同时也启发患者认识强迫症已经影响患者正常的社会功能、生活质量以及家庭生活。要治疗强迫症,患者需要认真地配合治疗师,在挑战强迫观念和行为中可能会产生一些需要克服的压力及困难。

(2)设定目标。治疗师与患者一起讨论设定治疗目标。如降低强迫观念闯入的频度,降低因强迫症状所产生的痛苦,减少或终止强迫行为、回避行为。恢复社会功能,提高生活质量,预防复发,回归到正常的现实生活中。

(3)选择症状。在患者表现出的多项强迫症状中识别其中哪些症状适合实施暴露和反应性预防干预,并根据患者的易难程度对干预的症状进行等级排序。使用"主观痛苦单位"由患者来确定预计可能会体验到的焦虑等痛苦的严重程度。"主观痛苦单位"设定以0单位为无痛苦,100单位为最痛苦。0—20单位为轻度痛苦,20—50单位为中度痛苦,50—100单位为重度痛苦。患者对于自己的各种强迫症状处在暴露或反应性预防状态都应标出所预估的"主观痛苦单位"。

(4)实施挑战。依照"主观痛苦单位"从小到大的排列,患者暴露在选定的要做而还未做,或者要回避而还未回避的症状中。此时患者会出现一定程度的焦虑或相应的其他痛苦。治疗师需要对患者进行鼓励和支持,激励他们的自信和勇气,让患者挑战强迫症状。经过一番努力,患者便能够适应和接受经历暴露的状态,使强迫症状得以一定程度的克服。由此再向难度高一等级的症状推进,再度实施挑战。

在实施暴露和反应性预防的挑战中有多种方式,有的可采取多项目同步推进的方式,有的可采取一个项目逐步深入的方式,也有的是大剂量一步到位的方式。总之这些方法可以根据患者症状的难易情况、患者本人的条件情况,以及医患合作程度的情况,因人而异、因时而异地进行操作。

(5)推而广之。在治疗师的指导下,当患者取得克服强迫症状的一定成效之后,医患之间需要进行小结，小结成功的感悟和存在的问题。在此基础上可将治疗的范围和进度再作调整，进一步扩大治疗的效果，巩固治疗的成果。

4. 替代行为的建立及训练

强迫症患者对于自己的强迫行为虽然心感纠结，但往往已经习以为常，成为自己生活中的习惯内容及程式。他们虽有改变的愿望，但一般都无改变的行动。因此治疗师需要帮助患者建立和训练替代行为，以合理的行为模式替代病理的强迫行为。

替代行为需要由治疗师和患者一起商议而定，基本要求是：（1）弱化患者功能失调的假设及规则。（2）降低强迫行为的反复频度或持续时间。（3）虽然患者对替代行为不习惯，有焦虑，但能够接受并付诸更改。（4）替代行为有助于患者恢复正常的社会功能。

当患者开始采用替代行为取代习惯的强迫行为时会有一些抵触、退缩或其他困难，此时治疗师需要指导患者收集即刻的自动想法，并排解患者想法中的曲解成分和负性影响。同时需要强化患者求治的动机，激励患者适应替代行为的信心。经过治疗师的训练和反复的操练，患者就能逐步接纳替代行为并适应替代行为的模式。

第十一章　恐惧障碍的认知治疗

恐惧障碍又称恐惧症(phobia),是一种以过分和不合理地惧怕外界事物或处境的心理障碍。有恐惧障碍的患者体验到的是持续的和不断强化的恐惧。虽然遭受的刺激并不严重,但其感受却大大超过刺激的强度。尽管患者所遭遇的场所情境和物品对象无足轻重,但还是感到十分的害怕、畏惧,出现回避反应。恐惧和回避的交织使患者感到无奈和压抑、羞愧和沮丧,同时其社会功能也明显下降。

恐惧障碍可在数月或几年中逐渐形成,形成的过程往往是在不知不觉中被外界特定的客观对象或情景所诱发,并逐渐加重。严重患者的症状可持续长达多年之久。有的在疾病的发展过程中,恐惧的内容可能出现泛化,把对个别事物的恐惧泛化成对一组事物的恐惧。不仅是范围的扩大而且在程度上也不断强化和加重。

虽然在美国《精神障碍诊断与统计手册》第五版(DSM-5)中恐惧障碍被归入焦虑障碍的分类中,考虑到我国从事心理健康专业人员对于恐惧障碍的习惯认知,本章沿用恐惧症的提法,其具体内容与诊断标准保持一致。

一、评　　估

评估工作伴随着认知治疗的首次谈话就已开始,并贯穿于整个治疗过程。评估将围绕三个主要目标收集相关信息:明确恐惧症患者的临床表现及类型;确定治疗的目标,设定适合的治疗方法;衡量恐惧症所伴有的害怕、焦虑等情绪状态的程度。

(一)恐惧症的主要临床表现

1. 临床表现

根据恐惧症的临床表现,通常分为场所恐惧症、社交恐惧症和特定恐惧症等三种类型。

(1)场所恐惧症的主要表现。

场所恐惧分为无惊恐障碍史和有惊恐障碍史两种。前者大多是畏惧开阔或封闭的场所,如人群多的地方、陌生的地方、独处的地方。在这种场合,患者感到无安全感,有时会联想翩翩,假设出许多莫名其妙的畏惧内容,越想越感到害怕和恐惧。有些患者常常回避这些情境或需要亲朋好友陪同下才敢进入。严重持久的回避行为导致患者不能独自工作、学习、购物、外出等,多种社会功能受损。后者是因曾经发生过惊恐障碍所引起的对某些场所的恐惧。有的因在某个环境中出现过一次突如其来的惊恐发作,以后便对类似的场所都产生害怕,回避这些场所,生怕再度引发惊恐发作的痛苦的感受。患者认为自己的回避行为有益于预防惊恐的发作,尽管客观上惊恐不再发作与他的回避行为无本质上的联系,却被他误认为是回避行为有效地防止了惊恐的发作,从而回避场所的行为无形中被不断地强化。

(2) 社交恐惧症的主要表现。

社交恐惧症表现为明显而持久的害怕,如害怕在社交场合、在与别人的谈话中被别人观察到自己的"不自然状态"或"怪异的失控状态",从而认为这会有损于自己在别人心目中的良好形象。患者虽然事后能够认识到这种反应是过分的,不合理的,但是靠自己的力量仍难以控制这种恐惧状态。

社交恐惧症患者客观存在着一些容易发生的尴尬表现,如举止笨拙、脸红、冒汗、眼光飘移、手足无措等不自然反应。这与他们的生理状态以及不习惯与人交往的焦虑情绪有关。患者担心自己的失态会被别人注意和发现,但客观上旁人确实会无意地观察到患者不自然的尴尬表现,会为之感到诧异和好奇,也会随意地略加关注。但常常发生巧合的是,旁人的表情及目光会被极度敏感的患者所发觉,这就构成患者恐惧害怕的依据及理由。这里并非是患者的想象,更不是他们的"幻觉"。事实上,社交恐惧症的由来正是从偶然的微小现象被泛化而成的。典型的社交恐惧症在儿童、青少年及成人的发病率差不多,约为 7%,女性多于男性。近年来发现老人发生社交恐惧症也并非少见。

(3) 特定恐惧症的主要表现。

这是对某一特定物体或情境的强烈而不合理的害怕。常见的恐惧事物有动物(如昆虫、蜘蛛、蟑螂、老鼠、蛇)、高空、雷电、暴雨、尖刀、血液、特定的情景,等等。这些恐惧伴随不同患者的个人生活方式并不同程度地影响和损害他们的社会功能。

2. 一般情况

对恐惧症患者一般情况的掌握和评估十分重要,因为这是治疗师对患者整体情况的概括了解。对于恐惧症患者一般情况的了解也需要有针对性。如:"你恐惧的对象是什么""你处在恐惧的状态,身心的反应如何""你是否还记得产生恐惧的起点是什么时候""恐惧症对你构成了哪些负面影响",等等。

治疗师在向患者了解情况时,不能带有自己的框框条条,也不应以其他患者的临床表现作为模板来套用。因为每个患者的恐惧尽管都是害怕,但是其害怕内容、害怕的形式、害怕的感受、害怕的程度、害怕的应对、害怕的受损都有各自的特点,治疗师需要捕捉和收集这些详细的信息。

3. 持续因素

来求助的恐惧症患者一般都已经有一段时间的病史,少则几个月,多则几年。然而治疗师需要清楚的是,患者是如何熬过治疗之前的那段日子。治疗师需要了解患者的患病史,恐惧症患者一般都能回忆出发病开始的背景或某些激发性社会生活事件。治疗师也要了解患者能够熬过恐惧生活的维持因素。由于回避是恐惧症患者通常的行为应对模式,因而每个患者的回避所产生某种程度的功能与他们的方式有着一定的关联。有的患者是通过主动的方法进行回避,也有的患者是以被动的状态同样能够达到回避的效果。了解患者恐惧的维持因素,能够帮助治疗师分析患者维持因素脆弱的环节,这也是进行认知行为干预的突破口。

4. 应对结果

无论是有意还是无意,自觉还是不自觉,作为一种自身的防御机制,患者都会对恐惧进行应对。这种应对多半是自己在摸索过程中形成的应对的认知及行为模式。使用得多了便构成了患者的习惯,然而应对的功能往往是有缺陷的,因为客观的患病事实及日益加重的症状足以证明患者的应对是一种失败的应对。治疗师需要详细地询问患者应对的方法和效果。对于患者应对模式的反思和调整正是治疗师认知过程中的一个重要内容。

5. 现有资源

治疗师在对患者实施认知治疗时不可忽视对于患者现有资源的评估。患者有强烈的求治愿望,曾经有过缓解恐惧的一丝经验,家人或其他亲朋好友对患者调整恐惧症的支持及帮助,这些都是患者在治疗期间可以利用的资源。在对患者现有资源的评估中也应让患者认识到他所拥有的资源,并要求患者珍惜这些资源使之在接受认知治疗中充分利用这些宝贵的资源。

6. 治疗适应证

治疗师在接纳恐惧症患者进行认知治疗前,需要认真地评估患者是否具有接受治疗的适应证。如果患者正处于严重的抑郁状态,或有酒精或其他物质依赖,或没有真诚的求治愿望,或在人格方面有过度依赖或充满敌意的倾向,这些恐惧症患者都不适宜接受系统的认知治疗。

（二）典 型 病 例

典型病例 1

贾诚(化名),男性,42 岁,公司部门主管。害怕独自到大商店、大卖场等人多的公共场所已有两年多。如果到了这些场所就会感到头晕、心悸、胸闷、全身乏力,有时还会出现腹痛、腹泻。害怕自己失控、晕倒。即使在家人的陪同下去公共场所,还是会感到紧张、害怕。只能待在离出口处很近的地方,时间也不能很长,最多半个小时,生怕身体突发意外,来不及抢救。家人都难以理解他的恐惧状态和回避行为,认为大可不必这样大惊小怪,担惊受怕。但是任何劝说都难以帮助贾诚改变恐惧的心态。

贾诚在3年前曾有过一次"灾难性"的经历。有一次他独自到商场购物,商场里人头拥挤。此时他觉得身体有些不适,感到胸闷、头晕、恶心等。他十分紧张,不一会儿便更加难受,出现心悸心慌、呼吸困难、全身颤抖、站立不稳、大汗淋漓,有快要昏厥、晕倒和濒死的感觉。当时他感到十分无助,便跟跟跄跄地离开商场,直奔医院。到了医院,症状已经自行缓解。经医生的全面检查,并没发现有器质性疾病。从此以后,贾诚便开始回避单独去各种人多的封闭场合,害怕在这样的场所里会再度发病,恐惧突发生命危险。贾诚没有再次遇到类似3年前的严重发病,对此他都归功回避到商场等人多场合的"有效措施"。由此便逐步形成了他以后的生活模式,影响了他的正常社会功能。

典型病例2

金初(化名),男性,在校大三学生,因社交困扰,3年来求助心理医生。金初很少与别人交往,避免在公众场合与别人有眼光对视,害怕在别人面前表现出尴尬,不自然,失控,出丑。平时在教学楼、在食堂、在会场、在图书馆、在学生公寓总是低着头走路,上课都坐在教室最后一排的靠边座位。与同寝室同学的话语也很少。不少同学都感到他的行为有些怪异,但也搞不懂其所以然。在治疗师的引导询问下,金初讲出了他的一些深层次原因。他认为自己眼角的余光有问题。他不敢正视别人,却总是在用余光关注着别人的目光及脸部表情,害怕别人会发现自己在用余光看人。一旦他发现别人注意到自己的余光,就会立刻出现心悸、胸闷、脸部抽搐、表情失态、全身震颤、直冒冷汗等一系列反应。金初不仅仅是害怕自己出现失控的状态,而且还惧怕当自己在用余光观察别人时,别人又会受到他的余光影响,引发出不自然的表情。这样,搞得别人莫名其妙,极不自然,坐立不安,甚至快速离开现场。金初对治疗师强调,他本人的反应和感受,以及他所观察到的别人的反应都是真实的现象,而不是想象、猜想,或无中生有的联想。

典型病例3

余霞(化名),女性,59岁,大学外语系教授。余霞因恐惧在众人面前签名而求助于心理医生。余霞是一位俄语教师，长期从事教学工作。5年前开始担任外语系主任。一次在教务处当着众人的面在一份教学计划书上签名，顿时感到一阵莫名其妙的强烈恐惧感。出现心慌、心乱、头晕和不知所措，握笔的手失控地颤抖，以致无法签名。此后，每逢遇到要她签名的时候，她总是逃离众人的视线，独自躲到单人办公室签名，这样方能平静地签名。平时她在课堂上讲课，板书都很正常，学生再多也不会引发她的恐惧和紧张。她明知当着大家的面无法签字的现象很不正常，但是自己又难以克服，为此心里十分纠结。

在治疗师的引导下，她讲出了一段埋藏在自己心底多年的隐情。50年代末，当她在大学实习阶段曾经担任过苏联专家的翻译。后来苏联专家撤回，她与一位专家还始终保持着联系。没想到"文革"期间，为了此事受到隔离审查。造反派逼她承认是苏修的间谍，要她在认罪书上签名，若抗拒就要从严惩处。当时她十分痛苦，既无法否认自己与苏联专家保持联系的事实，又说不清楚自己不是苏联的间谍。但当时确实由于政治上的逼供信而承受了难以置信的精神折磨。经过一番思想斗争，她还是坚决不做屈打成招的违心事，始终拒绝在认罪书上签字。后来她又为此事吃了不少苦。这一事件虽然已过去许多年，但签名的压力却沉淀了下来，成为她心灵深处不可磨灭的一道阴影。

二、病例概念化

害怕、恐惧是人们的一种正常情绪反应，具有自身防卫和保护意义。但是恐惧症的恐惧是属于病理现象，因为患者并没有遇到可以实证的危险，因恐惧而带来的焦虑和痛苦的体验与所处的客观情境并不相称，同时恐惧症严重地影响并损害了患者的社会功能。

恐惧症具有一些共同的特征：

(1) 患者的恐惧均由外在特定的客观对象或情景所诱发。

(2) 患者的恐惧有具体的内容和对象。

(3) 患者出现的恐惧和焦虑的程度与实际对象之间不相符合。

(4) 患者认识到自己的恐惧并不合情合理，但是难以控制。

治疗师在针对患者进行病例概念化时需要从以下几方面重点考虑。

（一）患者恐惧的形成是习得的

行为主义学派的创始人华生（John B. Watson）在他的实验研究的基础上提出了恐

惧的行为机制。他运用巴甫洛夫经典条件反射的理论来解释引起恐惧的刺激反应。华生认为,恐惧性焦虑是由自然的恐惧性刺激所致,如果这种刺激与不具有恐惧性的中性刺激多次耦合地一起出现,这种中性的刺激就成了诱发恐惧的条件刺激。恐惧症患者被中性刺激引发出恐惧的内在原理,患者及其周围人一般都会难以理解。根据巴甫洛夫的理论,如果条件刺激不被非条件刺激(自然伤害刺激)所强化,条件刺激便会逐渐消退。也就是说,如果患者不再受到自然伤害的反复刺激,患者的恐惧会有逐渐自然消退的趋向。然而,在临床中许多患者的恐惧状态可以持续多年却难以寻找到对患者的强化因素。这里可以由操作性条件反射的理论来解释这个现象。条件刺激是诱发患者恐惧和焦虑的行为动力,当患者对恐惧对象出现回避性行为时,其恐惧和焦虑的痛苦情绪能得到减轻或缓解。这样的行为结果便构成一种强化物,使得回避性行为逐渐被塑造而固定下来,恐惧的临床症状虽然被患者的"行为对策"所减弱,但患者对于对象的恐惧并没有从根本上得到消除,而一直保持与回避性行为并存,这就成为恐惧症患者症状中的一个鲜明特征(见图 11-1)。

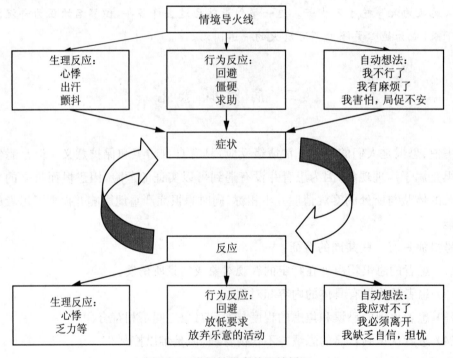

图 11-1　恐惧性焦虑的恶性循环

(二) 患者恐惧的程度是放大的

　　治疗师应该清楚患者恐惧的提升是被患者自己所放大,这种放大的过程并非出自患者的想象或推理，而确实存在一些客观的现象。对于这些现象的解读，恐惧症患者有他们的逻辑思考方式，治疗师要读懂患者被塑造和被强化的过程必须做到与患者产生同感。

以典型病例 2 为例，金初在用余光"扫描"周围人的时候，他的飘移的眼神、脸部怪异的表情、全身不自然的姿势都很容易被周围人无意地关注到。有的人会不屑一顾，但有的人会被这种异样的表情所影响，搞不清楚自己身上发生了什么情况，自己的情绪、表情和视线也发生一些变化，这些变化却成了金初发现别人在关注自己，以及自己的余光在别人身上产生不良影响的依据。此时，金初的焦虑与恐惧会更加明显和严重，而被影响的人也同样会出现莫名其妙的感受或很不自在的举止表现，以致最后离开原位。这一切都成为一种"强化物"，强化了患者恐惧的信念和行为反应的模式（见图11-2）。

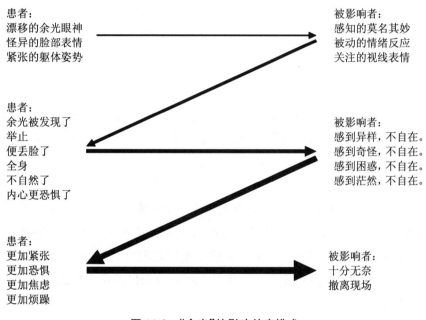

图 11-2　"余光"的影响效应模式

（三）患者恐惧的根底是存在的

当治疗师试图与患者探索形成恐惧障碍的认知根底时，患者比较容易提供的信息是引起恐惧的激发性社会生活事件即首次引发恐惧的导火线。但在患者潜在认知层面中往往还存在着心理机制，存在着他们的功能失调的假设、规则和负性核心信念。这些内容有时隐藏得很深，有时已经在记忆中无形地被过滤。患者并非有意隐瞒，只是自己难以想到一段早已遗忘的或不愿去回想的往事却是引发他恐惧障碍的深层的根底。正如在典型病例 3 中,余霞在接受治疗之初一直以为在教学计划上签名的事件是她发生恐惧障碍的一个起点,但万万没有想到,"文革"期间的一段创伤经历却早已在她的心灵深处埋下了心理障碍的种子。

在临床中常常存在一种现象,这就是患者的心理障碍与早年的某段经历或事件有着潜在的关联。但是早年的经历并没有即刻产生心理障碍,而是在间隔一段时间以后,通过某个社会生活事件而引发出心理障碍。对于患者,他们一般都会认为构成心理障碍的因素应该是首次产生心理障碍相关的激发性社会生活事件,但治疗师应该明白,激发性社会生活事件只是导火线,在患者认知中可能还隐藏有深层的心理机制。

三、认知行为干预的策略和常用技术

(一) 认知行为干预的策略

鉴于恐惧症患者出现的恐惧和焦虑的程度与实际对象之间不相符合,同时患者认识到自己的恐惧并不合情合理,但却难以控制,所以对于患者进行干预时应有针对性的策略。

1. 澄清背离原因

澄清恐惧的对象及内容与实际的恐惧反应产生背离的原因。一般情况下,患者总是以自我的标准,只承认这种恐惧状态与他人在同样情境下的反应在程度上有所区别。所以,治疗师需要解读患者产生恐惧的由来以及发展,搞清楚患者构成恐惧的内在原因。这样,才能阻断事物或情境的刺激产生过分恐惧的反应模式。

2. 消除曲解认知

若患者的恐惧是由曲解的认知所致,那么消除患者曲解的认知对于调整恐惧状态具有实际的效果。但对患者认知曲解的识别以及有效的调整并非简单容易,治疗师需要十分用心地去理解患者的一整套曲解的认知过程,只有搞清楚患者产生恐惧的程式,才能有的放矢地针对患者的曲解认知实施调整。

3. 逐步缓解恐惧

当病理性恐惧已经成为患者的客观事实时,治疗师的干预策略便是想方设法缓解患者的恐惧状态及程度。其基本原则是创造各种条件使患者适应和习惯各种情况下的恐惧。有的患者可以采用大剂量的快速暴露方法,但对于更多的患者则需要通过小剂量的逐步递增的刺激适应,方能最终达到完全消除恐惧的目标。

（二）认知行为干预的常用技术

对于恐惧症的认知行为干预,临床中比较偏重于行为干预。常用的行为干预技术有放松训练、系统脱敏、分级暴露、满灌暴露、行为示范等。放松训练和系统脱敏技术已在本书第四章中作过阐述,本章就不再赘述。在认知干预方面,治疗师可以应用推想最怕情形、消除无关联系、考虑基本概率和质疑近因效应等。

1. 分级暴露

分级暴露又称现实脱敏法,有点类似系统脱敏,只是更注重让患者逐步暴露在真实的恐惧的对象面前或情境之中。虽然分级暴露没有系统脱敏中想象脱敏和模拟脱敏的过程,但也需要患者配合做一些放松练习。治疗师的干预重点是陪同患者适应和习惯暴露在逐步递增的恐惧环境中。因此治疗师在患者身上需要花费更多的精力与时间。分级暴露的具体操作可以分为以下一些步骤:

（1）设计分级暴露计划。

治疗师要根据患者的客观情况为患者设计一套完整的分级暴露计划。在设计计划中治疗师需要把握 3 个要点:

一是明确患者暴露的现实对象。暴露的对象无论是恐惧的场所、人物或特殊事物都应聚焦一个范围。对象必须单一、具体、真实。

二是细分不同程度的恐惧等级。治疗师要和患者合作建立一个患者《恐惧程度等级表》,根据患者对事物恐惧的主观不适程度,在 0—100 分范围之间评分。0 分相当于没有恐惧,而 100 分为极度恐惧。以典型病例 3 为例,余霞教授的恐惧程度等级见表 11-1 所列。

表 11-1　恐惧程度等级表

编号	恐惧事件及情境	恐惧评分
1	一个人单独在自己的办公室里签名。	10
2	在自己的办公室里签名,办公室有一位无关人员。	20
3	在自己的办公室里签名,办公室有多位无关人员。	30
4	在自己的办公室里签名,办公室有一位有关人员和一位无关人员。	40
5	在自己的办公室里签名,办公室有几位有关人员和多位无关人员。	60
6	在公共场合签名,周围无其他人员。	60
7	在公共场合签名,周围有几位无关人员。	70
8	在公共场合签名,周围有几位有关人员。	80
9	在公共场合签名,周围有几位有关人员和多位无关人员。	90
10	在公共场合签名,周围有几位有关人员在旁边看着签名。	100

三是策划分级暴露的具体过程。治疗师需要为患者策划一整套具体实施分级暴露的步骤，要做到可操作，易执行，有效果，免反复。

（2）确认和指导分级暴露。

治疗师所设计的分级暴露计划除了需要患者确认的同时，更需要向患者作详细的解释和指导，说明治疗的意图、治疗的过程、治疗中可能出现的问题，如何应对治疗中产生的问题，如何尽可能地提高治疗的预期目标，让患者做到心中有数，配合默契。

（3）实施分级暴露。

在实施分级暴露方面，治疗师需要把握以下一些要点：

一是要求患者暴露在恐惧最低程度的事件和情境中，患者可以适当进行放松练习，以辅助情绪放松的效果。若患者对放松练习感到有难度或难以达到预设的效果，可不必强求患者进行同步放松练习。

二是当患者暴露恐惧事件及情境时，治疗师可以通过表扬和鼓励，对患者的坚持状态予以肯定和强化。同时也需辅以注意力转移等其他方法，使患者能够持续处在一定等级的恐惧中，以达到患者能够习惯这种带来恐惧的事件或情境，并适应这种状态。

三是当患者适应较低等级的恐惧事件或情境时，在不再感受到恐惧的情况下，征得患者同意后，治疗师可以要求患者进入高一等级的恐惧事件或情境中。这是对患者的一种挑战，同时也是要求患者再度暴露和适应难度高一级的恐惧。每一次对于恐惧程度增加的事件或情境的提升，过渡应该顺畅，而不能勉强，更不能强求。只有在低一级恐惧的暴露充分，并构成稳定的适应和习惯以后才能进行过渡。因此提高每一等级恐惧的暴露时间不会平均或相同，这与患者对于新一级暴露状态的适应情况的差异程度有相应的关联。

四是分级暴露的整个过程是循序渐进的过程，是逐步升级的过程，是不断适应和习惯的过程，是患者坚持挑战、沉浸到不同程度恐惧状态的过程。分级暴露的最终目标是患者能够适应最为恐惧的事件或情境而不再惧怕和回避。治疗师应充分估计到患者能够取得分级暴露成功的艰难，同时也要理解患者可能在分级暴露过程中出现的暂时的小幅度的退步或挫败。治疗师应坚持鼓励患者的勇气和进步，始终参与患者的整个暴露过程，与患者一起经历分级暴露的有压力的治疗过程。

在分级暴露的过程中，特别要避免一些患者习以为常的"安全行为"。所谓的"安全行为"是指患者在长期应对恐惧时，情不自禁采取的一些缓解焦虑和恐惧的行为。比如患者把手指放在嘴边；不停地弹手指；嚼口香糖；站立时重心移位或手里摸着手机，等等。这些行为会有意无意分散患者的注意力，关注其他的事物，从而产生安心和平静的效果。在进行分解暴露的练习中，治疗师应清楚地了解患者的这些不自觉的"安全行为"，同时必须阻止患者在练习中出现这些行为。因为分级暴露的练习中，如果患者出现这些小动作，就会直接影响分级暴露的效果。

2. 满灌暴露

满灌暴露就是让患者直接面对和承受高强度的长时间的恐惧事物或情境的刺激。治疗师在得到患者同意的情况下,陪同患者一下子暴露在恐惧的对象中。最初患者面对恐惧的刺激会十分惧怕,焦虑程度也会随之增高。在治疗师的鼓励下,要求患者挺住,维持在这种高压状态。即使患者出现不适或有逃逸的想法,治疗师仍需给予患者以支持与信心。随着时间的延长,患者的恐惧和焦虑的情绪会逐渐降低,最终在较短的时间内适应恐惧事物的刺激。

满灌暴露方法只适用于一些轻度恐惧和焦虑的患者,而且患者的恐惧对其社会功能的影响也属于较轻的程度。此外,在实施满灌暴露之前,治疗师必须排除患者有心脑血管和呼吸系统等严重器质性疾病,谨防患者在满灌暴露中突发器质性疾病。

3. 行为示范

行为示范技术更适用于对儿童的恐惧症的治疗。在行为示范程序中,治疗师可以当着患者的面,自己身先士卒或安排一位助手接近患者所恐惧的事物或情境,让患者目睹自以为危险和恐惧的事物并非与想象中的情况一样如此可怕,从而使患者解除恐惧并减低对恐惧事物的害怕程度。如果当场示范的内容或情境对治疗师存在一定困难时,治疗师可以运用播放录像或演示其他影像资料作为示范的形式,这同样能够产生示范的效果。示范尽管能够降低或解除患者对恐惧事物的曲解认知,但是产生的仍是间接的效果,要患者能真正消除恐惧还需要患者以自己的认知行为来应对病理的恐惧。

4. 推想最怕情形

恐惧症患者都有他具体的害怕对象和内容。但是,他们对于害怕程度往往处在"中间程度状态",而很少去思考害怕事物的极端状态。治疗师可以根据这一特点,运用逐级挖掘推导的技术,与患者一起讨论和推想患者最害怕的情形,从而使患者感悟其实最为害怕的情况也完全可以应对。例如:

治疗师:你跟着我的思路一起设想一些情况。如果你独自在办公室里签名,这会怎么样?

患　者:没有人知道我在签名,感到很安全,很踏实。

治疗师:如果有人看到你在签名,这又会怎么样?

患　者:有人知道我在签名,就感到不安全。

治疗师:如果有人在你旁边看着你签名,这又会怎么样?

患　者:我会感到很不安全?

治疗师:如果你当着很多人的面签名,这又会怎么样?

患　者:我受不了,好像我在做可能毁了我一生的错事。

治疗师：如果你在一份公文上签名，这就会毁了你的一生吗？

患　者：实际上不至于那么严重。这只是我的一种恐惧的感觉。

治疗师：签上名就会毁了你的一生，这个感觉是否来自"文革"时的这段经历？

患　者：是的，这是一个很深的阴影。

治疗师：现在"文革"早已结束了，你还生活在"文革"的阴影中是否合情合理？

患　者：的确没有必要。

5. 消除无关联系

在日常生活中人们常常会把两件不相干的事物联系在一起并从中得出结论。在恐惧症患者的认知中，这种无关的联系却成为患者牢固的信念。他们总是认为自己恐惧的心态十分在理，充满依据。但是患者的依据却是出自一些无关的信息，并都信以为真，从来不去审视两件事物之间的关联是否存在内在的逻辑联系。有的患者恐惧丧葬场所，怕路过那里会带来晦气和倒霉，总是绕道而行。有的学生恐惧与成绩差的同学坐在一起，生怕自己的学习成绩会因此受到负面影响而直线下降。又有的男性恐惧穿着牛仔裤，怕因裤裆太紧，局部温度太高，影响自己的生育能力。初看，这些患者的害怕似乎有他们的理由，但实际上是将两件无关的事物构成了直接的因果关系。

治疗师的干预就是要消除患者的这些曲解的无关联系，改变患者因无关的逻辑模式所建立的某种信念，调整患者负性信念所引发的恐惧情绪和不适应行为。例如：

治疗师：你恐惧穿着牛仔裤是什么意思？

患　者：我怕裤裆太紧。

治疗师：裤裆太紧会怎么样？

患　者：裤裆局部的温度会升高。

治疗师：如果局部温度真的升高会带来什么不良的后果？

患　者：听说会患不孕症。

治疗师：你是从哪里得到这个知识的？

患　者：从一份通俗的期刊上读到的。

治疗师：这里有没有详细提到裤裆要绷紧到什么程度？

患　者：文章中没有详细说，只是说长期压迫睾丸，局部温度升高会对男性的生育功能产生破坏影响。

治疗师：你是否知道人体对阴部温度具有自然的生理调节机能？

患　者：不是很清楚。

治疗师：那你就这样轻易地相信穿着牛仔裤一定会直接导致男性患不孕症，并对穿牛仔裤产生强烈恐惧，这种联系是否有点太简单，太草率了？

患　者：这倒也是。

6. 考虑基本概率

许多恐惧症患者对某种事物的恐惧是因为他们认为自己的行为面临很大的风险。卡内曼(Kahneman)于 1979 年、特韦尔斯基(Tversky)于 1974 年分别通过研究指出，大部分人往往对于近期发生的、醒目的以及与个人关联的信息格外重视而忽略一些被称为"基本概率"的抽象信息。所谓基本概率就是在考虑了所有的条件以后，某一随机事件在整体样本中发生可能性的量度。例如，一些恐惧症的患者害怕坐飞机旅行的原因是曾经从媒体中获得多次飞机失事的消息。其实，他们忽略了飞机安全性的基本概率，即对于相同距离的旅行来说，飞机比任何其他交通工具都更加安全。治疗师若能引导患者多加考虑事物的基本概率，患者就能淡化一些自认为是危险的、可怕的、需要回避的某些事物，从而降低对事物恐惧的程度。例如：

治疗师：你害怕坐飞机是认为飞机很容易出事故。你的依据是什么？

患　者：最近电视上报道又有一架飞机在降落时滑出了跑道。

治疗师：确实是这样，我也从电视新闻中看到了这个报道。

患　者：我觉得飞机很不安全，所以从来不敢乘飞机。

治疗师：你知道这一架飞机出事故的原因吗？

患　者：听说是因为有一侧轮胎爆了。

治疗师：这种情况你听说多吗？

患　者：很少，是一个意外事故。

治疗师：你知道每天从本市的两个机场起降的飞机总共有多少架次？

患　者：听说有上千架次。

治疗师：那么一年呢？

患　者：那就有几十万架次了。

治疗师：你每年听说出事的飞机有多少次？

患　者：很少，确实很少。

治疗师：你是否知道有一个统计数字，就是约 6 500 万位乘坐飞机的旅行者中有一位旅客是因飞机事故而死亡。旅客死亡的概率是 1/65 000 000。

患　者：这很有意思。

治疗师：照这样计算，如果你每天乘同一商业航线往返旅行，要经过大约 45 000 年后才会轮到你遇上意外。

患　者：看来我对飞机失事的恐惧有点过分。

7. 质疑近因效应

"近因效应"是指个体往往更多地关注最近接受到的新信息,而忽略那些长时间来积累和保存的稳定信息。这种心理效应特征有时便成了恐惧症患者在认知方面的图式,构成了患者曲解的认知。所以治疗师要对这种近因效应进行质疑,动摇患者固定的图式,鼓励患者进行重新思考,还原信息的真实性。例如:

治疗师:你出现社交困扰有多少年了?

患　者:已经有 3 年了。

治疗师:你最近发生的严重的余光反应是在什么时候?

患　者:两周前。

治疗师:你清晰地记得你被余光搞得身心紊乱有多少时间?

患　者:大约 1 年。

治疗师:3 年前你是否也用过余光看人?

患　者:我想是有过的,只是没在意,也没有发现我的余光会对别人产生反应。

治疗师:你记得 3 年以前有余光现象吗?

患　者:没有。

治疗师:你以前心理状态怎么样?

患　者:没有余光的困扰,我过得很轻松。

治疗师:你能否再回忆一下在没有余光干扰的情况下自己在和他人相处的状态?

患　者:我很平静,很自然,也从不窥视别人,更谈不上那么在乎别人的反应。

治疗师:你能否努力还原到当时你的良好状态,不要反复地窥视别人的反应,尽可能少激活你余光作用的负性循环,回到平静和自然中去。

患　者:我可以尝试去做,不知效果会是如何。

治疗师:只要坚持努力,相信会有效果。

第十二章 躯体症状障碍的认知治疗

躯体症状障碍是美国《精神障碍诊断与统计手册》第 5 版(DSM-5)中的一个新的分类,原来在《有关健康问题的国际统计分类》第 10 次修订本(ICD-10)和我国的《中国精神障碍分类及诊断标准》(CCMD-3)中被称为躯体化障碍。这些患者有一个或多个躯体症状,使个体感到痛苦或导致其日常生活受到明显不良影响。他们会有与躯体症状相关的过度的想法、感觉或行为。如与个体症状严重性不相称的和持续的想法;对有关健康或症状的持续深度焦虑;投入过多的时间和精力担心这些症状与自己的健康。

一、评　　估

(一)诊 断 评 估

1. 主要临床表现

有躯体障碍的个体通常有多种躯体症状,最为常见的是身体局部疼痛,也有一些是不特定的难受,例如疲乏。他们都很痛苦,导致日常生活的困惑。这些症状有时代表正常的躯体感受或不舒服,但并不预示已患有严重的疾病。这些躯体症状无法给出明确的医学解释,又不足以作出躯体疾病的诊断。尽管难以从医学器质性疾病角度进行诊断,但是个体的痛苦却是真实的。

患有躯体症状障碍的个体都伴有较高程度的焦虑,他们会把自己的躯体症状看成是有威胁性的、有伤害性的或是很大的麻烦,经常把自己的健康情况想象得极为糟糕。他们中有的感到自己是大病缠身,但却无法找到医学的相关证据。有些个体沉浸在感受躯体症状中,把担忧成为自己生活的中心内容,并承担起病人的角色,在人际交往中不断显露。

躯体症状障碍患者的认知有其特征,他们把注意力都集中于躯体的症状,将正常的躯体感觉归因于躯体疾病,担忧疾病或可能引起的疾病,并对自己的躯体活动刻意限制,以防止疾病的加重。此外,他们会反复地去检查身体,反复寻求医疗帮助和确诊。对于正常的检查报告也多加思虑,生怕哪里出错。他们通常在综合性医院求诊,而非精神卫生机构,所以也很容易出现求助不对路的情况。此病在一般成年人躯体中的发病率为5%—7%,有女性高于男性的倾向。病程多数在6个月以内,严重者也可超过6个月。

2. 躯体症状障碍诊断的注意要点

(1)患者非幻觉妄想。

躯体症状障碍的表现复杂多样,有时症状单一,有时症状可涉及机体的多个器官和系统。但事实上,患者经体格检查、实验室检查、仪器检查都不能发现有器质性病变的依据,对患者症状的严重程度、变异性、持续性和所构成的社会功能影响也难以作出相应的解释。但是,患者持有的症状确有其事,并非存在幻觉和妄想,也不是随意的想象,所以治疗师应该理解患者自述症状的客观性。

(2)患者病因诸方面。

躯体症状障碍的病因比较复杂,包括生物、心理、社会等多方面的因素。

精神动力学派的学者认为,患者多在婴幼儿时期没有得到父母及周围人足够的关注和理解,所感受到的冷落、忽视、无助、紧张、焦虑、恐惧、抑郁等情绪反应没能充分、合理、直接地进行表达,从而以躯体反应的形式间接地表达,以躲避、颤抖、腹痛、腹泻、哭泣等形式表达内心的感受。然而父母及周围人却没有理解和在乎,更谈不上给予关爱和呵护。久而久之,这些感受逐渐被潜抑到潜意识中。成年以后,一旦遇到较大的压力或挫折时,内心的焦虑、恐惧、抑郁等情绪激活了潜意识中早年沉淀下来的异化的表达方式,以一些躯体的症状反应来表达当前遭受的压力和心理感受。

行为主义学派的学者认为,当婴幼儿在缺失父母关爱的情况下,他的躯体不适或某些明显的症状却能得到父母的关心和重视。此时父母的关爱便无形地构成了一种强化物,强化了婴幼儿需求的躯体表达,由此也就塑造了一种循环的刺激—反应模式。一旦孩子得不到父母关心、呵护的时候,他们的身体就会出现许多强烈的反应或症状,从而在得到父母关注的情况下也获得了被爱的心理需求的满足。

又有学者认为,社会文化因素和人格特征也会影响人们的情绪和心理压力的表达方式。有些人在感受内心冲突和心理压力时不能充分地应用语言或其他直接的方式进行表述,而是非主动地以躯体不适的症状在间接表达。躯体症状障碍与生物学因素也有一定的关系,患者机体在神经递质、内分泌代谢和免疫功能方面都会出现异常的反应,但是没有构成机体的器质性病变。

(3)患者多辗转就诊。

绝大多数躯体症状障碍患者的早期诊治都在综合性医院。他们往往首选的科室是内科和神经科。他们可以在一个科室、多个科室或多家医院反复地就诊。他们即使在症状依然明显，却无法得到躯体疾患明确诊断的情况下，还是很难接受这是心理障碍的事实，没有到精神科诊疗的动机。多数病人是在 2 年左右被转诊到精神科，有的患者甚至在 10 年以后才肯去精神科接受诊疗。

（二）会 晤 评 估

在对躯体症状障碍患者的评估中，治疗性会晤的内容需要具有一定的特征性和针对性。因为患者所处的无奈状态、求医漫长曲折的经历以及求助于心理治疗师的将信将疑态度，要求治疗师在会晤中需要十分谨慎，十分细致，十分周全，十分耐心。会晤的评估主要包括以下一些内容。

1. 就医态度

绝大多数躯体症状障碍患者是由综合性医院转诊而来，或者是在亲朋好友的建议下，本着试一试的心态前来求助于心理治疗师。治疗师需要对患者的就医态度进行评估。评估他们求医的动机、态度、信心以及诚信。有些患者是经综合性医院的医生转介而来，他们并不理解自己长期以来辗转诊治的躯体不适，却能由心理治疗师通过心理治疗的方法来解除他们的痛苦。他们或许比较容易接受精神科医生的药物治疗，但对认知治疗的接纳程度会很低。他们几乎没有这方面的基本知识，也没有从其他患者那里获得过接受心理治疗的相关信息。当前却要现实地接受心理治疗师的认知治疗，这对于患者来说确实是一个很大的挑战。然而有些患者会抱着无奈的态度，抱着疑惑的态度，抱着尝试的态度求助于心理治疗师。因此，治疗师一定要了解他们的意愿、接受心理治疗的原始想法和对认知治疗的认同程度。因为这正是建立良好的治疗性医患关系的基础，也是患者接受认知治疗和配合实施认知治疗的前提。

2. 问题细节

躯体症状障碍患者已经过综合性医院各科医生的过滤，排除了患有器质性疾病的可能，但是由于不同专业医生关注问题的角度有所不同，医生很有可能会疏漏对患者某些问题细节的了解。心理治疗师必须对患者问题的细节进行全面的了解。如果是疼痛，是怎样性质的痛，是绞痛，胀痛，钝痛，还是微微作痛；疼痛的持续时间，是持续性，阵发性，间歇性，还是无规律性；疼痛的程度，是无法忍受，稍可忍受，能够忍受还是有时可以被忽略；疼痛的部位，是全身还是局部，是双侧还是单侧，是区域还是更小的分区；对疼痛的应对，是口服药物，物理处理，局部处理还是间接处理；应对的效果，是十分有效，多半有效，少许有效还是基本无效，等等。对于有些症状，患者会用一些自认为表达清楚的形容语言来表述他们的不适、难受和痛苦，如"酸""沉""紧""闷""堵""梗塞""针刺""蚂蚁爬"等。但实际上，治疗师若仅仅从字面上去理解这些感受，还是难以准确地理解和同感患者真实的痛楚。所以，治疗师一定要详细地询问患者的体验，真切地理解患者的表达，同感地体会患者的感受，这样才能精确地评估患者的客观症状。

3. 受损程度

患者因长久处在躯体难过、不适和痛苦之中，会花很多精力、时间、财力去反复看病、检查，所以实际上他们的社会功能都会受到不同程度的缺损。治疗师对于患者多方面社会功能的损害需要进行全面深入的评估。如，学习或工作的状态是否受到干扰，对于预期的人生目标是否造成影响，对家庭的其他成员是否带来负担，对人际关系是否形成隔阂，对生活方式是否存在改变，对幸福指数是否构成下降。此外，久经检查而得不出器质性疾病结论的困惑，对患者也构成沉重的心理负担。他们会因此而引起情绪方面的波动，心理方面的困扰，甚至产生焦虑和抑郁。

4. 应对效果

大部分躯体症状障碍患者都有自己形成的一套应对方法。对于这些信息，治疗师应详细收集并进行评估。患者能讲述许多治疗师意想不到的特殊应对方法，他们有的是通过各种媒体途径收集的，有的是亲朋好友提供的，有的是经过自己的反复摸索而总结的，总之他们会有许多应对的途径和方法。治疗师应和患者一起，把患者曾经应对的方法都罗列出来，进行归类，并将其分为有效和无效两大类，对其中有效的方法还需用1—10分的评分方法对效果进行主观评定。治疗师可以和患者一起分析应对方法的成败因素，总结有效应对方法的客观机理。这些信息对于治疗师对患者实施认知行为干预具有一定的参考价值。

5. 起因追溯

并非所有躯体症状障碍患者都能追溯起病的原因。有的患者在治疗师的引导下能回忆出当初发病时所发生过的某些激发性社会生活事件，有的患者能回忆童年时代自己曾经有过的躯体不适体验以及相关的背景信息，有的患者能提供长年来自己与家庭成员之间的沟通模式，以及父母或配偶关爱的特征性方式。但是也有的患者即使十分配合，还是无法提供疾病起因的有关信息。总之，治疗师需要追溯和收集患者起病的某些原因，这是为了更有针对性地对患者实施干预的策略和技术，并非单纯是为了能圆满地解释患者的发病原因和临床症状的现象，从而满足患者了解病情的需求。

（三）自 我 监 测

自我监测是贯穿于整个治疗过程的评估方法。从首次会晤开始，治疗师就要求患者对自己开始进行自我监测，观察和记录治疗过程中的情况，包括阶段性目标、伴有症状时的想法、通常的情绪表现以及应对的行为等；同时也可记录自己的感受，配合治疗中的成功、问题和困难以及治疗的实际效果等。治疗师可建议患者用专门的记录本或在电脑上建立一个文档，记录自己在治疗过程和自我监测中的各种内容。自我监测要坚持到治疗的最后一次谈话。患者所做的整个治疗过程的自我监测记录十分有价值，这不仅能够作为前后对照的资料，也可作为患者治疗结束后预防复发的复习材料，以巩固已经转变的核心信念等新构建的认知系统。

自我监测的记录形式有个人记录和结构式记录两种。个人记录是以患者自己的意向和需要进行监测与记录，不拘泥格式，内容可由患者自己选择。结构式记录则是一种标准化的记录方式，是在被规定的范围和内容方面进行定性或定量的记录。记录的标准由治疗师制定，要求患者严格地遵照规范的记录要求进行记录。

（四）心 理 测 量

应用心理测验量表和问卷进行评估在躯体症状障碍的认知治疗中很普遍。在我国较多使用的相关量表有 SCL-90 量表、贝克抑郁量表（BDI）、抑郁自评量表（SDS）、焦虑自评量表（SAS）、Hamilton 抑郁量表、Hamilton 焦虑量表。用于人格测验的量表有 Minnesota 多相人格调查表（MMPI）等。

还有一些针对具体症状的问卷，如：McGill 疼痛问卷（Melzack and Torgerson，1971）、头痛问卷（Blanchard & Andrasik，1985）等问卷可参考运用。

（五）典 型 病 例

典型病例 1

郑颖（化名），女性，49 岁，工人。患者左侧脸部耳前的面颊部位感到异样不适感两年余。2 年前在一次劝架时被吵架的当事人无意击中左脸部。当时即刻出现轻度肿痛。约过了三天，局部的肿痛消失。事后就一直感到左脸的面颊部位不适，感觉类似一种微微刺痛，似痛非痛，十分难受。对别人表达只能用"一撮蚂蚁在爬"来形容。白天这种不适感持续存在，时时在刺激，搞得她整天心神不宁。只有在晚上睡着时异样的感觉才消失，所以生活质量十分糟糕。为此，她曾到多家医院的皮肤科、神经科、耳鼻喉科去诊治。经过许多医生的诊治，都无法给郑颖一个明确的诊断。皮肤科医生检查后没有发现皮肤疾患；神经科医生确诊她没有面神经方面的问题；耳鼻喉科医生对她的耳道进行了检查，也没有发现异常。所以郑颖感到十分困惑，觉得自己确实存在"蚂蚁爬"般的难受和痛苦，但医生都不理解，更谈不上采取有效的治疗措施。整整痛苦了 2 年以后，有一位医生提请郑颖到精神科去诊治。由于她的肾功能不好，只能放弃使用精神类药物的治疗方案。医生又建议她接受认知治疗，她从没听说过通过谈话形式的心理治疗能够解除她的躯体症状和痛苦。她只好抱着试一试的态度同意接受认知治疗。

典型病例 2

黄积（化名），男性，52 岁，技术员。右上腹钝痛三年余。四年前黄积的叔叔因患肝癌病逝。自参加追悼会以后不久，黄积感到自己的右上腹隐隐作痛。考虑到自己的遗传基因，便开始怀疑自己已经患上了早期肝癌。黄积先去了一家医院诊治，医生给他做了全身检查，验了血，又做了 B 超，结果医生没有作出肝癌的诊断。但是黄积不相信医生的判断，又上另一家大医院去看专家门诊，检查报告结果都是阴性。老医生给他明确的结论，排除患有肝癌，但无法解释黄积右上腹持续性胀痛的症状。黄积认为自己右上腹疼痛是事实，肯定存在问题。还认为各种检查可能有误，医生的判断可能有疏漏。因此他反复就医，反复检查。各种检查报告和诊断全是阴性。但黄积的右上腹还是阵阵作痛，他也拒绝接受一些西药的对症治疗，因为他害怕肝脏会因此受损。黄积几乎走遍城市的各家大医院，看了西医又看中医，甚至到其他城市的大医院去求治，到一些乡镇医院的老中医那里去寻觅偏方和秘方。3 年来，黄积去了很多医院，服了大量中草药，但右上腹的隐痛还是没有缓解和好转的趋势。黄积认定自己所患的肝癌没有被查出，为此而消耗的时间、精力、财力，已使他感到筋疲力尽。他的生活与工作都处在凌乱状态，他的家人都被他折腾得心神不宁。一次偶然的机会，他听了一次有关认知治疗的科普讲座，深感心理治疗有一些希望。他怀着尝试的动机来求助于心理医生，希望解决他多年的腹痛问题。

二、病例概念化

治疗师对于躯体症状障碍的病例概念化需要把握一些特征性的要领，因为这将关系到制定认知治疗的干预策略，引导患者进行新模式转变的有的放矢的探索。

（一）对躯体症状障碍心理因素的概念化

对于躯体症状障碍的患者，治疗师必须以医学诊断作为一个基本的前提框架，在此框架的基础上才能应用心理学的原理，对各种心理因素进行假设，从而处理不同的医学诊断。由于医学诊断分为对躯体疾病的诊断和对精神疾病的诊断,对于这类疾病的患者都已经排除了躯体的器质性疾病,所以留下的便是精神疾患。但是躯体症状障碍又包括5种亚型,认知治疗对于每种亚型障碍的患者,在运用心理学原理时又需要考虑他们的不同特点,进行不同类型的概念化。躯体症状障碍的患者在心理方面有以下一些特征:

(1)患者通常深信他们的问题是由躯体因素引起或是躯体疾病的表现。尽管患者的看法十分固执,有所夸大,或者是错误的,但是都自认为是确凿的,可信的。事实上患者的想法是曲解的,他们不切实际地相信机体的功能已经完全紊乱,他们的身体状况已经受到严重损害。这些信念引起了他们的困惑和焦虑。

(2)患者对于负性、夸张的信念,从自己的角度加以观察和验证,很容易获得自认为是正确的信念。患者确实体验到许多症状,虽然无法通过医学方法来确诊是患有器质性疾病,但是他们确信躯体的症状是机体受到损害的反映和依据。所以医生的解释及临床检查结果很难动摇他们对自己患病的疑惑。另外,他们在与一些医学专业人员的沟通中所获得的似是而非的提示性语言,被解释为医生还处在不确定的判断状态之中。他们会误认为医生的这种态度正是自己病情始终存在或正在加重的依据。

(3)患者会感到自己处在生命危险的威胁之中。他们已经在综合性医院中反复就医,困惑的是在查不出器质性疾病的同时,自己感知的症状却没有好转和消失。他们自己也难以解释这两者之间不相吻合的客观事实。他们感到自己处在疾病的威胁之中和生命的危险之中。一方面他们感到自己的无能和无奈,另一方面,长时间的困扰使患者产生了情绪方面的问题,他们总是为自己躯体症状的潜在原因而感到焦虑、抑郁、苦恼和怨恨。

(4)患者对躯体症状障碍的心理本质及求治途径都处在其知识面的盲区之中。他们不清楚,其症状和损伤性的反应能够通过调整认知、情绪和行为来达到生理功能的改变,从而能产生症状缓解或消失的客观效果,同时也能减少对躯体症状威胁程度的焦虑及恐惧等各种负性的情绪反应。

(二)疑病障碍患者的假设维持机理

治疗师如果忽略对于疑病障碍患者心理机制的概念化,就很难着手对疑病障碍进行有的放矢的认知行为干预。在对疑病障碍患者的假设维持机理的认知中,治疗师可以从以下几方面进行考虑。

1. 激发事件

如果追溯疑病障碍患者起病,往往能够获得一些有关激发性社会生活事件的信息。这些事件又可称为"导火线",也可称作"扳机"。这些事件的内容十分宽泛,可以是遇到一件影响深刻的事情,可以是从某个渠道获得一些敏感的信息,可以是偶然发觉自己身上有些间歇性或持续性的不适感,也可以是沉浸在想象之中而产生的一种莫须有的感觉。通常,患者对回忆激发性社会生活事件感到困难,因为时过境迁,一些琐碎的小事没有在患者的记忆中留下鲜明的痕迹。

2. 威胁状态

当患者遇到激发性社会生活事件以后受威胁的状态便被激活,无意中导火线被点燃,引起的则是忧虑和恐惧情绪的急剧爆炸。患者开始感到害怕,担心自己已经患了某种躯体疾病。为此,便开始变得特别敏感,更加关注自己的身体状况,体会躯体的细微变化,感受症状的进展动态。此时,机体便出现一种“生理唤醒”的现象,有点类似“心想事成”。当患者关注自己身体某个部位的某种不适时,确实出现了患者关注的现象。这些症状的出现是被患者的意向和关注激活的。当机体出现“生理唤醒”时,此时机体的症状则并非想象和抽象,而是确实和现实。在这些十分真实的感知体会下,患者便变得更加敏感,更加在乎,更加重视,更加惧怕。由于这些被唤醒的躯体症状并没有器质性疾病发病的病理基础,所以即使采用各种检验和检查的方法,都无法查到机体存在器质性病变的迹象和依据。此时,患者产生强烈的动机,谋求保证和放心。

3. 全神贯注

患者在反复求医的过程中,便全神贯注自己身体的任何动态及变化。其实,他们仍然感知到自身躯体的症状,忍受着症状持续存在的痛苦,担心着身体异常变化的趋向。

4. 自我解释

患者会不自觉地对自己所有的现象进行一番自我解释,其解释主题就是已经患有还没被确诊的疾病,但内容却漫无边际。他们会作出许多几乎是荒谬的猜测和假设,如医生的医术有限,医生的重视不够,检查的仪器失灵,检验的标本出错,等等。他们预感自己的疾病复杂得使医生难以诊断,认为自己的病情已经病入膏肓,无人能识别,无人能诊治,无人能挽救。但他们还是很不甘心,继续就医,谋求一丝康复的希望(图 12-1)。

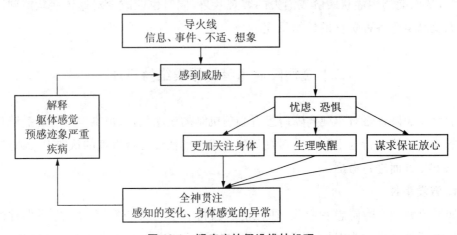

图 12-1　疑病症的假设维持机理

（三）认知治疗干预的切入点

治疗师在对患者进行病例概念化的同时，需要逐步理顺对干预切入点的思考。对躯体症状障碍患者的认知行为干预有一定的难度，因为大多数患者已是综合性医院求医的"老病人"。用谈话形式的心理治疗，要使得他们心服口服，症状消退，治疗师需要投入很大的努力。心理干预主要有三个切入点：

1. 消除威胁感

当患者被激发性社会生活事件所引发的威胁感是起病的重要环节。由于患者在认知方面有曲解的成分，他们对某些信息的解读是偏误的，功能失调的，因此很容易进入具有放大效应的环节。如果治疗师能够引导患者重新解读和解释激发性事件，就可以不同程度地消除患者的威胁感，也就阻止了自身曲解认知系统对起因信息所构成的负性效应。

2. 降低关注度

患者对于自己身体某些方面过分的、全身投入性的关注，是形成躯体症状障碍的又一个激活点。由于患者的过度关注，便构成了生理唤醒，心想事成的负面效果会给患者带来更大的压力。对自身的高度关注是患者进入误区的入口，因此只有帮助患者降低关注度，跳出谋求保证、求索安心的怪圈，患者的症状才能逐渐缓解和消失。

3. 调整误解释

患者对于求医过程中的许多信息的解释往往是负性的，非理性的，有的甚至不符合基本逻辑。但是当患者处在躯体症状障碍的负性循环里，常常被卷在循环的漩涡中，既不去反省，又不能自拔，结果越陷越深。治疗师应帮助患者调整解释，重塑解释。只有当患者能理性地、合理地解释种种信息，才能从恶性循环中解脱出来。

三、认知行为干预的策略和常用技术

治疗师对患有躯体症状障碍的患者实施认知行为干预，具有一些与其他心理障碍干预有所区别的特点。治疗师需要根据患者的具体情况，因人而异，因症而异地实施干预。

（一）认知行为干预的基本策略

1. 认同患者痛苦

治疗师要诚心诚意帮助患者，首要的一点是，必须向患者表示认同和明确表态：患者的症状以及痛苦是真实的而不是虚拟的；是实在的，而不是想象的。许多患者当第一次得到心理治疗师首肯时，几乎感到惊讶。他们说，那么多年来，第一次听到医生说我的难过是"真的"而不是"假的"；我顿时感到总算世界上有人能理解我；我从内心感到一种难以形容的宽慰；既然医生能够理解我的疾病，看懂我的疾病，我就相信他一定能够治疗好我的病痛。

2. 给予中肯解释

治疗师在承认患者的症状是真实存在的同时，需要提供中肯坦诚的解释，对患者的症状要给予通俗易懂的、合情合理的解释，让患者感到清新别致，充满希望。

3. 核实确认信息

治疗师需要帮助患者去核实和确认来自自身或外界各种渠道的信息。患者所得到的信息，有的似是而非，有的截然相反，有的频繁多变，有的离谱离奇。但是，患者由于在认知方面存在一定的问题，缺乏鉴别真伪的能力。错误的信息在他们功能失调认知的加工下，会变得充满灾难，极其危险。他们却始终信以为真，十分执着，即使在诊治疾病的过程中阻力重重，还是会盲目坚持，不肯罢休。

4. 不宜争辩质疑

治疗师在和患者进行治疗性会晤中，没有必要与患者对立、争辩、质疑、反驳，而应该表现出迎合患者、平和接受的姿态，与患者一起探究改善症状的方法和措施。一定要以客观的效果作为鉴别治疗成效的客观指标，而不能以一些主观的、玄乎的、动听的解释作为治疗的最终效果。

5. 寻找缺口漏洞

病人的信念是牢固的，不易动摇的，因为他们自认为自身现实的症状是有力的证据。这些症状实际上又在不断地强化着他们患病的信念。就是在这样困难的基础上，治疗师却要和患者一起去找出其中的缺口和漏洞。因为患者的症状和患病之间存在有许多不对称的信息，存在许多无法关联的链接。患者总是忽视这些细节，无视这些漏洞，似乎自己的推理是天衣无缝，顺理成章。但是在心理治疗师的眼中，患者的逻辑推理却是漏洞百出，谬误频频。这些正是治疗师进行认知行为干预的突破口。

6. 消除顾虑担忧

消除患者的担忧是治疗师的一个重要目标。治疗师需要建立一套在一段较短时间内让患者的焦虑和担忧明显降低的策略和方法。患者可能在建立良好医患关系的基础上同意治疗师的建议和要求，但是在实际的操作中，患者确有困难。治疗师应该聚焦在患者的症状与器质性疾病不相吻合的特点上多做文章，区分两者之间不存在的联系，让患者认同症状可以持续、单独存在的可能性及临床特征。

7. 解释客观现象

治疗师需要向患者说明选择性的消极注视和暗示作用能够产生一种明显的效应。

它能使患者真实地体验到某些情况、症状和信息。尽管这些内容并非想象,却无损于机体的健康状态;症状会给患者带来不适和烦扰,却不是器质性疾病的先兆。这两者之间有着严格的性质方面的区别。患者如果将两者混淆,症状就会成为威胁生命的信号弹。

8. 鼓励康复信心

治疗师在治疗性会晤中,一定要反复强调并鼓励患者真正理解沮丧是没有实际意义和价值的。因为症状终究是症状,已经被重复的全面的检查所证实,排除了器质性疾病,如果患者为之长期沮丧,担忧,这些负性情绪反应只会使得症状反应格外明显,而绝不会因此而转化成为器质性的躯体疾病。

(二)认知行为干预的常用技术

有关认知治疗的干预技术有一部分可以参照前面几章中的相关内容。本节着重介绍一些比较特殊的技术。

1. 交谈及提问技术

治疗师在治疗过程中与躯体症状障碍患者的交谈和提问充满了技巧。对患者来说,最忌讳的是否认他们症状的存在。一旦治疗师随口说:"这些症状没有关系";"这是你对身体过多关注的缘故";"你就这么些症状,算不了什么,又没有发现器质性疾病";"这是更年期综合征的反应"……此时,患者尽管不可能直接与治疗师进行对峙或争辩,但会严重影响到医患关系。患者会即刻对治疗师产生一种强烈的排斥感。

治疗师要认同患者的客观症状,需要有同感的支撑。治疗师应向患者耐心地提出许多关于患者症状的问题,内容越细越好,治疗师应该处在"身临其境"的状态下了解患者症状的细节。治疗师不能自作聪明,似乎患者刚谈及1、2、3,治疗师就已经知道或领会了4、5、6。患者对此会感到极其不满,认为治疗师不是在倾听,而是在不耐烦地胡猜。治疗师的提问是一个技术性很强的技能。问得好,不仅能获得大量的信息,而且能够增强医患紧密的信任和合作。反之,治疗师只是似听非听,患者就难以再继续提供详细的信息。

下面是典型病例 1 中的一段医患谈话:

治疗师:你说左边脸颊不舒服,你能否仔细地描述一下?

患　者:这种不舒服很难讲清楚。

治疗师:没有关系,你就尽可能描述,主要是能让我听得懂,明白你是怎样的难受。

患　者:我的左脸部靠近耳朵前,一直感到不适,有点刺痛,有点类似痒,又有点胀。我只能说,就像一群蚂蚁在爬一样难受。

治疗师：蚂蚁多吗？

患　者：很多，大概有几百只。

治疗师：这些蚂蚁会不会穿过鼻部爬到右侧脸部？

患　者：不会的，就在左侧这个部位。

治疗师：蚂蚁会爬到耳朵里面去吗？

患　者：不会，耳鼻喉科医生都检查过了，说耳道内没有蚂蚁。我跟医生都说，这是像蚂蚁爬一样的难受，而不是真的有蚂蚁存在。他们都听不懂我的意思。一直在我脸上找蚂蚁。

治疗师：医生给你服过什么药？

患　者：医生给我配的西药、中药我都服过，不管用。

治疗师：你自己用过什么方法来消除这种不适的感觉？

患　者：我试过用手抓，拍打，涂万金油，还贴过伤湿止痛膏，都没用。

治疗师：现在用认知治疗来治疗你的病，你是怎样想的？

患　者：我只是想尝试一下，死马当活马医。

治疗师：你愿意配合治疗吗？

患　者：愿意的，我肯定努力配合。因为我实在是痛苦至极。

2. 接受而无需放大

治疗师在实施这项技术时，需要先向患者解释一个原理，在遇到某些一时无法控制的现实时，有效的应对不是对着干，强硬控制，而是接受而无需放大，尤其是对躯体化障碍的患者，症状的客观存在并不因患者的倍加关注就能逐渐消退；相反，只能使患者过分敏感，使症状产生一种放大效应，更加明显，甚至出现泛化。此时，"接受"确实是一个权宜之计，因为接纳态度能使症状局限在"最小化"状态。症状虽然不可能随之消失，但症状却不再被强化。

治疗师需要指导患者如何停止患者对症状放大的一系列反应。因为患者很容易不由自主地进入症状的放大状态。由于患者的认知中存在着曲解的自动想法，这些想法的启动会使患者引发一系列的联想和想象，也会跟进负性的假设，从而迎合对自己已经患有严重疾病的核心信念。治疗师要求患者既停留在接受症状的"最小化"症状，同时又阻止患者的思绪朝"放大"的方向弥漫和扩散。此时患者的情绪能得到平静和松弛，行为的功能也不会被躯体症状所干扰。这种心理干预方法不求症状的立即消除，而是通过弱化的方式来阻断功能失调的认知对症状的强化影响。

3. 配合药物和物理治疗

在前面几章中，在论述认知行为干预技术时都没有谈及配合药物治疗和物理治疗。但是在对于躯体症状障碍的患者实施认知行为干预时不得不涉及用药和物理治疗。据统计,大约有 40％以上的患者在接受认知治疗的同时继续使用其他医生所配的药物。治疗师对于这种现象既要认同,也需要合理的应对。治疗师应该理解有些对症性的药物尽管难以根除患者的躯体症状,但对于缓解症状具有一定的作用。由于患者长期用药,用药已经成为他们的习惯行为。如果治疗师要求他们立即终止用药,可能会给患者带来一种负担和压力。因此治疗师不应对药物的功效作出评价,也不必强求患者立即停药。

物理治疗与药物治疗具有相同的机理,如接受一些理疗,练习一些功法,同样也能产生一定的效果。尽管这些疗效机理各有千秋,但患者对这些方法的心理认同却十分强烈。

需要指出的是,精神类药物,尤其是常用的抗抑郁、抗焦虑药物对于治疗躯体症状障碍有其可靠的疗效。认知治疗师和精神科医生的合作是十分普遍的医学协作,大家可以各取所长,发挥各自的功能,一切都是为了患者的早日康复。

治疗师必须清晰地对于躯体症状障碍的患者实施认知行为干预,不能强求对其他方法的完全排斥。但是治疗师还是需要根据认知治疗的程式对患者进行系统的治疗。因为认知治疗的目的是从根本上调整和改变患者的信念,打破患者曲解认知构成的恶性循环,重塑患者功能失调的行为模式。至于当认知治疗的疗效逐步显现之后,患者自然容易接受认知治疗而不再使用一些象征性的药物或带有安慰作用的药物。

4. 揭示"负性心想事成"

当治疗师向患者询问症状的来由,患者会妥协地回答是由器质性疾病引起。但是当治疗师提示这是患者自己的"负性心想事成"的结果时,患者会感到十分疑惑:"难道症状的来源是自己?"他们的排斥反应是可以理解的,但是治疗师需要向他们揭示"负性心想事成"的原理。

所谓的"心想"是人们对自身机体的一种高度的关注和敏感状态。最初"心想"到的感觉虽然不十分明显,但感受往往确凿无疑。无论程度大小如何,对那些个性上偏向于固执、敏感、多疑、关注自己、自恋人格的人无疑是个重大的冲击。他们常常会去体会感觉,琢磨由因,摸索规律,猜测性质,推断恶果。一旦遇到某些不称心或社会生活事件带来的情绪波动,"心想"很容易被激活,进而引向"事成"的怪圈。所谓的"事成"即明显又不断加重的躯体症状。那些症状只要一旦被注意,就会一触即发,随即引出大发作,痛苦难忍。他们切实的痛苦难以抵挡,难以控制,而找不到的病灶又使人难以启齿,难以求得别人的理解和同情。从"心想"走入"事成",又从"事成"验证"心想",他们都相信自己经历的真实感觉,也不会怀疑自己推断上的逻辑错误,由此便构成一个不断强化的恶性循环。

治疗师在引导患者揭示"负性心想事成"的过程中,可以运用苏格拉底式的谈话技巧,循循善诱,步步推进,让患者在层层回答问题中解开自己存在的问题之谜。

5. 构建新的信念

疑病障碍或躯体化障碍患者在潜在层面的认知结构中存在着特有的核心信念。在临床诊疗过程中,他们几乎不会向医生表露这层内容,然而这层信念又难以改变。当治疗师向患者询问如此夸张地要查出自己身上的疾病所在,你的真正的愿望是希望得病呢,还是不希望得病？患者肯定会回答,我当然不希望自己得病。但治疗师却给予否定,因为患者反复、长期、不懈地求医的动机就是“希望”能够得出一个明确的疾病诊断。在治疗师的质疑下,患者也会觉得费解,自己到底是在寻求怎样的结果。

其实在患者的潜在层面的核心信念中往往有着“我真倒霉”的信念。当然在他们认知的浅表层面中还有许多功能失调的负性自动想法,如“任意推断”“过度引申”“瞎猜心思”“以偏概全”“预测命运”“灾难当头”,等等。治疗师需要引导患者重新构建新的信念,以合理的、理性的信念来替代曲解的、功能失调的信念。下面是典型病例 2 中,治疗师与黄积的一段治疗性对话:

治疗师:你已经到那么多医院,都查不出器质性疾病。你现在还有什么打算？

患　者:我还想检查,一定要查到水落石出。

治疗师:你静静地仔细思索一下,你难道看病就是为了看病？

患　者:我想要有一个明确的诊断。

治疗师:你指的明确的诊断是良性的还是恶性的？

患　者:当然不希望恶性的,但是没有排除恶性的,心里就是不踏实。

治疗师:如果真的查出是恶性肿瘤,而且十分凶险,你会是什么感受？

患　者:我还是有点害怕,我怕我会真的很倒霉。

治疗师:你有过倒霉的事吗？

患　者:有过。我到农村插队 8 年,吃了不少苦,很晚才上调。回城后工作也不如意。现在的工作是保安。我结婚也较晚,女儿小,还在念书。家里我是顶梁柱,但是能力和收入都十分有限。如果我的身体垮了,我们全家都会垮掉。我害怕生病,更害怕生恶病。

治疗师:你有没有想过,你已经进入疑病——看病——疑病——看病的恶性循环。你有没有想过你几年中花了很多精力、时间、费用,最后得到了什么？是在图个诊断吗？不是,是你的社会功能受损了。

患　者:那我该怎么办？

治疗师:你应该通过调整认知和行为来重新塑造你的信念,你不要再做一直在看病的健康人,一个自讨苦吃的“倒霉的人”。

6. 给"躯体症状"写信

给"躯体症状"写信,在躯体症状障碍的认知治疗中是一项比较有特色的干预技术。治疗师指导患者把自己的"躯体症状"作为对象,给"症状"写一封信。写信的目的是与自己症状作心灵的交流,表达和传递内心的一些鲜为人知的信息。写信的内容可以是宣泄、表露、倾诉、质疑,也可以是对症状作出某些自己的决定或达成某种"共识"。虽然这种形式只是单向交流,但是当把躯体症状作为一个现实对象,进行拟人化的单向沟通时,患者能够通过写信的方式调整对症状的看法和想法,也会对自己以往习惯的应对方式进行反思,并作出新的应对打算和调整。

一位 18 岁女中学生,持续头疼近 4 年。她品学兼优,但在头痛的严重折磨下影响了她的正常学习,不得不使她休学在家 2 年。治疗师在对她进行认知行为干预中,采用了给"躯体症状"写信的方法。患者很认真地配合完成了这封信。在治疗中,治疗师要求患者大声地朗读,把治疗师当作症状对象。这样,能显得更加真切,更富有情感。给"躯体症状"写信,确实能给患者带来客观的治疗效果。纠结患者多年的头痛,由此逐步得以缓解、好转和痊愈。

下面是患者给躯体症状所写的一封长信中的节选,文中第二人称的"你",是代表自己头痛的症状:

　　我恨你,你让周围的人无法理解我,使得他们总是对我议论纷纷。而我又实在是因为经历了太多,不想再多说些什么,可是这并不代表我就不在乎。我不想听到别人说我高中读了这么多年还没毕业,不想听到他们说我怎么看起来好好的,但一上学就洋相百出,更不想听到别人对我劝说,"你啊!就算了,以后嫁个好老公吧!"我讨厌这一切。

　　我恨你,你让我身上有着与年龄不相符的沧桑,我这个年龄的孩子应该还是无忧无虑的,可是我却背负了那么多恐惧,那么多悲伤,那么多苦难,它们压得我喘不过气来。为了掩饰自己内心的苦,我只能在陌生人面前把自己封闭起来。在学校我就像个另类,三天两头就因为身体不好而不能上学,而且我没有一个朋友,一直都是独来独往。这样就没人知道我身上到底有什么样的故事,我也就不用和别人一遍又一遍地说我的经历,因为那些事情每说一次,内心仿佛就又受到一次"凌迟"。为什么 18 岁非活得像 80 岁那么辛苦!

　　或许你只是看到我过的日子太匆忙,太辛苦了。你不过就是想让我停下来休息一下。

　　或许这并不是你的错,可能我现在实在太敏感了,而你只不过是想告诉我让我活得轻松一些,所以你就用这种方式让我去明白,可惜我一直深陷在泥潭里看不清楚真实。

　　这也不能怪你，你不就是另一个我吗？我不是很喜欢自己的吗？所以我不能讨厌你。在更多的时候只有你陪在我的左右：在我最无助的时候，你陪着我；在我最寂寞的时候，你陪着我；在那些无法入眠的夜里，你也陪着我；在那么多苦难的日子里都是你陪我度过。所以我不能恨你，反而应该善待你，因为善待你就是善待我自己！

　　从这方面考虑我还是要感谢你的，你真的让我放慢了脚步，空出了两年的时间做了很多自己以前想做又没机会做的事情。我相信要不是你，即使以后我也会很难享受到这种"偷得时光半日闲"的机会。

　　我真的应该好好谢谢你。只有你最了解我到底需要什么，到底要过什么样的生活，你让我去放下欲望满满的肉身，其实我应该追求的生活目标就是独立，只要独立就好，别的什么我都不去想，我现在还没办法独立，那么别的要求都只是奢求而已。谢谢你，让我现在觉得如此平静，谢谢！

第十三章　进食障碍的认知治疗

进食障碍(eating disorders)是一组以进食行为异常为主的精神障碍,主要包括神经性厌食(anorexia nervosa)、神经性贪食(bulimia nervosa)及暴食障碍;另外还有拒食、偏食、异食症等。本章重点阐述神经性厌食和神经性贪食的认知治疗。

一、评　　估

(一) 神经性厌食的临床表现

神经性厌食(简称厌食症)是一种多见于青少年女性的异常进食行为。患病率约为5％,90％以上的患者是女性,多数在10至30岁之间发病。他们长期过度节食,体重低于人体标准体重的15％以上(正常体重:Quetelet体重指数＝体重千克数/身高米数的平方)。女性常伴有停经,也可导致严重的躯体代谢紊乱和极度营养不良,重者可导致全身衰竭和死亡。

许多厌食症患者因某些因素的激发,如为了减肥或身材苗条,开始节食。他们起初有食欲,有饥饿感,但为了体型"漂亮",只能自觉忍饥挨饿,忍受节食的痛苦。经过一段时间的煎熬,逐渐适应了饥饿感,最后可以发展到丧失食欲。患者对于自己的形体十分在乎,过分地关注自己的形体,反复地秤自己的体重,测量自己身体的各部位。他们为自己预设一个目标体重,想方设法地控制进食以达到预想的目标。但是,一旦达到体重目标,他们并不因此罢休而停止节食的行为,而是毫不在意地继续让体重下滑。他们在节食中往往都有一份自己设置的食谱,通过各种途径收集食品的营养成分,精细地规划自己进食的结构,并根据认定的营养搭配安排和控制进食。

有些患者觉得仅仅通过节食还达不到快速减肥的效果,于是就想方设法采用其他辅助手段来促进减肥。常用的方法有催吐、过度运动、导泻等。一些患者认为催吐是减轻体重的好方法,于是萌发了"多吃加催吐"不会增加体重的想法,开始放开进食,甚至出现暴饮暴食。但每当暴饮暴食结束,便进行一阵彻底的倾吐,以达到"既饱口福又不增体重"的两全其美的效果。

由于患者体重的急剧下降,所以出现机体严重的营养不良及全身功能的紊乱,如肌肉消失,低代谢状态,极度怕冷,全身乏力,心肌无力,心律失常,传导阻滞,胃排空延迟,腹胀便秘,月经紊乱或停经,脱发,免疫力降低,等等。在精神状态方面会出现情绪低落,焦虑焦躁,失眠早醒,性欲减低,强迫倾向等。

(二) 神经性贪食的临床表现

神经性贪食(简称贪食症)患者表现为反复发作和不可抗拒的摄食欲望和暴食行为。患者有强烈的发作性进食欲望,贪食欲望的量多达平时正常进食的几倍到十几倍。尽管实际可能的进食量少于欲望值,但患者还是会"畅所欲食"。他们会选择甜食、巧克力、糕饼、小吃及各种可口的零食。刚从一家饮食店吃完,就又进入另一家再吃。有时可以一连去好几家饮食店不断吃。患者即使已经很饱,但还是继续硬撑,一直吃到喉咙口,吃到腹部膨胀,吃到站不起身。患者害怕这种狂吃的行为被别人知道,所以通常是单独行动,无人知晓。

对于患者来说,大量进食能够产生缓解焦虑和降低心理压力的效果,但是也会给患者带来罪恶感和厌恶感。由于担心多食会增加体重,患者便想方设法将已经吃进的食物排出体外。引吐、导泻、运动是患者最为常用的方法。约有 80%—90% 的贪食症患者采用自己诱发呕吐的方法来清除食物。早期他们会用手指刺激咽喉部,产生恶心进行引吐。习惯后,不需自行刺激就能做到直接呕吐。患者采用的导泻方法不仅是使用泻药,也有患者使用利尿药,试图尽快把所摄入的食物从体内往外排泄。过度运动也是患者常用的方法,较多的形式是跑步、跳绳、俯卧撑、仰卧起坐等。患者在运动时不会顾及时间或路程,即使自己的身体处于十分不适或虚弱的状态,他们还是会在暴食以后进行过度的运动。尽管他们采用了许多补偿性方法来控制体重,但是有不少患者体重还在增加,构成了肥胖。

神经性贪食的患者常伴有情绪障碍,抑郁和焦虑最为多见。同时他们的机体往往伴有损伤,如水、电解质紊乱等。呕吐过多可引起代谢性碱中毒,腹泻过频可引起代谢性酸中毒。

(三) 对进食障碍患者的评估要点

对进食障碍患者的评估看似比较简单,事实上对患者少吃或多吃的行为问题的评估需要十分周全和仔细,因为每个患者都有其独特的发病背景,他们的想法、行为方式也都各有自己的特点。有些患者的信息只有治疗师运用充满技巧的谈话才能获得，其中的内容可能完全出乎治疗师的意外，隐藏难以置信的离奇情结。对进食障碍患者的评估需要注意以下一些要点：

1. 一般的临床症状表现

治疗师可以根据 DSM-5 或者 ICD-11 的诊断标准，向患者询问常规的临床症状表现。如进食障碍的性质、程度、病程，曾经接受治疗的经过、疗效。目前的状态、求治的愿望及目标等。

2. 特殊的病理心理表现

进食障碍患者有着他们特殊的病理心理表现，无论是神经性厌食还是神经性贪食的患者，他们的进食的认知模式、行为应对模式都有其特定的表现形式。

（1）看法态度状况。患者对于自身的身材和体重都有一种特别依恋的状态，对自己的外貌和身材特别关注、在意，对自己的体重有一个自设的标准，并为之想方设法地试图达到。治疗师需要了解他们这种在意的方式和程度以及体重出现变化时的反应，尤其是听到别人对其身材评价时的态度和相应反应。因为患者已经把体型和体重视为个人自尊的重要方面。

（2）进食习惯状况。无论是对厌食症患者还是贪食症患者，治疗师都需要对其进食习惯进行评估。每个患者都有自己的食谱、不同的吃法和进食的规律，治疗师需要询问许多有关进食的细节。厌食症患者尽管是节食少吃，但还是会有选择性地少量进食。贪食症患者的过量进食行为也都有各自的讲究。他们的进食有时间顺序，有内容排列，有程序规则。对于这些内容治疗师需要收集详细的信息，这对制定干预策略及技术都有针对性的意义。

（3）控制体重状况。进食障碍患者都有其控制体重的方法。厌食症患者在略微超出自己规定范围的进食以后，就会采用一些补救的方法来消耗认为已经多摄的食物。贪食症患者也不会因自己的贪食而不加控制地随意使自己的体重增加，他们会想方设法地采取措施，排出食物或消耗胃肠道已吸收的营养。他们最常用的方法是呕吐、导泻、使用利尿剂、过量运动等来减肥和消耗体能。由于患者采用的控制体重的方法各不相同，治疗师需要进行详细的询问，对他们的方法和实际作用进行评估。

（4）个性情绪状况。治疗师对患者的个性和情绪也需要关注和评估。有人会想当然地认为进食障碍的患者一定伴有偏执性人格特征，其实并非如此。部分患者可以符合某些人格障碍，尤其是边缘性人格障碍，但大部分患者可能伴有各自的某些个性特征。同时绝大部分患者伴有情绪症状，最为多见的是抑郁和焦虑。治疗师需要评估这些信息，因为在对进食障碍患者的认知治疗中，如果对于患者的特征及状态缺乏了解，就很难建立合作的治疗性医患关系，治疗中的干预就容易受阻，认知和行为的调整就容易受挫。

（5）社会环境状况。每个进食障碍的患者背后都有一个特殊的社会背景情况。大部分患者是学生，他们处在长身体、长知识的年龄段。所以，家庭和学校环境对他们的发病与预后都有着重要的影响。有时同学的议论、家长的态度会直接作用于患者，成为患者患病过程的负性或正性的动力因素。很多家长被患者长期的、病态的进食状态搞得无可奈何，左右为难，对立也不行，依从也不行，整个家庭生活被患者搞得一团糟。治疗师需要评估患者的社会支持系统，无论来自家庭和学校，家长、老师和同学的配合对患者的治疗显得十分重要。因为患者的自尊需要在周围人群中得到实现，所以如果患者在接受认知治疗时，有社会环境的支持和配合，这对他们顺利地接受认知治疗是一种有益的催化剂。

（6）躯体健康状况。治疗师对于患者的躯体健康状况一定要进行仔细的评估。无论是厌食症还是贪食症患者，由于他们不正常的进食行为，使得机体处于紊乱状态。厌食症患者由于过度消瘦会出现胃的严重下垂。呕吐频繁的患者会因胃液长期刺激食道而产生食道黏膜损伤。有的患者因胃酸长期刺激口腔，使牙齿被胃酸腐蚀。进食障碍患者，尤其是厌食症患者会出现内分泌的紊乱，女性患者会出现月经紊乱或停经。因此，治疗师应全面了解患者内分泌指标的检查结果。根据需要，在给患者进行认知治疗的同时，请其他相关科室的医生对患者进行会诊和治疗。

（四）评 估 方 法

对于进食障碍患者的评估方法通常有治疗性会晤、患者的自我监测和心理测验。

1. 治疗性会晤

治疗性会晤是治疗师对患者评估的最主要的方法。从会晤中，治疗师收集患者的各方面信息，了解患者进食障碍的来龙去脉，同时也不能忽视从患者的父母、亲属、老师、同学等其他亲朋好友那里收集信息。因为患者的认知中有曲解的成分，因此他们所提供的信息与周围人所提供的客观信息之间往往存在着较大的差异。

2. 自我监测

自我监测是对于进食障碍患者评估的常规方法。治疗师应要求患者在整个认知治疗过程中认真地进行自我监测，做好详细的记录，包括进食记录：食物品种、进食的量、进食的次数及时间等。排泄记录：呕吐、腹泻的次数、时间、数量等。还需记录体重、月经周期、体格检查的指标。通过这些监测和记录，治疗师和患者都能够从中了解及对比治疗过程中患者各方面的变化、改善和进步。

3. 心理测验

心理测验主要用于对患者情绪状态的评估。可以运用一些测量抑郁和焦虑的自评量表，也可使用 SCL-90 等量表，动态地观察患者在治疗中的情绪变化状态。

（五）典型病例

典型病例 1

蔡娟（化名），女性，18 岁，大一学生。身高 1.66 米，体重 33 公斤。厌食 4 年，住院治疗 2 次。蔡娟刚进入寄宿制学校读高中时身高已 1.66 米，体重 62 公斤。同寝室有位女同学长得很漂亮，身高也是 1.66 米，体重 54 公斤。全班女同学都很羡慕这位女生的好身材。一次与同寝室女友自然而然谈起身材话题，女友说，蔡娟你也长得很漂亮，身材又高，只是看上去胖了一点。如果稍微瘦一点，绝对不会逊色于那位女同学。此时蔡娟似乎突然被唤醒，觉得自己确实可以通过减肥来与那位漂亮女生媲美。于是她开始了减肥的历程，她的目标体重也是 54 公斤。她开始节食少吃，尽量少吃脂肪类、蛋白类、淀粉类食品，多吃蔬菜和水果。从网上和书本上收集食物的营养成分，为自己制定一套完整的减肥食谱。为了弥补饥饿感，她大量吃蔬菜，少吃含糖分多的水果。为了加速减轻体重，她又辅以体育运动，以长跑为主，距离在 5 至 10 公里。在她的一番精心安排和实施下，体重确实很快降到了 54 公斤。虽然她知道已经达到了自己预设的减肥目标，但是她害怕体重会因恢复正常进食而反弹。所以她依然保持节食的行为模式，体重随之逐级下降。她不以为然，认为体重再轻一点自己会显得更加漂亮。当她观察自己的脸部、四肢和躯体时，觉得还是略胖而感到不满。但实际上她已出现了认知上的多重标准，在体态身材的评价标准方面对别人和对自己有双重性，无法统一。她对自己的身材一直无法满意而感到焦虑和抑郁，同时焦虑和抑郁的情绪又促使她继续节食和超负荷地运动。父母、老师和同学再三劝她不要再节食，但她十分固执，听不进任何劝说，坚持我行我素。她体重最轻时不到 30 公斤，艰难地维持上学。曾经因营养极度不良，两次住院治疗。但住院期间，医生以对她躯体的支持治疗为主，对蔡娟厌食的认知和行为并没有从根本上得以调整。后经内科医生转介，到心理科接受系统的认知治疗。

典型病例 2

谭倩（化名），女性，20 岁，大二学生。身高 1.61 米，体重 45 公斤。患贪食症 2 年余。在谭倩刚进入高三学习时，父母考虑到女儿要全身投入学习，准备迎接高考，为此每天准备了很好的饭菜，还有各种美味可口的小吃和零食，鼓励女儿尽量多吃，为拼搏打好身体基础。谭倩便听随父母的旨意大量进食，有时已经吃得很饱,也再吃一点。没想到,从此谭倩胃口大开,一顿可吃下平时两顿以上的食物量。父母也津津乐道毫不在意。不久谭倩发现自己明显长胖了,被同学议论胖后没有以前漂亮。谭倩想控制饮食,减少每天的摄入量,但是父母为此着急,认为谭倩如果少吃会影响学习的体能,造成精力不充沛。一次谭倩因撑得太饱,腹胀腹痛。母亲随意地说,你到卫生间去引吐,还教了她如何刺激喉部催吐。从那天起,谭倩学会了呕吐这一招,便开始在吃饱以后,用呕吐的方法吐去部分食物,防止自己身体发胖。另外,她从广告中得知服用某些药茶可以达到导泻减肥的效果,她也开始服用。她总以为又吐又泻就能平衡过多的进食,不至于发胖,所以毫不在乎贪婪过度地进食。她几乎每天都要吃得"撑死",吃到上腹部鼓出,食物满到喉咙口才肯罢休,然后几乎全部吐尽。当父母发现谭倩不正常的吃、吐和泻的行为以后,设法劝告和控制她的不良进食习惯,但为时已晚。谭倩十分固执,仍要求父母为她准备大量的食品,让她吃个爽快,然后即刻吐泻。她为自己通过又吃又吐的方法达到控制体重的目的而满足和庆幸。

二、病例概念化

对于进食障碍患者的病例概念化,需要根据患者进食的各种信息,全面地把握患者的认知行为特性,这样才能有利于治疗师探询不同患者异常进食的规律,为选择认知治疗的干预策略和技术做好充分准备。

(一) 触发生活事件

治疗师通过与患者的耐心沟通,能了解患者产生进食障碍的激发性社会生活事件。尽管进食障碍的患者的引发因素有其大同小异的部分,但是对于每个患者来说,他们都有自己特殊的内容。

从临床观察,厌食症患者的外貌一般都还不错,别人的评价虽然不是说非常漂亮,但能称得上是端正或秀气。他们都有一种倾向,似乎可以通过一番努力,能将自己的"漂亮指数"明显提升。构成进食障碍的激发性生活事件并非十分重大,有时,同学的一句评价,对他人的一丝羡慕,别人的一番赞扬,或是有人对自己的嫌弃,都会成为引子,激活患者改变饮食的动机。例如,有一位初一年级的女学生,因为肤色偏黑,脸型和体型都是圆圆的,同学给她起了一个绰号"黑皮猪"。她感到受不了,便开始节食,力图改变形象。

（二）常见曲解认知

进食障碍的患者存在许多曲解的自动想法，正是这些想法影响着患者异常的饮食行为。其中常见的自动想法包括：

1. 选择关注

例如："电视台中出镜的女主角都是瘦瘦的，好漂亮。我也要减肥""在我班级最被关注的女同学身高和我一样，体重却比我轻 6 斤。看来我应该想法减轻 6 斤就好了。"

2. 过度引申

例如："如果我多吃一点，肯定会变成一个大胖子""我若不再节食，我就会显得很丑。"

3. 非此即彼

例如："如果我连控制进食都做不到，那我就是一个毫无意志力的庸才""控制饮食能体现我的价值，这一点做不到，我就毫无价值了。"

4. 无限放大

例如："我只要多吃一口饭，我身体上就会多长一块肉""我的体重若能减到 40 公斤，我的身材就会像名模一样艳丽。"

5. 错怪自我

例如："当别人看着我吃东西时，我觉得很尴尬，很出丑""我的体育成绩差，是因为我的身材不好。"

（三）怪异行为特征

进食障碍患者除了节食、贪食或呕吐等普遍的行为特征之外，还存在一些特殊的行为，因人而异，表现特别。

有一位男性厌食症患者，对于进食过程有一种异样的痴迷。在吃食物时会产生一种常人难以想象的津津有味，尽情享受的状态，甚至达到一种如痴如醉的境地。他为了实现"既饱口福"又"总量控制"的两全其美，专为自己设计了一种特殊的进食形式：每天只吃 30 克饼干，却能连续地、不间断地品尝 16 个小时。他用牙齿慢慢地细啃饼干；把啃下少许的饼干颗粒放在舌尖上，用吐液将其渐渐融化；再把融化成的饼干浆糊吐到手掌心上，然后用食指缓慢地扣上一点点饼干浆糊放到嘴中，再细嚼慢咽，享受进食的"愉悦"。家人看到他的这种进食方式简直不可思议，想尽各种方法来阻止和干扰他的异常进食方式，又多次到综合性医院就诊，但收效甚微。

有一位女性厌食症患者，自己因过分控制进食，身体已骨瘦如柴，完全脱形，甚至因为她的坐骨处只有一层薄薄的皮肤,以致无法直接坐在硬板凳上,但她对于烹饪却格外地情有独钟。她喜好阅读烹饪的书籍,到菜场买菜,上灶台做菜。在一番精心的烹饪后,又用数码相机把做好的色香美味的菜肴拍下照片,贴在网上去参加比赛。然而,她却从不吃自己做的菜,而一定要求父母把她所做的菜全部吃完,方能安下心来。有时,她心血来潮,一连做上十几道菜,要父母吃。父母实在吃不下,患者还为此大发雷霆,指责父母不懂孝心。父母无法理解她的行为,在为女儿的厌食症操心的同时,又要忍受经常硬撑着吃菜的困扰。

(四)多变情绪状态

进食障碍患者的情绪是很不稳定的。情绪的多变状态往往与他们厌食或贪食的冲动性行为有一定的关联。厌食症患者在体重略微增加的情况下,焦虑程度会加重。贪食症患者也可因贪食行为的满足而降低焦虑和抑郁的状态。因此患者进食障碍的行为和情绪可以构成一条因果链,反复循环,反复强化。在临床治疗中,精神科医生会给患者用一些抗焦虑或抗抑郁的药物,这对于调节患者的情绪具有一定的促进作用。然而患者病理性行为的背后有曲解的认知在起作用,所以药物治疗虽能调整患者的情绪,但难以改善其进食行为。当治疗师在对进食障碍患者实施认知治疗的同时,可以根据患者的实际情况同步用一些抗焦虑、抗抑郁的药物,这对于患者情绪的稳定以及配合认知治疗具有一定的积极意义。

(五)严重机体损害

进食障碍可以导致机体的严重损害。厌食症可以造成患者极度营养不良,内分泌紊乱,全身衰竭,甚至导致死亡。贪食症患者可以引起躯体的肥胖。若患者伴有催吐行为,也可引起机体的代谢紊乱、消瘦和营养不良。关于患者的机体损害,治疗师应及时转介相关专科进行诊治,避免拖延,因为这将危及患者生命。所以治疗师对患者进行认知治疗,必须要求患者进行全面的检查,在身体符合条件的情况下才能实施。

(六)深层核心信念

治疗进食障碍的关键是转变患者的认知,尤其是调整潜在层面的假设、规则和核心信念。在患者的核心信念中,"我不可爱"的成分占大多数。在此信念的支配下,患者会有很多假设和规则。虽然患者之间有一部分雷同之处,但每个患者也都存在着他们各自独特的假设和规则。对于这些内容,治疗师若不进行一番深入的会晤,就很难搞清楚其细节和程序。要转变患者的认知并非一蹴而就，因为大多接受认知治疗的患者已经有了一阶段的病史，厌食或贪食已经构成他们的行为模式。所以在对患者实施认知干预时，治疗师需要把握适当力度，既要引导患者的转变，又要避免强行改变患者。如果处理不当，就会影响医患间的合作关系，产生适得其反的阻抗作用。

三、认知行为干预的策略和常用技术

（一）认知行为干预的基本策略

进食障碍的认知行为干预有一定的难度。尽管患者有配合治疗的愿望，但是要用会晤的形式与患者交流，鼓励患者配合，逐步从改变认知做起，达到改变进食行为的效果，这对于治疗师来说确实是一项需要花费很多工夫的工作。治疗师需要把握对进食障碍患者认知行为干预的基本策略，这些策略是治疗顺利进行的基础。

1. 要与患者结盟

进食障碍的患者往往处于孤立无援的状态。他们的父母、亲属都在为患者的异常进食行为而困扰。他们为了患者的正常进食一般都已经绞尽脑汁，想方设法，反复规劝，希望患者能够调整。但是这些良好的愿望往往构成了与患者的一种对立关系，使得亲情关系搞得十分紧张。良好的治疗性医患关系是认知治疗的基础条件。所以，此时治疗师必须与患者结盟，理解患者，关心患者，体谅患者，同情患者。要有同感地与患者一起正视需要解决的问题，理性地进行分析，善意地提出质疑，耐心地排除阻抗，共同地克服困难。治疗师一定要做到与患者站在一边，让患者认同治疗师，接纳治疗师，这样才能在治疗师的引导下逐渐实施认知行为干预。

2. 避免规劝多吃

对于厌食症患者，治疗师应避免规劝患者多吃。因为患者周围的人都已经在这方面做了大量的工作，单纯的规劝已经失去了实际效果。治疗师在治疗厌食症患者时千万不要再加入规劝的队伍，但是治疗的目的还是要患者调整厌食的行为模式，恢复正常的饮食。所以，治疗师应予以旁敲侧击，鼓励患者去反思，探究患者行为背后的认知，挖掘自动想法深层的假设、规则和核心信念。只有想法、看法改变了，厌食的行为才能随之改变。

3. 目标仍是漂亮

进食障碍的患者，尤其是厌食症的患者把形体和漂亮看作自尊的体现，治疗师应该充分理解患者的这些心理的内动力。治疗师需要向患者明确表示，让患者漂亮些、身材好看些正是治疗师的治疗目标。而且需要患者一起配合努力来共同达到这一目标。治疗师应该充分理解患者的审美标准对于自身及他人是有差异的两种要求,治疗师不必与患者去争辩所存在的区别,而是应该与患者一起去发现爱美心结中的问题,启发患者理解厌食与实现自尊之间的背离。

4. 还原早期向往

患者的进食障碍并非一开始就陷入病理行为的困境,他们往往在早期都有自己正常的向往,有自己合理的体重目标。然而为了实现这一目标,他们采取自己认为可行的措施。经过一番实施,当体重确实达到预期目标时,他们已形成的行为模式会保持惯性。他们体重的继续下降及失控的滑坡正是构成进食障碍的一个原因。因此,治疗师可以引导患者还原早期的向往,因为原本向往的体重是患者的理想目标,客观上也处在正常的生理体重范围之内。如果治疗师的鼓励和引导能使患者还原到当时的合理体重,这实际上也已经使患者有了一个很大的进步和显著的改善。

5. 阐明生理损害

进食障碍患者在认知结构及知识结构方面,"漂亮"和"健康"之间是处在分离的状态。患者为了漂亮,为了体型美观,可以牺牲机体健康为代价。患者在这方面往往缺乏一些基本的生理健康常识,有的虽然知道一点,却不加重视,掉以轻心。治疗师需要在这方面给他们补上一课,使他们清醒地认识到,进食障碍会给自身的机体造成严重的,有时是不可挽回的危害。

6. 挑战假设规则

进食障碍的患者无论是节食或者多食,都有自己很特殊的假设和规则。他们会假设自己的进食控制和安排所产生的满意效果,假设自己的形体会得到大家的赞美和认同。患者的规则更是繁多,除了有食谱的规则,又有各种食品进食次序的规则。如一些暴饮暴食又打算即刻呕吐的患者,他们有先吃精细食物后吃粗糙食物的规则。因为他们在满足暴食以后,在呕吐时能够先吐去一些粗糙食物,使胃中多少能残留少量的精细食物以维持身体营养的需要。有一些患者的规程更加出奇,规定父母在自己进食的同时,也同步吃下比自己进食量加倍的食品,否则他们就拒绝进食。有的父母因妥协和依从,只能超量进食,从而使自己的体重明显超标。治疗师必须清晰地了解患者的各种假设和规则,挑战患者的假设和规则,以合理的、理性的规则来替代功能失调的规则。

(二) 认知行为干预的常用技术

进食障碍的认知行为干预具有一些独到之处。治疗师需要根据患者各自的特点,精心地选择一套符合他们实际情况的柔性推进的干预技术,让患者容易接受,也愿意配合和尝试。以下是常用的干预技术。

1. 教育正常的进食知识

患者在厌食或贪食的同时,往往处在"无知"的状态。他们没有关于进食障碍可能对身心造成严重恶果的相关知识,所以会显得一意孤行,无所顾忌。治疗师就需要对他们进行有关健康知识的教育和辅导。这种教育不是一种单向式的灌输,而应是在讨论中填补和纠正患者对有关知识的缺乏及误解。

(1)正常体重的概念。治疗师应该启发患者对人体正常体重有一个基本的概念。正常的体重可以用身高厘米数减 105,得到正常平均体重的公斤数。这样的计算比较容易记,但需要告知患者在通常情况下每个人的体重会在这个范围内有一定的上下波动。但是如果较大幅度地低于或超过这个标准值,机体就处在病理状态,同时会出现一系列的病理反应,不仅是体型方面的改变,内脏及各个系统都会出现器质性和功能性的病变。治疗师应该告诉患者,患者对这些变化一般都是忽略的,不在意的,甚至觉察不到。因为这种病理性改变是一个渐进的过程,只有达到严重显现的程度,患者才能发觉问题的存在。但是,此时的患者进食的病理性行为模式已经产生了定势和惯性,它的强度能够压倒患者对身体损害的顾忌。所以进食障碍的延续也就更加重了对患者机体的危害。

(2)催吐及导泻的躯体后果。患者往往十分得意自己通过"催吐"和"导泻"来解决保持体重平衡的做法。有时他们还会为自己的措施所产生的保持体重的效果而自我欣赏,但是他们很少知道自己的贪食、呕吐及导泻对于自身机体所造成的损害有多么严重。他们不清楚,过度的贪食会造成胃的扩张,甚至于因急性扩张而导致胃穿孔;有的患者贪食,使得胃底可以下落到膀胱的顶部;有的患者身体已经骨瘦如柴,内脏周围几乎没有脂肪固定,可能会引起严重的胃下垂;有的患者的肠道因饥饿的反复折腾,肠壁萎缩无力,胃肠功能严重蠕动瘫软,引起慢性、持久性便秘;有的患者虽然能够多日排便一次,但可能出现严重脱肛,使直肠和结肠脱出肛门外 20 厘米左右。肠子一旦脱出就会出现水肿,十分难以回复。要几经周折,花上几个小时热敷才能消肿,用手法逐渐复位到肛门内。这样不仅给患者带来极大的痛苦,同时使患者的学习生活及其他社会功能都受到严重的影响。治疗师应该用这些知识和临床中出现的典型案例教育患者。

(3)用呕吐和导泻来控制体重的误区。进食过多的患者总以为通过呕吐和导泻,能够排除体内多余的食物,尽量减少身体对食物营养的吸收。其实一般患者都缺乏催吐和导泻对人体造成的危害的相关知识。他们不清楚,在自己催吐或自行呕吐时,除了吐出食物以外,还排出大量的胃酸,甚至胆汁。这会导致机体的酸碱平衡失调。胃酸是属酸性的,在呕吐时,大量的胃酸通过食道会改变食道的内环境,这种长期的刺激会严重损伤食道,使食道产生器质性病变。导泻对机体也很不利,因为导泻会使机体大量流失肠液,而肠液属于碱性液体,过多地失去,可以导致机体的代谢性酸中毒。患者很难理解病理性的进食过程的危害,他们所关注的只是使自己的体重下降。

(4)内分泌紊乱不可逆的后果。当厌食症患者体重消瘦到一定程度时,其内分泌也开始进入紊乱状态。对于女性来说,月经的紊乱是一个先兆。随着体重的继续下降,患者可能出现停经或闭经。一般情况下,在患者月经紊乱的早期,可以通过体重的回复或一些药物调整。但是如果患者极度消瘦,此时机体会出现整个内分泌系统的紊乱,即下丘脑—垂体—性腺的广泛紊乱。下丘脑是内分泌系统的最高中枢,是通过分泌促性腺激素释放激素即各种释放因子(RF)或释放抑制因子(RIF)来支配垂体的激素分泌。垂体又通过释放激素控制甲状腺、肾上腺皮质激素、性激素、胰岛素等激素的分泌。相关层次间是施控与受控的关系,但受控者也可以通过反馈机制反作用于施控者。激素的作用不是孤立的,内分泌系统不仅有上下级之间控制与反馈的关系,在同一层次间往往是多种激素相互关联地发挥调节作用。激素之间的相互作用,有协同,也有拮抗。由于患者长期处在闭经的状态,她的激素的水平会对脑垂体及下丘脑失去反馈的作用,因而久而久之,丘脑分泌的促性腺激素所释放激素因子(RF)或释放抑制因子(RIF)就会出现退化,从而使机体整个内分泌系统处在极度紊乱的状态。而下丘脑功能一旦萎缩,就很难再回复,这也意味着青年女性的月经及生殖功能从此丧失。厌食症患者或贪食症伴呕吐行为的患者很难理解自己仅仅为了漂亮,在为漂亮而想方设法的同时,背后却隐藏着这样大的生命风险及一辈子的人生危害。

2. 提供正常饮食的辅导

循循善诱是治疗师对患者进行正常饮食辅导的基本步骤。然而患者不是通情达理的正常人,他有障碍缠身,所以即使治疗师苦口婆心,细讲道理,他们也常常不屑一顾。因此治疗师的辅导必须是具有高技术含量的辅导,绝非泛泛而谈,缺乏底蕴。例如:

(1)一次治疗师邀请贪食症患者一起共进午餐。治疗师解释说,今天是我请客,一定要让你吃饱了还要撑足。厕所就在50米开外,要吐也很方便。治疗师一边自己吃,一边观察患者的动态。没吃多久,患者便停下进食,对治疗师说,她不想再继续吃了。治疗师感到疑惑,试问患者,这是怎么了? 患者坦诚地回答,我实在不想在你的面前出丑。治疗师接着说,你可以回避在我的面前出丑,但你的贪食却时时在你的身体面前出丑。你难道就不想也尝试减少一些这样的出丑吗?尽管医患共进午餐是被搁浅了,但在患者的认知中已经产生了一股强大的冲击波。

(2)治疗师对停经不久的厌食症患者说,你应该到妇产科医生那里就诊,否则会导致永久停经。患者不知其所以然,治疗师深入浅出地进行解释。你每个月有月经,都会给大脑的丘脑部位有一个反馈。大脑获得信息后就一直正常地给全身的内分泌系统发出信息,让你保持每个月来月经。但是如果你长期停经,不再给大脑反馈信息,大脑就会以为你的生殖器已经丧失功能,所以也就对你的生殖系统停止发出信息,你的生殖系统就此丧失了应有的所有功能。治疗师再次强调,如果机体的功能损害到如此地步,这是一个不可逆反的过程。那时,即便你再正常进食,即便你的体重完全恢复正常,但你的内分泌系统已经不再有回到正常的可能。

3. 对患者自虐倾向的警示

进食障碍的患者,无论是厌食或是贪食,其行为的背后往往隐含着一种自虐的倾向。有的患者对自己不满意,因达不到"理想的我"而厌恶"现实的我"。他们试图通过虐待"现实的我"来鞭策自己快速达到"理想的我"。异常的进食行为便是这种自虐的方式。这种自虐行为倾向并非出自潜意识,患者完全能够在治疗师的引导下表达出这层意思。他们会说,我对自己是"恨铁不成钢",节食或过度进食的难受刺激是对自己的一种"提示"和"警告"。然而在通常情况下,患者虽然有异常进食的行为,却不会朝这是一种自我惩罚的方向去反思。一旦治疗师和患者一起捅破这层隐含的意思,患者就会清晰地认识到这种自虐行为的功能失调以及由此所进入的无价值和无效果的心理误区,从而感悟到改变异常进食行为的必要。

4. 挑战"必须"

"必须"往往是进食障碍患者潜在层面信念的一种表达形式。这些"必须"隐含着患者对自我或他人的价值判断标准。患者对于自己的进食行为在"必须"的鼓动下,朝着他们认定的极端方向发展。他们很难发现在自认为是十分在理的"必须"中却存在着不合逻辑、功能失调的成分,以至于造成许多非理性的做法。治疗师可以通过对患者"必须"想法的挑战,动摇患者功能失调的规则,弱化"必须"对行为的负性影响力。例如:

治疗师:你怎么会把控制自己的身材看得这样重?

患　者:我必须有好的身材,这样我就完美了。

治疗师:你所谓的身材好,是怎样的一个标准?

患　者:我必须做到别人看上去很满意。

治疗师:如果别人对你身材的评价与你自己的评价不一致怎么办?

患　者:我必须根据别人的评价为主。

治疗师:你要身材好看,是给自己看的还是给别人看的?

患　者:主要是给别人看的,别人认为好看我就觉得是完美了。

治疗师:别人如果觉得你太瘦而不美呢?

患　者:别人的眼光差异很大,我不可能把个别人的审美标准作为标准。

治疗师:那你以谁的标准作为你的满意标准?

患　者:我把我认为别人会满意的标准作为自己的标准。

治疗师:按照这样的说法,你的最终标准还是要按照你自己的标准。

患　者:我相信我的审美观和别人的审美观是统一的。

治疗师:现在两者的标准已经出现分离了。

患　者:唔,看来我需要再好好想想。

5. 考查价值系统

进食障碍患者的假设往往只关注一个维度,把自己的形体看作体现自己价值的唯一尺度。这样,他们的实现自我价值的其他维度都被忽略了,被覆盖了。治疗师可以通过和患者一起考察价值系统,伸展价值关注的宽度和广度,使患者摆脱单一维度自我价值关注的局限性,完整地把握患者自身的价值体系。例如:

治疗师:你的进食模式反映了你对好身材的特别关注,是这样吗?

患　者:是的,我总觉得我把身材搞得漂亮一点,其他的问题就都不大了。

治疗师:你说的其他问题包括哪些内容?

患　者:比如,心地善良、有进取心、待人宽容、学习优秀、兴趣广泛,等等。

治疗师:在这些方面你很自信吗?

患　者:是的,比较自信。

治疗师:你认为自己长得漂亮吗?

患　者:一般,不过也不能算很差。

治疗师:你的身材呢?

患　者:就是身材不好,别人都说我偏胖,所以减掉一些体重就完美了。

治疗师:你似乎已把身材看成自己价值的唯一缺憾。

患　者:是的。

治疗师:其实你的身材问题和其他的优势项是处在同一个层面,这些优势都能够体现你的价值。

患　者:我想也是。

治疗师:你能否把对于你自己身材的关注度下降到和其他各方面的自身优势同一等级的程度?

患　者:这怎么做?

治疗师:你试着把对自己身材的关注程度与关注自己的心地善良、有进取心、待人宽容、学习优秀、兴趣广泛等方面保持一致。不要过度关注自己的体重、胖瘦、节食、消耗等。你要想清楚,要体现你的价值不只是你的瘦细的身材。

患　者:我可以试一试。

6. 控制进食刺激

对于贪食症患者,控制进食刺激是一个常用的干预措施。要尽可能地控制来自外界的、会引发患者多食的各种刺激。这就能够稳定患者的进食的限量状态,避免因刺激而诱导患者勾起对食物的贪欲。治疗师可以采用以下的方法来减少对患者引发贪食的刺激。

(1)和大家一起进食。患者无论是吃饭还是饭间吃小吃,尽量做到与熟悉的人一起进餐。共进三餐的人可以是同学、朋友,也可以是家人。因为此时共同进食的旁人可以构成一种负性刺激,抑制患者的暴饮暴食。患者通常爱面子,不愿意在众人面前出丑,暴露出自己失控的狼吞虎咽的样子。

(2)进食时避免做其他事情。如果贪食症患者在进食时还做一些其他的事情,如走路、听音乐、看书、看电视等,都很容易使患者"分心",导致患者无节制地多吃。因此治疗师应指导患者专心致志地吃,清晰地了解自己是在吃食品,吃了多少量的食品,做到"心中有数"而不被外界刺激转移对自己失控进食的关注度。

(3)进食时限制食品供给。贪食症患者在进食时,如果是在饮食店里,他会买了一份又一份,如果是在路上,他会吃了这家再上那一家。所以治疗师要求患者进食应在一个规定的场合,这种场合无法不断地为患者提供食品。这样患者只能在有限的进食量的范围中进食,减少贪欲的产生和失控的狂吃。

(4)远离有食品的场所。能够提供食品的场所对贪食症患者会产生一种诱导性刺激,引发患者的贪食欲。因此治疗师应鼓励患者有意识地远离有食品的场所,减少贪食欲的唤醒。如果患者能坚持操练,对控制进食有很大的益处。

(5)回避别人进食的情景。当看着别人在进食,也会构成对患者的一种刺激。所以患者需要回避这样的情景,回避这种刺激。虽然看上去这是一件很小的生活琐事,但对于贪食症患者却是一种不可忽视的信号。应尽力回避和抵御这些信号刺激所产生的反应。

7. 全程记录治疗过程中的想法和行为

在对进食障碍患者进行认知行为干预中,全程记录治疗过程中的想法和行为是不可缺少的重要作业。患者除了需要坚持完成功能失调性自动想法记录表、理想法替代表以外,还必须全程记录自己进食的情况,包括每天各餐的食品种类、进食量(一般用体积为单位)、自我感觉、自我反应等。这样的全程记录有以下一些功能:

(1)反映状态。对于进食障碍患者的治疗需要十分细致地了解患者每天的状态,包括想法、情绪、行为等多方面的信息。进食障碍患者每天的情况都会有所变化,因此整体状态以及进食的情况很容易被忽略和遗忘。如果患者能每天做详细的记录,那么有助于向治疗师提供会晤间隔期间的状态信息。

(2)监测变化。患者接受治疗的过程又是自我监察的过程。通过记录,不仅是患者自己,还有治疗师,都能够了解治疗过程中患者的些微变化。这对治疗的推进是一个十分重要的信息。治疗师若能及时了解患者改变和进步的信息,就能从中发现背后的动因,这为治疗师的认知行为干预的实施提供关键的线索。

(3)发现进步。进食障碍患者的进步通常是比较缓慢的。对于患者进步动态的掌握,正是治疗师对于患者进行鼓励和正性强化的强化物依据。所以患者这些方面的详细记录信息,有利于治疗师发现患者的进步,及时给予患者积极的支持和激励,巩固患者所取得的治疗成效。

(4)了解关系。治疗性医患关系是认知治疗的基础。治疗师及时了解医患关系的动态对把握治疗的进程至关重要。患者的记录又是一个能够间接反映医患关系状态的显示器。治疗师可以通过患者的记录分析医患合作的状态,这对于把握心理干预的强度和速度都具有指导意义。治疗师一旦发现医患合作处在迟滞状态,就应认真考虑并与患者一起分析当前遇到的问题,使治疗进行得更加顺畅。

第十四章 创伤后应激障碍的认知治疗

创伤后应激障碍（post-traumatic stress disorder，PTSD）是一种由异乎寻常的威胁性或灾难性的心理创伤所导致的延迟出现及长期持续的精神障碍。

创伤后应激障碍的应激源通常是异常的强烈，包括自然灾害，如火山爆发、地震、海啸、雪崩、山体滑坡、洪水、泥石流、龙卷风等；以及人为灾难，如严重交通事故、火灾、战争、被绑架、身受酷刑等。除了直接经历创伤性事件，也包括目睹发生在他人身上的创伤性事件，获悉亲密的家庭成员或亲密朋友发生创伤性事件。患者从遭受创伤到出现心理障碍和精神症状的持续时间通常超过 1 个月。创伤后应激障碍可发生于儿童、青少年和成人。统计显示，女性的患病率高于男性。

一、评 估

（一）创伤后应激障碍的主要临床表现

当患者在遭受重大创伤性事件以后所延迟出现的症状主要有以下一些特征性表现。

1. 反复闯入性体验

患者的心理创伤来自天灾人祸的遭遇、事件和处境。其创伤性以及心理压力的巨大负荷都超过了一般的日常生活事件，其沉重打击也越出了一般常人的承受程度。在应激障碍发生后，患者出现反复闯入性的重现创伤体验，会不由自主地回想遭受打击的经历和过程。尽管自己也意识到事件已经过去，但还是难以抵御反复闯入性的记忆和体验。患者经常做噩梦，其内容都与创伤性的事件有关。时常产生错觉，有的甚至出现幻觉，似乎事件中的场景和人物又呈现在自己的面前。尤其是当再次出现与创伤事件相关的信息时，如天气、环境、人物、声音等刺激，都会引起触景生情，给患者心理带来极度的悲伤。同时往往伴有心悸、心慌、出汗、脸色苍白等明显的生理反应。

2. 持续的警觉性增高

患者十分警觉,过分担惊受怕,一直处在惶惶不可终日的状态。注意力难以集中,对微弱的声响刺激都十分敏感,因而导致入睡困难或睡眠不深。平时患者容易被激怒,经常发无名火,显得十分焦躁不安。

3. 持续性的回避

患者尽可能地回避与创伤性经历有关的情境、人物、物品。回避相关的话题、想法、感受,有时会表现出一时难以回忆创伤事件中的一些重要内容。为了不让痛苦再起,患者会回避与人交往,封闭自己,不愿参加群体活动,对他人显得十分冷淡。对周围所发生的事情也熟视无睹,似乎力求忘却与创伤性事件相关的所有一切。

4. 对未来失去信心

患者不仅对于自我、环境的评价很低,对于将来也十分迷茫。他们看不到自己有光明的前景,往往把创伤后所残留的精神萎靡状态看作为以后生活的永久局面,因而一直处于抑郁无望的状态。

(二) 对创伤后应激障碍的评估要点

对于患者来说,虽然灾难性的社会生活事件已是时过境迁,但创伤留下的痛苦阴影却久久不能忘怀和摆脱。患者身处被动,被闯入性的创伤体验所缠绕,痛不欲生。因此,治疗师在对患者进行评估时,需要根据患者心理障碍的特殊性,在操作中注意以下一些要点:

1. 观察为主

回避是创伤后应激障碍患者症状的重要特征,因此有的患者会不愿意与治疗师多交谈。此时治疗师对患者的评估应以观察和间接了解为主。治疗师可以通过观察患者的表情、神态、情绪、举止、起居、活动、交往等,了解到他们的相关信息。

2. 会晤简短

有些患者虽然同意与治疗师接触,但神态往往比较茫然和淡漠。治疗师对患者的会晤评估应尽量简单扼要,问重点,问要点,切忌东拉西扯,漫无边际。患者能有心理求助的愿望已经很不容易,治疗师应该珍惜地用好与患者会晤评估的机会。

3. 不要强求

当患者一时表现出不耐烦,或因极度痛苦而难以回答治疗师询问的话题时,治疗师应理解患者所处的境况。不要强求患者回答问题,也不要勉强患者即刻接受治疗师的帮助。当患者情绪有所稳定,愿意和治疗师交流时,可再向患者了解情况。

4. 避免触发

由于患者处在高敏感状态,点滴的刺激都会触发患者的情绪波动,出现反拗、抵触、激怒等情绪反应。创伤后应激障碍的患者很容易放大情绪反应的程度，甚至会出现莫名其妙的失控。因此，治疗师在对患者进行评估时，无论是会晤还是采用心理测验，都应十分注意患者的反应动态，尽可能避免激发患者再一次的创伤感受。

（三）典 型 病 例

田铮（化名）男性，17 岁，高二学生。2008 年 5 月 12 日 14 时 26 分，正在教室上课的田铮和全班同学都感受到教室有些异样的震动和摇晃。此时有一个同学大声地说"地震来了"，这才使讲课的老师和全班同学提高了警觉。教室在二楼，教师马上招呼班级同学跑下一楼，离开教学楼，到操场上去避难。当师生正慌张撤离教学大楼时，大楼摇晃得更加厉害。此时田铮和一部分同学、教师站在操场上眼睁睁地看着整栋教学楼瞬时一下子完全倒塌，把还未来得及离开的同学和老师都压在崩塌的大楼碎石中。田震和许多同学都想冲向大楼去营救同学和老师，但是有老师阻止了他们，因为阵阵强烈的余震使他们无法站稳，眼前一片浓浓的尘土，没有方向，不知所措，乱作一团。老师把同学撤离到更远的安全坡地，不让任何一个学生擅自行动。他们都能够微微听到教学大楼方向传来的嘈杂声音，却无法得知那里的惨况和正在发生的一切。

经过两天的休整，同学们都被安置到帐篷里住，生活用品都是由解放军部队空运提供。在晕晕乎乎地忙乱了一周以后，田铮似乎稍有平静，但他整天躺在帐篷里，一点都不想外出。一日三餐几乎都是由同学为他送进帐篷。他整天躺着，也不想思索什么，但是脑子里总会不断地一阵又一阵地涌出一些图像、念头和想象，这些内容都与地震那天的经历相关。他会想到那天胆战心惊的灾难场面，会留恋和担忧不知去向的同学和教师的结局，会想象以后艰难的生活，会对重建家园缺乏信心。田铮的话语很少，不主动与人接触，但时时处在高度警觉的状态。全身十分疲软，很想入睡，但又难以入睡。即使有时睡着一会，却被噩梦惊醒。他心情十分低沉，每天都处在被动、迷茫、无奈、焦虑、沮丧的状态之中。

二、病 例 概 念 化

（一）创伤后应激障碍的几种理论解释

对于创伤后应激障碍（PTSD）的病例概念化，治疗师需要掌握患者构成障碍的理论和机制。一般认知理论认为,每个个体在其头脑中存在着对世界及社会环境的稳定的认知模式和信念。在通常情况下,人们都认为灾难的降临以及濒临死亡与自己的现实十分遥远或者几乎没有关系,认为自身在社会中存在的地位与价值不会动摇,相信自己有能力应对生活中可能出现的各种困难和问题。然而,一旦现实地经历了重大天灾人祸的创伤时,这些信息与自己原来预存的想法、看法出现了严重冲突,出乎意外,不相一致。于是个体便产生一种驱动力,试图将现实的灾难性信息与自己原有的认知模式及信念进行整合。当这种整合进行得不顺利或者完全失败时,就会导致创伤后应激障碍。

不同学者对于创伤后应激障碍形成的认知理论又有不同的解释。

霍鲁维兹(Horowitz)等是社会认知理论学派的学者,他们认为,人们对于信息认知加工的原动力具有完形倾向特征。人们要把新的信息整合到预存的认知模式中是一种自身的心理需要。当人们经历严重的创伤以后,有关创伤经历的记忆、想法和表象都不能与原来预存稳定的图式相融合,于是便无意地把创伤性信息压抑到认知的潜在层面,个体便出现了一段麻木和否认事实的状态时期。但是,人们的完形倾向却顽固地力图使创伤有关的信息能够整合到预存的认知模式中。在这种困难的整合过程中,尚未被整合的信息还是迟迟地被滞留在浅表认知层面,于是就表现为反复闯入性的体验,又称之为"闪回"(flash back episode)。有一部分信息则以噩梦的形式表现出来,于是便导致强烈的创伤后应激反应。

信息加工理论从另外一个角度对创伤后应激障碍进行了解释。信息加工理论的侧重点放在创伤造成的威胁上,以及创伤信息是如何在认知系统中表征的,随后又是如何被加工的。弗艾(Foa)等学者认为,当人们经历了创伤以后,便在记忆中形成了一种恐惧信息网络,它由创伤事件的刺激信息,创伤在认知上、行为上和生理上的反应信息以及刺激与反应联系的信息所组成。诱发性刺激(如创伤的遗留物)会激活恐惧信息网络,使患者进入发病状态。患者出现回避症状群,就是压抑和避免这种信息网络被激活的心理行为反应。只有当恐惧信息网络成功地被整合到原来预存的认知结构中,创伤后应激障碍才能够得到解决。只有当这种整合全部完成,诱发性刺激才能消失其激活恐惧信息网络的作用。但是这种整合的过程并非一帆风顺,也会遇到各种阻力和干扰,如重大创伤事件的不可预测性和不可控制性以及创伤性事件的严重程度都会干扰认知的整合过程。

双重表征理论认为,创伤事件会在记忆中形成两种表征:一种是有意识加工的产物,其过程的特征是慢速,系列分布,信息容量小,这称为言语通达性记忆(verbal accessible memory, VAM)。另一种是无意识加工的产物,其过程特点是快速,平行分布,信息容量大,这称为情境通达性记忆(situational accessible memory, SAM)。当个体处于与严重创伤相关的刺激或境遇时,这种记忆会自动地被提取和浮现出来。上述两种记忆的表征,有两种不同的情绪反应:一种是随创伤事件的发生,产生与情境通达性记忆有关的条件性情绪反应。另一种则是在言语通达性记忆的基础上,通过认知评价加工后产生的次级情绪反应。

当记忆表征形成以后,患者会对它们进行有意识的情绪加工和调整。一方面通过提供与创伤事件有关的感觉信息和生理反应信息来帮助受害者进行认知调整,从而阻止对情境通达性记忆的持续激活。另一方面,对言语通达性记忆有意识地主动地整合和内化。通过对言语通达性记忆的提取,对创伤事件的意义进行再度评价和再次归因,这样就能促进新的信息与预存模型的整合,从而也能达到减少负性情绪不断产生的积极效果。

（二）创伤后应激障碍基本架构模式

现实中,不是所有经历同一灾难性事件的人都会发生创伤后应激障碍。这也说明在相同的经历和相等刺激的情况下,个体的心理感受、承受能力以及应对方式都存在有一定的差别。但是,能产生创伤后应激障碍的患者,都有着相似的基本认知架构模式。

在患者早年的成长及以后发展的过程中,已经隐藏着一般性的心理脆弱及机体脆弱的特点,但由于没有遇到特别显现的刺激,所以这些脆弱便隐含在患者的身心系统中。在日常生活中,患者多少会遇到这样或那样的困难、挫折及一般创伤,但是他们有潜在的能力,有应对和排解创伤的抗挫方法。所以在多次遇到一般的创伤以后,便无形地积累了应对和克服创伤的经验。

但是当患者遇到异乎寻常的天灾人祸时,情况就会大不相同。他们会出现一时的惊慌失措、无所适从、无奈茫然。他们会极度敏感、高度警觉,并且伴随一时强烈的情绪反应,如焦虑、恐惧、悲伤、抑郁、愤怒等。但是,在强大社会支持系统以及自我应对能力的作用下,患者所承受的压力会得到一时的抵御、暂时的压抑和表面的缓解。这正是遭受重大创伤的患者为什么会出现一个阶段(几天、几周、几个月)平稳状态的原因。但是,一旦遇到诱发性刺激,被压抑在认知潜在层面的心理机制就迅速被激活,从而引发创伤后应激障碍(见图 14-1)。

三、认知行为干预的策略和常用技术

对于创伤后应激障碍的认知行为干预的方法有多种。有些方法比较可靠和有效,有些方法虽然有一定的效果,但在操作方面及疗效方面还存在着需要进一步的实践和探索。

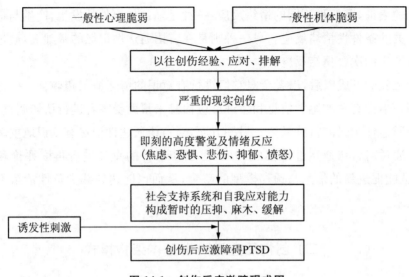

图 14-1　创伤后应激障碍成因

认知理论认为,认知过程决定着情绪和行为的产生,同时情绪和行为的改变也可以影响认知的改变。对于患者,他们的认知、情绪和行为三者之间呈现一种恶性循环,曲解的认知导致不良的情绪和不适应行为,而这些负面的情绪和行为又会反过来影响认知过程,给曲解的、非理性认知提供依据和支撑,使之更加巩固和隐蔽,存在的障碍也越来越严重。因此,在认知治疗中,治疗师通过各种认知行为干预技术来调整和改变患者曲解的、功能失调的想法和观念,并同步正性影响患者的情绪和行为,建构一种新的认知、情绪和行为的良性循环过程。对于创伤后应激障碍的认知行为干预有以下一些常用的方法。

（一）延时想象和视觉暴露

这项技术运用了经典的操作条件的理论原理。由于患者的应激和恐惧都是习得的,所以治疗的目的就是要消除这些习得的刺激反应。弗艾在这方面做了大量的工作。弗艾认为恐惧是患者的一个重要症状,是一个刺激的表征及反应的认知结构。通过暴露,患者能够在治疗师的引导下,对负性情绪信息进行再度加工,矫正错误的关联和评价。通过暴露能让患者认识到对自己、对环境和对将来的看法存在着一些偏误。治疗师辅导患者进行延时想象和视觉暴露,让患者在回忆创伤以及通过视觉接触创伤性事物时,实际上相当于再度重现所经历过的创伤性事件。治疗师需要让患者通过反复操练,逐步认识到处在恐惧情境的想象和创伤性事物的视觉暴露中,患者是能够逐渐适应这种刺激的。创伤所产生的与恐惧相伴的情绪反应不可能一直无休止地持续保留在认知中,而是能够随着反复的暴露而逐渐减弱反应的强度,最后达到消退的效果。常用的操作方法有以下几种。

1. 焦虑的习惯化

患者处在创伤后应激障碍阶段,焦虑是较顽固的症状之一。治疗师应帮助患者解脱"焦虑永远存在"和"我会发疯"缠绕的功能失调的想法,让患者暴露在焦虑中,习惯于焦虑中。治疗师须让患者理解创伤后应激障碍的本质和特点,消除自己"将会永久地处于焦虑状态"并由此"发展到发疯"的严重结果。其实这种负性的任意推断和假设本身是产生焦虑的源头,而并非是创伤后应激障碍的产物。治疗师须向患者解释,通过一些化解焦虑的方法,完全能够达到焦虑习惯化的效果,最终能够减弱焦虑和消除焦虑,提高患者对排解焦虑的信心。

2. 鉴别真实创伤和相似创伤

患者经历天灾人祸的创伤以后会感到十分恐惧,严重缺乏安全感,会害怕灾难再度降临。此时,治疗师需要帮助患者调整认知,把一些容易混淆的概念和情境进行严格的区分。让患者清晰地区分真实的创伤和相似的创伤之间的本质界限,因为相似的创伤是一种错觉,初看以为又将是一场灾难,但实际上却是安全的状态。患者在受到严重创伤以后,很容易对危险的警觉出现泛化,把整个世界看成无时无刻都充满了危险的世界,为之胆战心惊,惶惶不可终日。

3. 澄清"症状"与"失控"之间的混淆

许多患者在体验自己创伤后应激障碍的各种症状的同时,很容易与"失控"混淆,从而加重了自己的心理负担。患者往往以为,创伤后出现的症状会长期的,不会磨灭的;同时还认为自己无能力来克服这些症状,为之十分痛苦。这种"我无能"的核心信念具有很强的损伤性,它会使患者的潜能受到抑制,使社会功能遭到削弱。其实障碍的症状与患者的能力并没有直接的关联。患者很容易产生误解,以为症状的消退与自己的能力有着直接的联系,似乎可以凭自己能力的发挥就能很快消除自己身上的全部症状。这实际上是一个曲解的认知。因此治疗师应该引导患者区分"症状"与"失控"之间的客观关系,避免患者因为概念和理解方面的混淆而导致心理负担的加重。

4. 逐步帮助患者减少安全行为的使用

患者常常会自发地采用一些自认为的"安全行为",来达到放心、安宁的目的。但是,实际上这些"安全行为"只是一种自我安慰,无实际的客观功效。然而这些行为可能成为一种具有负性意义的行为模式,对患者产生不良的作用。因此,治疗师需要帮助患者逐步减少这些无功能的行为方式,这也是衡量治疗是否有进展的一个重要指标之一。比如,一位曾经在夜间遭遇袭击的患者,原先无论身处何地总是习惯开灯睡觉,但经过一段时间的治疗,他慢慢地放弃这种开灯睡觉的行为方式,逐渐适应并允许自己在家中关灯睡觉。

5. 加强患者对创伤事件的掌控感

加强患者对于创伤性事件的掌控感，可以产生缓解焦虑的作用。比如地震过后，学习各种逃生技巧，发放相应的工具，演练逃生的程序等都有助于患者加强对未来的掌控感，增强其内心的安全感。另外，指导患者用第三人称的方式将整个创伤体验记录，越详细越好，类似于"编剧"。治疗师可要求患者先是在治疗室里默读，然后细声细气地读，再过渡到用正常嗓音朗读，患者就能逐步递进地允许自己暴露在创伤的体验中。

（二）眼动脱敏和再加工技术（EMDR）

首先，在治疗前对患者进行心理测量。一般采用两种量表进行评估，一种称为"主观干扰程度量表"（subjective unit of disturbance scale，SUDS），另一种称为"有效认知量表"（validity of cognition scale，VOC）。治疗师在对患者进行量表评估以后，让患者躺在一张检查床上，采用平卧位姿势。治疗师要求患者集中精力去追忆患者曾经经历过的创伤性事件。尽管患者很可能在其记忆中只残存一些不完整的片段，治疗师还是要鼓励患者进行想象和记忆追溯，同时也可再次体验曾经有过的感受和想法。与此同时，治疗师站在患者的头部一边，用手指在患者的视野内进行左右移动，并要求患者的眼球跟随治疗师的手指的移动而同步追踪移动。在配合治疗师进行眼球移动的同时，患者能够产生对创伤性事件追忆脱敏的效果。当每次想象告一段落以后，治疗师须对患者进行简洁的认知干预，尤其是针对核心信念进行调整，使患者的信念更趋于合理和理性。然后再使用主观干扰程度量表和有效认知量表进行再次评估，以确认治疗的临床效果。

关于眼动脱敏和再加工技术的研究很多，但是也存在一些学术方面的争议。有一些研究发现，用眼动脱敏和再加工技术治疗虽然能使患者在症状方面得到一定的改善，但由于研究方法的缺陷，许多临床研究的结果不尽如人意。

（三）认 知 重 建

对于创伤后应激障碍的患者，他们会存在各种认知方面的问题。在浅表层面的认知中，灾难当头、过度引申、预测命运、以偏概全、任意推断等都是常见的自动想法。在潜在层面的认知中，患者除了会有功能失调的各种假设以外，在核心信念方面，"我很倒霉"，"我成为累赘"，"这个世界末日即将来临"等核心信念也是十分常见。治疗师需要对患者的认知进行调整和重建，以合理认知来替代功能失调的认知。在干预的实施中，治疗师应该把握适当的时机，不应在患者处在极度回避的状态下与患者讨论认知的重建问题,此时会对患者增加压力,同时也难以产生良好的治疗效果。此外有关合理认知的替代干预,必须根据患者的实际情况、创伤的程度、拥有的资源让患者对可接受替代的新想法进行思考和选择。由于患者的创伤已经是现实的悲伤,各种现实的损失只能被接受,所以治疗师在引导患者进行认知重建时一定要考虑到患者的接受能力,考虑到患者在重建认知过程中能够承受压力的幅度和强度。

(四) 焦 虑 管 理

创伤后应激障碍的患者伴有的严重焦虑源于他们对自己应对能力和方法缺乏自信。焦虑管理法(AMT)能为患者提供对焦虑的管理及控制技术,目的是当患者出现焦虑状态时,帮助患者学会应对焦虑的有效方法。常用的技术有全身放松训练、积极的自我陈述、腹式呼吸训练、生物反馈、社会技能训练,等等。焦虑管理法是应激预防的一种训练,这种方法把一些教育性和技能性的方法结合起来,如把放松练习、思维阻断、认知改变、自我对话等技术融合在一起,使患者防微杜渐,使焦虑程度控制在最小的范围之内。国外对焦虑管理法的临床研究重点放在受到性攻击的受害者所产生的创伤后应激障碍,并已取得明显的疗效。

第十五章 人格障碍的认知治疗

　　心理学家认为，每个人的心理特征都有其公开表露的一面，又有背后隐藏的一面。"人格"一词主要是表述个人的外显特征。世界各国的心理学家对人格所下的定义不下十几种，至今尚未统一。其基本概念主要指个人整体的精神面貌和稳定的、倾向性的整体心理特征，包括个人的外貌、体格、品质、特点、智能、风格、兴趣、行为模式和社会功能，等等。

　　当人格特质缺乏灵活性与不适应性时，导致了明显的主观痛苦和功能受损，这就构成了人格障碍。人格障碍的核心特征是内心体验和行为明显偏离个体所处的文化背景的期待，并至少表现在认知、情感、人际功能或冲突控制中的多项障碍。

　　《国际疾病分类第10版》（ICD-10）中提出人格障碍的一般性诊断要点为，不是由大脑损伤或病变以及其他精神障碍所直接引起的状况，并符合以下标准：(1)与社会文化明显不协调的态度和行为，通常涉及情感唤起、冲动控制、知觉与思维认知模式以及与他人互动的方式；(2)异常行为模式是持久、固定并不局限于精神疾患的发作期；(3)异常行为模式泛化，与多种场合不相适应；(4)上述特征出现于童年或青春期，并延续到成年而稳定存在；(5)该障碍给个人带来相当大的苦恼，与他人和社会冲突逐渐积累而明显；(6)该障碍通常会伴有职业和社交的严重问题，但并非绝对如此。我国的《中国精神障碍分类与诊断标准第3版》（CCMD-3）中把人格障碍分为偏执型、分裂样型、反社会型、冲动型（攻击）、表演型（癔症型）、自恋型、强迫型、焦虑型、依赖型等不同类型。在美国的《诊断与统计手册：精神障碍，第5版》（DSM-Ⅴ）中强调了边缘型人格障碍的类型。不同类型的人格障碍都有其不同的特征（见表15-1）。

表 15-1　不同类型人格障碍的不同特征

人格障碍类型	特　　　　征
偏执型	不信任和多疑，将他人的动机解释为恶意。
分裂样型	脱离于社会关系，情感表达相当有限。
反社会型	不顾及和冒犯他人利益。
冲动型	爆发性情感，冲动性行为。

（续表）

人格障碍类型	特　　　　征
表演型	过度的情感表达和寻求关注。
自恋型	虚荣，需要赞美，缺乏同情。
强迫型	过度强调有序、完美和控制。
焦虑型	社会活动抑制，不足感，对负性评价高度敏感。
依赖型	顺从与依附行为，过度要求被照顾。
边缘型	人际关系、自我意向和情感的不稳定及明显的冲动。

原上海第二医科大学客座教授，美国著名认知治疗学家阿瑟·弗里曼（Arthur Freeman）在 20 世纪 90 年代初指出："对人格障碍的认知行为治疗方法已经形成理论体系。"认知学派的学者坚信，认知治疗过程主要是在意识范围内，通过结构式的治疗可以进入知觉范畴。情绪和行为障碍在很大程度上取决于信念系统的功能失调，导致持续性的判断偏移和由此产生的特定状态的认知曲解。

在日常的临床工作中，主诉为人格问题而来求医的患者极少，大多数是因感到焦虑、抑郁、恐惧、强迫等神经症类症状而来，有的患者则是在外界因素的迫使下被动地前来就诊。人格障碍患者常常注意到自己在与他人的相处中出现的种种困难和茫然，很少意识到其原因是来自自身的人格问题和行为模式。也有一些患者虽然能够清晰地认识到重重挫败的原因来源于自己，但从来没有想过可以通过心理医生的帮助和自身的努力达到积极有益的改变。由于人格障碍患者面临的问题是长期本质的问题，同时这些问题仍然被社会生活环境中的各种因素保持着强化态势，因此，治疗师一定要充分估计人格障碍患者治疗的实际难度和所需的时间。认知治疗能否顺利进行，能否达到显著的疗效，与医患关系的良好建立、医患之间的相互信任以及患者的高度配合有着十分密切的关系。治疗师对于人格障碍患者的有效治疗是通过严格的认知行为干预的策略与技术，使者从根本上放弃原来曲解的认知和功能失调性信念，并重新构建新的合理的认知模式和行为模式，从认知、行为、情绪等诸方面的转变来体现客观的疗效。

本章以反社会型人格障碍和自恋型人格障碍为重点，阐述人格障碍的认知治疗。

一、反社会型人格障碍的认知治疗

反社会型人格障碍（antisocial personality disorder，APD），开始于儿童或青少年早期，表现为一些品行方面的问题，由于长期没有被引起注意，逐步构成忽略他人和侵犯他人权利的特征性模式。患者的行为不符合社会规范,经常违法乱纪,对人冷酷无情,不知好歹,不择手段地通过欺骗和操控来获取个人的利益和快乐。其核心特征是欺骗和操控。

(一) 评　估

1. 反社会型人格障碍的主要临床表现

患者的基本特征是一种漠视或侵犯他人权利的普通模式。患者缺乏道德良知,即使做了可耻或罪恶的事情,在情感上也缺乏反应或内心冲突。患者忽略他人的意愿、权利和感受,行为冲突,办事缺乏计划,不加慎重思考,随意即刻作出决定。对自己和他人无责任感和无羞耻感,易激惹、易攻击,做事不计后果,不顾及自己和他人的安全。特征性行为包括对他人或动物发起攻击,破坏公共财物,欺骗或盗窃,或严重破坏社会规则和秩序。

患者在不同年龄阶段表现出不同内容特点的行为特征。童年时期,可以表现为撒谎、偷窃、任性、逃学、离家出走、恶习不改、对抗权威;少年时期,可以表现为打架、斗殴、抽烟、吸毒、破坏公物、不遵守规章制度、过早性行为或性犯罪;成年时期,可表现为工作表现差、经常旷工、侵犯他人、违法乱纪、从事非法职业、对家庭不负责任等。

2. 反社会型人格障碍的形成背景

反社会型人格障碍的形成与社会及心理因素有一定的关系。例如:早年丧父(母)、父母离异、寄养他家、社会或家庭环境恶劣、躯体残缺等;儿童被父母虐待、忽视、遗弃,从小缺乏父母及亲人在生活上与情感上的关爱和照顾;受到来自社会各方面的偏见及歧视,接触不良示范和反面榜样,这些都是促进反社会人格形成和发展的重要社会因素。卡多里特(Cadoret)等学者曾在 1995 年,通过对家庭环境和寄养环境下成长的儿童进行研究后指出,遗传对反社会型人格障碍的形成具有一定的"先天倾向"作用。另外,也有学者对患者的大脑进行磁共振成像检查的结果进行分析并指出,影像中显示患者的大脑有发育延迟的特征。这些研究表明反社会型人格障碍的形成有其一定的生物学基础。

3. 反社会型人格障碍的诊断标准

2001 年《中国精神障碍分类与诊断标准第 3 版》对反社会型人格障碍的诊断标准:

(1) 符合人格障碍的诊断标准,并至少有下列 3 项:①冲动。行为无计划或有冲动型。②易激惹。易激惹并有暴露行为。③易暴力。对挫折的耐受性低,微小的刺激便可引起强烈冲动,甚至暴力行为。④冷漠。对他人漠不关心。⑤不负责任。严重和长期不负责任,无视社会的常规、准则、义务等。⑥逃避责任。很容易责怪他人,或对其与社会相冲突的行为进行无理辩解。⑦关系短暂。不能维持与他人的长久友好关系。⑧不尊重事实。不尊重事实以获得个人利益。⑨缺乏罪恶感。危害他人时缺少内疚感，难从惩罚、经验中获益。

（2）在18岁前有品行障碍的证据，至少有下列3项：①反复违反家规或校规；②反复说谎；③习惯性吸烟、喝酒；④虐待动物或弱小伙伴；⑤反复偷窃；⑥经常逃学；⑦至少有2次未向家人说明而外出过夜；⑧过早发生性生活；⑨多次参与破坏公共财物活动；⑩反复挑起或参与斗殴；⑪因行为不轨而至少停学一次或被学校开除；⑫被公安机关拘留或管教过。

2015年《美国精神障碍诊断与统计手册第5版》（DSM-5）的诊断标准也可供参考。诊断标准是：A. 一种漠视或侵犯他人权利的普遍模式，始于15岁，表现为下列三项（或更多）症状：①不能遵守与合法行为有关的社会规范，表现为对此做出可遭拘捕的行动；②欺诈，表现出为了个人利益或乐趣而多次说谎，使用假名或诈骗他人；③冲动性或事先不制定计划；④易激惹和攻击性，表现为重复性的殴斗或攻击；⑤鲁莽且不顾他人或自身的安全；⑥不负责任，表现为重复性地不坚持工作或不履行经济义务；⑦缺乏后悔之心，表现为做出伤害、虐待或偷窃他人的行为后显得不在乎或合理化。B.个体至少18岁。C.有证据表明品行障碍出现于15岁之前。D.反社会并非仅仅出现于精神分裂症或双向障碍的病程之中。

4. 典型病例

孙华（化名），男性，26岁，无业。孙华在3岁时母亲患上精神分裂症（偏执型），随之父母离婚。孙华从小被母亲残暴地打骂和虐待，因为孙华的母亲认为自己的儿子是个"讨债鬼"、"晦气虫"。孙华因稍微调皮，就会被母亲往死里打，打得遍体鳞伤，无法动弹。有一次母亲为孙华洗头，随手拿来热水瓶，用沸水往他的头上浇冲，造成孙华的头皮严重烫伤。孙华因为幼小，无法与母亲对抗，十分恐惧母亲，平时只得四处躲避，远离母亲。他对母亲的怨恨无处宣泄，只得默默忍受，深深压抑。孙华在小学时就出现说谎、作弊、逃学、与同学打架和虐待小动物等不良行为。老师曾经对他进行反复教育，虽然他在当时能够承认错误，表示愿意改正，但事后又重蹈覆辙，毫无悔改。进了中学以后，孙华的不良行为愈演愈烈，经常违反校纪校规、偷窃、吸烟、喝酒、逃夜、打架、破坏公物。老师对他的教育和帮助收效甚少，他也受到学校多次记过处分。他曾多次看到母亲过激的破坏行为因精神疾患的鉴定而没有承担法律责任。他开始萌发模仿母亲精神分裂症的特征性言行的念头。进入高一学习期间，一次偷窃学校财物被发现，送至派出所。孙华便装疯卖傻，误导民警，将他送进精神病专科医院。因他的"演技"十分逼真，使得医生对他是否患有精神分裂症的诊断也出现困难。后以"继续观察"的结论而出院。但孙华却向学校老师、同学、民警及家人谎称自己是精神分裂症病人，还说正在服用精神科的药物进行治疗。周围的人都误认为他是精神分裂症病人，所以对他的各种出格行为都是以精神分裂症的病态标准来看待和处理。由于他清楚精神分裂症病人可以免除承担法律责任，所以他的行为就变得更加猖狂。他的行为的最大特征是偷窃、欺骗和扰乱社会秩序。他曾从公安局交通大队偷了交警的制服，穿上制服便整天在各条路口随意指挥交通，把正常行驶的道路搞得拥堵不堪。他曾从医院的值班室中偷窃医生的白大褂，还制作了胸卡，混进一家医院的中医科，冒充某医科大学的实习学生，为老医生抄方，一直过了 2 个多月，才被当地的民警发现而阻止。他曾从某报一版面上公布的光荣榜中获取劳动模范的姓名和单位，以市总工会的名义给每位劳动模范打紧急电话，通知他们参加全市大会。许多劳模都受骗上当地匆匆赶来参会，而孙华乘机偷走了不少劳模的公文包。此事件在当时造成了极其不良的社会后果。

孙华又被送进了精神病专科医院，医生为他进行了大会诊。经过反复讨论和鉴别诊断，给孙华的最后结论性诊断是反社会型人格障碍。

（二）病例概念化

1. 认知特征

反社会型人格障碍有其特殊的认知系统特征，主要表现为：

（1）自我的观念。患者认为自己是一个孤独者、强者和自主者。其中有些患者认为自己被别人误解并错误对待，觉得受到别人的欺骗，因而就可以理直气壮地欺骗他人。另一些患者表现为损人利己，认为破坏社会规范是一件正常的、可以理解的、有意义的事情。

（2）对他人的观念。患者认为在社会生活中，如果你不利用他人就会被他人所利用，如果软弱或可欺，就很容易受到别人的侵犯。

（3）核心信念。患者的核心信念是："我必须保护好自己"；"我必须是个进攻者，否则就会成为受害者"；"其他人都是懦夫和傻瓜，都具有被剥削性，自己有充分的理由可随意利用别人"；等等。

（4）假设与规则。患者的假设是："如果我不警惕、排斥、操纵、剥削或攻击他人，将永远得不到自己想要得到的东西。"他们的规则是："我是绝对特殊的个体，是无可比拟的个体"；"我在规则之上，拥有特权，而且其他人都会很容易接受和服从这个事实"；等等。

（5）反应性行为。患者的行为趋向都是一些为了加强自身突出地位和扩张个人主导地位的活动，因而尽可能地寻求荣誉、财富、地位、权利和名望作为强化其卓越形象的途径。

（6）情感的表现。当患者得不到自己所要求的来自他人的崇敬和尊重时，主要的情绪反应就是愤怒。如果他们的意图遭受挫败，便会出现抑郁情绪。

2. 形成机理

反社会型人格障碍的形成机理比较复杂，患者认知系统的形成并非一朝一夕，这是一个从幼小时期就开始逐渐形成的长期过程。

（1）功能失调性信念的形成过程。患者的人格，包括其认知、情绪和行为都明显偏离正常人，这与他们长期形成的功能失调性信念有着密切的关系。这种信念并非与生俱来，也不是完全由后天的社会生活所致。这是一个既有先天机体素质基础，又有后天社会生活影响的相互作用的结果。当个体对于拒绝、抛弃、受挫具有特别强烈的体验时，以后就有可能发展成为对生活事件负有灾难意义的恐惧信念。在儿童时期对于拒绝反应过度的患者，可能发展为对于自我形象的否定的定势观念，认为自己是一个不被喜欢的人。在特别敏感时期，当遭遇特别强烈的拒绝并频频出现时，这种影响及伴有的观念就会被不断强化，由此便形成了根深蒂固的信念。

（2）信息处理的偏差过程。人们在处理自己、他人和环境的信息时会受到自身核心信念及中间信念的影响。如果信念系统中存在曲解的成分，很容易导致在看待和对待自己及他人方式上的功能失调。反社会型人格障碍患者正因为他们的信念中认为"我必须自己保护好自己"，因而他们的假设就会是"如果别人可以欺骗我，那么我为什么不能欺骗别人呢"，他的规则就成了"我不欺骗他人就会被别人欺骗"。所以患者在对别人发起攻击的时候，他们会觉得自己十分在理。其实功能失调的信念系统正是他们所作所为的深层面的认知支撑。

（3）负性情绪的产生过程。人们的情绪状态与其认知及行为模式有着密切的关联。生物学的基本规律显示，凡是与生存及繁衍一致的成功行为，能使人们产生愉悦，而遭到挫折时则产生痛苦。与食欲和性欲相关的驱动力，能推动机体产生刺激和兴奋，当达到一定的高度，完成了整个过程，便产生了满足感。但是对于反社会型人格障碍患者，他们的情感反应已经越出了正常的基本规律。他们生活的中心目标是限制或避免其他人的控制，他们的行为准则是损人利己。能够使他们产生愉悦情绪和满足感受的基本条件是背离社会准则，毫无顾忌地从他人身上获取自己想要的利益，以及指向社会的破坏性的行为及后果。冲动性的攻击行为会使他感受到刺激和满足，否则他们的情绪便会变得焦虑和抑郁。患者对待自己负性情绪的消解方式不是正常的宣泄、放松、认知调整及合理的行为应对，而是以更大范围和更高强度地对他人的损害来获取调节自己负性情绪的效应。

（三）认知行为干预的策略和常用技术

以下阐述的仅是对于反社会型人格障碍患者的认知行为干预的基本策略与技术，

治疗师可以根据患者的背景和个体的特殊情况,同时采用对其他障碍患者的认知行为干预技术,灵活地结合使用,能产生更好的治疗效果。

1. 认知探索

治疗师对于患者的认知需要深入探索。由于患者的反社会特征,说谎已经成了他们的行为习惯。因此,治疗师在与患者治疗会晤中应十分耐心,要有技巧性地和患者一起进行有关认知方面的探索,使患者解除高度的警觉,有充分的安全感和配合度,这样才能使患者显现不同层次认知的曲解和功能失调的内容。反社会型人格障碍患者最常见的曲解自动想法有:灾难当头、瞎猜心思、胡乱指责、固执己见、任意推断、过度引申、非此即彼、乱贴标签、以偏概全,等等。如果患者在搜集自动想法方面感到困难,治疗师可以通过鼓励患者的想象和回忆,引导患者回到曾经经历过的典型事件,身临其境地唤醒以往的体验及当时出现的自动想法。由于患者的"创伤性经历"都是一些对别人及对社会充满损害性的行为及后果,因此治疗师可以让患者在新近发生的事件中去搜集"新鲜的自动想法"。患者在中间信念中的假设和规则都是和他人及社会环境对立的破坏性的内容,患者的核心信念中有指向自己的,包括:我受欺、我被控、我不被信任、我不受尊重、我遭受拒绝、我被抛弃等;也有指向他人的,包括:他人都毫无诚信、他人都十分危险、他人都心怀鬼胎、他人都不知好歹等;又有指向社会环境的:这个世界很不安全、这个世界无药可救等。治疗师应该对患者表面的和潜在的认知有清晰的了解,这样才能针对患者特征性的认知,考虑相应的策略和干预技术。

2. 重塑信念

了解患者的信念是为了重塑患者的信念,所以治疗师需要花很多精力投入患者信念的重塑方面。治疗师应帮助患者确认其占主导地位的功能失调的核心信念、假设及规则,以此为目标进行重新塑造。信念的重塑包括削弱功能失调性信念和发展适应性信念两种方式。治疗师应引导患者认识到自己的信念对于现实社会生活的不适应功能,同时要求患者设法寻找新的适应的信念来替代。在治疗中,替代和重塑并不简单容易,十分耗时费力。治疗师应采用一些可以操作的方法来让患者练习替代的过程。

治疗师可以建议患者通过记日记的方法来操作替代过程。日记的内容可分成两栏,一栏是记录支持功能失调信念的内容,另一栏是记录所建立的新的信念。这些内容都将产生一个客观的结果,治疗师可以很精确地与患者一起分析不同信念产生不同的因果关系及实际效应。另外有一种预言性的日记类型,在日记中可以分为三栏:第一栏记录预测的危险,第二栏记录这些危险是否发生和实际发生的毫无危险的结果或已经发生的没有预测到的"危险",第三栏记录如何应对已经出现的"危险"。一个月后进行小结,对自己的预测及反应效果进行客观的评估。

记录"信念日记"有利于帮助建立适应性的、合理的信念,同时也能产生不断强化和不断巩固的效果,对于削弱和抵制功能失调性信念的泛滥有着积极的意义。"信念日记"实际上能产生一种信念再诠释的功能。因为,在不断地记录替代性新信念的同时,患者会从中体会到新信念的其他正性功能,从而扩展对于新信念作用和意义的理解,加深对新信念的接受和内化。

3. 协助抉择

治疗师进入反社会人格障碍患者的"内心世界"后,需要帮助患者学会如何进行准确的抉择。其实患者对于自己的想法和行为几乎都是"不假思索"地随意发挥,他们觉得自己没有出错,十分在理。当进入认知治疗过程后,在治疗师的引导下,便有所反省,开始了新的思考,也学会采纳新的合理的认知来替代以前功能失调的想法。然而,原来支撑患者行为模式的认知系统是强大的,顽固的。一旦遇到社会生活事件,他们很容易习惯性地采用以往的思考和行为模式来应对问题。处在治疗阶段的患者,往往会拖延应该作出的重要决定或应该即时作出的反应。这又可理解为一种正性的好现象,说明在患者的认知系统中已经有一种新的力量对原来功能失调的认知产生抗衡作用,使得患者一时拿不定主意,出现延迟反应的现象。此时,治疗师应指导和协助患者合理地作出决定,尽可能地使患者的选择倾向到合理的新信念一边。对于反社会人格障碍患者有一项很鲜明的指标,这就是"个人是否直接获益"。患者很容易把眼光聚焦到自己的近期眼前利益,而忽略自己的长远利益。这正是治疗师需要对患者进行调教的重点。当患者能够作出合理决定时,这是患者接受治疗效果的直接体现。为了达到协助患者作出合理决定的目的,治疗师可以根据患者的情况运用适合患者的各种方法来获得成功的目的。学者朱丽拉(Zurilla)和戈德弗里德(Goldfried)认为治疗师的协助不能笼统或空洞,而需要教会患者掌握实际的操作方法和一些具体的步骤,包括:搞清楚问题、设定具体目标、集思广益、搜寻新观点,等等。

4. 行为干预

对于反社会型人格障碍患者的行为干预策略是:(1)治疗师直接帮助患者调整反社会类型的各种表现行为;(2)患者虽有改变自己行为的愿望,却缺乏技能和方法。治疗师重点从方法上对患者进行指导,提高患者的应对能力;(3)把行为操练的内容作为家庭作业布置给患者,要求患者在治疗性会晤间隔期间进行反复练习,这有助于患者在认知方面得以调整。

行为干预的具体操作主要有以下一些方法:

(1)活动监测。治疗师需要指导患者对活动的内容、状态、变化、进度等多种指标进行监测。这种监测既可以是即时的,也可以是回忆的,甚至还可以是预测的,最后用事实结果来证实预测的相符性。

(2)丰富活动。反社会型人格障碍患者的行为虽然不少,但都带有攻击性和反社会倾向,给他人和社会带来损害。所以治疗师需要对患者的活动进行有益的调整,多安排一些有助于体现个人积极效能的活动。这些活动可以是公益性的,也可以是娱乐性的。通过这些活动让患者宣泄焦虑的情绪,同时拓展兴趣,感受从非对抗攻击性的活动中体验愉悦和自我价值。

（3）预演反应。患者在处理以往遗留下的老问题或者应对出现的新问题时,往往会感到无可奈何或措手不及。治疗师应该理解患者存在的实际难处,要帮助患者进行预置的应对操练,使患者能够做到胸有成竹地处理好一些较难应对的现实困难。常用的方法有行为排演、情境模拟、自信训练、角色扮演,等等。

（4）共同面对。在解决一些典型的、重大的难题时,治疗师可以与患者一起面对。在共同面对中治疗师能够了解患者的信念、假设和规则,患者也将常规的行为反应模式暴露在治疗师的面前,这能给治疗师提供很直观的信息,有利于在共同应对中及时对患者进行辅导。

（5）评定成绩。治疗师对于治疗过程中患者行为的动态变化应进行定期的评估,评定其取得的进步及存在的问题,同时要对患者所完成的家庭作业给予评定,让患者清晰自己的努力是否达到了预期的目标和效果,使他们切实地体验到自己在治疗过程中循序渐进的变化及进步的整个过程。

5. 重温经历

重温患者童年的经历对于治疗患者的人格障碍有其特殊的效果。患者回顾童年成长经历的信息能帮助治疗师找到患者不良行为模式形成的源头。反社会型人格障碍患者虽然在冷静的情况下通过治疗师的帮助能够认识到自己信念中的功能失调,但是很少会去思考这些认知模式和行为模式形成的来源。重温童年经历能够帮助患者追溯核心信念的最早出典。对于重温经历的操作,除了治疗性会晤以外,也可以通过角色扮演的形式来引导。此时患者所扮演的角色一般是生活环境中最有影响力的人物,最常见的是父母。患者在扮演父母角色的过程中,会感受到曾经在精神上给他们带来创伤和阴影的同感作用。患者会发现最早的自己并非这样的糟糕,并不是一个天生与人作对的"胚子",但是后来却形成一种固定的损人利己的行为模式。他们很想把自己的愤怒和怨恨发泄到父母身上,但是父母毕竟是自己的亲人,这种亲情阻塞了向父母发泄的通道,于是取而代之的却是他人、环境和社会。这种泄怒的渠道,从父母身上移向社会的同时,父母实际上还是持续不断地承受着子女因报复性行为所产生的社会恶果的反馈压力。此时患者对于父母的压力会十分同情,对于来自他人和社会的压力更加强化了患者反社会的看法、想法和行为。他们认为自己的行为十分有理。但是这一个恶性循环能够被重温童年经历的方法所打破,因为童年经历能激活患者的再次体验,把从小形成的信念呈现在当前的生活中,使他们感受到自己反社会的行为和信念与早年的成长史有着密切的关系。因而在治疗师的引导下,患者会配合治疗师来阻断早年形成的功能失调的信念。

6. 运用意象

贝克(Beck)等学者在20世纪80年代末就提出了意象技术在治疗焦虑障碍中的应用。贝克认为意象技术同样可以适用于对人格障碍患者的治疗。应用意象技术的基本原理是通过意象方法,使患者回到过去的情境中,并在治疗师的引导下,患者在意象中进行改变和重塑。这种医患的互动能够起到一种唤醒作用,能够使患者意识到自己认知的曲解和负面的影响。这正是接受认知调整的良机。

7. 特殊干预

在对反社会型人格障碍患者的干预过程中,治疗师会遇到一些难点,比如否认自己心理障碍,出现强力阻抗,与治疗师对着干,甚至半途而废等。因此治疗师在认知行为干预中还需要运用一些对反社会型人格障碍患者针对性更强的特殊干预技术。

（1）聚焦问题。

对患者心理问题的聚焦是干预的必要条件。有时患者在治疗初期就出尔反尔地否认自己的人格障碍,拒绝接受治疗师的治疗,提出终止治疗的要求。有些患者在进入正式治疗以后会试图"控制"会晤的局面,通过拒绝提供重要的信息、转移话题或者津津有味地讲述自己损人利己过程的细节来变相夸耀自己等方式对治疗师进行抵触。

在干预中,治疗师的聚焦技术是一个需要不断修正的措施。在结构式治疗初期,治疗师必须引用一些策略保持对治疗性会晤的整体把握。可以在一定范围内留出空间给患者"自由发挥",但是,仍需要坚持引导患者纳入结构式治疗的轨道。患者很容易引开话题,与治疗师谈及一些往事的琐碎细节,而不想涉及深层次的信念问题。治疗师应该始终保持清晰的指向性,指向其人格障碍具有特征性的认知和行为。一旦治疗的结构出现松散或者问题的聚焦出现偏离时,治疗师应该敏锐地觉察到这些细微变化,立即予以面对和讨论。

（2）识别曲解。

患者的不适应行为是由曲解的认知所致。反社会型人格患者的功能失调的信念内容很多,最常见的内容有:

> 我永远正确——"我的感觉。我的想法都是正确的,出错的只会是别人。"
>
> 我总有理由——"我想做什么,我想回避什么我都有自己充分的理由。"
>
> 我绝对可靠——"我要自己作出选择,因为只有自己才是最可靠的。"
>
> 我不会做错——"我知道自己是对的,因为我不可能做错。"
>
> 我来作决定——"我作决定与别人有什么想法无关,别人的想法是要控制我依照他们的想法来作决定。"
>
> 我与失败无关——"即使发生别人认为的不好后果,与我的做法没有任何关系。"

患者的自动想法和反应性行为都受到信念的影响，信念的功能失调，自动想法很容易曲解，行为也容易构成不适应状态。"我永远正确"是他们的主体信念，他们认为自己的做法不会出错，对于别人的不信任，自有他们的充分理由，所以他们总是我行我素，其他人的指导和建议都只是"耳边风"。治疗师对于患者的信念特征要充分评估，这样才能针对患者曲解的认知来制定有效的干预策略及方法。

（3）训练应对。

训练应对对反社会型人格障碍患者来说是一个不可逾越的大问题。即使常人在对待一些稍微棘手的挑战，都能充分发挥自己的潜能，尽力而为地面对现实的挑战。但是反社会型人格障碍患者确实有完全不同的理解及反应，他们会把挑战看作每天遇到的挫折和潜在羞辱的来源。由于患者长期排斥学习有关应对问题的技巧，一旦他们面临社会生活事件时，就会暴露出缺乏应对的技巧和解决问题的能力缺陷。治疗师应该直接和具体指导患者解决问题的技巧和方法，包括在避免产生损人利己的前提下，采取更能适应社会功能的方法。这些技术包括收集看法、控制冲动、有效沟通、调节情绪、耐受挫折、建立自信、反思后果、延迟反应、重建认知，等等。

在治疗师的引导下，即使患者有愿望付出足够的努力，但临床的实际效果与愿望并非一致。所以治疗师需要以实际效果来评价患者的调整、改善和进步的程度。治疗师和患者都不能气馁，因为有时患者的治疗效果不是马上显现，而是在一个较长训练过程以后才会延迟体现。耐心对于治疗师是不可缺少的，治疗师对于这些人格障碍的患者的反复训练应有充分的估计。

（4）学会息怒。

反社会型人格障碍的患者存在一个现象，这就是当他们对别人发怒和表现敌意时，能够产生对他人的威胁作用。这种愤怒的表达能构成一道无形的隔离带，能产生自己的防御功能。有时愤怒可作为一种"火力侦察"，去试探别人是否有足够的勇气和胆量来接近自己。愤怒和敌意已经成为患者控制他人和自我保护的习惯方法。治疗师在调整患者愤怒和敌意时，应与患者一起来讨论冲动行为背后的隐藏功能，即是希望获得更高需求的一种信号。治疗师要启发患者了解愤怒虽是自认为的一种直接表达方式，但事实上别人都难以接受这种充满敌意的态度，也很难真正达到满足患者需求的目的。让患者理性地思考和分析愤怒行为的利弊效应。治疗师应指导患者掌握息怒的有效方法，学会以下一些息怒的基本步骤：①关注和警惕自己的情绪状态和敌意性想法；②评估自己的感受；③思考自己将会作出的行为反应能否达到预想的目的；④放弃或克制不假思索的习惯性的攻击反应；⑤选择多种反应方式中损伤性最小的反应方式。治疗师在帮助患者进行息怒训练中切忌采用回避、抚慰、迁就的方法，因为这样做反而会对患者的愤怒情绪及敌意行为产生强化作用。

（5）监测动机。

患者的一言一行都有着他们内在的动机，但这些动机旁人又很难揣摩，治疗师应鼓励患者进行动机的自我监测。反社会型人格障碍的患者难以做到内省和了解自己行为的社会功能。这正是治疗师需要克服困难对患者进行干预的不可忽视的方面。治疗师在实施干预之前，必须听懂和理解患者在进行自我反省时的想法与感受。通常患者在反省自我时的想法是排斥的，情绪是低落的。所以治疗师应该从这一点入手，引导患者进行转变，使他们逐步接受反省的方式来重新思索自己的想法和做法。患者在反省自己动机中，内心会充满纠结和冲突。治疗师应让患者充分表达这些内心的活动，然后有针对性地指导患者平衡内心的想法、情绪和行为动机。激发患者的内省过程确有难度，因为患者一般都很难进入这种状态，即使有所反省，也可能会出现反复。因此，治疗师不宜在患者略微有所反省时就要求患者采用新的想法来替代他们的习惯性动机，这样做显得操之过急，反而易使患者弹回到拒绝反思的顽固状态。

（6）理性抉择。

在患者的生活中充满着一种内容，这就是抉择。这是一种非理性的抉择，因为患者一直以自我利益为中心，无视他人和社会的利益，算计自己如何能够获取最大的利益。由于患者已经十分习惯这种非理性的选择，所以对自己选择的结果将会对别人、对社会产生何种影响不屑一顾。治疗师针对患者这种非理性选择需要进行干预。

具体干预的方法可以通过治疗会晤和共同完成一份《选择的理性分析表》来进行合理选择的练习。所填的表格分为以下4个栏目：

第一栏：问题。治疗师和患者一起，从患者曾经处理过的问题中选择若干典型的问题作为讨论的专题内容。在回顾问题中，除了表述问题的经过内容以外，还要求患者对事实的现状进行自我满意度的评分。分值为0—100，100分为最满意。

第二栏：选择。在选择栏中所填写的内容可以是患者自己习惯性的选择，也可填上在治疗师的启发下其他的具有"风险性"的选择。选择的内容可以多一些，选择的范围可以更大一些。同时要求患者对每个选择的有效性进行评定。分值为0—100，100分为最有效。

第三栏：利处。患者可以在这一栏中记录自己的选择能够获益的内容以及获益的程度，也可以对与治疗师的讨论所作出的选择进行分析，得出其有利的结果。

第四栏：弊处。通过医患之间的讨论和患者自己的思索，患者记录下作出选择的弊端。这些弊端可以体现在患者本人以及对他人和社会环境。

在完成《选择的理性分析表》的过程中，主体应该是患者，治疗师的作用是启发和引导，此表格可以在治疗性会晤中由医患共同完成。该项操作有助于患者在作出选择时，增加理性思考的过程，对重构信念有一定的帮助。但是治疗师应充分估计到患者作出损人利己选择的习惯性，因此，练习只是书面表达，与真正被患者内化到其认知系统中尚存在一定的距离,治疗师应该帮助患者逐步缩短这一距离。

以下《选择的理性分析表》中的内容来自上述的典型病例(见表 15-2)。

表 15-2 选择的理性分析表

问 题	选 择	利 处	弊 处
偷交通警制服。(50)	冒充交通警,瞎指挥交通,把正常交通搞乱。(70)	耀武扬威地把交通搞乱,很开心,很满足。	把交通搞乱,汽车驾驶员倒霉。我被发现抓住,进派出所,受到惩罚。
	穿上警服照镜子,看看自己成为警察的形象。(30)	自我满足,自己开心。	也许被其他警察发现。
	穿上警服,在外面走一圈。然后再扔掉警服。(50)	穿上制服神气。扔掉制服对警察报复。	被发现,认为我是小偷,我穿着警服干坏事。
偷医生的白大褂,冒充实习医生。(40)	穿上白大褂,给老医生抄方。体会做医生的滋味。(80)	真的体会到病人对医生的尊重和需要。	被发现我是一个假医生。如果抄错处方,病人会误服中药,耽搁病情。
	穿上白大褂,在医院中到处走走。(40)	满足一下做医生的向往。	被别人发现我是冒充的医生,会向院方举报,对我询问和审查。

二、自恋型人格障碍的认知治疗

自恋型人格障碍(narcissistic personality disorder,NPD)是一种通过幻想或行为体现出夸大、过度需要赞美、缺少同情的普遍模式。该障碍在 2001 年《中国精神障碍分类与诊断标准第 3 版》(CCMD-3)和《国际疾病分类第 10 版》(ICD-10)中尚缺乏相应的明确诊断,而在美国的《诊断与统计手册:精神障碍第 5 版》(DSM-Ⅴ)中有详尽的描述。

(一)评 估

1. 自恋型人格障碍的主要临床表现

自恋型人格障碍患者的特点是过于自负,夸张地认为自己是特别的、优秀的,沉湎于幻想中的巨大成就、权力、美貌、聪明才智等。他们期待着别人的赞赏、羡慕及给予特殊待遇。如果其他人没有赏识和认同患者的特殊地位,就认为遭到了虐待,气愤不已,充满戒备,情绪低落。患者处处以自我为中心,对自己十分关注,而对别人却十分冷淡,漠不关心。他们嫉妒他人拥有能力或财产,贬低别人的成功,担心别人会成为自己的竞争对手。利用他人而不顾及别人的感受，缺乏同情心。如果在人际关系方面出现矛盾，患者总认为责任全在于别人。面对别人的批评，患者难以接受，十分沮丧，戒心增高。患者会想方设法地与有钱有势或成功人士拉关系，目的是想提高自己的身价。当别人与患者相处一段时间后，会发现当初对他的良好印象与实际的内涵有着十分强烈的反差时就会远离患者。

患者产生求医愿望的因素是与外部环境的抗争导致了对自尊心的威胁。有些事件，如人际关系的受挫、工作方面的困难、失去亲朋好友、自我形象的损害等，会作为一种催化剂，使患者对自己的问题有所警惕。患者的情绪处于低落状态时，渴望尽快恢复能力和良好的自我感觉。患者出现挫败感，或因利用他人、攻击行为及滥用职权而陷入困境时也会产生求医的愿望。自恋型人格障碍的患者最主要的内心冲突体现在夸大的自我感觉和态度与现实局限性之间的矛盾。他们社会功能的缺损体现在工作表现、人际交往、不道德行为、欺骗他人、违法乱纪、贪污受贿等多方面的问题。

2. 有关自恋型人格障碍形成的解释

"自恋"这个词源于有关水仙花的古希腊神话。有一个小伙子爱上了水中自己的倒影，他痴迷于自己的影像，以至于在水边生根，变成了一株水仙。埃利斯(Ellis)在心理学著作中引用了这个"自恋"的神话故事。

弗洛伊德(Freud)将"自恋"融入有关性心理的理论中，认为恋物癖行为与人格发展中的自恋阶段有关。

约翰逊(S.Johnson)、克恩伯格(Kernberg)、科胡特(Kohut)等学者认为处在15至24个月阶段的婴儿，如果父母抚养孩子的意见不一，漫不经心，孩子就得不到充分的关爱，情感脆弱的孩子就会受到"自恋性损伤"(narcissistic injury)。在弥补这种损伤过程中，孩子会以自大和虚假的自我来博得父母的关注和自我的满足。以后这种虚假的自我被固结下来，以获取别人持久的赞赏。尽管自恋者的内心感到自己没有价值，缺乏能力，情绪沮丧，但他们却以虚假的、过分夸张的自我来增强脆弱的自尊。

阿德勒(Adler)认为，试图克服由于与他人比较而产生的低人一等的感觉是一种动力，这称为"补偿"(compensation)。自恋人格障碍的患者在与别人进行比较后，认为自己不重要、不如别人，从而产生了虚假自强的补偿行为。

米伦(N.Millon)的社会学习理论与精神动力学理论的假设却相反，认为自恋的产生主要是由于父母对孩子的过度重视所造成。一旦父母过度夸张孩子的自我价值和权力意识，孩子的内在自我形象就被夸张地强化了。但是这种膨化的内在形象与客观的外在实际形象之间是不相统一的，这就会引起明显的失望和失落感。过度夸张的自我形象在不断得到强化以后，能够产生消除失落感的平衡作用。因而，扭曲的自我形象便以一种特定的行为模式固定地呈现出来，形成一种病态的自恋型人格特征。

扬(Young)用认知理论阐述了自恋型人格障碍的形成特点。认为患者的信念是一种绝对的、自我为中心的信念，这种信念开始于童年早期，通过互动模式而习得。随意利用他人和不能宽容他人则反映了患者对自我评价中的失实及功能失调，并试图获得高人一等的优越感。

需要指出的是，精神动力学派的学者提供了很多有关自恋型人格障碍的假设，但其中很多缺少实验的支持，而认知治疗法可以与现象学理论紧密联系，并有实验及临床研究的实证性支持，提供了对患者及治疗师都易于掌握的治疗策略和技术。

3. 典型病例

> 徐欣（化名），女性，35 岁，企业工程师。
>
> 徐欣是企业中一个颇受瞩目的争议人物。她给别人的感觉是过分自高自大，言过其实。明明只有普通大学的本科学历，却自夸自己是重点大学的高才生。她向周围人反复炫耀自己的聪明、能干、贤惠和美貌，总觉得自己与众不同，高人一筹。尽管大家都觉得她只不过如此，背后议论"她的自我感觉超好"，但也不愿与她发生不必要的口角。她对上司和企业中有职有权的人都是恭恭敬敬，唯唯诺诺，肉麻的吹捧脱口而出，强烈向往与领导拉上关系，试图显示自己的高层人脉。她认为自己是最棒的，无可比拟的，所以总觉得自己应该享受很多特权。同时，她也十分爱听赞美自己的话，渴望别人的关注。有时别人只是对她轻描淡写的稍加评论，她也会沾沾自喜地沉浸在自我欣赏之中。她有很强的嫉妒心，生怕别人会比她好，会超越她的状态。她很会指使他人办这办那，要求也十分苛刻，能从对他人的支配中以及别人对他的服从和执行中获得极大的满足感。她喜欢指责他人，即使只是一些小事，也会把小事放大，把平常的小事提升到原则的高度来大做文章。因为这正是体现她拥有权力和尊严的契机。周围的同事都琢磨不透她的意图，很难理解她的为人，所以都与她保持距离，敬而远之。但她的上司却对她印象不错，她的甜言蜜语能让上司满足尊严和荣耀，能为领导带来喜悦和得意。尽管她与领导、同事、下属的相处总以特别能干的状态出现，但是大家对她的认同却各有千秋。对她比较了解的同事对她的精辟评价是："自我感觉超好，领导对她不错。"

（二）病例概念化

1. 一般认知行为特征

利夫斯里等（Livesley, Jang and Schroeder）学者指出，自恋型人格障碍患者的认知行为有其独有的特征。他们把自己看成与众不同的优胜者。患者的自恋倾向与父母的抚养和教育方式有关。父母的过度关注和缺乏事实的过度认同，补偿了患者客观上的不足或滞后。患者不愿意接受暂时不如别人的客观事实，却把别人的优点看作对自己的一种威胁。他们并不想通过努力来改变别人对自己的认可，而是以不惜一切代价贬低别人的方式来获得自尊。当这种贬低别人的效能显得有限时，便滋生出以自夸的策略来补偿不如别人的不良感受。此外，患者的补偿策略还包括对别人的优缺点过分敏感和警觉，认为只要与别人认为是最积极最优秀的人交往，自己也就自然成为最杰出的人物。如果患者有不如别人的现状或者有过寄人篱下的经历，就会构成一种动力，促使患者要成为优胜者。如果患者进入一个社会群体，便会对群体之外的人产生排斥。患者试图通过自吹自擂、漫无边际的自夸来显露自身的优秀。长期地使用这种方式，无形中构成了一种认知操练，不断地在强化"自己是最强大的"信念。

即使自恋者有向往成功的追求，但他们往往都是通过不适应的行为来实现。如不择手段地追求私利，不顾一切地维护自我形象，不假思索地随意利用自己的职权，等等。他们不懂得如何采用适应性行为来成就自我，容不得别人的发展，更不会分享大家的成功。他们一直处在高敏感状态，生怕自己的外表不佳、情绪低迷、失去地位、暴露缺陷。患者一旦受到外来的侮辱，就会变得怒气冲冲，蛮不讲理，甚至会蔑视他人，发起攻击。

2. 核心信念

自恋型人格障碍患者的最主要核心信念是"我无能""我无价值"，但表达的却是"我不如别人""我并不重要"等。患者的信念是在特定的环境下，当自尊受到打击时才会被激活。然而有一种补偿的心理可弥补他们的缺损，其表达形式成了："我是一个了不起的，特别的人才""我比其他人都优秀"。另外还有一种指向他人的信念，就是："其他人都应该知晓我是一个多么特别的人物。"

3. 假设

假设是中间信念的一种形式。自恋型人格障碍患者的功能失调性假设具有一定的特征性。主要表现在以下六个方面：

（1）具备优越性是依据。自恋型患者假设自己具备很多优越性，拥有特殊的地位，成为重要人物。他们认为，"如果我以充满优越感的方式做事情，那么我的自我感觉就会很好（如果不是这样，我就会感觉不如别人）"；"如果我控制别人，贬低别人，我会感到比别人优越（如果我不这样做，别人就会贬低我，让我感到不如别人）。"他们所谓的优越是指功绩、地位、财产、公众的高度认可，等等。如果他们拥有了这些，就表明自己有了价值，否则一文不值。

（2）人际交往是价值。自恋型患者为了追求与众不同的特质，在与其他人的交往中，总是把他人当作参照对象或评定标准来与自己进行比较，由此评判自己的价值程度。如果其他人在某些方面能够胜过患者，患者就将他们作为自己追求的理想目标。如果其他人平凡或不如患者，患者就无视他们，或者为了达到自己的目的去利用他们，随后又抛弃他们。临床中出现前一种情况的患者极少。患者持有一种假设："如果有人不把我看成是特别的,那么这就是一种危机,我要时刻做好防御性反应的准备。"

（3）能力权力是象征。患者会以能力和权力来证实自己优于他人。他们的假设是:"如果我有足够的能力,那么我就会充满自信。"初看这个假设似乎没有逻辑错误,但是患者显示他们有足够能力的方式是超越界限、自作主张、控制他人、对抗常规。这些方式都是一些违反常理的不适应行为,但他们会固执己见地坚持。在现实社会生活中,他们很难达到既定的目标,因而引发一些功能失调的自动想法,如非此即彼、过度引申、乱贴标签等,由此便产生了抑郁、焦虑、怨恨、敌意等负面情绪。

（4）保护形象是命根。"形象就是一切",这正是自恋型人格的又一个显示自己价值的特点。他们认为:"如果别人不看好我的外表,他们就很难认同我的内涵。"因此,患者始终密切地关注自己的形象和在别人眼中的形象效果。他们会选择性地关注一些社会地位高的或者知名的人士,以他们为形象标准来进行模仿,但是,当患者即使十分努力地仿效还是达不到被别人称赞的效果时,他们的情绪会一落千丈,变得极其不安,疑神疑鬼,甚至大动肝火,引发愤怒。

（5）美化自己是功绩。自恋型患者会借助一切机会来夸大别人对他们的需要,美化自己成为别人的"贵人"。他们明明是想利用他人的行为效果来满足自己是"救世主"的愿望,但却装模作样地声称"别人是多么需要我的帮助""如果他们没有从我这里得到最为特殊的照顾,那么他们将会一事无成"。患者会把自己看成是别人高贵的恩人,是帮助别人趋吉避凶的圣人。尽管他们曾经做过的努力产生过一点社会效果,但是却无限夸大了自己对他人的功绩。

（6）负性情绪是耻辱。自恋型患者容易高估负性情绪的作用,把沮丧、内疚、焦虑、犹豫看成人性的弱点,并认为这些负性情绪会严重影响自己的正面形象。他们认为:"如果我想要什么,那么就应该得到什么""如果我不是每时每刻感到愉快舒适,那么我就是一个不幸福的人"。患者绝不能容忍自己在挫败时所流露的负性情绪,他们觉得这样会丧失自己高大的形象,为之深感羞辱。

4. 维护性行为

自恋型人格障碍患者有其核心信念,又有其假设和规则。要使信念得以稳定地存在和巩固,他们有一整套维护性行为,成为信念维持的动力。最主要的行为方式有:

（1）自我抬举。自恋患者积极致力于强化夸张的自我信念,竭力避免遭到外力的损伤和削弱。他们持有一大堆梦想和奢望、炫耀的声望、浪漫的爱情、巨大的能力。他们的向往具有一定的现实内容,比如拥有巨大的财富、处于掌控的地位、人际交往中享有赫赫的权力,对别人具有极大的支配影响力。其努力的最终目的是为了获得赞赏,表现自我的优越性,避免不被尊重时所遭受的伤害。但自我抬举的策略受到挫伤或挑战时,他们可能出现虐待自己和他人的行为,甚至会出现攻击性或暴力性行为。

（2）诱导奉承。自恋患者十分在意奉承的满足,但是在日常生活中不一定会遇到到处奉承的人,患者却有一种诱导的功能,能够想方设法地诱导别人来奉承自己,以达到内心的享受和满足。患者会"制造"一些可供别人羡慕和夸耀的内容。例如,他们会去做一些高风险的生意,加入极端的活动,参加受人瞩目的约会,接受多部位的美容手术,参加各种境内外旅游,不间断地参与娱乐活动,或让其他人知道他正在过着别具一格的高档生活。然而这一切只是一种诱导,目的是为了得到别人对他的奉承。为了这些奉承,患者可能付出极大的代价,甚至入不敷出,他们会想尽办法搞到钱,甚至不择手段,铤而走险。此时他们的行为与轻度躁狂症有同工异曲之处,别人会有羡慕和诧异的眼光,也有可能说出一些动听的奉承言语,但却不一定都能完全符合患者的胃口。

（3）自我保护。患者还有一种维护性行为就是自我保护。患者会竭尽全力地规避有损于自我形象的显露。他们认为自我形象的美好和完整是自己的价值之本,因此,他们处处关注着旁人对自己形象的认同或不满。他们认为别人对自己形象的意见不一,对自己形象没有给予充分的赞赏或尊重,是对患者莫大的威胁、挑战或自尊的损害。患者周围比较熟悉的人都会了解患者的这种超敏状态,了解他们容易激惹的触发点,因此往往采取敬而远之的方法来避免与患者的直接接触,以免使患者当众大发雷霆,讨个没趣。

（三）认知行为干预的策略和常用技术

对于自恋型人格障碍的认知行为干预,非同对其他患者的心理干预一样能够很容易让患者接受和配合治疗。患者有一个很特殊的过程,这就是"愿望—接受"过程。弗里曼称之为"反意向"（anti-contemplation）。此阶段介于患者没有意向和开始有意向之间。患者最初认为没有必要进行自我改变,他们认为"我不需要改变什么。而且,你也不可能让我从根本上改变什么"。如果患者处在伤痛时,他们也会处在矛盾之中,会在接受治疗和拒绝治疗之间徘徊。当他们倾向于接受治疗时,有一股力量会产生抵御作用,这就是他们信念中的"我不如他人"。如果这一种力量始终在起作用,即使治疗师非常有诚意地帮助患者,也会遭到排斥。因此对于患者的认知行为干预,治疗师需要寻找契机,要选择患者确实有改变自己愿望的稳定阶段,才能实施干预。

对于患者的认知行为干预可以分为两个部分,即合作策略和特殊干预。

1. 合作策略

与自恋型人格障碍患者合作并不是一件简单的事情,他们的戒备特征以及自我保护的维护性行为往往会给治疗师带来许多烦恼。患者的人际交往模式既有不屑一顾的傲慢的一面,又有唯唯诺诺、点头哈腰讨好的一面。当治疗师第一次接待患者,患者就有可能到处挑刺,表示不满,甚至还会对治疗师的接待和应对进行挑战。患者也会讨好治疗师,希望治疗师把他们看成一个"特殊的人物",想得到治疗师对他们的特殊待遇。所以,治疗师对于患者的合作策略决非一个简单的、常规应付的问题。

治疗师与自恋患者治疗的核心内容是调整他们的信念,但在操作中需要有耐心,要有坚持不懈的精神,对此,治疗师应该有充分的估计。自恋患者存在的问题的本身很容易动摇和松散与治疗师的合作,因为他们缺乏内省,缺少对自我改变的态度及关注。当患者还未接受治疗师的治疗之前,治疗师就应开始启发他们对自己的问题进行反思,这为初期的引导。有的患者会误解治疗师的帮助,认为引导是一种威胁。治疗师就需要设法解除患者的顾虑,改变患者的认知,使他们把治疗过程看作一种自我强化的过程。有的患者自认为他们极为特别,可以不费吹灰之力,不经任何努力和挑战就能轻而易举地获得治疗的成功。他们或许会抱怨治疗师的治疗进度过于缓慢,或受到阻抗的干预是治疗师在治疗操作过程中的失误。治疗师对于患者的反应应该十分谨慎,不能轻易放弃,同时应该从这些迹象中来观察患者人格的特殊表现。

治疗师需要对患者能够配合治疗的行为进行不断的鼓励、赞扬和支持,同时还需要根据治疗的动态及进程的变化不断调整治疗的结构和进度。治疗师需要以良好的反应及对患者带有“磁性”的评价来满足患者对医患关系的维持愿望。

治疗师不能习惯性地运用常规的反应模式来对待自恋患者。有时治疗师对患者积极或消极的反应都有可能给治疗过程带来负性的阻力,所以治疗师需要策略性地处理自己的反应和对患者的评价,要不断强化患者的积极参与行为。在治疗过程中,对于治疗师还有一种不易驾驭的挑战,就是当患者出现不法行为、不道德行为、虐待行为时肯定会不由自主地出现厌恶感。无疑这多少会影响到医患关系和治疗过程。这是对治疗师的一种考验,也是一种经验的积累。治疗师不能退缩,而是应该想方设法通过规范的认知干预技术,用记录自动想法、自我检查行为、情绪控制调适等方法来处理和应对。当有些问题已经越出认知治疗的范围,治疗师应该明智地动用其他社会资源和力量来投入问题的解决。

由此看来,与自恋型患者保持良好的治疗性医患关系对于治疗师确实是一件不容易的工作。但是治疗师只要充分掌握患者障碍的特征和规律,不断总结经验与调整应对策略和技术,完全有可能驾驭这种特殊的医患关系,把治疗顺利地深入推进。

2. 特殊干预

治疗师对于自恋型人格障碍患者的认知行为干预需要有一些特殊的干预技术,其实,这些技术都是在常用干预技术基础上有一定的提升或在操作层面具有指向性。因此只要治疗师在常用认知行为干预技术方面达到了基本水准,在对人格障碍患者的干预中也能逐步掌握其中的规律和技巧。

(1) 设定目标。

对于自恋性人格障碍患者的主要治疗目标包括:①促进患者的优势,增强患者达到切合实际的成功技能;②加强患者对环境和他人的客观理解;③探讨患者有关自我价值、情绪、行为应对等信念。这些治疗目的的设定并不能由治疗师单向制定，而是需要与患者一起讨论商定。患者有人格障碍，所以常常会出现说话不算数的情况。治疗师需要在理解他们的同时，必须坚持与患者共同实施的目标。

当目标设定以后，治疗师需要考虑为了达到目标所采用的配套方法，如检验患者的自动想法、假设和规则，让患者自己来发现其中的功能失调；通过拼图直观地显示患者在一大堆问题中的占主要地位的问题；可采用角色扮演的方法，尤其是角色反串的方法，让患者从不同的视角来体验实情和各方的感受；可通过指导性的结构性谈话来挖掘患者认知潜在层面的自我夸大的信念、假设和规则。治疗师在使用这些干预方法时，可能已经在治疗其他心理障碍患者中积累了不少的经验，但是对自恋型人格障碍患者的干预一定要考虑其特殊性，应充分地做好准备，避免患者"爆冷门"而产生措手不及的负面后果。

（2）展现问题。

自恋患者最为害怕的是暴露自己的问题，因而在认知行为干预中，展现患者的问题是一个有难度的重要技术。治疗师首先应解除患者的顾虑，鼓励患者开放性地把自己的问题用列表的形式排列出来。治疗师可根据列表中的问题引导患者明确表达赞同或反对。有时对于患者确实会出现一些困难，一下子无法进行归类和表达，但是，这正显露出患者的问题所在，他们的是非难分也体现了他们在对待事物态度方面的犹豫和动摇。患者对于接受治疗的心情可能是矛盾的，但是既然已经来到心理治疗师的面前，说明他们对于接受认知治疗过程意义的认可。尽管治疗中患者会对一些话题比较敏感，甚至会出现抵触或不适，但是治疗师需要鼓励他们积极的参与和全身的投入，让他们理解整个治疗过程既是一个自助和成长的过程，又是一个具有挑战意义和发展的过程。

在治疗过程中，治疗师不要拘泥于单纯的会晤交流，可使用一些规范的量表来测定患者治疗过程中的动态变化，如人格信念问卷（personality belief questionnaire，PBQ），能够提供患者特殊的信念以及对这些信念强度的相关信息。

治疗师的心理干预的功效应体现在三个方面：①评述现有的危机和破坏性行为；②关注人格障碍的各种症状；③通过认知转变和行为调整来改善患者的负性信念。治疗师不能苛求认知治疗能够达到患者人格重塑的目的，而应为了达到促进患者行为的适应性，建立更完整的自尊及相关适应性的信念，同时能够与周围的人更加和睦地相处，与整个社会做到更加和谐。

（3）实现目标。

治疗师需要循循善诱地引导患者对于目标追求的理性方向和合理途径。患者把自我价值和自我身份作为其人生目标，然而却忽略了获得成功所需要付出的艰辛努力。这些都可能是患者诱发负性核心信念的导火线。治疗师需要让患者理清思路，端正患者对权力的态度,要使患者意识到过多地依赖于幻想、固执及夸张的期望是无法达到真才实学,也不可能获得真正的优势和业绩。要让患者清楚客观的成功依然存在,但决不可能通过患者的想象和夸张而变得伟大。接受认知治疗的过程能够帮助患者更有效地去达到希望达到的实际目标,能够客观地检测所取得成效的切实效果和真实的意义。但是,认知治疗的目标不可能迎合患者虚幻的、空洞的、假象的目标。

（4）和谐关系。

自恋患者一般与周围的人缺乏和谐的关系,这与他们缺乏有效的人际交往能力有着直接的关系,因此治疗师应该帮助患者提高与他人交往的基本技能。患者缺乏人际交往的基本技能表现在倾听、移情、提问、关心、接纳、分享等,他们习惯于用审判、操纵、支配、命令、指责、猜测来处理人际关系。治疗师需要指导他们,不仅教会他们积极的人际交往技巧,同时应弱化他们习惯的处世模式,让患者认识到关注人际关系的界限和合理认知对处理人际关系的积极意义,辅导患者降低人际交往中产生的阻抗。由于自恋患者缺乏人际交往的界限概念,所以他们只会以自己为中心,认为周围的人都必须围着他转。治疗师应该为他们提供更多的人际互动的知识,让他们了解人与人之间的界限包括身体的界限、性别的界限、社交的界限、情感的界限等多方面的界限。治疗师需要训练患者如何对别人进行了解和判断,学会如何向别人表达自己的感受及反馈。这些对于自恋患者都是一些新的科目,治疗师应该像教练员一样逐项地对他们进行严格的训练和全面的评估。

（5）调适情感。

对患者僵化的情感调适有助于改变患者负性的信念。自恋患者的自信是扭曲的,他们把自我评价与外界评价之间的脱节看成是自身的弱点或能力的丧失,这使得他们感到自己的形象缺陷已进入绝境。自恋患者认为他们在任何时候都应该是舒服、快乐、自信的,如果达不到这种状态,就会出现无能、失望、恐惧、忧伤、焦虑及其他各种不良情绪。这些负性的情绪会直接影响他们自信和成功的信念,并坚持"我必须保护自己的形象"的想法。

治疗师要改变患者负性信念,可以从打破不良情绪对信念影响的恶性循环入手。首先,治疗师应该引导患者接受各种情绪体验,无论是正性的还是负性的情绪,患者都需要逐步做到不予排斥,勇于接受。其次,治疗师应向患者指出,患者所期望的、持久的正性情绪,如果对此过分地在乎,反而会对患者产生消极的作用。因为患者很容易把任何负性情绪都看成是对自己自尊的一种威胁。此外,治疗师需要关注患者对于一些特定的情绪所表现出的蔑视和排斥态度,收集患者在这种情况下所产生的功能失调的自动想法,如:"由于情感挫伤,我变得愚笨和软弱";"如果我不能一直极其快乐,那么做人还有什么意思"。治疗师需要引导患者提高接受各种情绪刺激的适度反应,使他们提高对负性情绪的耐受程度。同时也须让患者清楚,他们所追求的"永远快乐"是难以实现的,而这种扭曲的追求只会给患者带来更多的内心痛苦和社会适应的严重阻碍。

（6）强化信念。

与患者一起检验负性信念及强化正性信念,是治疗师不可疏漏的重要干预环节。治疗师可以根据每个患者在信念系统中最为典型的形式进行讨论、争辩和探索。如果患者认为"被人欣赏和感到自己与众不同是最重要的",那么治疗师可以围绕患者的这一信念来启发患者了解这一信念可能会引出不适应社会的后果,让患者从更宽的视角来审视原来信念所构成的不良的现实效应。

治疗师要想进一步改变患者的信念,还需要与患者一起去追溯患者从童年开始的成长根源以及潜移默化地从家庭中吸纳的价值观、规则和行为模式。然而这只能作为一种"回归"方法,而不能作为一种归因。把患者的负性信念和人格障碍都归咎于家庭背景及成长史,这不利于患者树立对改变信念的信心。因为过去的已经过去,人格障碍的存在是客观的现实,治疗和改变人格障碍则是患者当下的目标。治疗师可与患者共同建立一套具有自尊功能的信念,是一个比较有效的信念重构过程。患者可以从中接纳一些新的信念,逐步替代以往的负性信念(见表15-3)。

表15-3　信念重构的内容

每个人和其他所有的人一样,都有自己的特点。
自尊是大家共有的基本需求。
建立友好的人际关系或帮助别人,不必考虑别人是否被认可。
平凡和普通同样是幸福。
人际关系是一种经验,而不是地位的象征。
其他人可以值得信赖,而不是绝对的竞争对手。
使别人感到不舒服的反馈是正常的现象,或许还有一定的价值。
每个人都有其独到的一面。
我的存在和幸福并不需要别人不断的认可。
喜欢别人是自己正常的内心活动,不必挖空心思地去讨好别人。
地位、富有、荣耀不一定都能体现真正的自我价值。

第十六章　物质相关与成瘾障碍的认知治疗

　　精神活性物质是指来自体外,可影响精神活动,并可导致成瘾的物质。常见的精神活性物质按药理特征可分为四种类型:(1)中枢神经抑制剂,包括阿片类(海洛因、吗啡、哌替啶、美沙酮、丁丙诺啡)、酒类、巴比妥类、苯二氮䓬类。(2)中枢神经兴奋剂,包括苯丙胺类(冰毒,摇头丸)、可卡因、烟草、含咖啡因饮料。(3)致幻剂,包括大麻、麦角二己胺、苯环己哌定。(4)挥发性溶剂,包括丙酮、四氯化碳等。在我国,药物滥用与依赖的流行表现为阿片类,以海洛因为主,酒类、镇静催眠药和中枢兴奋剂,以苯丙胺、烟草为主。

　　精神活性物质的成瘾又称为物质依赖(substance abuse),这是一种带有强制性的渴求、追求与不间断地使用精神活性物质的行为,是一种特殊的依赖性行为,它包含两种依赖:精神依赖(psychological dependence)和躯体依赖(physical dependence)。精神依赖是指用药后产生一种愉快满足或飘飘然的感觉,并在精神上具有驱使用药者产生一种渴求周期性或连续性服药的欲望及行为,以获得满足和避免不适感。躯体依赖是指由于反复用药所造成的一种满足的适应状态,一旦中断用药,便会产生一些强烈的躯体反应,又称为戒断综合征,表现为躯体和精神方面出现一系列特征性的症状,使人感到极其难受和痛苦。

一、评　　估

（一）精神活性物质依赖的临床表现

1. 阿片类药物依赖的主要临床表现

　　阿片类药物的镇静和改变心境的作用很容易产生耐药性,因此服药者会不断增加服药剂量。由于减量或断药会出现戒断综合征的表现,所以就会产生对药物的依赖。这种依赖体现在个体的心理特征、精神状态、社会功能等多方面的变化。主要表现为:

因强烈渴求服药与觅药而表现为焦虑、紧张、恐惧、失眠、贪食等。在体征方面出现阵阵出汗、毛骨悚然、流泪流涕、瞳孔扩大、肌肉震颤、恶心呕吐、腹痛腹泻、姿势蜷曲、体温升高、脉搏加快、血压升高、呼吸局促。同时伴有全身性广泛疼痛，如骨骼痛、肌肉痛、关节痛、背部痛、腹部痛，等等。

2. 酒依赖的主要临床表现

（1）急性酒精中毒。表现为欣快感、语言增多、运动不协调、意识障碍、呼吸抑制等。

（2）病理性醉酒。是在少量饮酒后出现的冲动、攻击、好斗、破坏等。发作的时间从数分钟到数小时不等，醒后多不能回忆。

（3）戒酒综合征。戒酒的症状程度与个体的饮酒方式、饮酒类型、年龄、机体状况、精神状态等因素有关。轻度者一般表现为烦躁不安、上肢震颤、失眠、厌食等。中度者可出现幻觉（以幻听为主）和妄想。重度者可出现震颤、谵妄、定向障碍等。

3. 苯二氮䓬类（BDZ）依赖的主要临床表现

患者表现为渴求使用苯二氮䓬类药物以达到心理满足及消除戒断时出现的躯体依赖症状。如果患者平时用药剂量较大，戒断的反应会更加明显。可出现焦虑、失眠、内脏不适、肌肉痉挛等。

4. 中枢神经兴奋药物依赖的主要临床表现

（1）苯丙胺依赖。该类药物对人体精神活动的影响具有强烈的中枢神经兴奋作用，能使人有欣快感，精神振奋，保持在高度的警觉状态，活动增加、睡眠减少、食欲降低。大剂量可导致刻板行为，超大剂量可致心血管系统并发症，导致昏迷或死亡。长期滥用者可产生幻觉、妄想、偏执，同时伴有严重的注意力和记忆力的损害。

（2）可卡因依赖。可卡因是所有滥用药物中成瘾性最强的一种，具有很强的依赖潜力。可卡因滥用可分为三种模式，即尝试滥用、处境性滥用和习惯性或强制性滥用。尝试滥用一般都为青年，在好奇心、追求快感的驱动下或者在同伴的引诱和压力下使用。处境性滥用一般为成年人，有的试图工作效率增高，有的是为了解除身体疲劳和情绪紧张，也有的是想摆脱生活无聊、枯燥乏味而在不同的情境下滥用药物。以上两种模式的一部分滥用者因短期内少量服用，一般不会发展成为可卡因滥用者；但是还有一部分人可进一步发展成为习惯性或强制性滥用。习惯性滥用分为两类，一类滥用者在相当长的时间内，保持低剂量使用状态。多采用危害性较小的滥用途径，如口服、鼻吸等方法。另一类滥用者则是低剂量和大剂量循环使用状态。以"狂用"（大剂量使用）和"崩溃"（停用）交替为特征。滥用者在"狂用"期间的行为会失控，表现为无意义的刻板行为、暴力行为，过后便走向反面，出现衰竭、倦怠、睡眠增多、抑郁等。长期滥用可卡因会出现躯体方面的依赖，停药几小时即会快速出现强烈的心理渴求、抑郁、乏力、易激惹等戒断综合征。随着时间的推移，戒断综合征会逐渐下降，能够达到很低的水平。一旦遇到诱发因素，如相关的人物、事件、情境等刺激，渴求感会再次增强。

（3）致幻剂依赖。大麻是最有代表性的致幻剂。低剂量使用对人体的中枢神经有兴奋作用，也有少量抑制作用。高剂量使用对机体主要产生的是抑制作用。吸入大麻后可引起一系列心理反应，表现为：①感知方面，感觉明显增强，听觉的提升尤其明显。自我感觉特别良好。②思维方面，在注意力、记忆力和计算力等认知能力方面有显著的变化，有时会出现思维联想障碍和偏执观念。③情绪方面，会体验到伴随蒙蒙睡意的幸福感，感受到内心的宁静。④运动技能，可影响到精细的运动，如驾车、操作仪器等。⑤其他，短时记忆受损，性幻想等有关性的念头增多，对外界刺激过度反应。大麻对机体的循环系统、呼吸系统、免疫系统以及内分泌系统都会产生影响，导致机体紊乱。长期滥用大麻者常出现人格改变，变得不修边幅，呆板随意，警觉下降，注意力、记忆力、判断力等认知能力下降。大麻的躯体依赖远不如阿片、酒类严重。长期滥用大麻的青少年，可表现为动机缺乏综合征，情感淡漠，缺乏进取，责任感下降，对外界事物缺乏兴趣和追求。长期滥用者可出现持续性的偏执障碍。

（4）挥发性溶剂依赖。常见的挥发性溶剂有醇类（如甲醇、异丙醇）、汽油、芳香烃（如苯、甲苯），以及亚硝酸类。这些溶剂对大脑中枢的作用类似于乙醇和巴比妥类。滥用方式多为鼻吸和口服，使用后起效快，但作用的持续时间很短。用药后会出现欣快感，同时会出现语言不清、共济失调、知觉障碍和眩晕宿醉感。

（5）多药滥用依赖。多药滥用已成为近年来较为普遍的一种药物依赖形式，最多见的是毒品与酒滥用的结合。形成多药合用的相关因素是：多药合用能够提高原来药物的药效作用，例如海洛因滥用者同时使用可卡因，可增强欣快感。多药合用能抵消依赖药物的不良反应，减少副作用。例如"苯丙胺—巴比妥类"循环滥用即"兴奋—抑制"循环，白天使用苯丙胺可追求快感和保持兴奋作用，睡前使用巴比妥药物能达到镇静和平衡过度兴奋的作用。多药合用能在原用药物得不到或供应不足时达到代替或补充作用。例如在得不到海洛因时通过服用镇静催眠剂或饮酒来取代。多药合用能使刚进入团伙性药物滥用的新成员与团伙的滥用方式保持一致，融入团伙内"规范化"的用药方式。多药滥用的后果比单一药物滥用更为严重，对机体的危害性明显增加，断药时的戒断症状更为严重。

（二）精神活性物质依赖的评估要点

对于精神活性物质依赖患者的评估，基本诊断虽然重要，但还需要了解患者更多的相关信息，这样治疗师才能全面地把握患者的情况，为病例概念化和实施认知行为干预打下基础。

1. 用药开始和当前状态

治疗师需要详细了解患者最初是如何步入用药的过程、当时的环境场合、内心动机、剂量方法、用药感受等信息。了解患者是如何转入药物依赖,产生依赖后的发展过程及程度,患者依赖的社会背景、问题及困难,应对方式,实际后果等。治疗师更需要收集患者当前状态的信息,包括物质的类型品种、用药模式、停药反应、支付药品的经济能力及来源、是否加入药物滥用群体以及愿意接受心理治疗的动机和意愿等情况。

2. 躯体依赖性和精神依赖性

躯体依赖性是由于反复使用精神活性物质所造成的一种适应状态,中断或减少用药后产生一系列强烈的躯体方面的损害,即戒断综合征。表现为在精神和躯体上出现一系列特有的症状,使患者十分痛苦,甚至危及生命。阿片类、酒类和苯二氮䓬类、可卡因、苯丙胺等是产生躯体依赖的主要药物。

精神依赖性又称心理依赖性,是指使用精神活性物质后产生的一种愉快满足感。这些满足感从心理上驱使患者连续性地或周期性地使用该药物。这种精神依赖性即使患者已经能够做到戒断用药,也仍能持续相当长的时间。精神依赖性是形成药物依赖的核心表现,是促使患者构成复吸的重要因素。

治疗师应详细了解和评估患者两种依赖性的状态,了解和评估有关戒断综合征的表现类型、痛苦程度、自我应对与缓解过程、周期等方面的情况。

3. 伴发精神障碍和人格障碍

精神活性物质依赖的患者除了有药物的中毒症状、戒断症状之外,在长期的药物依赖中还伴有其他精神症状,如精神病性症状、心境障碍、睡眠障碍、性功能障碍等,同时又可伴有人格障碍。因此对患者的全面评估并非易事。由于患者的临床表现及其他相关信息错综复杂,若不对所有信息进行条理化的评估,就很难实施进一步的结构性治疗。

(三) 典 型 病 例

翁立(化名),男性,33岁,原酒吧调酒师。

翁立22岁从旅游职校毕业后找到一份酒吧调酒师的工作。由于工作内容单一,连续工作的时间长,便感到疲乏、厌倦和无聊。一次偶然的机会,在与一位客人闲聊时流露出自己消沉的情绪,客人便劝他用少许药物提神,还说是请客给他尝鲜。翁立知道此药品实际上就是毒品可卡因,感到十分畏惧。但在客人的一再劝说下,加上好奇心,便冒险地吸用了一点。果然效果十分明显,顿时感到精力充沛,心身松弛,欣快愉悦,全身舒适。他感到十分神奇,于是隔了几天又向那位客人讨取可卡因提神。客人答应再送他一次,并说明以后若再需要就要掏钱买了。翁立就这样踏上吸毒的道路。精神是提起来了,欣快感也频频得到满足,但很快就丧失了支付能力。他开始用各种名目向亲朋好友借钱,甚至向别人骗钱。如果停用可卡因,他就会出现极度倦怠、全身难过、睡眠增多、沮丧抑郁等痛苦的症状。同时满足感从心理上驱使翁立不顾一切地向往连续性地吸用。

当翁立的父母知道他已染上毒瘾,为了挽救他,便自费送他到戒毒所接受强制性的戒毒。在戒毒所的半年中,由于无法得到毒品,加上管教纪律严明,药物依赖的行为被矫正。当他的戒毒行为基本巩固后便出了戒毒所。起初,翁立的状态还比较稳定,随后找到一份新的工作开始新的生活方式。但是不久便被心理上的驱动所控制,十分向往能够再次体验吸毒产生的欣快满足感。于是就到原来工作过的酒吧去找认识的客人,买一些可卡因过过瘾。就这样再度进入了复吸的氛围圈。翁立为了筹钱买可卡因,走上了犯罪的道路,后被判刑入狱。在服刑期间,翁立愿意接受监狱的心理医生做认知治疗,配合心理医生对他的物质依赖进行认知行为的系统干预。

二、病例概念化

治疗师对于精神活性物质依赖进行病例概念化必须坚持立足于"认知—行为"的基本理念来考虑患者构成物质依赖行为的形成机制,不能仅仅停留在单纯的行为反应模式。因为患者的障碍不只是反映在物质依赖的行为表现方面以及各种情绪反应,他们在不同层面认知的功能失调则是依赖行为维持的深层根底。如果患者在认知方面得不到根本性的调整和改变,他们在行为方面的转变也会是暂时、不稳定和容易反复的。因此治疗师在对患者进行病例概念化时需要把握以下一些关键要点。

(一) 行 为 强 化

在认知治疗中,本身已经融入行为主义学派的各种理论和技术。桑代克(E. Thorndike)对猫和斯金纳(B. F. Skinner)对老鼠的动物实验,清楚地阐述了行为强化的原理,即当一个行为产生有利的结果(生存或安宁)时,这个行为更有可能在将来的相似环境中被重复。行为强化虽然最初是通过动物实验得以证实,但也是一个对于人类行为构成影响的自然过程。苏尔泽—阿萨托夫(Sulser-Azatoff)和迈耶(Mayer)指出,行为强化是我们日常生活在与自然环境及社会环境相互作用的结果中自然地发生。精神活性物质依赖符合这一行为强化的过程。治疗师需要清晰地理解患者的物质依赖行为被强化的过程中还存在着正性强化和负性强化两种不同过程。正性强化和负性强化都是加强行为的过程,都会增加这种行为在将来出现的可能性,这是一个十分重要的共性。但是两者之间又存在着行为结果的本质区别。在正性强化中,随着行为出现的刺激是正性刺激。而在负性强化中，随着行为出现的刺激则是负性刺激，即消除刺激或者阻止和回避刺激的发生。但是无论是正性强化还是负性强化，行为都有可能在将来再次发生(图16-1)。

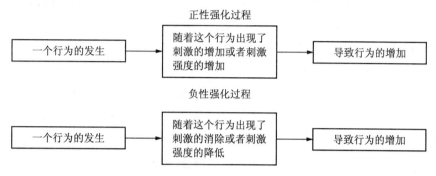

图 16-1　正性强化与负性强化的区别

精神活性物质依赖的患者初次或早期的行为强化过程往往是正性强化过程。因为用药后产生的满足感或欣快感成为一种正性刺激，强化了患者的用药行为。当患者因周期性或持续性对用药的渴望而产生不良情绪或者为了避免因停药所产生的一系列痛苦的躯体反应及精神症状时，这些刺激也同样会强化患者的用药行为。

（二）比欧的物质依赖(成瘾)模式

比欧(Beau)提出了物质依赖的成瘾模式。他认为患者原本存在着压力源，这种压力可以来自外界环境，也可来自患者自身。同时患者又存在着认知方面的曲解，患者对于自己、他人及环境等诸方面的想法、看法都存在非理性的功能失调的成分。患者在这两种情况的前提下，一旦和使用某种精神活性物质所产生的陶醉状态相结合，便构成一种特殊的满足效果。当患者处在心烦意乱的时候，不管这种心情产生于社会生活事件，还是本人对特殊满足效果的渴求向往，或者得不到特殊满足效果而产生的心身不适和痛苦感受，都将成为一种驱动力，促使患者不顾一切地去追求欣快的满足感或消解痛苦的平静舒适感。在这些综合因素的作用下，就会促成患者反复地使用精神活性物质，也就构成物质依赖的成瘾模式。比欧形象地运用一个简易的公式来阐述这一复杂的成瘾过程。

成瘾＝[（压力源＋认知曲解）×陶醉状态]＋心烦意乱

从公式中可看出，患者的认知曲解在构成物质依赖方面的核心作用，这也为治疗师提供了从调整患者的曲解认知着手，改变他们物质依赖行为的干预理念。

（三）物质依赖复发过程的认知—行为模式

复发是物质依赖患者的顽症。经过治疗已经达到消除依赖效果的患者在回归社会环境中后，很难抵挡来自外界各种刺激的诱惑，容易在很短的时间内又再度接触和使用以往习惯的精神活性物质，由此构成复发。

贝尔纳·朗热（Bernard Rangé）和艾伦·马拉特（Alan Marlatt）在临床研究的基础上提出了物质依赖复发过程的认知—行为模式（见图16-2）。他们认为，已经康复的物质依赖患者，一旦遇到高危的情境时可能会出现两种情况。一种情况是对于外界引诱性刺激作出对抗性反应。如果这种对抗性反应强烈，并有抵御诱惑性刺激的强大功能，患者的自我效能便得到增强，此时复发的概率就会明显减小。另一种情况则是相反，患者对于外界引诱性刺激无法作出对抗性反应。此时，其自我效能是很低的，随之便产生了对精神活性物质正性反应的渴望，向往能够再一次获得使用物质的效果，于是便走出了新一轮物质使用的一步。如果停用或少用精神活性物质，患者就会很快地感受到一系列严重的反应。患者的身心不适、自我意识到的内疚和失控感便发生了冲突。尽管患者的自我归因、自我谴责具有一定的积极意义，但是与停药所产生的身心负性反应相比，却力量单薄，无法抗衡。在这种情况下，患者产生复发的概率就会明显上升。

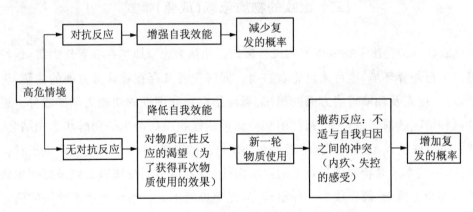

图16-2 物质依赖复发过程的认知—行为模式

三、认知行为干预的策略和常用技术

精神活性物质依赖的认知行为干预客观上比对其他心理障碍患者心理干预的难度要大一些，因为患者的依赖是从物质到心理的多方位依赖。加上患者自己本身的自我效能很低,在认知方面又存在着不同程度的曲解和功能失调。患者一般都有一种无形或有形的社会力量在持续影响和引诱着他们,使他们难以解脱这种束缚。因此治疗师必须运用好心理干预的策略和技术,把干预理论和技术与每个患者的具体情况相结合,以临床治疗效果为标准,有效地实施认知行为干预。

精神活性物质依赖的认知行为干预主要有以下一些技术。

(一) 应对技能训练

应对技能训练这一技术主要是解决精神活性物质依赖患者的精神依赖问题。精神依赖又称心理依赖,俗称心瘾。在患者物质使用后出现一些非常特殊的欣快感和满足感,驱使患者产生连续使用或周期性使用物质的强烈愿望。当患者在停用或戒断使用物质以后,面对依赖的渴求是患者是否走向复吸的三岔口。这正是治疗师进行心理干预的一个关键点。如果治疗师能让患者在应对方面跳出复吸的选择,并以其他形式的满足冲淡患者的依赖,这就能使患者朝着积极的应对迈出有价值的一步。治疗师需要对患者的心理依赖进行评估,这又称为"功能分析"。深入了解患者对物质依赖的心理需求的真切内容。评估的方法除了结构式的治疗会晤以外,也可使用针对性的问卷,旨在确认患者是在何种情况下最容易被突破心理防线,产生强迫性的用药行为。有的学者主张在进行"功能分析"的临床会晤中不要过分拘泥于某些结构框架,可以倾向于开放式会谈,内容可以包括社会背景、个人处境、人际关系、情绪状态、想法看法、生理反应,等等;还可以深入地了解一些潜在的诱发因素,在哪些因素的激发下最容易复吸。由于患者有接受心理治疗的愿望,治疗师可以和患者一起探讨使用物质阶段所出现的一些负面信息,如负性情绪反应、身体的不适、经济的困扰、家人的牵连等,因为这些信息具有抑制诱发的功能。

患者往往会谈及一些自己曾经有过应对的经验或困惑,这是一些很有价值的内容,因为患者也曾在不自觉的情况下尝试过应对。治疗师可以围绕这一主题与患者讨论应对成败的影响因素,并激励患者探索和尝试可能存在的其他应对方式,鼓励患者应用新的应对方法进行合理的替代,评价替代中的效果及存在的问题。由于每个患者的情况有其特殊性,因此新的应对方法的建立需由患者根据个体的情况进行选择,治疗师不必为患者准备一些现成的成功替代模式,强求患者模仿、尝试和接受。当患者能够认定实施新的应对方式时,治疗师应辅导患者对应对技能进行反复的操练。有些操练可以在治疗会晤中以角色扮演的方法进行,有些操练可以作为回家作业布置给患者进行练习。另外,也可在较有把握的前提下逐步地进入实景操练。当患者能够取得替代成功的效果时,治疗师更应与患者总结经验,强化患者坚持替代的信心。

（二）激励内省技巧

精神活性物质依赖患者通常缺乏内省能力,他们既陶醉在自得其乐的物质依赖的欣快和满足中,同时又承受着躯体和精神依赖所带来的折磨和痛苦。因此,激励患者的内省是治疗师十分艰巨的干预方向。

1. 管理冲动欲望

对于精神活性物质冲动的渴求欲望是患者的通性,因此治疗师必须管理患者对物质依赖的想法、渴求及冲动,包括对患者的行为进行质疑,回顾使用物质所产生的不良反应,讨论摆脱物质依赖的期望及收益。治疗师还可以要求患者把这些内容记录在小纸片上,随时带在身上。这样可经常复习,提醒自己,尤其是当患者处在高危情境时,这种提醒能产生及时的自我警示作用。同时指导患者进行想象练习,想象处在高危状态下如何通过自我提示来应对出现的冲动性想法。

2. 控制愤怒情绪

对于精神活性物质依赖患者,愤怒是他们普遍的情绪反应。治疗师需要指导患者识别爆发愤怒情绪前出现的各种苗子,并控制这些苗子的膨胀及失控,这对于防止患者在愤怒情绪下激发使用物质有一定的帮助。控制愤怒情绪的技术包括平心静气的谈吐、识别诱发性情境、选择息怒的环境等。治疗师可以在治疗会晤中向患者传授这些技巧,可以运用角色扮演的方式和患者一起模拟操练,也可以布置家庭作业,要求患者记录在有可能发怒的情况下是如何成功地做到息怒的过程。

3. 克服负性想法

经常出现负性想法也是患者的常有现象。提高对负性自动想法的鉴别能力是克服消极想法的前提。克服负性想法的常用技术有"合理想法替代"、"消极想法骤停"、"积极自我对话"和"预置正性选择"等。由于患者因负性自动想法而引出不良的情绪或心境,所以在有效指导患者做到克服负性想法的同时,能同步起到调整患者情绪的积极作用。

4. 增加愉快活动

患者通常在空余时间中都有空虚和无聊的感受,此时很容易使患者因寻求刺激而使用依赖物质。他们客观上会会认同自己生活中的失衡状态,也会略微认识到自我价值的缺损。所以治疗师应对患者进行指导,帮助他们提升自我评价中的合理部分。同时和患者一起讨论如何增加患者愉快的生活内容及如何在空余时间充实生活内容,避免无聊状态时物质依赖念头的乘虚而入。治疗师可以引导患者去发现自己的向往、期望及渴望,激励患者对实现人生价值的追求。增加愉快活动不能停留在口头的讨论,而应有计划地进行体验和操练,使患者从行动上来获得愉快的客观反馈。

（三）掌握放松技能

患者在经受多重压力的情况下，尤其是在物质依赖状态加重的状态中，放松技术能够起到缓解患者紧张、焦虑、激怒、失眠等情绪反应及相应的躯体反应。常用的方法有全身肌肉放松、膈肌深呼吸、静坐沉思、瑜伽、气功等。放松技能训练是一个很有价值的辅助技术，治疗师应详细介绍和耐心指导患者进行放松练习，使患者达到精神和躯体整体放松的效果。

（四）训练快速决策

患者在使用依赖物质前有时会出现一个短暂的犹豫彷徨状态，会在"不使用"还是"使用"之间有片刻的选择，但最后往往是因为挺不住而作出用药的决定。快速决策的训练能够帮助患者快速地思考使用依赖物质可能引发的负性结果，以及作出错误决定存在的风险。治疗师若能训练患者在犹豫彷徨状态时朝积极的方面多想一些，马上作出不使用依赖物质的决定，那么实际上就能够达到患者降低作出使用依赖物质决定可能性的效果。这种训练可以先从模拟开始，逐渐向现实过渡。只要患者能够配合反复进行操练，对那些已经有戒断物质使用倾向的患者，更能产生显著的临床效果。

（五）实施问题解决

问题解决技术（problem-solving）是一个在认知治疗中使用广泛的干预技术，并非是物质依赖的专用技术。物质依赖的患者常常处在纠结的困难境地，他们面临的问题会很多，而且都是一些难以面对的冲突状态。问题解决技术能够帮助患者正视问题，理清思路，正确抉择，走出困境。问题解决技术包括问题的识别、问题结构分析、集思广益地思考潜在的解决问题方案、选择最为合理的措施方法、尝试性地实施、周全的客观评估、随机应变地调整计划等步骤。问题解决技术能够帮助患者在遇到意外的情况下，冷静地思考和解决问题。尤其是在高危的情境下，能够理性地处理对依赖物质的态度和行为的选择。

（六）预案紧急情况

物质依赖的患者有时会遇到一些出其不意的情况或困难，所以会使患者感到措手不及。他们没有时间考虑应对的策略和措施，因此只能随波逐流，十分被动。尤其是处在高危的情境下，来自内外的诱惑，患者很容易被应激性的状态所牵制，走上使用物质的老路。所以治疗师需要和患者一起讨论策划应对紧急情况的预案，设想好几套预置的应对实施方案。这样，一旦遇到紧急情况，患者就能基本做到胸有成竹，应付自如。

（七）提高社交技巧

提高患者社会交往的技巧是认知行为干预的重要方面，因为物质依赖的患者往往是因这方面能力的缺乏，导致难以抵御来自社会负性力量的引诱和牵制。治疗师可以从以下一些常见的方面来指导和提高患者的特殊社会交往技能。

1. 学会拒绝毒品

精神活性物质依赖患者往往有一个社会氛围圈，尤其是对毒品依赖的患者几乎都进入一个"吸毒圈"，成为其中的一员。劝吸是十分常见的现象，有些患者会向其他患者"请客"提供毒品。因此，指导患者在这种情况下学会如何拒绝是治疗师行为干预的一个对策。当有人对患者进行劝吸时，患者可以通过转移话题来扯开别人的语言诱惑。此时患者必须反应敏捷，同时要考虑运用"软挡"的方式，不必构成对立的态势。在这种情况下患者要学会说"不"确实有难度，因此治疗师可以通过角色扮演的方法来操练拒绝毒品的技巧。尤其是对方再三劝吸，此时要做到拒绝毒品，有效的技巧就显得格外的重要。在操练中，治疗师可以假设不同的情景和场合，不同的对象，使患者多一些应对的准备。这种操练可作为回家作业布置给患者，让患者在心理治疗的间隔时间中物色一些对象进行操练。

2. 婉转谢绝邀请

人们常常会因自己对别人的邀请被拒绝而感到沮丧。正是这种同感，物质依赖患者会在伙伴给予邀请吸毒时便随口答应了。患者往往对于吸毒的群体有依依不舍之情，这是一种很复杂的感情，是既想吸引又想摆脱纠结的人际关系。在这种氛围中患者会感到身负压力、自我责备、厌恶愤怒等。这些情绪很容易触发患者再度吸毒。患者会认为拒绝别人的"好意"是对别人的不尊重，所以就作出妥协和让步的反应。治疗师对于患者的这种处境应情同身受，同时要指导患者学会如何婉转谢绝这种吸毒的邀请。得体的谢绝对处在不同群体环境的患者有其特殊性，因此，治疗师应该启发患者，调动他们内在的潜能去发现适合自己的方法。治疗师一般不必给患者现成的方法，因为现成的方法并不是适合每个患者的最佳方法。

3. 处理外来指责

对于物质依赖患者来说，无论是指责还是遭受指责，在高危情境下都将成为一种恶性刺激，使情绪产生波动，尤其是在遭受指责时更容易产生愤怒的情绪。所以，患者在遭到指责时首先应放平心态；其次，患者不能因此而激起愤怒，更不能发起攻击。患者应该了解清楚指责者的目的和内容，用心地进行处理。这些处理指责的方法需要治疗师耐心地去辅导患者逐步掌握，因为患者需要把压力转化为动力来调整自己的物质依赖行为。

4. 把握亲密关系

物质依赖患者往往在与亲密关系者的相处方面有着特别的难处，尤其是当与一些都为物质依赖的亲密者在情感、亲昵或性行为方面的关系发生冲突的时候，他们会显得十分软弱、退缩和窝囊。治疗师需要指导患者进行自我显露，分享积极的感受并适当地宣泄负性的情绪，以防止冲动性事件的发生。治疗师应向患者传授一些有关倾听的技巧，教会患者如何把握亲密的程度，做到自我保护。不要因为顾及一些"面子"，而在物质依赖的泥潭中越陷越深。这些技术的掌握不可能一教就会，而是需要反反复复的操练才能产生效果。这些操练可以采用"情景重现"的方法，让患者回顾曾经出现过的焦虑、愤怒或亲昵的状态，并依照这些不同的状态进行应对性的操练。治疗师可用家庭作业的形式布置患者一些作业，要求患者增加练习的次数，以达到巩固练习的实效。

5. 变更支持系统

通常，社会支持系统具有增强人们的自信、提升解决问题能力的功能。但是治疗师应该清楚，物质依赖患者的生活中还存在有一种负性的社会支持系统。这种特殊的系统既是患者维持物质依赖的后盾，又是他们容易复发的社会根源。因此，对于物质依赖患者需要变更他们原有的负性社会支持系统。这项工作十分重要，治疗师需要对此下很大的功夫。患者自觉摆脱原来的社会关系网络，客观上确实存在一定的难度，他们往往在力量的对比中处于弱势，很容易被物质依赖人群的社会关系网络牵着鼻子走。治疗师不仅要提高患者对原有的负性社会支持网络的认识，同时要指导患者以行动与该系统逐步拉开距离，最终与负性社会支持系统脱离关系。建立新的社会支持网络系统是一项积极有效的方法，它的替代有助于患者体验到一种新的力量在支撑着他改变物质依赖。治疗师需要与患者一起讨论患者对于支持系统的特殊需求，这样才能有的放矢地帮助患者重建符合患者需求的社会支持系统。治疗师要指导患者认识这种社会支持系统是一种交互的、互为影响的关系，所以患者对社会支持系统同样有一个反馈作用和影响作用，患者还能以一种新的姿态来对原来的社会系统产生积极的作用。

6. 应付特殊人物

物质依赖患者都存在着一个不可避免的难题，就是如何应付周围的特殊人物，如社会适应不良的伙伴、不正常的性伙伴、有矛盾或冲突的伙伴，还有受威胁或被控制的伙伴等。如何指导患者有理有节地去应付这些特殊人物对患者的有效治疗至关重要。

由于患者与这些特殊人物曾经并延续保持着一定的关系,如果在某种场合被劝用药物(毒品),患者往往难以做到直率果断地拒绝和抵制。治疗师应该在理解患者冲突处境的同时,指导患者应对的方法。治疗师不能笼统地进行一般性指导,而是应在治疗会晤中设想可能遇到的各种难以对付的情景,然后进行讨论,想出具体的对付方法。这种讨论的形式可以是医患一对一的讨论,也可扩展到夫妻或其他家庭成员一起参加的小组讨论。甚至可以组织一些患者,通过小组治疗的形式进行专题讨论。在这种氛围下的讨论中,能够集思广益,发散思考,对患者如何选择适合自己的应对方式十分有益。

(八) 技巧训练要领

常言道:"说说容易,做做困难",这话更适合精神物质依赖患者。上述一些认知行为干预方法,最终都需要落实到患者有效的行为改变之中,患者新的适应性行为模式的构建需要在治疗师的指导下,通过不断反复的训练才能得以实现。因此,如何对患者进行认知行为的技巧训练是一个关系到能否取得成功疗效的务实问题。有关对患者的技巧训练方法,通常有以下一些要领。

1. 鼓励积极参与

患者对于认知行为技巧训练的前提是主动的态度和积极地参与,要有改变自己的愿望和配合治疗师的意向。这一切并非所有患者都能够自发产生,这需要在治疗师的鼓励和帮助下,通过启发引导逐步形成。治疗师对患者训练的积极投入不能硬性规定,而应该想方设法鼓励和激活患者的需求,诱导他们提升对自己认知的调整和行为重塑的需要。这样才能够使患者参与到训练的过程中,参加规范的认知行为操练。

2. 制定训练程序

训练是一个循序渐进的过程,治疗师应和患者一起讨论制定训练的程序。要明确训练的目标,细分训练过程的每一个步骤。对于如何操作、会遇到什么困难、怎样克服、如何坚持等问题,治疗师和患者都要做到心中有数。这样患者才能做到脚踏实地的练习,清晰整个训练过程中自己的定位,了解需要付出努力的方向和预置的实际效果。

3. 评估功能改善

治疗师和患者都需要对患者的训练情况进行全面的评估。首先对要求实施的项目进行可行性的评估,因为每个患者处境及能力不同,所以不能提出超越其实际情况的要求。治疗师对患者完成项目的要求应与患者的具体情况相匹配。同时,患者应阶段性地对自己的努力状态进行自我评定,可以是定性的,也可以是定量的。只有经常地评估,才能充分了解患者在操练过程中的动态和进步。与此同步的是治疗师的评估,这是一种他评,是治疗师从客观角度的评估,这对患者十分重要。由于视角的不同,要求的不同,对于同样的现象在医患的眼中可能会有不同的评估结果。治疗师需要与患者一起讨论评估中存在的差异,查寻不同评估结果的原因所在,如何进一步达到统一的标准。社会功能的评估对于物质依赖患者是一项对治疗总效果的评估,通过评估,治疗师和患者都能了解各自的状态、进程、问题、困难、方向和努力目标,对整个治疗过程起到监察和促进作用。

4. 检查家庭作业

在对患者进行训练时,布置家庭作业是一项常规任务,这可以充分利用治疗性会晤间隔时间让患者进行学习和巩固性操练,由患者在独自的操练中发现问题,克服困难,有所探索,逐步进步。但是家庭作业务必做到精细布置,治疗师需要向患者介绍家庭作业的目的、内容、原理、指标、操作、难度和预估结果等,需要取得患者对完成作业的认同,得到患者即刻的反馈,清楚患者愿意配合的态度,了解患者对作业的理解程度,倾听患者对完成作业困难的诉说,指导患者应对困难的策略和方法。

在每一次治疗性会晤中,治疗师都应对患者完成家庭作业的情况进行详尽检查,评估患者完成作业的数量和质量,及时发现问题,并从问题中收集信息,明确患者通过完成家庭作业的操练所达到的实际效果。

5. 用好角色扮演

在认知治疗中,角色扮演是一种常用的技术,是患者在实际情境操作前的一种预演性练习。对于大多数患者来说,角色扮演的形式是一个陌生的事物,这与日常生活中人际交往的形式和内容有所差别。因此,治疗师应该向患者介绍角色扮演在治疗中的意义、作用和具体操作法,让患者理解、接受和投入所扮演的角色中。初次体验角色扮演治疗形式时,不少患者会显得有些尴尬,十分拘谨,手足无措,难以全身心投入。所以治疗师在安排角色扮演时应选择患者最为熟悉的场景,最有切身体验的角色,鼓励他们情境再现。角色扮演也需要有一个适应的过程,治疗师应向患者承诺这一过程属于患者的隐私内容,与治疗中的其他内容一样都属于严格保密的范围。患者最初的扮演角色应该是真实的自己。在对话中并不要求患者仅作自我批评,治疗师应该激励患者表达自己的心声。不必对于物质依赖行为一味指责,但当患者能从内心诉说出对物质依赖行为厌恶和排斥的想法时,治疗师应该当即鼓励患者的这种潜在的积极动力。当患者经历和体验了角色扮演的过程以后,治疗师可以根据患者的承受程度和实际情况,更换其他的情景和患者的新角色。角色扮演的功能不仅仅是让患者表达各种角色的想法和看法,更需要通过角色扮演来发现可以采纳的新的应对方法。角色扮演的预演过程是在治疗性会晤中完成,这些过程需要向现实环境过渡,使患者了解和掌握在现实环境中如何进行真实应对的技术。

6. 尊重患者选择

在技巧训练中,患者有时难以做到"一步到位",治疗师应该理解患者存在的实际难度。此时,患者往往会提出一些自己能够接受的方案。只要这些方案是朝着认知行为正性转变的,治疗师应该尊重患者的选择,遵循"小步走,不停步"的原则,可以顾及患者在调整行为方面的承受能力和适应负荷。治疗师应给予患者一些空间和自由度,在一定的范围内,由患者为自己安排训练中推进强度的选择。

7. 推进医患合作

当治疗师在指导患者进行技巧训练时,不可忽视这些指导在客观上对患者所产生的压力会影响医患关系。患者会出现配合度的下降,不能按预置的进程达到行为转变的治疗效果。因此,推进医患合作是与患者的训练过程同步进行的一项工作。治疗师应十分关注医患关系的细微变化,每当患者在训练过程中出现进步时,治疗师应及时给予鼓励,肯定患者所付出的非一般的努力。在与患者分享所取得的成绩的同时,还要共同讨论取得点滴成功的机理,这样才能做到对患者行为改变的正性强化。治疗师需要理解患者的处境和内动力,这样才能发现患者努力过程中的问题所在,既不能不予鞭策,又不能操之过急。所以治疗师在把握患者训练强度的时候还需注意医患关系的损伤可能,这也是心理干预难度所在的一个方面。

8. 复习巩固技能

对于患者的技能训练,不可能一蹴而就,需要不断地复习和巩固。治疗师在看到患者调整进步的时候,容易高估患者的稳定性,以为从患者的认知到行为的转变所取得的疗效是可靠的。但是,患者是一个社会人,都是某个物质依赖氛围圈中的一个成员,这种影响力的能量很大,患者往往经不起诱惑,很容易再度复吸。尽管对于患者技能训练的内容中已经有如何应对外来负面影响或诱惑的内容,但是患者的状态是有波动的。如果正处在低落状态,意志处于薄弱阶段,那正是高危时期,所以十分容易重蹈覆辙,功亏一篑。因此,治疗师要充分重视患者技能训练的复习和巩固,决不可掉以轻心。

9. 鼓励挑战极限

在对物质依赖患者的技能训练中,治疗师对于那些基础好、条件具备的患者,鼓励他们进行极限挑战是可以尝试的一种"冲击疗法"。有些患者对于接受治疗的愿望比较强烈,有主动提速的需求,在早期的训练中配合度高,疗效成果明显,加上医患关系融洽,治疗师可以考虑在适宜的条件下安排患者进行挑战极限的练习。在征得患者同意的前提下,治疗师与患者一起讨论设定一个可行的挑战目标,并规划如何实施挑战,比如让患者直面精神活性物质,由患者在单独环境下进行自我控制,从想法到行为抵制物质的诱惑,并坚持一段时间。这确实是一项挑战,因为患者要做到抵制诱惑需要付出极大的努力。如果患者能够成功地应对挑战,这实际上是一个大跨度的进步。对于挑战极限只能鼓励,不能强求,否则若超过患者的承受能力,效果会适得其反。在临床中挑战极限一般不宜连续进行,因为这种挑战的本身隐含着风险。治疗师不能过度地让患者频繁地经历风险。如果患者在挑战中受挫,这对患者是一种失败的体验,会给患者带来心理上的阴影,对继续训练以及总体疗效的成功将构成负面的影响。

10. 抓住适时良机

物质依赖患者的状态会有一定的起伏和波动,有时他们对所依赖的物质的渴求程度特别强烈,有时也可能出现几天的平缓期,此时正是对患者进行训练的良好时机,因为该阶段患者的依从性比较好,配合练习的动力容易被引发,治疗师应抓住良机对患者进行强化训练。此外,遇上某些突发性社会生活事件时,患者需要直面应对,治疗师应该敏锐地意识到这种情况是否一种机遇,是对患者的实际应对能力考察评估的有利时机。治疗师可以追踪性地观察患者应对事件的全过程,并在患者遇到困难需要帮助时,及时地对患者进行具体指导,使患者增强自我应对的能力。当患者经历一次完整的应对过程以后,治疗师可以以此为实例与患者一起讨论应对过程中的成功要点和不足之处,从中获取经验,为以后如何处理心理行为的调整做好准备。

（九）预防再度复发

预防复发是治疗师在对物质依赖患者进行认知行为干预中不可缺少,也不可忽视的重要方面。对患者应对技能训练的本身具有预防复发的积极功能,但是,高危情境下的重点投入对预防患者复发更有其特殊的价值。尽管很多学者对于预防复发的心理干预提出许多种方法,但是避免高危状态则是预防复发的最重要策略。快速决策技术能使患者从内心早作准备,一旦遇到问题可马上作出决定,立即采取行动,避免患者在高危情境下来回徘徊,犹豫不决,这样很容易滑向重蹈覆辙。所以患者能否识别自己正处在高危状态就显得格外重要。不少患者即使处在高危状态,也不能清晰地认识到自身的危险。所以治疗师应指导患者提高警觉,不断地进行自我提示,监察自己的想法和情绪的动态,保持警惕和早期发现一些前驱迹象。因为早期发现,就容易提早控制,阻止这些状态的加重和引申。不使其发展到十分严重,甚至无法收拾的地步。应对技巧训练是一个必须坚持的重要方法,尤其是加强患者在自身的意志软弱或过于强大的外来引诱的情景下的应对技巧。

此外,导火线(又称为扳机作用)事件往往是患者在高危状态下容易构成复发的一种激发因素。对此治疗师要帮助患者建立预置的应对方式,让患者即使遇到导火线事件,也不至于无所适从,措手不及。应该做到应对自如,防微杜渐。治疗师还要与患者探究即使进入短暂性反复趋向时,如何调整患者的内疚、自责等负性情绪反应,决不能让患者因此自暴自弃,阻断他们进入全面复发的各种途径。

第十七章　夫妻关系冲突的认知治疗

20 世纪 60 年代末,社会工作者理查德·斯图亚特(Richard Stuart)和精神科医生罗伯特·利伯曼(Robert Liberman)最早将行为治疗的理论和技术应用到家庭治疗领域。在 1989 年和 1990 年,诺尔曼·爱普斯坦(Norman Epstein)和唐纳德·鲍科姆(Donald H. Baucom)发表了《认知行为家庭治疗》和《认知行为婚姻治疗》两部专著,进一步奠定了认知治疗在家庭、婚姻领域中应用的基础。认知行为家庭或婚姻治疗所涉及的领域有:(1)婚姻(夫妻)治疗;(2)亲情训练;(3)家庭功能治疗;(4)性功能治疗等。本章以我国常见的夫妻关系冲突为重点,阐述认知治疗在家庭及婚姻领域中的临床应用。

一、评　　估

俗话说,清官难断家务事。当治疗师面对夫妻关系冲突的求助者时,其角色的定位不同于街坊邻居、亲朋好友、同事领导、居委干部、户籍警察等,应体现一个专职的治疗师的身份,以专业理论为指导,以专业技术为手段,以来访者为中心,来指导和帮助来访的夫妻解决实际困难和具体问题。有人以为治疗师是绝对中立的,是超理性的,只专注对待来访者的问题,却不顾及来访者本人,这实际上是对治疗师的一种误解。治疗师是亲密的、友善的、通情达理的、富有情感的、与人为善的。因为治疗师有自己崇高的专业职责,是为了治疗和解决夫妻间出现的争执、矛盾和冲突。这是一种医学行为,是一种医疗干预,是一种以调整夫妻认知行为问题为目标的心理治疗。

要解决夫妻关系冲突,首要的一步就是对夫妻存在的问题进行细致详尽客观的评估。总体评估可以从以下几方面入手。

(一) 婚姻史及夫妻关系

1. 会晤评估

面对一对存在关系冲突的夫妻,治疗师不应开门见山地直接询问和了解他们存在的矛盾冲突和僵持的关系问题,而是应该心平气和地简略了解一下他们的婚姻史。每一对夫妻的婚姻都有各自的特点,有的夫妻在回忆自己的恋爱过程时会感到复杂或离奇,有其特别的故事。治疗师为了治疗的目的,只需了解一个概况,对他们的结婚和婚后生活的状况有一个基本印象。以下是对夫妻婚姻信息程式化的提问内容,以供治疗师参考(见表 17-1)。

表 17-1 婚姻信息概况提问程式表

1. 初次见面
 (1) 你们是怎样相识的?
    ——在哪里见面?
    ——谁主动?
    ——当时的情景如何?
 (2) 对方最吸引你的地方是什么?
 (3) 哪些方面至今仍还吸引你?
2. 关系发展
 (1) 后来进展如何?
 (2) 在以后的日子里是什么特别的事件促成了你决定和他(她)结婚?
 (3) 以前当你们夫妻之间出现争执争吵、情感挫伤、沟通困难时,你们是怎样应对的?
3. 婚姻
 (1) 你是在怎样情境下作出结婚决定的?
 (2) 在你们结婚以后,你们的关系是否出现了一些显著的变化?
 (3) 在你们婚后,是否发生过一些正面的或者负面的重大生活事件?
4. 夫妻关系和个人困扰
 (1) 你们中哪一位最早为两人之间出现的关系问题而感到困扰?
 (2) 由谁最早提出需要求助于心理医生?
    ——这是谁的主意?
    ——你们两人中是谁更为积极一点?
 (3) 你们是早有打算来看心理医生,还是临时决定来看心理医生?
    ——你们觉得哪种选择比较妥当?
    ——如何帮助你们会觉得有所收益?
 (4) 你们两人有谁感到你们的结婚有点仓促?
    ——如果真是这样,这问题出在谁身上?
    ——你们为了夫妻关系的困扰是否做过一些努力,是否取得过成效?

其实夫妻结合的情况十分复杂,治疗师了解来访者婚姻状况的目的是对他们进行评估,帮助他们解决关系中的冲突和困扰。因此治疗师不必花上太多的时间去倾听夫妻之间的琐碎矛盾和冲突的细节,应该把精力和时间聚焦在重要的问题上,获取更多有价值的信息。

2. 量表评估

许多学者为了能够定性或定量地对夫妻关系进行量化评估,编制了一些测量工具,如:韦斯等(Weiss et al., 1973)编制的《配偶观察检查表》(*Spouse Observation Checklist*);斯帕尼尔(Spanier, 1976)编制的《两元调整测量》(*Dyadic Adjustment Scale*);斯奈德(Snyder, 1979)编制的《婚姻满意度调查问卷》(*Marital Satisfaction In-*

ventory），等等。由于这些评估量表都是在美国文化背景下编制的，所以对于我国的婚姻状况不能随意套用。我国在这方面编制的权威性量表还很缺乏，国外引进并经过本土化规范修订的量表也很少，相信在不久的将来中国的学者会作出努力，填补这方面心理测量的空白。

韦斯和萨默斯（Weiss and Summers）在 1983 年修订完成了婚姻互动编码系统Ⅲ（MICSⅢ），用以评估夫妻沟通的状态。由于整个结构比较明朗清晰，在此予以推荐参考。

表 17-2　婚姻互动编码系统Ⅲ（MICSⅢ）

填表指导语：请将你的婚姻互动状态的频度和问题的难易程度填入以下表格的各个栏目中。在频度一栏，1 表示没有，2 表示偶尔有，3 表示常有，4 表示经常有。在问题难易程度一栏，1 表示存在问题，2 表示没有问题，3 表示促进沟通，4 表示难以确定。

婚姻互动编码	频　度	问题难易程度
描述：		
外在问题的描述		
内部问题的描述		
指责：		
抱怨		
批评		
负面地猜心思		
羞辱		
建议改变：		
积极的方案		
消极的方案		
妥协		
打岔：		
一般		
议论		
确认：		
赞同		
满意		
承担责任		
顺从		

（续表）

婚姻互动编码	频　　度	问题难易程度
不确认：		
不赞同		
拒绝承担责任		
找借口		
打断		
不服从		
转话题		
促进：		
释义或沉思		
正面猜心思		
幽默		
友善的身体接触		
微笑或大笑		
赞成		
沟通顺序：		
是的——但是		
问题扩大或相互抱怨		
疏远		
僵持		
直率的信息传递		
吸引		
接纳问题		

（二）夫妻关系冲突的归因

1. 会晤评估

在倾听夫妻讲述关系冲突的原因时，治疗师往往会遇到"公说公有理，婆说婆有理"的局面。此时，治疗师需要通过技巧性谈话来收集相关的信息。治疗师应让势态占上风的夫妻一方先谈，叙述他（她）的想法和看法，然后再倾听另一方的叙述。治疗师在会晤中应该注意以下一些要点：

（1）要引导重点。来访者很容易滔滔不绝地讲述引起夫妻冲突的种种原因，有时会引出许多细节,有时会追溯早年的往事,有时会涉及许多其他人物。所以治疗师应在接纳来访者讲述自己的问题的同时,引导他们把握重点,求重避轻,求近避远,求实避虚地使问题能一目了然地摊开在台面上。这样有利于双方追溯冲突的直接根源。

(2) 多阐述事实。来访者在谈及他们的冲突时,很容易把事件、事实、结果、推断、态度、联想、预测等内容进行混合阐述,把问题讲得杂乱、庞大、复杂。治疗师应帮助患者在叙述中不断地进行梳理,把一些不确定、不客观的内容,暂时放置一边,要求来访者把事实和结果表达得更加清晰。

(3) 朝自我归因。归因指向对方是来访者很容易出错的一种叙述风格。治疗师不应拒绝倾听患者在讲述夫妻冲突中指向对方的内容,但需要对来访者进行适度的引导,让来访者在对问题进行归因时不要忽略了自我的因素。治疗师在引导中要体现客观的视角,不能给来访者产生一种错觉,是在和某一方联盟或是要求来访者进行自我批评。

(4) 知归因目的。治疗师应让来访者清楚理解进行归因的目的。夫妻双方对于关系冲突的归因有其习用的逻辑思考,因此他们会很习惯地运用这些思维模式来判断问题的来源。其实,来访者的归因往往存在着内在的错误、曲解或非理性成分。因此,根据原来习惯的归因方法很容易得出功能失调的结果。治疗师的目标是通过对归因的分析,让来访者发现归因中的缺陷,从而启发他们进行重新归因的动机和操作。引导夫妻意识到在冲突归因方面的认知曲解,从而通过重新归因来达到调整想法、情绪和行为的目的。

2. 量表评估

量表评估是通过编制量表进行定性或定量的一种规范的评估方式。在夫妻关系冲突的评估中有一种称为《自我归因清单》(*Attribution Self-Report Inventories*)的自评量表,对于评估夫妻关系冲突的归因有一定的评估价值。鲍科姆、塞耶斯、杜布(Baucom,Sayers and Dube)三位学者在 1987 年编制了一份《两元归因清单》(*Dyadic Attributional Inventory*,*DAI*)的量表,该量表的结构形式有些特殊,其内容的文化背景与我国的国情也有所区别,但该量表对如何量化地评估夫妻关系冲突具有一定的参考意义。以下是《两元归因清单》的结构格式及填写范例(见表 17-3):

表 17-3　两元归因清单

指导语: 　　请你试着沉浸在以下情境中进行生动的想象。如果你正处于这种情景,你将会产生哪些感受? 如果你正遇到这样的事件,这事件又是有多种原因所引发,那你选择一个最主要的原因。下面请你回答一些有关原因和情境的问题。
以下是一个范例,指导你如何去完成答卷。
例如: **你的配偶忘了给你购买生日礼物。**

(续表)

A. 写下最主要的原因:*我的配偶经常是全神贯注于他的工作。*

B. 这原因属于以下 3 方面原因中的哪一种?

(1) 我　(2) 配偶　(3) 外界因素

无关						全有关
我	1 ② 3 4 5 6 7
配偶	1 2 3 4 5 ⑥ 7
外界因素	1 2 3 4 ⑤ 6 7

C. 你认为在和配偶相处的往后日子里类似情况是否还会发生?

不会再发生　　　　　　　　　　　肯定会再发生
1　2　3　4　5　⑥　7

D. 你的配偶忘了给你购买生日礼物仅是一件单纯的有影响事情,还是一件会影响到其他方面相互之间关系的事情?

这仅仅是一种特殊情况　　　　这会影响到我们之间其他方面的相互关系
1　2　3　4　5　⑥　7

E. 如果这种情况发生于你,这对你来说有多么重要?

并不重要　　　　　　　　　　十分重要
1　2　3　4　⑤　6　7

F. 如果你的配偶正如描述的那样,你的感受如何?

非常不好　　　　　　　　　　非常好
1　②　3　4　5　6　7

以下是一些不同的情境。若处在这些情境中,请描述你及你配偶的行为反应。在回答问题方面,只要求标出你自己的反应。

1. 你说你和配偶相处在一起有多么快乐,你的配偶会很高兴。
2. 你伸出手去牵配偶的手时,你的配偶没有反应。
3. 你的配偶避开与你同行。
4. 你的配偶靠近你,并拥抱你。
5. 你向配偶表达你是如何气愤时,对方却无动于衷。
6. 你的配偶试图改变长期习惯,因而使你感到讨厌。
7. 你的配偶称赞你处在对两人都带来烦恼的困境中能够负责任地去应对。
8. 当你试图与配偶讨论如何安排度周末,对方的反应令人失望。
9. 你的配偶同意继续支付家中的每月开支。
10. 你的配偶指责你处理两人都已商定好的事情。
11. 你的配偶拒绝你的性需求。
12. 当你回到家里,发现你的配偶正在清洁整理房间。
13. 当你正十分忙碌时,你的配偶主动地来帮助你。
14. 尽管你对配偶的整洁十分在乎,但是你的配偶在外表打理方面却很忽视。
15. 你的配偶外出并花去了家中积蓄的钱。
16. 你的配偶没有征求你的意见,擅自处理应该两人共同应对和处理的事情。
17. 你的配偶与你共同完成一项计划。
18. 你的配偶聚精会神地倾听你解释有关家里一些器具需要修理的问题。
19. 你的配偶不善于向你口头表达对你的爱。
20. 你的配偶清楚地向你解释关于家庭或夫妻间需要完成的一些重要事情的步骤。
21. 你的配偶能满足你通常的性需求。
22. 你的配偶没有完成同意完成的家务琐事。
23. 你的配偶已经答应通知某人你们会晚些到达,但你的配偶却没有给某人去电话。
24. 你的配偶要求你告诉他,你们的关系出现了一些问题。

（三）夫妻关系冲突的假设和规则

在日常生活中,夫妻关系出现冲突往往与他们中间信念中的假设和规则有关。虽然夫妻两人能够结成姻缘,男女两方有投缘的基础,但是两人从小有各自的成长背景和成长发展过程,所以当两人成为夫妻生活在一起后,各自都会明显地表现出假设和规则。有些假设和规则能够在夫妻生活的磨合中经过谦让、妥协、归并而逐渐淡化,有些带有深刻印迹的假设和规则可能在一个阶段中、在一定的条件下被保留或掩盖了起来。但是婚姻生活是生动现实的,是日长时久的,所以一旦遇到某一生活事件的触发,夫妻双方的假设和规则就会明显地表达出来,如果两者难以统一,坚持各自的想法和做法,这样夫妻之间就会惹出各种程度不同的冲突。

常言道,国有国法,家有家规。其实家规并非是一些被约定的不变的规则,而是在不断演变中家人认同的认知和行为模式。每个家庭都会有十分独特的不成文的"家规"。这些家规会带有家族的印记,会是几代人延续的沉积物。有些假设和规则本身并无正性或负性特质,例如"如果欠了别人的人情,那么总要记得在适当的时候还情","如果平时不注意积德,那么最后会自食其果"等假设;又例如"早晨起来先个人梳理,整理房间,后吃早饭","回到家里应先脱鞋换衣,然后才能进入房间"等规则。但是如果夫妻之间在这些观念或做法方面有较大的认知差异,两人可能会为一点点小事而争执,为无关紧要的行为顺序而闹矛盾,最后逐渐影响夫妻之间的关系和感情。

治疗师在评估夫妻之间的假设和规则时,需要引导夫妻从理性的角度来评价这些假设和规则,避免无意地进入事件的具体内容,忽略了自己是治疗师的角色,做起了评判夫妻矛盾是非的调解员。

（四）夫妻关系冲突的核心信念

夫妻冲突的根底是两人持有的核心信念之间的对立和冲突。每个人的核心信念都体现在对"自我"、"他人"及"环境"这三个方面的评价。如果核心信念出现功能失调,夫妻之间对事物的观念、看法、想法、判断、态度、应对、预测就会有很大的差别,这些差别正是构成夫妻冲突的基础来源。在平时的日常生活中,虽然夫妻双方持有各自的核心信念,但是都处在认知的潜在层面,并不会随意触及或构成爆发性的负性功能。但是一旦夫妻双方遇到具有压力的社会生活事件,认知系统中的核心信念就会显示出其巨大的能量,产生夫妻之间想法和行为方式的对立和冲撞,从而引发夫妻关系的冲突。治疗师在进行夫妻关系冲突的干预中,需要挖掘夫妻双方功能失调的核心信念,只有调整了这些核心信念才能真正有效和稳定地解决夫妻之间关系的冲突。

　　对于夫妻关系冲突核心信念的评估除了进行治疗性会晤以外，学者罗伊·艾德尔森和诺尔曼·爱普斯坦(Roy J. Eidelson & Norman Epstein)曾在1981年针对夫妻关系，合作编制了《关系信念量表》，这对夫妻关系信念的定量评估具有一定的参考价值（见表17-4）。

表17-4　关系信念量表

指导语：在以下表中描述的是人和人之间关系的感受。请你在以下各项描述前的空格中填写你对此相信的程度。标注的数字符号为5，4，3，2，1，0。各数字的含义为：

　　5：我完全相信该项描述是正确的。
　　4：我相信该项描述是正确的。
　　3：我相信该项描述可能是正确的，或者是正确大于错误。
　　2：我相信该项描述可能是错误的，或者是错误大于正确。
　　1：我相信该项描述是错误的。
　　0：我完全相信该项描述是错误的。

_____1. 如果你的配偶表示不同意你的主张，他(她)是不尊重你。
_____2. 我并不指望我的配偶对我的所有情绪都能感觉得到。
_____3. 在关系方面的早期伤害可能很难修复。
_____4. 如果我想到我没有能够使配偶在性需求方面得到充分的满足我会很不安。
_____5. 男人和女人具有基本的情感需求。
_____6. 我不能接受我的配偶与我持不同意见。
_____7. 我告诉我的配偶哪些事情对我至关重要，但我的配偶对此却毫无感觉。
_____8. 我配偶的实际表现并不如看上去那么能干。
_____9. 如果我对性方面的心境不如我的配偶，我并不为此感到不安。
_____10. 配偶之间的不理解通常是因为男女之间的心理架构存在着先天差别。
_____11. 当我的配偶不同意我的重要意见时，我会感到这是对我个人的一种侮辱。
_____12. 如果我的配偶不理解我的感受而且我已经告诉了他(她)，我会感到十分心烦意乱。
_____13. 配偶一方应学会迎合另一方的需求。
_____14. 在性方面是和谐的夫妻，一方能给予另一方激发性方面的需求。
_____15. 男女之间可能永远不会理解对方在性方面的反应状况。
_____16. 我喜欢我的配偶显示其内心的不同特点。
_____17. 如果夫妻具有良好的关系，那么就应该相互感受到对方的需求，犹如能够相互读懂对方一样。
_____18. 即使我的配偶在一些方面做了使我伤感的事情，这并不意味着对方会一直这样做。
_____19. 如果在我的配偶心境好的情况下，我不能满足对方的性需求，我会认为自己是有问题的。
_____20. 男女双方如果缺乏良好的关系就应该在对待基本事物方面保持一致。
_____21. 当配偶和我在看待事物中无法保持一致时，我感到很伤心。
_____22. 我的配偶在感受到我的心境出现变化时，能够预知我的需求，这一点对我很重要。
_____23. 配偶使你感到十分痛心，有可能会再一次雪上加霜。
_____24. 如果做爱时我的配偶没有达到性高潮，我觉得没有什么关系。
_____25. 男女双方在生理机能方面的差别并不是夫妻关系问题的主要原因。
_____26. 当我的配偶与我争吵时，我能够宽容他(她)。
_____27. 你并不需要告诉配偶，对方就应该知道你的想法和感受。
_____28. 如果我的配偶想要做些改变，我相信他(她)能够做得到。

（续表）

_____ 29. 如果我的配偶不能得到性方面的真正满足,这并不意味着我的失败。

_____ 30. 婚姻问题中的一个最主要的问题是男女双方有不同的情感需求。

_____ 31. 当我和配偶意见不统一时,我感到我们的关系瓦解了。

_____ 32. 相亲相爱的两人,不必把话说出口就能清楚地知道对方在想些什么。

_____ 33. 如果你不喜欢持续这种方式的关系,你会主动改善这种关系状态。

_____ 34. 我在性功能方面有些困扰,这并非意味着我的个人失败。

_____ 35. 我确实难以理解异性。

_____ 36. 在我争吵时我并不怀疑配偶对我的感情出现了严重的问题。

_____ 37. 如果我不得不明确地要求配偶为我做些什么,这就说明他(她)实在是没有搞清楚我的需求。

_____ 38. 我并不指望我的配偶一定要作出改变。

_____ 39. 当我的表现似乎不怎么性感时,我感到心烦意乱。

_____ 40. 男女双方相互之间总是显得神秘莫测。

关系信念量表的得分计算方法
D=争论有破坏性
M=猜心思是期望
C=对方不能改变
S=性的完美主义
MF=性机能有差异

各项描述的含义

1. D+	2. M−	3. C+	4. S+	5. MF−
6. D+	7. M−	8. C+	9. S−	10. MF+
11. D+	12. M+	13.C−	14. S+	15. MF+
16. D−	17. M+	18. C−	19. S+	20. MF−
21. D+	22. M+	23.C+	24. S−	25. MF−
26. D+	27. M+	28. C−	29. S−	30. MF+
31. D+	32. M+	33. C−	34. S−	35. MF+
36. D−	37. M+	38. C+	39. S+	40. MF+

注:"+"为正向评分,排列次序为 5,4,3,2,1,0。
"−"为负向评分,排列次序为 0,1,2,3,4,5。

二、病例概念化

夫妻关系的冲突是一个复杂的心理行为现象,可以从想法、看法、行为、情绪、生理反应等多方面反映冲突的后果。治疗师对于来访的夫妻进行病例概念化时,不能就事论事,大事化小,小事化无;不能将医学标准与伦理标准、道德标准、法律标准混为一谈;不能将治疗师的角色滑向调解员的角色。治疗师只有在病例概念化方面条理分明,逐层深入,标本兼治,才能获得认知治疗的成功。对于夫妻关系冲突的病例概念化可以从以下五个方面进行思考和预设。

（一）冲突的问题是现实问题

通常来访的夫妻都会带着具体的问题求助治疗师。因此，治疗师不能回避这些现实的问题。如果治疗师对于来访夫妻的现实问题置之不顾，就很难建立并维持良好的医患关系。然而，治疗师不能够一揽子解决问题，他需要对来访者的问题进行分类，清楚地确定能够解决哪些问题。其中对于治疗师来说，帮助来访夫妻如何一起应对和处理问题比已经显现的现实问题更为重要。

（二）冲突的事件是触发引子

夫妻关系的冲突往往都因一些生活事件而引发。这些事件的大小和原则与夫妻关系冲突无直接的正比例关系。有时一些十分琐碎的生活小事可以引发很激烈的相互冲突，然而冲突中又会引发另一些新的事件，使冲突加剧和扩大化。治疗师应该充分地了解这种冲突的"涟漪效应"，尽可能地将触发性事件"局限化"，避免让已经触发的事件再次成为引发更大夫妻冲突的引子。

（三）冲突的因素是由来已久

引起夫妻关系冲突的因素很多，也很复杂，夫妻双方往往只关注当前形成推波助澜作用的社会生活事件，而疏漏对于阶段性问题积累状况的关注。有些夫妻间的冲突可以追溯到两人恋爱时期，也可能是婚后生活过程中逐步沉淀下来的矛盾和问题。有些夫妻的关系冲突在表面上显露的是一些为人处世风格的不同或是一些家庭理财中的纠葛，但实际上双方都不愿意暴露他们在性生活方面长期存在的不和谐的状态或功能缺陷。因此，这很容易使治疗师产生错觉，对来访夫妻的冲突因素归因偏离方向。尤其在我国，夫妻双方会很自然回避谈及有关性方面的信息，治疗师在对夫妻关系信息的搜集中不可忽视这些"难以启齿"的信息及话题。治疗师需要认识到夫妻关系的问题有其"冰冻三尺非一日之寒"的积累规律，所以在评估和干预方面需要和来访夫妻一起仔细追溯冲突形成的长期真正原因。

（四）冲突的根源是认知曲解

夫妻关系冲突可以从认知中找到原因，因为产生其冲突的根源往往是夫妻一方或双方的认知曲解。治疗师可以引导有冲突的夫妻去收集功能失调的自动想法，正是这些功能失调的自动想法导致了夫妻在情绪上的波动、行为上的对立与排斥。"瞎猜心思"可引起对配偶之间的不信任；"情绪推理"可任凭一方以情绪为引导，对配偶的所作所为进行随意诠释；"过度引申"可以将夫妻日常生活中曾经发生的特殊事件引申为一直会发生的普遍现象；"固执己见"可以拒绝任何能驳斥对配偶的负性想法的证据和理由，总认为自己十分在理，等等。由于自动想法来得快，又缺乏反思，所以很容易使夫妻两人感情用事，看扁对方，抬高自己，随后形成对立僵持的状态。

（五）冲突的消解是信念调整

存在冲突关系的夫妻的负性信念更多地体现在对自己、对他人的核心信念。这些信念从小形成，沉积很深，不易觉察，难以反省。所以夫妻双方一般都不会很有意识地将关系冲突的现象从信念深处探寻其根底。治疗师为了帮助夫妻缓解或消除相互之间的关系冲突，除了需要面对一些实际问题，还需要引导他们对负性核心信念进行挖掘，使来访夫妻都能触及自己潜在层面的信念，认识到信念系统的功能失调。这样才能调整夫妻关系，不仅仅体现在解决一些具体冲突性的问题，改变一些认知浅表层面的想法，还能调整信念系统，使功能失调的信念得以改变，从根本上清除影响夫妻关系的深层隐患。

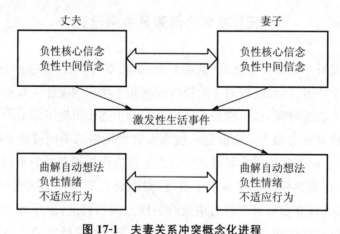

图 17-1 夫妻关系冲突概念化进程

三、认知行为干预的策略和常用技术

夫妻关系冲突的认知行为干预是一项复杂而又艰巨的治疗，这是一项由夫妻和治疗师共同参与的合作型的投入过程。治疗师把掌握的认知治疗的理论融会贯通地落实在干预技术的使用中。同时夫妻关系冲突的缓和或消除则是对治疗效果的最客观的反馈和评价。因此治疗师不能满足于对冲突原因的由来以及发展的详细了解，也不能满足于对夫妻冲突精细的诠释和分析，而应把更多的精力投入解决夫妻关系的实际问题上，以取得客观的良好疗效作为治疗师体现自己职责和功力的评估标准。

（一）行 为 干 预

1. 减少消极和增加积极的沟通行为

当夫妻关系产生冲突后，夫妻各自的行为会有一些特征性的变化，较多出现的是消极的沟通行为，如指责、顶撞、无言、回避、独行、出走等。这些行为会导致夫妻之间的隔膜加深，感情疏远，冲突扩大，矛盾延伸。然而夫妻双方在谈及这些应对的行为方式时，似乎都是出于逼迫无奈，甚至还振振有词。他们很少考虑消极的沟通行为具有对冲突的放大效应。有时最初构成夫妻关系裂痕的琐碎小事已被双方忘却，针锋相对的却是在冲突中引申出来的新问题。由于这些被放大的问题较原先的微弱的隔膜要严重得多，因此消极的行为反应若不中断，夫妻间的冲突就难以得到遏制。治疗师在对冲突夫妻进行减少消极沟通行为指导的同时，更需要对来访夫妻进行增加积极沟通的行为引导。

在日常生活中有许多能够增进积极沟通的行为，只是被冲突的夫妻所放弃。有些夫妻几乎看不到身边存在着具有积极意义的沟通行为方式，不清楚如何对此作出努力。表 17-5 中列出的是一些夫妻可以共同参与的积极活动，治疗师可以建议夫妻通过这些活动来弥补两人之间的裂痕，增进相互之间的感情。

表 17-5　夫妻共同参与活动的内容

一起散步	听音乐会
一起去看电影或演出	参加主题讲座
一起去饭馆吃饭	一起去游泳
近郊一日游	搞野餐烧烤
打乒乓或下棋	请好朋友来家里吃饭
打保龄球	去景点拍照
唱卡拉 OK	去跳舞
游公园	一起慢跑
一起看体育比赛	坐在室外聊天
露营活动	到高档饭店住一宿
弹奏乐器	在家一起看碟片
逛商店购物	乘船游江湖
一起玩电脑游戏	到亲戚朋友家聚会
一起做家务	一起整理照片做影集
学习家政课程	参加社区活动
参观动物园或水族馆	一起阅读书籍
参观博物馆	一起把家里重新布置一番

2. 问题解决

问题解决技术在第四章中已有详细阐述，这里仅介绍该技术在解决夫妻关系冲突方面的应用。

（1）对存在问题的整理。

解决问题当然首先需要聚焦问题，但聚焦问题又需要通过整理问题才能做到。在这方面能否做好，治疗师的引导至关重要。在通常情况下，来访的夫妻会向治疗师叙述一大堆需要解决的问题，他们往往把各种情绪问题、行为问题相混淆，把过去的问题、最近的问题、当前的问题，甚至预想的问题都混在一起，使得夫妻关系的问题十分庞大、复杂、纠结。

此时，治疗师必须帮助来访者对所有的问题进行梳理。首先，以行为问题作为基本线索，再逐步涉及情绪和想法等问题。因为行为问题直观，显现，容易达成一致的标准，以此作为讨论话题的契入口。其次，对于众多的问题需要进行分解，将一个大问题分解为几个小问题，将复杂的问题分解为几个简单的问题，将一时难以表达清楚的问题分解为几个能够容易表达的问题。最后，要以先易后难的原则对所需解决的问题进行排序，把容易的问题、双方认为可以先讨论的问题排在前面。经过这样的梳理过程，来访的夫妻和治疗师就能够达成共识，能做到有序地对夫妻关系的冲突问题进行分类和逐步深化的讨论。

（2）对选择方案的思考。

梳理问题、讨论问题的目的在于解决问题。如何选择解决问题的方案是摆在夫妻面前的大问题。治疗师需要向来访的夫妻做好解释，选择方案只是一种思考，还不涉及实施。因此夫妻双方可以进行大胆的思索，广泛的探究，暂时不必多加考虑执行操作中的难易程度，把可以选择的方案摊到桌面上。当可供选择的方案都已呈现在夫妻和治疗师的面前时，便可进入后一步程序，这就是如何采纳最后的方案。

（3）对最后方案的采纳。

治疗师应该充分估计到最后方案的采纳是一个很大的难题，因为选择的利弊在双方可能存在着交叉或对立的状态。如果一方坚持自己的利弊观来进行选择，而另一方却无法接受，此时治疗师需要进行指导来化解这种僵局。治疗师要谨防把自己的价值观对来访夫妻进行影响和渗透，要以来访者为中心，引导夫妻双方在选择方案方面达成一致的意见。治疗师应坚持进行启发和辅导，使夫妻双方从中选择一个或几个可以接受、能够操作、行之有效的好办法。

（4）对实施时机的选择。

在采取的方案达成一致的意见后，何时实施是一个需要斟酌的事项，目的是为了求得第一次尝试的成功。这将是一个新的开端，新的鉴定，并成为夫妻双方在关系改善方面有可能成功的标志。所以治疗师需要谨慎地对实施的时机进行选择和安排，既考虑到外部条件的方便有利，也要考虑夫妻双方在情绪、想法、状态等内部条件，在这些比较稳定的情况下实施大家约定的做法。尽管如此，方案的实施仍有可能遭到挫败或者半途而废，这不能气馁，因为可以再一次选择良机进行尝试。当然，在实际操作中应该尽可能地做到一次成功，这样对大家的努力都将是一种有力的肯定，客观上可产生良好的正性强化的效果。

3. 沟通技巧训练

通常大家对自己的人际沟通能力很少进行评估，对掌握沟通方面的技巧更是心中无数。夫妻关系冲突的原因之一就是夫妻两人缺乏较好的沟通技能。治疗师需要对夫妻两人都进行沟通技巧方面的训练。具体的训练内容包括以下一些主要方面：

（1）沟通意愿和定位角色。

有效的沟通需要真切的愿望和意向，并承担能产生相互作用的角色。要做到这一点，治疗师应该对夫妻两人进行有针对性的训练。

首先，训练夫妻双方都要学会用"我"的称呼来向对方进行表达。例如："我想……""我愿意……""我打算……""我做不到……"，等等。因为在沟通中运用了"我"的称呼，这客观上已经把对方作为沟通的对象，在自己的眼睛中已经有了对方，对方也会意识到这是两人之间的谈话，所以会开始在乎对方的谈话内容。另外夫妻双方要学会对对方的想法、感受、愿望等都不能用猜心思的方式来解读，而是要用"清晰的提问"来取代，要懂得"问个究竟"。在日常生活中，尤其在夫妻之间，大家都以为自己已经十分了解对方，所以对于猜心思的结果是十分有把握。但是实际上猜心思是一种功能失调的自动想法，若猜错了心思，就会产生误解，导致不该有的错误的反应，这些反应会对两人的关系带来冲击，带来损伤。瞎猜心思的一方一直以为自己的猜测是正确的，而另一方总是认为对方在瞎扯，不靠谱，不予理睬。这样两人的沟通已经错位，无法走在同一条道上交流一致的问题。

其次，训练夫妻双方都要做到直接、简明地表达自己的心愿、爱好和需要。有些夫妻在对配偶表达自己想法的时候喜欢转弯抹角，含含糊糊，总以为直接说出口不好意思，或者自认为对方完全能够理解自己含蓄的表达。但是正是这样的表达无法让对方确切地获得信息，搞不清楚对方的要求或无法迎合与接受对方的愿望。一旦对方没有作出正确的反应或者应答不到位就会影响自己的情绪，甚至莫名其妙地作出错误的反应。看起来这种直接表达并非一件难事，但由于它可能已经成为自我表达的一种模式，治疗师十分需要通过训练对来访者的表达模式进行重塑。

第三，训练来访夫妻如何能够做到当出现一些客观差错时，愿意承担自己的责任，而不要过于在乎配偶的指责和出错。这实际上是一种气度的训练，是一种宽厚谦让的素质操练。在夫妻关系冲突中，往往引发的是一些生活琐事。如果在一些非原则的事端上一方能够表现得谦让一些，勇于承担一些自己的责任，即使配偶在态度方面有些冲撞或者他（她）自己本身也存在一些失误，那只要夫妻一方能够表现出这种高姿态，另一方也就不会火上加油，使一些争执的小事随时得到化解。

（2）积极应答和正确反应。

积极应答和正确反应是进行沟通训练的一项必不可少的内容。一般大家都以为积极应答就是好声好气地回答对方的要求，其实不然。应答和反应的内容很多，应基本做到以下一些要求：

首先，使用肢体语言来配合倾听和表达对配偶的在乎。在所有肢体语言中，眼睛无疑是心灵的窗户。眼神温和的接触具有很强的沟通效应。眼光的接触无论是表达的一方还是接收信息的一方，都可以超越语言的交流。眼神的接触不仅仅是信息的交流，也包含着情感的交流。所以夫妻双方不能在交流中缺少和忽视眼神的交流。

其次，肢体语言的表达需要积极、得体、默契、鲜明和易懂。有时在夫妻交流中虽然也使用了肢体语言，但是这些肢体语言达不到所希望达到的理想效果，例如，眼神的交叉、敷衍、回避、随意、反拗、出走，等等。这些都是消极的肢体语言，对于夫妻的沟通会产生负面的效果。对于存在冲突的夫妻，治疗师应该指导他们学会正确地使用肢体语言的表达以达到应有的功效，促进夫妻的积极沟通。

第三，接收信息的一方能作出正确的反应。沟通的主动一方当然希望对方能理解自己的意图，并能正确地作出合适的、得体的、确切的、有功能的反应。但是接受沟通的一方往往缺乏理解和方法，使对方不知所措。此时，治疗师应该有的放矢地教会夫妻学习如何正确地进行反应，有效地进行应答，产生实际的沟通效果。

（3）加强合力和达到目标。

治疗师需要做一些努力来加强夫妻的合力与达到目标。具体的操作可以按以下方法进行：

确立从今往后相互之间的沟通目标，并先着手进行有把握的改变。这是一个很实际的问题，并不虚拟，也非空洞。因为只有聚焦了目标，大家才有明确的努力方向和内容。明确目标是决定成败的第一要素。治疗师需要帮助来访夫妻确立一个现实的、当前的、需要尽快做到的沟通目标。

在操作中，治疗师需要做到五个避免：

一是避免扯到以往的事情。治疗师尽可能与过去的纠葛作隔离，否则双方的讨论会变得没完没了，漫无边际。

二是避免无端预测。治疗师应避免费尽脑汁地以曾经发生过的事件或者还没有发生的事件来预断新设定的目标能否实现的可行性。其实设定目标本身具有尝试的性质，这与过去发生的事件没有依据上的直接联系。

三是避免使用夸张的态度和言语来讨论以往的事件。不要把曾经发生的事件用"总是这样"或"永远不会的"等表达方式来对事物进行极端性判断和推理。这样会把话讲得很死，没有退让的余地，对双方都会大伤和气。

四是避免钻牛角尖。对于夫妻长时间生活过程中沉淀的事件，不能扩大，也不宜非讨个究竟。这实际上是在钻牛角尖，因为这样做既没有结果，也对构建新的目标带来负面影响。当前的问题需要解决，而不利于解决当前问题的干扰一定要暂且放下，不能为了对以往的事情一定要争论出一个名目而冲淡了对于当前问题的解决。

五是避免高压攻势。对于夫妻双方加强合力、达到目标需要循循善诱，水到渠成，千万不能采用高压攻势。治疗师不应做表面文章，而应从根本上解决夫妻关系的心结。当冲突的心结解开了，夫妻的问题就能自然而然地迎刃而解。

4. 行为契约

行为契约是调整夫妻关系冲突的一个行为干预技术，在治疗中能起到独特的疗效。

（1）何谓夫妻行为契约。

由夫妻双方签写一份行为契约（也称强化关联契约），由达成协议的夫妻一方或双方同意在行动中采取一定程度的目标行为。此外，契约还规定了该行为出现（或没出现）将执行的强化结果。

（2）行为契约的组成。

行为契约由五项基本结构组成：

一是确定目标行为。明确契约中的目标行为是签写行为契约的第一步。契约中的目标行为必须使用可操作性的内容。目标行为可以包括非期望行为的减少或期望行为的增加，也可两者都有。治疗师在操作中的角色是管理和督促，治疗师应该帮助夫妻设定能改变夫妻关系的目标。目标在于这些行为的实施能够使夫妻生活的质量得到多方面的改善。

二是规定如何测量目标行为。治疗师需要帮助夫妻制定的目标行为是否做到客观依据。夫妻双方必须能够客观地证明自己在目标行为方面的具体表现，这有助于对行为实施评估。在夫妻书写行为契约的同时，夫妻双方和治疗师必须对测量目标行为的评估方法达成协议，尤其是让治疗师能对目标行为进行直接观察和效果评定。

三是确定目标行为必须有执行的时间限定。为了强化实施，每个契约都必须在规定的时间内执行完成，既不能拖拉，也不可随意变更。约定的行为双方必须严格按时按质地规范执行。

四是确定强化与惩罚。治疗师运用正性强化与负性强化，或者正性惩罚与负性惩罚来帮助夫妻执行和节制契约中规定的目标行为，强化或惩罚的规则明确地写在契约之中。夫妻不仅要认同契约中的目标行为，同时还要同意与目标行为相关联的各种强化或惩罚的执行措施。

五是确定强化的执行者。任何一项契约行为都包括两大部分，一是目标行为的执行,二是执行行为契约中的强化和惩罚。治疗师是强化和惩罚的执行者。执行必须是公正、严格、得体、信服、有效。因此治疗师在执行之前必须经过周密的思考和周全的安排,在公开的场合向夫妻交代强化和惩罚的实施过程及所产生的结果,使夫妻双方能做到口服心服,达到真正意义上的强化和惩罚的实际效果。

(二) 认 知 干 预

夫妻关系冲突的认知干预与行为干预有所不同,行为干预比较直观,医患合作关系的形式比较直接,而认知干预技术的实施更具有思考性、内省性。所以治疗师在操作中会面临更大的难度,在认知调整中需要花费更多的精力。

1. 重塑认知结构

夫妻关系冲突认知干预的核心是重塑认知结构。由于这是夫妻关系的认知治疗,所以干预的对象是夫妻双方。尽管两者在认知方面的曲解程度有所差异,但是在整个调整过程中夫妻的努力与治疗师的努力一样,都需全力以赴。夫妻双方之所以出现关系方面的不和谐,甚至发生冲突,与他们各自的认知系统有着密切的关系。他们的认知系统中存在着多种成分的差异和分歧。他们对于外来刺激的反应方式、对于婚姻的理解以及往后出现的大小问题的归因各不相同,对生活中出现的各种事件的期望值也各不相同。他们对于两人关系的发展和前景有着自己的假设,此外各人都有一套自小延续的习用规则,两人的规则有的可以相容,有的却各自独立,难以影响和动摇。这些问题在恋爱阶段和初婚时期并非能清晰觉察,而在以后的日常生活中却逐渐地显露。需要指出的是,这些认知方面的问题有一部分是在婚后生活中形成并强化的,还有很大一部分早已存在于他们的认知系统中,只是没有被激活,没有暴露,没有表现出失调的功能。也有一些问题在双方的生活磨合中相互谦让,各自作出调整,使得认知方面的差异被一时淡化,形成了一种两人世界的平和生活模式。但是夫妻在认知系统的根本差异并没改变,也并没相容,所以日积月累后一旦遇到重大生活事件时就容易被激活,便形成了较为严重的分歧和冲突。治疗师要达到夫妻关系的转变,认知的调整和整合是必不可缺。

2. 重建认知结构的目标

重建夫妻双方认知结构是一项大工程,从广义的层面,这涉及改变双方整个认知系统,包括核心信念、假设、规则、自动想法等。但是这一改变的范围很大,对于夫妻双方都会带来沉重的负担。因此解决夫妻关系的冲突需要突出重点,突出当前,突出解决现实冲突。所以治疗师需要确立重建认知结构的现实目标,不可能在一个有限的治疗阶段中把夫妻间的所有认知问题都彻底改变。

重建认知的目标需要由治疗师和夫妻双方共同商议制定。制定目标应该有以下一些原则：

（1）围绕当前夫妻关系冲突的主题考虑相关信念、假设、规则、自动想法的调整。

（2）对以往功能失调的认知进行整理和分析，不宜纠缠在以往发生过的一些事件中，为一些具体的细节问题争论不休。

（3）夫妻双方在调整认知的过程中应以一种积极的态度进行交流和协商，不能死抠自己的价值观，随意放宽对自己设定的规则范围。

（4）夫妻双方应十分尊重治疗师的指导，耐心地倾听治疗师的建议，细细考虑治疗师富有理论和经验的引导。

（5）目标的制定宜小不宜大，宜实不宜虚，宜近不宜远，宜和不宜散。目标的制定应以夫妻为主，治疗师相配合。当目标一旦确立，大家就应该齐心合力地进行努力，不要三心二意，做做停停，这样就很难产生实效。

3. 指导夫妻了解认知模式

提到夫妻闹矛盾，谈到夫妻有冲突，一般大家都能理解。但是要夫妻去理解他们的认知存在曲解，这就为难他们了。治疗师在进行治疗中，不能全都是大白话，这会有损于自己的专业角色及理论和技术的基础。治疗师应该通俗易懂地向来访的夫妻讲述一些专业知识。告诉他们的情绪和行为背后存在着功能失调的想法与看法。让夫妻明白，他们在看待和处理问题中存在思路的差异，而且这些差异中还存在一些曲解，使眼前的事物产生了扭曲和误解，因而会导致夫妻在行为和情绪方面出现问题，难以统一和平息。治疗师在对夫妻讲述认知模式时，可以举一些通常的生活实例，也可用一些适当的比喻，这样来访的夫妻就能更容易理解认知模式的基本原理。在指导中，治疗师可以提及一些专业术语，但同时也需要进行解释，让患者了解治疗师的专业背景，体会到通俗的讲解背后有深奥的理论支持，而不能给来访夫妻造成一种错觉，似乎治疗师缺乏规范的理论基础框架，而仅仅是一种好心的劝解。

4. 治疗师的准则

在对夫妻进行认知行为干预中，调整夫妻双方曲解认知和不良情绪的同时，解决夫妻关系冲突，达到夫妻关系和谐同样是一个很实际的目标。为了达到这些目标，治疗师需要摆正自己的位置，定位自己的角色，做好自己的工作。为此，治疗师在进行夫妻治疗阶段必须把握对自己的限定。这是认知行为夫妻治疗中的一个很有特点的职业准则。

（1）不能参与结盟。

夫妻关系不和一般都由来已久。当治疗师进入这一氛围，很容易被各种以往的琐碎事件所感染。由于夫妻的冲突多少会有侧重点，是是非非也会有些倾向性，作为治疗师需要特别注意不要与夫妻的某一方无意之中构成了结盟的势态。治疗师一定要清楚自己是心理治疗师，自己的职责是进行夫妻治疗。

（2）不能远离结构。

由于在夫妻治疗中会涉及许多琐事，这很容易误导治疗师脱离认知治疗的整体结构，使严密的认知治疗结构变得松散或紊乱。认知治疗十分强调严密的结构，每次谈话、每个进程都应规范在整体结构之中。有时夫妻治疗中会出现一些意想不到的相互争执，治疗师很容易为了缓解紧张的气氛而把精力花费在缓解夫妻的冲突上。对于治疗师，可以理解这些意外的出现和应对，但这都不属于认知治疗的结构内容。所以治疗师需要把握每次治疗的主题内容，尽可能地排除一些意外的干扰，使认知治疗正常推进。

（3）不能离谱调解。

夫妻认知行为治疗与一般的家庭纠纷的调解有着本质的区别。争执的夫妻对于一般的矛盾调解不屑一顾，对于接受规范的认知治疗也配合不力。治疗师在认知治疗中客观上包含一定的调解功能，但是认知治疗毕竟是医疗行为，有别于琐碎是非的调解。因此，治疗师在治疗过程中应该坚持职业准则，想方设法把治疗纳入结构框架内，不要打乱，不要偏题，更不能滑向普通的调解工作。调解虽然也有缓解矛盾的积极功能，但它并不是心理治疗，很难做到对潜在层面的核心信念实施调整，从而带动情绪、行为和曲解自动想法的全面改变。

（4）不能推诿给夫妻。

当夫妻认知治疗遇到瓶颈的时候，治疗师切忌把自己遇到的困难和阻抗推诿给来访的夫妻。夫妻接受认知治疗，其定位具有配合的特性，尽管治疗师会以他们为中心，但是占主导地位的还是治疗师。治疗师的构想、安排、评估、实施都需要做到十分周密，但是不可避免会遇到这样或那样的困难和阻力。治疗师应该多进行自我反省，小结治疗过程中的问题，这样才能找出原因，进行探索和改进，发现新的突破口。若推诿给夫妻，实际上是在增加夫妻的困难和压力，只会给他们带来更沉重的负面影响。

（5）不能随意转介。

治疗师一旦接纳关系不和的夫妻进行认知行为干预，应该理解夫妻能有勇气和信任来求助心理治疗师是一件很不容易的事情。尤其在我国，一般的观念是家丑不可外扬。所以治疗师需要十分谨慎地保护夫妻的求助需求。在治疗中无论是来访夫妻还是治疗师本身都有可能遇到一些困难，对此，治疗师需要尽心尽力，尽可能通过自己的努力加上夫妻的配合，把治疗有序地进行下去。事实上，治疗师的能力也有限，不可能要求治疗师完成超技能范围的工作。所以，有时治疗师还是需要进行转介。但是治疗师对于转介的事宜不能草草处置，而是应该深思熟虑。因为转介对于关系不和的夫妻，又将会是一个冲击，很容易因治疗师提出转介而使夫妻治疗不欢而散，从此中断。在转介之前，治疗师必须做好充分的准备工作，仔细解释转介的需要，让来访夫妻能够接受转介。在有可能的情况下，可以安排夫妻与新的治疗师见上一面，让夫妻对后续的治疗师有一个直观的印象,这样做有利于夫妻信任和接纳新的治疗师。在临床中,夫妻治疗的转介存在一定的难度,因此,治疗师不能轻率地随意作出转介的决定。

（6）不能不了了之。

对于夫妻关系冲突的认知干预,最忌讳的结果是"不了了之"。认知行为夫妻治疗理应有一个结果,或者有一个阶段性结果。这正是治疗师和来访夫妻共同的治疗目标。如果治疗师没有治疗的整体结构,没有对于治疗的周密的概念化,夫妻治疗很容易匆匆地走过场。尽管医患双方花去了不少时间和精力,但是却没能达到预期的效果。此时会出现两种情况,一种是治疗师的盲目拖延,另一种是来访夫妻的无可奈何。这样,治疗看上去似乎还在进行之中,但是大家已是漫不经心。虽然没有一方断然拒绝,但治疗的效果毫无进展。这种情况很容易出现在处于中等临床水准的治疗师中,此时他们缺乏推进的能力,又没有撤退的托词,所以就以"拖延"的方式等待来访夫妻自己决定放弃治疗。作为治疗师,一定要具备高度的责任感和坦诚的胸怀,要为来访者着想,不能让已有情感挫伤的夫妻在治疗师面前再一次经受冷落和放弃。

5. 调整功能失调认知的技巧应用

调整功能失调认知的技术虽然很多,但是夫妻认知治疗方面技巧的应用却有其独到的一面。由于治疗师面对的是感情不和的一对夫妻,夫妻两人对于接受治疗的态度和配合程度会有差异,因此在对双方的认知调整方面需要根据夫妻的实际情况使用各种调整技术。

（1）识别夫妻关系冲突中曲解的自动想法。

夫妻关系冲突在浅表层面的认知表现就是曲解的自动想法。这些自动想法出现频度比较多的有以下一些:

一是任意推断。夫妻双方都缺乏严密逻辑思考,对事物随意地作出推论。这样很容易引起相互之间的误解,因为推论缺乏正常的逻辑关系,结论就很容易出现偏误。这样夫妻之间的信息交流难以做到一致和对称,各自都认为自己是正确的,无法构成一致的见解。

二是选择关注。当夫妻都戴着有色眼镜在挑剔地观察对方时,关注到的内容都可能是真的,却又是片面的。夫妻一方对另一方的观察认定是"偷斧子的人",其结果会从各个方面越看越能证明自己判断的正确性。被观察的夫妻一方此时也很难进行辩解,因为对方所观察到的现象确实是事实,但这些只是整体事物现象中的冰山一角。

三是过度引申。常言道,家和万事兴。照理对待夫妻之间的关系冲突应该抱着"大事化小,小事化无"的姿态来缓解一些矛盾,但是如果大家对一些生活琐事或社会生活事件都采取过度引申的方法来对待,就会适得其反,很容易把事态扩大化。过度引申很容易引发一些虚拟的预想,所以夫妻之间的过度引申具有"损伤性",会把双方关系的裂痕加宽加深。

四是瞎猜心思。这是一种没有客观依据、随意负面地猜测别人的想法和反应的自动想法。如果夫妻之间都存在着瞎猜心思的倾向,这些猜疑的能量会不断积聚。瞎猜心思的一方总认为自己的猜测很有道理,但是难以启齿地去向对方证实。这正是两人世界中的一个封闭的循环。无人破解,无人反思,无人对质,无人解脱。所以说,瞎猜心思可以误导很多负性状态,使得已经处在矛盾重重中的夫妻双方雪上加霜。

五是非此即彼。这是一种走极端的想法。在夫妻关系问题上常常表现为一方对另一方的贬低,认为一无是处。其实夫妻之间有许多值得相互欣赏的品质及优势,正因为这些充满互补的提升性的特质使得两人能够结成姻缘。但是一旦形成走极端的思维模式,眼中配偶的缺点会越来越多,自己的优势会越来越强,似乎两人的反差已经到了不可调和的地步。这种情况如果发生在配偶的一方,另一方就会显得十分自卑和窝囊。如果发生在双方,就会形成强烈的对峙,构成针锋相对的局面。

六是情绪推理。这种曲解自动想法的特点在于听任情绪引导自己对客观现实作出随意诠释(又可称为感情用事)。此时夫妻可以不顾周围环境,不顾社会影响,我行我素地以自己的情绪为中心,进行随意的发挥和过激的行动。对于一些具有冲动人格倾向的夫妻,情绪推理的自动想法很容易成为引发冲动情绪和行为的导火线,甚至会酿成不可收拾的后果。

(2)思考和调整功能失调的规则。

夫妻双方功能失调关系的规则是认知干预的一个重要方面。这些规则有的起源于新组建的家庭,有些则由双方原有的家规延续而来。家庭有其规则是必需的,这样对家庭的管理、建设和发展都是有益的。但是,如果在规则方面夹带了某些功能失调的成分,那就会产生负面的作用,给理应和谐的夫妻关系笼罩一层阴影。

以下是一些在夫妻关系方面很常见的功能失调的规则:

① 夫妻之间必须心领神会,精确地解读对方的需求。

② 夫妻一方一定要充分满足对方的性需求。

③ 为了表达对配偶的爱,性爱应放在第一位。

④ 讨好对方才能体现爱的输出。

⑤ 既然是夫妻,何必要像对待亲朋好友一样那般礼貌和客气。

⑥ 良好的夫妻关系就应该无条件地满足配偶的要求。

⑦ 夫妻之间就是应该赞同对方的想法和做法。

⑧ 管理和教育孩子是母亲的职责。

在夫妻生活中可能对这些功能失调的规则已经习以为常,认为无需反省。但是夫妻间天天承受着这些规则所带来的压力。这些压力会转换成情绪方面的反应或行为方面的不顺。夫妻两人都难以想到自己的心理压力以及夫妻关系的冲突来自这些功能失调的规则。

治疗师应该启发和引导夫妻探寻构成夫妻关系冲突的根源,是否在执行家规方面的不一致或家规的本身存在问题。在治疗性会晤中,刚开始涉及家规时,夫妻双方一般都还意识不到在自己的家中还有着那么多的规则。但当开始讨论家规以及功能失调的家规时,夫妻都会恍然大悟地发现在自己的家庭生活中存在着许多莫名其妙的规则限制和影响着他们正常的生活及相互关系。

对于功能失调规则的调整,功能分析是一项常用的技术。首先,治疗师指导夫妻各自列出现有的家规。在我国,每个家庭成员认同的规则有很多,其实这些都属于家规范围,这一点需要与来访夫妻解释清楚。其次,治疗师要求夫妻讨论这些规则,并进行分类,其中哪些是有积极意义的,哪些是无关紧要的,哪些在遵守执行中会使人感到有压力的。第三,治疗师与夫妻一起讨论这些会构成压力的规则的来源、执行中的问题和应对方法,规则所产生的功能及效果,尤其是对夫妻关系的负面影响。最后,治疗师应帮助夫妻进行归纳,找出最直接影响夫妻关系的规则,并思考如何淡化或去除这些规则,或者以新的合理的规则来替代这些功能失调的规则。

认知调整需要配合行为调整,这样才能构成实际的转变和疗效。因此治疗师应随机应变地采用认知和行为干预的多种技术,指导夫妻在改变想法的同时付诸行动,观察能够获得的客观效果。

(3)检验和修正认知。

治疗师在对来访夫妻的认知调整中可以采用检验和修正的方法,让曲解的想法在事实中获得检验。比如"瞎猜心思"的自动想法可以通过配偶的反馈来证实所猜测的心思是否正确。又比如"以偏概全"的想法,可以通过对配偶的全面评估来证实其"无能"的表现及形成原因。这些验证性的方法,操作直观,结果鲜明,很容易发现自动想法中的曲解成分。如果在治疗师的安排下,夫妻从某一点分歧出发来剖析各自自动想法中存在的问题,就是很好的开端。自动想法失去了曲解的成分,成为合理的理性想法,自然夫妻双方的相互看法和评价都会有所改观,情绪和行为也会随之出现改变。

(4)降低感知的偏误。

有些夫妻的关系不和是因为他们在感知配偶信息的过程中所出现的解读偏误所致。譬如,很少洗碗的丈夫今天十分主动地洗碗和整理厨房,他的本意是让太太知道自己体会到平时太太做家务的辛苦。然而太太却气呼呼地说:"洗碗不是你们男人做的事情,偶尔洗一次碗又不可能使我从厨房里彻底解放出来。"丈夫的好意和行为却完全被妻子所误解,造成的结果是两人都闹了个没趣。其实家中的琐事很多,信息的交流可以很流畅。但是丈夫有了体贴的想法和行为却没有表达出自己真诚的感受,少了这个环节,再加上妻子的消极反应,夫妻之间的情感就这样被一件充满积极想法的行为闹出了事实上的损伤。日常生活中雷同的例子数不胜数。如果夫妻两人能够多一点主动的表达,多一点正面的感知,家庭的和谐氛围就能从点点滴滴开始积累。

（5）认知的逻辑分析。

如果人们的思维犯了逻辑错误，认知的状态就会严重出错，就会影响到情绪、行为和社会功能。夫妻关系中，常常可以因为逻辑上出现问题而导致一番争执和矛盾。譬如有一则"偷换概念"的故事。妻子要给丈夫 300 元让他自己去买件上衣，丈夫想了一想，觉得自己更需要的是买一条裤子，便和妻子说，我把上衣换裤子吧，裤子的价格也是 300 元。当丈夫向妻子要钱买裤子时，妻子却硬不给，还振振有词地说，你买的裤子是用上衣换的，你又没有买上衣，我为什么要给你买上衣的钱呢？丈夫这下被妻子的理由搞得哭笑不得。尽管这是一个幽默段子，却反映了人们在日常生活中逻辑出错所闹出的笑话。但是逻辑错误也可酿成矛盾，这正是夫妻间关系不和的一种诱发因素。

有一对夫妻在结婚以后就定出一条家规，丈夫的收入作为家庭的日常生活开支，妻子的收入作为家中的积蓄，存在妻子的名下。若干年后为了改善居住条件，妻子用积蓄买了新房。此时丈夫手头仍没有结余，而妻子却有一些存款。当两人为一些小事发生争执时，妻子就说房子是我买的，你住在我买的新房里，你什么也没有。丈夫顿时发闷，无言反驳，却不断地在思索，质问自己，难道那么多年来我的收入就没有为家里作出什么贡献？

以上只是一个突出的个案，反映了逻辑错误对夫妻关系不和的严重影响。治疗师需要具备严密的逻辑推理的基本功，当夫妻之间的问题出现逻辑错误时，治疗师就有能力进行逻辑分析，破解夫妻之间发生的逻辑谬误，弥补他们因逻辑错误所造成的关系裂痕。

第十八章　认知行为小组治疗

一、认知行为小组治疗概述

认知行为治疗有多种形式,除了一对一的个别治疗、夫妻治疗、家庭治疗以外,还有认知行为小组治疗。在 20 世纪 90 年代,美国、英国、加拿大等国家的一些认知治疗学家已经开始将认知行为治疗从个别治疗延伸到小组治疗设置的探索工作,并对小组治疗的形式、操作、效果评估进行实践及研究,取得一系列成果。认知行为小组治疗已应用于治疗抑郁障碍、广泛性焦虑障碍、社交焦虑障碍(社交恐惧)、惊恐障碍、强迫症、创伤性应激障碍、成瘾行为等心理障碍。

(一) 小组治疗的独特优点

认知行为小组治疗有着与个别治疗不同的独特优点,主要体现在以下三个方面:

1. 小组能为参与治疗的每一位成员提供一种归属感

有些患者由于自知患有心理障碍,会将自己与社会处于隔离状态,以避免来自外界的羞辱或异样看待。他们会担心在社会群体中被边缘化。患者在小组治疗中能被周围人认同,提升自信和自尊;小组成员会构成"同舟共济"的态度彼此相处,放松、开放,接受自我和他人,充满着改变的希望。

2. 参与治疗的小组成员都能达成一致的治疗目标

在实现这个目标中每一个成员都客观上形成一种责任感,要为小组的目标添砖加瓦。在治疗进展的每一个步骤中,小组成员也会相互兼顾,构成一种辅助力量推动齐头并进。小组的目标成为每个成员追求的动力。

3. 在认知治疗中十分强调学习适应性的应对技巧

在这一环节中,小组模式能使每一个成员相互学习,相互促进,相互反馈。这样就能更好地调整自己的想法,进而影响自己和其他成员的情绪及行为。学员之间的互动是一种示范，也是一种对峙，在相互倾听和交流中对自己存在的问题能有所反思，有机会彼此交换看法并提供不同的建设性观点。

（二）小组治疗的作用机理

认知行为小组治疗获得其治疗效果有其特殊的作用机理，主要有以下一些因素：

1. 给予希望

有心理障碍的患者往往会隐藏心理阴影，对自己的问题悲观失望。小组治疗的群体能给每个成员很大的希望，因为参与治疗的成员都抱有能治好的愿望加入小组治疗的群体。实际上大家良好的愿望就构成了一个抱团力量和希望源泉，在治疗师的激励下，治疗小组成员都会被注入希望，希望自己在参加小组治疗的过程中能和其他成员一样，在走出心理障碍的路上有所成功。

2. 模仿行为

在缓解恐惧障碍或焦虑障碍的过程中，暴露是一个很重要的技术，尤其如今更多实施的是逐级暴露，让患者根据能够承受的恐惧或焦虑的程度给予相应的暴露情境或刺激。在小组治疗中，这种暴露的实施不仅是针对个体的一个行为干预，同时成了一个客观的示范。小组成员能够观察到干预对象所承受的压力的同时，直观地获得对象在治疗过程中的各种反应及反馈。这就为其他成员构成一个可以模仿的典范。一旦轮到自己接受暴露时有一模仿参照行为，就能减轻各自的心理负担和应对时承受不同的强度压力。

3. 分享信息

分享信息是指每个成员都能分享到其他成员在接受治疗中某一阶段的相关信息，这是在个别认知治疗中无法达到的效果。这种分享，不仅是信息的输出，也是信息的输入。每个成员都可向其他成员诉说自己在某一环节的体会，成功感悟或者失败情况。同时，又能够得到其他成员的各种信息。这些信息是治疗师也难以提供的宝贵财富，因为每个患者都会有各自的特点以及各自不同基础上的反应方式及结果。成员之间的信息分享能开阔大家的视野，感受各种不同类型的反应及体验，对自身可能出现的应对困难增加了克服的能力。

4. 利他效应

在认知行为小组治疗中能够显示利他效应。小组成员之间有相互支持、共渡难关的内在动力，这种动力在治疗师的引导下会变得十分强烈和有效。虽然在治疗小组刚开始运作的时候，成员通常都不会确定自己能给予别人带来多大程度的帮助。他们对接受治疗的小组活动没有具体的概念，只是愿意积极投入，共同参与。但是随着小组治疗的逐步推进深入，在治疗师的催生下，许多成员自发的利他行为就会油然而生,构成相互帮助的巨大力量。小组的凝聚力会得到加强,大家的归属感也会得到提升。

5. 相互关注

在小组治疗中,成员都会进入一种特殊的相互关注状态和氛围中。在个别治疗中患者被关注的只有治疗师,但在小组治疗中每个成员都处在相互关注中,治疗师关注每一位成员,每个成员也都在关注他人。这种关注是一种烘托,让每个成员都成为小组中不可忽视的对象。参与接受治疗的成员,在治疗过程中的转变程度不可能完全一致,这就可能出现一些拖后腿的成员。然而相互关注就能成为一股激励的力量,无形地催促滞后的成员需要加油,争取赶上大家心理行为的转变进度。

6. 宣泄鼓励

宣泄是心理治疗中的重要技术,以往更多地是强调在个别治疗中治疗师需把宣泄技术融会贯通。在小组治疗中客观上对于每一位成员的宣泄机会是明显增多。同样,治疗师应该用好这一技术,让小组成员在进行充分宣泄的同时又得到积极的鼓励。宣泄的对象多了,得到宣泄后的反馈也会相应增加。这些反馈的内容以及质量都来自组员,客观上也增加了一定的风险。因为反馈的内容可能带来一些负面效果。所以治疗师应充分估计到小组成员之间的负面影响,要以积极的鼓励发挥患者之间的正向作用。

7. 新型社交

认知行为小组治疗的成员之间会构成一种新型的社交形态。因为接受心理治疗而使大家聚在一起,成员都会很自然地在治疗过程中观察相互间的点滴变化,然后又会相互交流,相互模仿,相互督促,这也构成一种很特殊的社交关系。大家相互之间了解的范围与其他的社交内容会有很大差别,人际关系简单,无利害冲突,心平气和,各自独立。这种新型的社交关系只有在小组治疗中形成,并且从这种特定的结构中产生特殊的功能。尽管如此,有些治疗小组也会出现关系松散、交流被动、相互排斥等情况。这就需要由治疗师进行组织和引导,打破这些人际隔阂,形成和谐互动的格局。

8. 家庭重塑

治疗师都有共同的体会,一个心理障碍患者的背后很有可能隐藏着一个有情况的家庭。有些患者也能意识到家庭对他心理问题的影响过程,但是他们很难直面这些来自家庭成员的干扰。正因为有小组治疗的形式和组员的群体,治疗师就可以利用这些成员来进行"原生家庭的矫正重演"。这有点类似"心理剧"或"雕塑造型"技术,在治疗师的精心设计和安排下,让小组治疗中的成员担任某个患者家庭中不同成员的角色,然后进行"重塑排演"。这能有效地显露某患者的家庭结构和状态,表达患者视角中自己的家庭,同时也能排演患者如何合适地应对来自家庭或家庭成员的影响。在小组治疗中这只是一种操练,患者能将操练中获得的感悟及反应方式运用到自己现实的家庭中,以获取家庭的支持及自身的改变。

二、认知行为小组治疗的基本设置

认知行为小组治疗的构成形式、时间限制、目标设定、结构化操作都有其基本的设置。

(一) 小 组 成 员

对于接受小组治疗的成员一般都主张以"同质"为主,也就是在诊断类型、障碍程度、年龄层次、求助动机、配合治疗等方面尽可能求同,差别要小,这样便于治疗师的操作。心理障碍的类型以单一为好,这样容易把握。有的治疗师会把不同心理障碍的病人构成一个混合小组进行治疗,但是操作会有较大的难度。治疗小组的人数不宜过多,一般掌握在 8—10 个患者,男女性别尽量做到对半。所配备的治疗师可以是 1 名,也可以是 2 名,根据小组的需要和治疗师的资源而定。

小组成员需要遵守基本规则。治疗师应要求大家做到不迟到、早退和无故缺席,如果缺席 2 次以上者应劝其退出本组治疗。每个成员都应该签署保密协议,要求患者做到不外传任何有关治疗过程中其他成员的信息。

(二) 治 疗 时 间

小组治疗是有时限的,对于一般的心理障碍,如抑郁障碍、焦虑障碍等,治疗时间为 8—12 次,而对于难度较大的心理障碍,如创伤后应激障碍、强迫症和成瘾问题等治疗需要 16—20 次。每周治疗一次,每次 1—2 小时不等。

(三) 治疗室的配置

治疗室需要一个空间适中的房间,摆设不要像教室。通常成员可以围坐在大桌子旁,或者中间没有桌子,成员围成一圈而坐。治疗师坐在一起能够强化认知行为小组治疗的主要职能,便于观察和交流。治疗室应配有白板、记号笔,或电脑大屏,便于大家的表达或演示。桌子上常规要放置几盒面巾纸,以作备用。另外对于每个成员都要发一个治疗文件夹,里面备有治疗相关的文件以及记录纸和笔。

三、首次小组治疗

首次小组治疗十分重要,这将是一次带有示范性和塑造性的治疗过程。每个成员在这一起跑线上出发,进入共同接受治疗的渐进过程,随后达到满意疗效的终点站。

在第一次治疗的开始,每个成员,包括治疗师都要填写一个名牌,目的是便于相互认识,能正确称呼。因为这个小组要维持几个月,大家有一个相互认识的起点就能快速地进入互动状态。

治疗师担任主持人,引导大家进入设定的心理治疗框架。治疗师都要为成员准备一些必要的文件,包括诊断标准相关知识、治疗守则、治疗进度表、简单心理状态自评表,等等。

治疗师将根据顺序进行以下项目:

(一) 自 我 介 绍

在治疗师的简短开场白后,要做的第一个项目是治疗小组成员的自我介绍。自我介绍除了介绍自己的姓名、心理问题、病程情况、曾经的干预或自我努力之外,还要介绍自己目前的状态、困扰、愿望及进入小组治疗自己的打算等。

治疗师也应进行自我介绍,介绍自己,尤其是自己的专业和特长。对于一些刚入门的新手可担任治疗师的助手,也要向大家讲明自己的角色定位。这些介绍要如实、真诚、坦率,因为每位成员在接受治疗的几个月中都会对治疗师有自己的评估,如果治疗师的实力、专业水平与小组成员的评价不一致,会丧失他们对治疗师的信任、信心及配合。

(二) 讲 明 规 则

中国有一句老话,不以规矩,不能成方圆。在认知行为小组治疗中讲明规矩是治疗师的一个重要职责。心理治疗中的规矩是很多学者根据长时间的临床实践归纳、总结、提炼和研究的结果。比如对于迟到和缺席等情况,治疗师必须遵守小组治疗的规定,对于迟到者给予警告,超过 2 次缺席的组员自动退出本周期的小组治疗过程。又如,在每次治疗过程中(1—2 小时),中间只休息一次,时间为 5—8 分钟。在治疗进行中每个成员只能携带饮料而不准在此时间内自带食品和进食。

保密是认知行为小组治疗的通用法则。尽管要求每位成员签署一份保密协议,但是在执行过程中还是会出现一些纰漏。例如,尽管小组成员所患的心理障碍具有共性,但大家也有可能对于小组中某个成员的想法和做法感到怪异、有趣、好奇。于是在与家人或其他人的交往中把治疗小组中的一些信息无意地透露了出去。尽管不是一种刻意行为,但这实际上是对同伴的不尊重甚至伤害。临床中这方面的例子很多,由于现实社会中存在一些不知晓的人际联系,一旦把信息外传给熟悉的人,就有可能对组员带来不确定的麻烦。所以需要每个成员自觉、严格地执行保密,否则对整个治疗小组都会带来负面影响。

(三)治 疗 预 期

在第一次小组治疗结束时,所有参加治疗的成员都应有所知晓。具体体现在:(1)小组治疗是如何进行的;(2)作为一个成员应该如何遵守治疗的规则;(3)了解小组的各位成员,也让小组的成员了解自己;(4)如何配合治疗师实施小组治疗;(5)明确自己在小组治疗中将能得到的具体收获。尽管在第一次治疗中,治疗师体现主导角色的时间比例会多一些,但对于每个组员来说已经有了一个开端,也为以后几个月的参与治疗带来了信心及动力。

四、第二次及后续的治疗

在结束第一次治疗后的一周后,第二次治疗又将开始。一般情况下,以后的治疗都有一个基本的程式,每一次都会按照以下的结构进行:

(一)回 顾 和 分 享

一周时间虽然很短,但是对于正在接受小组治疗的成员却内容丰富。一开始,在治疗师一个简短的开场白后便进入到回顾和分享程序。每个成员都可以将自己在一周内的情况,包括自己遇到的生活事件(可大可小)、与之相关的想法、情绪、行为、躯体反应等向大家诉说。也需要对家庭作业完成的情况以及遇到的问题、困难等提出来与大家分享。由于组内的成员多,因此这样的分享时间也需要由治疗师进行合理地分配。

(二)展 示 新 内 容

就像个别治疗一样,治疗的进程是根据认知治疗概念化的预设逐步推进的。在小组治疗中每个成员都会在一个递进过程展现自己新的内容。例如在评估阶段,可以表达自己心理问题的相关情况,包括基础背景、触发因素、自动想法、情绪和行为反应等。由于每个成员的情况各自不同,但是在阐述新内容时大家会出现共同点或相似之处。随着发言的成员增多,新内容的填充,治疗师就能够进行整理和归纳,理出一些共性的头绪供大家思考。展示新内容这个环节随着治疗的逐步深入,很多精彩的内容会不断显露。一个成员的发言可能激起其他人的共鸣、同感。其实这正是一种相互间的作用,引发大家对别人问题及自我问题的重新思考。

(三) 治 疗 中 练 习

根据认知治疗的常规结构,治疗过程是一个充满学习和操练的过程。例如进入收集负性自动想法的环节,治疗师除了要让成员了解自动想法的相关知识以外,还要指导大家如何收集自动想法进行操练。这个过程若在个别治疗中治疗师对患者的指导会集中,反馈也及时。但在小组治疗中这个过程就需要进行分解,第一步要确认每个成员是否真正搞懂负性自动想法的含义。针对这一点,治疗师可以在完成讲解后便开始相互的检测,让成员进行互动,调动大家的理解能力,要做到对自动想法这个概念完全搞清楚。如果进入曲解自动想法的识别时,也需要让小组成员对某一患者的自动想法进行解析,给予评价。被解析的成员经过大家的评议会了解到自己想法所存在的问题。小组的力量不可低估,能让一个很固执的成员也开始动摇他维持多年的曲解想法。在进入合理想法替代的环节,也就是认知重建的阶段,小组练习会显得更加复杂多变。认知的替代和重塑应出于患者自身内在的改变,然而这种转变确实存在一定的难度。在认知行为小组治疗中,这样的改变过程不再是治疗师和患者一对一的调校,治疗师的身边有了一个由小组治疗成员组成的特殊"智囊团"。尽管对于这些成员来说,他们是心理障碍的患者,也有各自认知行为方面的功能失调,但是当他们去解读其他患者认知替代新版本的时候,会变得比较理性,他们能给同伴提出较为客观的评价和合理的建议,以帮助同伴进行认知的重塑。这种一组人帮助一个人的方法十分有效,被帮助的成员能建立新的合理想法来替代功能失调的想法。同时,帮助别人的组员也能从中得到启发,对自身的认知调整获得有价值的模板及方法。认知的重塑是一个过程,小组治疗在这个过程中所需要花费的时间会多一些。

(四) 布 置 新 作 业

家庭作业在小组治疗中显得更加重要,它是检查每个成员在两次治疗间隔期间继续投入努力的指标。在每次治疗结束前的一项重要内容就是布置新的家庭作业。在小组治疗中治疗师布置家庭作业是一件颇有难度的工作,治疗师不能只是说一些内容和要求,还需获取每一位成员对家庭作业的理解以及达到要求的反馈。

在小组治疗中,治疗师所布置家庭作业有以下一些特点:

1. 内容简洁

为小组成员布置作业的内容一定要简洁,使他们容易理解。由于小组成员的文化程度、理解能力可能存在差异,治疗师应该兼顾大家的具体情况,内容简明易懂,这样组员就能清楚地理解作业的要求,也能配合治疗师完成好家庭作业。

2. 操作方便

治疗师一定要做到让小组成员的家庭作业方便操作。认知治疗中有一些比较复杂的填表作业,这些内容可以布置,但一定要做好解释,在确认成员能够完成的前提下再做布置。另外,家庭作业不要局限在文字表达上,可以多有一些行为调整方面的内容。因为行为作业比较直观,是否执行,是否做好都能直接反映,所以在小组治疗中在行为干预方面可以多给成员一些作业和压力。

3. 检查容易

由于是小组治疗,成员较多,治疗师在检查大家的家庭作业时不可能投入很多时间,对此最好的解决方法便是让检查家庭作业的项目做到尽量简化有效。治疗师在设计家庭作业的时候,让作业有定性、定量的指标。有些以文字形式表达的家庭作业也要求简明扼要,便于治疗师的检查。其实在认知治疗中一般作业的形式和内容都比较简洁,在小组治疗中则更应该做到便于成员的完成及治疗师的检查。

五、主要心理障碍小组治疗的实施要点

认知行为小组治疗的适应证较多,主要有抑郁障碍、广泛性焦虑障碍、社交焦虑障碍(社交恐惧)、强迫症、惊恐障碍、创伤后应激障碍、成瘾行为等。由于每个疾患的小组治疗都有其特点及针对性的实施要点。以下就我国常见心理障碍并容易开展认知行为小组治疗的要点分别进行阐述。

(一)抑郁障碍小组治疗的实施要点

自 20 世纪末就有学者对抑郁障碍的认知行为小组治疗与个别治疗进行疗效对比研究。塔克(Tucker)与奥伊(Oei)在 2007 年发表的综述中指出,小组认知行为治疗和个体认知行为治疗有同样的疗效。小组治疗所用的时间在 11—21 次不等,接受治疗的对象主要是 18—65 岁的成人。

抑郁障碍的小组治疗的整个理论框架结构依然是按照贝克的理论和技术进行，在小组治疗中可以充分发挥组员的集体作用，大家一起讨论成长过程史、思维模式的形成、激发性生活事件、心理障碍的激活、自身的抗御、随后的状态，等等。有时这要比个别治疗更具有气氛效果。

抑郁障碍完整的认知行为小组治疗具有典型性，其中包括五大要素：心理教育、行为干预、情绪聚焦、认知调整和预防复发。

1. 心理教育

小组治疗的前3次，除了相互介绍相识，设置基本规则之外，心理教育是重头戏。治疗师应向大家通俗易懂地介绍"想法—情绪—行为—身体反应"之间的相互关系。在讲解抑郁形成的原因时应说明心理健康问题形成的多因素机理，包括基因、性格、机体、环境、经历、事件等，避免组员对自己心理问题的错误归因。在介绍贝克认知模型的过程中一定要把自动想法、假设、规则、核心信念等概念分别讲透。治疗中可以通过组员互动的方式来操练和确认对这些概念掌握的程度。

在心理教育过程中，治疗师应该对于抑郁障碍的"爆发"过程做一些观念方面的澄清。通常患者很容易把激发性的生活事件当作是自己产生抑郁的根源，其实并非如此。信念、假设、规则才是抑郁的根，只是它处于一种"沉睡"状态，一旦被某一个（或一些）社会生活事件的导火线点燃后就"爆发"成为抑郁障碍。在小组治疗中，组员可以相互叙述自己的导火线事件，但更需要交流的是导火线引爆的基础条件，这就是与抑郁相关的想法、观念和信念。最为浅表的是功能失调的自动想法，而深层面的就是核心信念。

治疗师的教育和小组成员的理解需要保持统一，因为这是实施认知调整的基础，没有这些知识点，组员们也很难跟进下一步骤的心理干预。

2. 行为干预

认知行为小组治疗中比较倾向于先进行行为激活。在进入第3次治疗时，治疗师就应改向大家解释抑郁障碍患者在行为表现上的特点，如懒惰、拖拉、赖床、无趣、犹豫、缺乏始动力，等等。所以治疗师首先推出的方法是自我检察，要求成员对于当前的自我行为表现做好记录，填写好"每日活动记录表"。另外，对于各自的情绪、行为状态要进行评分，用数字标注自己的情况。

自我检察的目的在于改变，但是抑郁的患者一般都能够意识到，却又很难用实际行动来做改变。小组治疗就有这方面的优点，让一个患者在众目睽睽的督促下，即显露自己的行为问题，讲述自己在一周中的进步。治疗小组客观上构成了一种压力和动力，能够促进每一位成员跨出行为改变的步伐。

在抑郁障碍的小组治疗中，成员各自的行为目标设定也是一个关键。只有每个成员都有自己的设定目标，才有可能进行具体的操作，产生行为改变的实效。在这个过程中,治疗师需要为每一位成员定制行为套餐。有一个称为"SMART"的目标设定方法便于小组成员的记忆。SMART的中文解释是聪明的意思,其每一个字母代表一项行为目标的要求,以体育活动为例:(1)Specific,明确细节:每周进行2次体育活动。(2)My own,为了自己:我设定这个目标是为了自己好,早点治好抑郁,而不是别人硬逼我去做。(3)Action oriented,行动导向:到公园去慢步走1小时。(4)Realistic,现实可行:每周到公园慢步走3—4次。(5)Time defined,时间明确:每天早上7点左右做一套广播体操。

　　这是对小组成员的一项原则要求,但是对于每个组员都需根据他们的实际情况,在商量沟通的前提下议定出每个成员的具体目标。对于成员的行为要求可以分为日常活动、必要活动和愉快活动等不同内容。所以在小组行为干预中的内容及相互间的差别也会十分丰富。但是治疗师一定要以递进的速度进行操作,不能急于求成,否则就会出现全体小组成员怠慢的情况。

3. 情绪聚焦

　　约在第5次的治疗内容便是情绪聚焦。这实际是在为后几次的收集和调整自动想法的步骤打基础。一般抑郁的患者对于描述自己的情绪都感到困难,他们会把"难过""不开心"的表达涵盖了自己所有的情绪表现。其实有关抑郁障碍的情绪表达的词汇很丰富,有学者整理过这些表达,共有78个词汇都能表达抑郁及相关的情绪状态。治疗师在小组治疗中要引导组员学会表达自己的情绪,聚焦自己的重点情绪。小组治疗形式是一个能够汇聚大家智慧的环境,在治疗师的启发和指导下,每天成员都要练习表达自己的情绪,而且还要对于这些主要的情绪进行打分评等级。这样的训练有助于患者对自我情绪的感受和检测,同时也能让他们提高对情绪与想法的分辨能力,为后续收集自动想法打好基础。

4. 认知调整

　　小组治疗在认知调整这一环节,可以多花一些时间,因为这是一个难点。治疗师一般都从收集和调整功能失调自动想法开始入手,再进入中间信念和核心信念的重塑。小组治疗在认知调整的技术实施方面有其特点。小组治疗的有效资源就是小组的成员,在收集自动想法时可以不针对具体的成员,由大家把自动想法提供出来,然后再由大家对这些想法逐一进行辨别,检查是否存在曲解和功能失调。这是一个"三步曲",这就是"捕捉—评价—替代"。治疗师在帮助组员进行认知重建(cognitive destruction)时对于功能失调的想法(dysfunctional)的提法也可用其他的词汇表达,如非理性(irrational)、非现实(unrealistic)等。总之,让大家表达顺口,但又要做到专业。

　　在进入信念层面的重建时,需要组员投入更多的精力和专注力。由于信念,尤其是核心信念部分是患者心理障碍的根底,要动摇它、重建它会有不少困难。小组治疗进入到这个环节,抑郁障碍患者功能失调的信念有其趋同性,就是我不被爱、我不行、我无能这三类,所以可以把几个具有代表性的成员作为范例进行演示。大家要帮助他们做好合理信念的替代,是否能够被内化暂且不必要求过高,只要患者能够乐于接受新的合理的信念就是一个很大的进步。那些在个别治疗中常用的技术,如逐级追溯推导,行为实验等,治疗师都可以运用到小组心理治疗的认知重建方面之中。

5. 预防复发

抑郁障碍的治疗存在复发的风险,所以在认知行为小组治疗中也需要一个预防复发的过程。尽管这个内容不能规划在 8—12 次的疗程中,但这是一个不可缺少的后续过程。当一周一次的小组治疗结束以后,小组治疗的使命仍没有结束,治疗小组不能解散,相反需要持续一段时间。这个阶段称为"持续阶段的认知治疗"(continuation phase cognitive therapy),为期 8 个月的 10 次 60—90 分钟的治疗。一般是前 4 次,每 2 周一次,接下来的 6 次治疗为每月 1 次。有学者的统计研究表明,经过持续阶段小组治疗的患者其复发率可以少于 10%。

预防复发阶段的小组治疗内容主要是组员交流各自的情况及心理状态,是否遇到某些有干扰性的社会生活事件以及如何应用学到的方法进行独自应对。治疗师需要逐一检查小组成员合理信念建立方面的相信度及牢固度,也可对组员遇到的新的困扰和应对策略进行答疑。治疗师要尽可能地维持组员的归属感,让大家继续处在小组治疗氛围的影响中。这些作用具有维持疗效功效,持续强化小组成员认知重建的效果。

(二) 广泛性焦虑障碍小组治疗的实施要点

广泛性焦虑障碍的患者都对未来的事件或活动而担心,并很难控制这种担心。同时还具有以下 3 种以上的症状:(1)感到不安或危险;(2)容易感到疲劳;(3)很难集中注意力或大脑出现一片空白;(4)易怒;(5)肌肉紧张;(6)睡眠紊乱。这样的状态至少持续半年以上。大部分患者起病于青少年,由于缺乏治疗,广泛性焦虑障碍容易慢性化,并随着时间的延续而加重。

广泛性焦虑障碍小组治疗有以下实施要点:

1. 容忍不确定性

广泛性焦虑的患者有一个共同的特点,这就是难以容忍不确定性,十分固执地认为他自以为的不确定事物总是会发生。患者对于自己的想法也有他们处理的对策,例如广泛收集信息,寻求保证,质疑别人已经作出的选择等。他们的行为策略是回避,这又被称为是"情绪回避"。他们会少做一些事,或者拖延做一些事,尽量少接触不确定的事物。

对于这些患者的治疗策略就是要让他们去除对不确定性的难以容忍的想法和态度。在小组治疗中治疗师可以在组内找到相对比较能够接受不确定性的成员作为突破点,由他来示范如何做到略微容忍不确定性的想法和做法。治疗师需要对小组成员中广泛性焦虑的程度进行排序,从低到高让组员进行"容忍操练"。一般患者的容忍不可能一下子转变,这就需要逐步接受。治疗师利用组员容忍程度的差异性,用一部分组员的力量来带动另一部分组员的认知和行为的改变。

2. 想象暴露

广泛性焦虑障碍的患者所焦虑的内容往往是对于未来尚没有发生的事件和活动,所以就不能像对待恐惧障碍的患者那样进行具体现实事物的暴露干预。然而想象暴露却是一个可操作的有效方法。

首先,治疗师需要向小组成员布置作业,要求每个成员写一份"担忧手稿",具体的内容兼顾大多数成员具有共性的焦虑场景。这个场景是一个假设,每个成员每天都要读 30 分钟自己的手稿,持续 2 周。然后,进入小组交流的环节,让某一成员向大家朗读自己的手稿,其他组员对这手稿进行评议,讲述自己的同感或质疑的内容。在操作过程中治疗师需要对组员的焦虑状态进行 1—100 的等级评分,这样就能定量地了解每个成员焦虑程度改善的动态。

当小组成员通过这种想象暴露做法以后,如果能够表达出新的感悟想法,就表明有开始走出焦虑的迹象。如"人的生命是有限的,我不能把时间都浪费在我无法控制的事情上""明天会变化的,我无能力预期变化中的将来""小概率的事情是有的,但发生的概率是很微小的,可以忽略不计",等等。如果合理的想法能够替代功能失调所产生焦虑的想法时,此患者就会感悟出新的体会,如"我轻松多了""我效率高了""我烦心的事情少了""我平静多了",等等。这些都需要通过计分的方式来定量这些改变的程度。

3. 正念练习

把正念融入广泛性焦虑障碍的认知行为小组治疗是一个很有效的干预措施。有些学者主张把正念的内容整合在 12 周的认知行为小组治疗中,可以进行正念冥想练习,如做身体扫描 5—15 分钟。也可让成员练习关注当下,转移对某个不确定事物的思考。在大家对正念练习熟练的情况下,可以把正念练习作为家庭作业布置给小组成员,要求大家在平时进行操练,达到把焦虑的思维干扰暂停的目的。由于广泛性焦虑障碍的患者总是处在心神不宁的状态,所以有部分成员在做正念冥想时难以做到"入静"或者配合不力。因此治疗师应该敏锐地觉察到这些现象,尽量鼓励成员尝试正念练习的效果。

(三) 社交焦虑障碍小组治疗的实施要点

在 DSM-5 中,以往大家熟知的社交恐惧症被归入焦虑障碍,新的病名为"社交焦虑障碍",但是有关疾病的诊断内容与标准仍与以往的诊断标准无多大的改变。

有社交焦虑障碍的患者并不少见,他们在遇到不熟悉的人或场合下出现各种症状。他们会害怕别人对自己的行为方式异样看待而被评论或羞辱。然而在这些人群中只有3%—13%的人愿意面对自己的问题,主动要求接受治疗。有学者认为尽管认知行为小组治疗对于社交焦虑障碍的疗效没有个别治疗效果显著,但是小组治疗的疗效还是可以肯定的,同时也能体现出小组治疗的特点以及让更多患者同时接受治疗的社会效益。

社交焦虑障碍的认知行为治疗的主要策略还是暴露,而且是逐级暴露,但是解决问题需要调整患者的负性核心信念。由于小组成员之间的相处是一个从不熟悉到熟悉的过程,所以在组内进行行为暴露的实施最佳时间段是整个治疗的前半阶段。治疗师应该掌握此类障碍患者恐惧的人物对象熟悉度的特点,他们最恐惧的是稍微有些熟悉的人群。所以要利用好小组治疗的优势阶段,在治疗的后半阶段治疗的暴露操练则从组内转向外界社会。

小组成员之间的暴露操练是一个很好的机会,能让成员直面刚刚开始相识的小组每一位成员。治疗师需要把握好暴露的程度,循序渐进地进行。可以让每一位成员都对自己进行焦虑程度的自评(1—100),表达自己在群体中的想法、情绪及行为表现。也可以把小组编排为若干小组进行交流互动,在进行操练一些时间后再重新编组,让组员有更多机会接触陌生的组员。患有社交焦虑的患者一般都会暗暗地"猜心思"(mind reading),而且总认为自己猜测别人的想法和反应很有道理,而且很准。在小组治疗中,组员对猜心思内容直接进行反馈是一个很有力度的验证,能让组员知道"猜心思"很容易是"单相思"的误判。随着小组治疗的进行,组内成员的熟悉程度也随之提高,人际相处的暴露也越趋深入。一般在治疗过程进入到一半以后,组内的暴露操练应该完成,小组每个成员的社交焦虑程度会有很大的改善。

社交焦虑障碍的小组治疗进入后半阶段,成员的暴露操练可以向社会交往方向转移。可根据各自当前的实际处境选择暴露的对象及场景。在小组治疗中的内容也要从组员之间的互动操练转向交流、支持及鼓励。因为成员都会面对自己的实际情况,出现自己的问题及困难,所以需要把这些困扰带到小组内,从治疗师和组员这里得到应对策略和方法的援助。这一阶段的治疗内容更具体,应对和实践的操作更具有挑战性,这是完成治疗目标的重要时段。

有关社交焦虑障碍的疗效巩固同样需要在"持续阶段的认知治疗"阶段进行,为时约半年甚至更长。

(四) 创伤后应激障碍小组治疗的实施要点

虽然有关创伤后应激障碍的诊断,DSM-5 与 DSM-4 之间稍有不同,但是用认知行为治疗仍是创伤后应激障碍的重要干预策略。对于尚缺乏经验的认知治疗师，一般不主张对混合类型的患者进行认知行为小组治疗。

我国对于创伤后应激障碍运用认知行为小组治疗的对象基本以同质患者为主，主要是针对遭受灾难性事件的灾民或受害者。对于这些患者用小组治疗的形式比较合理，因为我国心理治疗师的资源十分有限，在遇到同时发病人数颇多的情况下，采用小组治疗的方法有其特定的优势。

创伤后应激障碍的认知行为小组治疗的实施要点主要是认知加工。

所谓的认知加工技术就是在小组范围中结合暴露过程的认知调整。由于创伤后应激障碍的患者都有闪回、回避、退缩等特点，雷塞克(Resick)等学者认为对于这样的患者进行认知行为小组治疗不能过早进行暴露操练，也不合适做过量的暴露操练。

在认知行为小组治疗开始的初期，教育有关创伤后应激障碍的知识是治疗的重点。患者需要了解不断出现的闪回及睡眠中的噩梦是大脑在说话，并非自己愿意，所以需要平静地对待这些现象而不必对其恐惧。雷塞克等学者在 1993 年就设计了小组治疗计划(见表 18-1)。

表 18-1　小组认知加工治疗的治疗主题 (Resick & Schnicke, 1993)

治疗次数	治　疗　内　容
1	相互认识，介绍小组治疗
2	事件的情况
3	确认想法和情绪
4	回忆创伤
5	确认问题所在
6	挑战问题＋小组中暴露
7	失调想法＋小组中暴露
8	想法调整＋小组中暴露
9	信任问题＋小组中暴露
10	控制问题＋小组中暴露
11	自尊和亲密问题
12	复习、预防复发和未来之路

根据治疗设置，在治疗开始，每项治疗内容都有小组成员独自完成，这些内容仅仅是患者与治疗师之间的单独交流(通过文字形式)，几乎到第 6 次治疗才进入小组成员之间的暴露过程。创伤后应激障碍的患者有他们非常特殊的认知模式及认知曲解特点，这与各自不同的核心信念直接相关。接受治疗的小组成员都有相同的异乎寻常的灾难性事件的导火线，但激活的功能失调的认知及情绪行为反应会各不相同，所以治

疗师需要根据每个成员的认知特点进行加工调整。

有关暴露操练对于创伤小组治疗作用的评价也存在一些争议。社会支持对于创伤后应激障碍的恢复是一个关键性因素,所以暴露操练能让成员表达出对社会支持的需求,逐步平稳创伤后的情绪以及躯体反应,但客观上也存在着隐私的显露问题。所以暴露操练是否会造成小组成员的二度创伤,这是一个带有风险的问题。只要治疗师用心把握,掌握暴露操练的适度和进度,是可以避免创伤患者在接受小组治疗中发生二次创伤的负面结果。

（五）成瘾认知行为小组治疗的实施要点

成瘾问题不仅涉及人们的身心健康,也是一个棘手的社会问题。世界卫生组织在2010年指出,物质成瘾是死亡和残疾之后排名第三的危险疾病。在DSM-5中出现了新的提法,即物质相关或成瘾障碍。物质相关障碍包括10类药物。这些药物的过量使用都会造成大脑欣快系统的过分激活,从而产生成瘾行为。除此之外,还有成瘾障碍,主要是赌博障碍,同时也包括上网成瘾、锻炼成瘾、进食成瘾和购物成瘾等。

大量研究表明,结合使用认知行为治疗,不管是个别治疗还是小组治疗,对改变依赖或成瘾行为都有明显疗效。成瘾行为的认知行为小组治疗是十分经济而有效的治疗形式。由于患有成瘾行为的人群常常合并有其他的心理问题或心理障碍,因此对于这些患者的小组治疗都会兼顾成瘾及其他心理障碍结合进行治疗。

针对成瘾的小组治疗,通常是每次90分钟,每周一次,共12次为一疗程。在实际操作过程中,12次治疗以后还要持续进行巩固疗效和预防复发的心理干预,这需根据患者的情况以及治疗师的资源再做安排。对于成人的成瘾小组治疗可以分为心理教育、改变准备、功能分析、挑战想法、行为应对、预防复发等多个步骤。

1. 心理教育

对于成瘾患者的心理教育,重点内容是"成瘾的认知模型"。治疗师可以用标记笔在白板上一边讲述,一边简洁地描画这个模型,或者写在大的白纸上,挂在治疗室中,让学员能够温习和强化这个警示过程。成员之间可以讨论、暴露和细化成瘾的认知模型,提高自知力和改变接受度。

2. 改变准备

成瘾行为的改变对于接受认知行为小组治疗的每个成员都是一次严峻的挑战,他们需要做好对自己认知行为改变的充分准备。要求小组成员相互支持,进行反思,讨论成瘾行为的利弊,明确参加小组治疗中自己的行动方向。有一些成员往往停留在意向状态,认识到自己所存在的问题,但却没有做好改变行为的充分准备,有的甚至还不确定放弃成瘾行为后该如何生活。此时,小组这一团体是每个成员的支持来源,表现

成瘾的认知模型
早年经历
（家庭、社会、处境、挫折）

核心信念
（我没有价值、我无法改善自己的处境，我不能处理自己的痛苦）

成瘾行为的形成
（从众好奇、成瘾朋友或他人的鼓励、减轻压力、对成瘾行为效果的美化）

成瘾行为相关信念的形成
（使自己和周围使用者感觉更好、更容易被朋友或其他人接受）

持续使用成瘾物，信念变得更有害。
（强化信念、情绪、行为、身体反应）

好一点的成员能够为其他成员起到表率的作用。

3. 功能分析

功能分析是一种方法，能帮助患者理解究竟是什么因素维持了他们的某种行为。在操作中要确认某一具体行为的功能以及强化行为的积极后果。对于成瘾行为的患者的功能分析需要十分谨慎，绝对不能"单刀直入"。治疗师在进行小组治疗的初期需要注意的是不要去触碰成员的痛点，不要直接与患者谈及或暴露他们产生成瘾行为的诱因，这是十分忌讳的问题，尤其是对于重度成瘾的患者尤其需要注意。成瘾患者对于自己成瘾的诱发因素极其恐惧，都会回避提到相关的问题。治疗师在对成瘾患者的小组治疗中不可能一直避开患者行为的强化因素，需要逐一了解每个成员产生成瘾的个人因素以及其他引发线索。为此，治疗师需要把握时机、火候和对象特点，"顺水推舟"式地与小组成员进入这些高度敏感的内容，因为这些因素既是构成患者成瘾行为的起源，也是以后预防复发的一道"防火墙"。

4. 挑战想法

在认知行为小组治疗中，对于成瘾患者功能失调的想法需要调整。其中有一个患者普遍存在想法，这就是"我是一个无力的成瘾者"。他们会有改变行为的意愿，但是在努力上却显得无能为力。他们会习惯地认为自己是一个恶心的人，同时又是一个伤害无辜人的罪人。这样的信念使他们自暴自弃，无力振作。治疗师需要对患者这些信念进行挑战，引导他们重新思考，从自责和无望的状态中走出来。由于成瘾患者除了成瘾行为之外，还存在着很多相关的社会问题，这种"无力状态"是一种多角度、多表现的软弱状态。因此，治疗师需要引导患者不能总是活在过去，也不能活在将来，而是要活在当下,接受当下正在实施的治疗、挑战和改变。

5. 行为应对

很多成瘾患者都有相同的体会,这就是无聊状态会引发惦记成瘾的念头。所以治疗师在小组治疗中应根据成员的需求及特长安排一些兴趣活动,既作为小组治疗中的行为应对,也作为家庭作业的布置内容。比如书法、绘画、篆刻、刺绣、乐器弹奏等都可以让患者转移注意力,把一些有意义的积极活动充实到生活中,填补产生空虚状态的时间间隙。

另外,有学者主张把正念练习融入小组治疗中,甚至可以作为预防复发的干预措施。正念练习包括冥想、体验练习和分组讨论。用接受、觉察和不加评判等正念原理来减少成瘾性的习惯想法和行为的不断骚扰。由于采用小组练习的形式,治疗小组的团体力量能对每一个成员克服退缩行为起到鼓励作用。

6. 预防复发

复发是成瘾行为的一个顽敌。预防复发是成瘾治疗中关键的一个环节。这可以包含在治疗结构的时间段里,也可以作为小组治疗的疗效巩固,延续一段较长的时间。当成瘾的认知行为小组治疗完成治疗周期后,一般都不主张立即解散这个小组,而是应该建立一个联系群,保持联系。小组的活动还将持续,只是活动间隔时间根据小组实际情况而定。定期进行交流,暴露操练和相互督促,谨防一些外界复发因素的渗透或浸入。

(六)不同年龄人群小组治疗的实施要点

20世纪末,认知行为小组治疗的适应人群一般定为19—65岁。如今随着儿童青少年、老年人心理健康需求范围的不断扩大,小组治疗的服务形式也在向更广的年龄层次拓展。由于这对儿童青少年、老年人的小组治疗有其特殊性,所以在对他们进行认知行为小组治疗中必须遵循其中的规律,不可忽视实施治疗的特殊要点。有关儿童青少年及老年人的心理问题有很多,为了重点突出不同年龄人群介绍小组治疗的过程及要点,在此,以最常见的焦虑和抑郁为例进行阐述。

1. 儿童青少年小组治疗的实施要点

(1)年龄要求

多年来各国临床研究的结果表明,对于治疗儿童青少年的心理障碍,认知行为治疗比药物治疗更适合。一般满7岁的孩子是可以接受认知行为治疗的适合年龄,而适合接受认知行为小组治疗的孩子需要超过12岁。治疗12—16次,随访1—3个月,疗效肯定而显著,而且不易反复。对于儿童青少年不能简单地套用成人的方法,因为小组治疗具有针对他们特点的干预形式和方法。

（2）父母作用

有关父母参与儿童青少年一起进行认知行为小组治疗，有很多相关的临床研究。结果显示，父母参与治疗比没有父母参与治疗的疗效更好。父母可以采取不同的方式进行参与，如服务者、治疗师助理、来访者等。患者的父母一定要理解自己参与角色的定位，不能与家庭治疗的概念混淆，父母仅是孩子接受小组治疗的参与者，是配合治疗师的助手。

（3）针对焦虑

对于儿童青少年焦虑的心理干预更倾向于操作简单、形象直观的方法，例如：①保持平静或终止烦躁，用平稳的呼吸带动全身放松；②把身体当成朋友，身体会表现出自己何时出现担心或紧张。要与这些不适相处好，既不要排斥身体的反应，也不必与身体的反应进行对抗；③做自己的朋友，当自己努力调整情绪并体会到获得放松的效果时，给自己一点奖励，作为对自己的鼓励；④多交朋友，让社会交往圈扩大一些，以便可以获得更多的社会支持。⑤表达心声，当发现面临担忧的处境时，乐意地把自己的想法和感受表达给信任的人听，让他们了解自己并给出应对的建议。

（4）针对抑郁

儿童青少年的抑郁一般都存在与焦虑的共病现象，所以心理干预要兼顾到抑郁和焦虑两个方面。通常疗程为期 10—16 次，每次 2 小时，随访 1—3 个月。所用的技术包括社交技能、放松训练、认知重建和问题解决等。临床实践显示，放松训练和问题解决对于儿童青少年抑郁的改善有较明显的作用。也有研究表明，父母直接参与儿童青少年小组治疗的效果并不明显，因为有些孩子不愿意在父母面前呈现他们消极的一面，掩饰内心的抑郁。但是让这些孩子的父母构成一个小组，对他们做一些辅导，增加他们对抑郁的知识和提高他们与抑郁孩子相处的能力，这对儿童青少年抑郁的小组治疗的效果有积极的协同作用。

无论是对于儿童青少年的抑郁与焦虑，小组成员是一股很重要的支持力量。他们比成人更容易对小组产生归属感，相互之间影响及互补的效果明显。治疗师可以借助这个群体力量来帮助孩子们的认知重建及行为重塑。

2. 老年小组治疗的实施要点

抑郁和焦虑是老年人常见的心理健康问题。有统计表明，老年重度抑郁的发病率为 6%—9%，轻度抑郁为 17%—37%，焦虑障碍为 10%—15%。这两个心理障碍又是共病，在日常生活中老人更难以认识自己心理健康所处的困境。临床研究显示，老年人一般都不愿意承认自己患有抑郁障碍，而且也不愿意接受规范的治疗。老人对于心理健康问题往往存在着他们的认知误区，会把心理有问题看成是一种道德品质问题或者认为是自己的个人意志薄弱。有些老人如今还保留着过去年代对心理问题的偏见，把抑郁、焦虑等问题看作是精神分裂症的先兆，不敢向别人讨论自己糟糕的情绪状态。也有的老人认为抑郁是人变老的一种必然现象,老人抑郁是老年人的正常表现。也有一些老年人的子女或亲属对他们心理健康问题有排斥和否认倾向,认为人老了有点怪怪的想法和做法是合情理的现象,与他们少啰嗦是对付老人情绪问题的上策。现在随着整个社会对人们心理健康的重视,对老人心理健康的关心及干预也已经逐步被大家所接受。

（1）老人的心理治疗

越来越多的研究结果表明,认知行为治疗对于老年的抑郁和焦虑都有明显的疗效,小组治疗也是一种经济、有效的治疗形式。与其他人群相比,老年人的孤单是很突出的社会现象。小组治疗的行之有效不仅提供了社会支持,还获得和发展了老年人的人际关系,他们在融入小组治疗的同时既调节了情绪,也增进了社交的能力,有利于抑郁和焦虑的康复。老年人的认知行为小组治疗的成员年龄可以在 65 岁以上,平均年龄在 70 岁左右。治疗的时间一般在 12—16 周,每次 2 小时,整个治疗的进度不易过急。

（2）小组治疗的方案

老年人的认知行为小组治疗过程需要高度结构化,每次都有安排好的具体内容,其中包括目标设定、理解心理压力、融入小组活动、控制担忧和消沉、调整曲解想法、确认错误假设、重建合理信念,等等。在小组治疗中需要注意老人的接受程度,考虑到他们功能失调想法和信念的稳定性,治疗进度要符合老人们的调整节奏。治疗计划中可以安排一些适合老人兴趣的讲座,如养生、饮食、睡眠、药物使用、运动休闲等。对于老人,治疗师不可过于苛求,应该允许存在个体进度的差异,照顾到老人对认知调整的难度。这个实施过程可以参考以下大纲(见表 18-2)。

表 18-2　老人认知行为小组治疗大纲

治疗次数	治疗内容
1	介绍认知行为治疗和幸福、情绪、行为和躯体之间的关系
2	叙谈各自心理状态和问题
3	设定合情合理的治疗目标
4	收集自动想法
5	检验自动想法
6	调整自动想法
7	调整规则、假设
8	社会生活的作用
9	信念及自信心
10	可持续的生活方式

（续表）

治疗次数	治疗内容
11	邀请讲座
12	邀请讲座
13	复习、预防复发和未来计划
14	机动
15	机动

（3）设定治疗的目标

关于老人认知行为小组治疗的目标设定，其标准是合情合理，切实可行。治疗师可以给参加小组治疗的每位老人一张纸，要求他们填写自己对治疗结果的目标。并以趋同的原则将老人提出的目标进行归类，与大家一起讨论，去掉难以达到或无法操作的内容，留下切合实际、能够办到的目标作为小组治疗的目标，如兴趣愉悦一些、困扰想通一些、烦恼放下一些、生活注重当下等。

（4）挑战老人的想法

治疗师可以根据老人的情况简化功能失调自动想法记录表以及合理想法替代表，让小组老人从收集自动想法开始缓慢地向曲解想法的合理替代过渡。老人对于自动想法会影响情绪、行为和身体反应的机理需要由治疗师进行耐心的教育，让老人明白想法在心态调整中的重要价值。老人们的想法内容一般都很贴近实际生活，所以治疗师应该注意让老人的想法从生活事件及情绪表现中剥离出来，然后逐一进行质疑、诘难和挑战。由于老人一般都有点固执，不容易接受颠覆他们想法的冲击，但是只要治疗师保持良好的态度，运用各种合适的技巧，使用适度的力量是能够达到让老人转变想法的目的。各国许多临床实践证明，调整老人的想法是可行的，有效的。每个老人的治疗难度是各不相同的。

（5）利用小组的力量

在小组治疗的早期，老人之间往往存在着一种隔膜，不愿意与组员交往，所以不能一下子形成小组治疗的融洽氛围。需要经过好几次的治疗过程，老人之间才能逐步开放，进行交流。治疗师应该理解接纳这种现象，让老人们慢慢地聚合。一旦老人开始融入小组氛围，小组对每位组员就会产生很大的影响力，这种影响力会超过其他年龄组的小组治疗，这正是老人小组治疗的独特之处。治疗师应该珍惜并用好这股力量，让一些老人从僵化的功能失调的想法中走出来。

（6）注意治疗的细节

在老人小组治疗中，治疗师需要用心注意治疗过程中的很多细节。如场地必须配备无线扩音设备，能让老人之间的沟通更加顺畅。所有分发给个人的材料及治疗室中显示屏上的文字都应大一些，便于老人的阅读。不少老人不习惯在他人面前表达自己的情绪，宁可阅读一些材料或用书面形式填写相关的情绪内容。由于老年人都有丰富的经历和阅历，他们产生抑郁焦虑的社会生活事件都不一样。有的老人依旧认为"家丑不得外扬"是家规，所以在涉及一些家庭矛盾引发的心理困扰时，老人就不愿意谈及自家的真实内情。引发老人心理障碍的导火线事件有许多，有些难以启齿，如情感纠葛、丧偶、再婚、子女关系、财产分割、受骗上当、理财损失，等等。治疗师应充分考虑到老人的尊严，可以用其他转换性方式来间接表述这些内容，例如运用讲故事、比喻、类比等方式让老人放松地讲述基本内容。治疗师同样能够通过这些信息了解到老人认知方面存在的问题，对于调整他们的想法也有了对症下药的策略。

第十九章　认知治疗师的培养与成长

我国需要培养一大批认知治疗师,这不仅是由于人们日常生活中需要调整心态,消除心理困扰和心理障碍,保持身心健康,同时对于突发事件、天灾人祸,也需要对当事人进行心理干预,安稳情绪和行为,消减灾害对人们的心理造成持续的负面影响。培养认知治疗师有其一定的教学规律,需要根据我国的现实国情实施有效可行的培养方案。

一、认知治疗师的培养

(一) 认知治疗师的定位

在发达国家认知治疗都是医学、临床心理学的专业课程之一,属于高校硕士生或博士生的课程要求。这样培养的周期较长,范围较小,培养的人数也很有限。在我国,对于认知治疗师的定位有我们的实际情况。中国大陆基本上没有临床心理学家(clinical psychologist)的专一培养模式。如今能从事认知治疗服务的专业人员是医生(主要是精神科医生)。除我国医学院校每年常规为专科医院培养一定数量的精神科医生以外,近二十年来我国又培养了一批心理咨询师。他们身负的重任已经远远超出一般概念上的心理咨询,有许多存在心理困扰的来访者也在向他们求助。所以认知治疗在心理咨询中的应用便成了我国较为普遍的一种形式。所以对我国的认知治疗师的基本定位要求是:(1)在认知治疗的结构框架下从事心理治疗或心理干预服务。(2)做适合自己能力范围的个案。(3)可以是认知治疗在心理咨询中的应用,但严格区别于一般的心理咨询。(4)在实施认知治疗时尽可能不加用药物治疗。如果需要两种治疗同步兼用,必须谨慎考虑,仔细斟酌,与精神科医生密切配合。(5)对认知治疗进行疗效评估时,应以认知治疗的实效为准。

（二）认知治疗的教学内容

认知治疗的教学内容通常可以分为理论教学、示范教学和督导教学三大部分。

1. 理论教学

对于任何一门实践性很强的学科，基础理论的掌握非常重要。因此在认知治疗的理论教学方面应该把握以下一些原则：

（1）明白教育，教育明白

在认知治疗理论教学方面，国外有其多种模式。有的是以一个患者的治疗过程为线索，阐述有关认知治疗的理论构架；有的是以各种心理障碍的治疗过程为体系来阐述认知治疗理论在临床中的应用。中国的医学教学模式往往分为总论和各论两部分，既让学员有整体的理论概念，又有具体的理论应用。由于认知治疗的理论表述有其学科历史发展的由来，又有学科发展中的理论动向，再加上有些概念和知识点本身来自西方，不同中国学者对此的翻译和理解也有所不同，这给学员带来不少难度和麻烦。中国学者对于一些基本理论概念和专用名词进行不同意译，如"empathy"其原意是"同感"，我们则译为"共感""共情""神入""同理心"等，尽管表达的意思相近，但演绎后的内容和相互之间的共性或区别却难以细细划分。所以在认知治疗的教学过程中一定要注重"明白教育"，即把认知治疗的知识一定要清楚、透彻地向学员阐述，做到清晰无误、条理分明、逻辑连贯、通俗易懂地传授给学员。这样才能做到使学员"教育明白"。多年来的教育实践曾给我们不少教训，这就是学习认知治疗的学员常常被搞得含糊不清，一知半解。这很难归咎学员的理解力有问题，而是负责教学的教师没能够让学员真正明白认知治疗的理论原理和技术操作。在认知治疗的教学过程中常常出现一种现象，这就是虽然用英语表达的意思已经很清楚，用汉语解释的内容也已经很明了，但是学员还是似懂非懂。例如英语中的"case conceptualization"，此短语中文的直译是"案例感念化"。对于这个概念，如果没有教师在教授中透彻地讲述清楚，学员对英文和中文的内容难以透彻理解。所以要阐述清楚认知治疗，使学员真正学懂认知治疗，这是"教"与"学"配合的过程，也是一个有难度的教学相长过程。

（2）先讲基础、再讲应用

基础理论和技术要作为首要的教授内容，因为它是认知治疗的部件和构架，尽管认知治疗中没有晦涩的内容，但是其理论和技术有很多独特之处，所以学员会感到新颖、陌生。好在认知治疗并不空洞，在日常生活中都能感受和体验到，只是一直没有被上升到理论高度。有的基础技术听来简单，直观。但是一旦付诸实践却并不是想象中那么简单和容易操作。学员在学习认知治疗的基础理论和技术时需要有学习和领悟相结合的方法，因为认知治疗源于西方，用于现实，所以对于许多方面的难点需要通过

"领悟"才能理解认知治疗的结构和产生调整认知效果的机理。

讲授认知治疗的临床应用是深入一步的内容,学以致用是掌握基础理论和技术的目的,因此在教授应用中其难度更高。患者的临床表现千变万化,但有其基本的规律。在教学中,教师只能用常见、多发、典型、易懂的个案作为传授临床应用的范例来讲述认知治疗的应用。在讲授中一定要结合个案,结合理论,结合应用,结合经验。要做到讲透一点,举一反三,多用启发,结合讨论。讲授应用,最难的是在治疗过程中怎样考虑得体地、有针对性地进行理论和技巧的应用。教师应通过对每一种治疗障碍的认知治疗,强化其特征性的理论和技术的应用,这样才能开阔学员的思路,理解应对策略和随机应变中的有效方法。

(3) 西医框架,本土特色

认知治疗的基本框架属于西医框架,充满了西方人的思维形式以及认知行为干预的风格。对于中国学员的教学需要符合我们本土的特点。通常,中国学员喜好清晰的概念,条理分明的阐述,有结论性的概括,体现成功的技巧等。他们不习惯通过阅读大量的参考文献来综述归纳要学习的内容和主题,学习的方法较为传统,又有个人的特点和爱好,所以我们应该提倡因人施教,因地施教,以达到最佳的学习效果。

(4) 结合个案,重在效果

个案教学是一个不可忽视的形式。每个认知治疗的教师都有其多年积累的经验,结合个案进行认知治疗的教学能够帮助学员体验到实际病案是如何着手进行实施和操作。因为在治疗实践中不可能是一帆风顺的,有成功,有困难,有挫折,有突破。教师要引导学员在学习中,根据病例进展的情况来思考、预测、评估。教师也可通过病例来讲述自己曾经遇到的挫折,走过的弯路,这些也是珍贵的临床财富。

2. 示范教学

"示范教学"在不同的领域有不同的提法。在医学教学领域和师范教学领域都称之为见习。在国外临床心理学的教学中称为示范教学,即通过各种途径、形式和方法让学员能够看到治疗师做心理治疗的全过程。学员可以在事后根据所看到的过程向教师提出问题,由教师进行答疑。在整个示范教学过程中,学员只能是"看"和"问",而不能和治疗师一起参与治疗。通常的示范教学方式有以下三种:

(1) 影像示范

教师给学员看一些影像资料,结合理论知识让学员有一个自觉的现场体验,以便加深对理论和技术的理解。在美国,教学示范影像片都是由专门的出版机构制作和出版。片中的治疗师都为著名的专业学者,治疗对象一般由一些专业的志愿者扮演。整个治疗过程很逼真,对学员的学习很有启发。在我国,有的教师喜好用一些故事片中的片段作为示教的内容。由于故事片中的情节和演技都有艺术需要,而非临床的真实状态,因此,一般都不主张用故事片、电视节目来充当认知治疗的示教材料。另外,需要指出的是,即使采用一些经过翻译的规范的国外示教片,但是教师一定要向学员讲清楚所存在的文化差异,让学员明白认知治疗中的一些跨文化的特征性内容。

（2）模拟示范

模拟示范又称为角色扮演示范。这种示范形式更加逼真,有来访者和治疗师。通常治疗师由教师担任,患者则由学员或特邀扮演者扮演。尽管这是一个虚拟内容的演示过程,但是在整个规程中能够反映认知治疗的整个结构以及治疗师在给"患者"治疗过程中的技术的发挥。这种模拟示范的方式在认知治疗的教学中经常采用。在此过程中"患者"的扮演者最好能够扮演一个真实事件中的角色,这样与治疗师的交流、沟通和示范中能够更形象地表达出医患之间良好的互动,也能让治疗师在示范过程中充分地展示认知治疗的一些技术和技巧。模拟示范也可由学员模拟担任治疗师,让学员来感受当一名治疗师是如何把握认知治疗的结构式谈话和反应技巧。这对于学员是一种身临其境的训练,体会从治疗师的角度来理解认知治疗中与患者互动的要领。

（3）现场示范

这是最有教学实效的一种示范方式。作为治疗师的教师给实际的患者进行结构、系统的认知治疗,此时学员可以通过视频或单向玻璃直接观看治疗的全过程。这种示范将贯穿一个患者整个治疗过程中的每一次会晤。学员在看完治疗师的每一次治疗后,将继续围绕本次的会晤内容开展讨论,教师除了讲解知识要点之外,也进行答疑,使学员了解治疗师在治疗中的各种细节,包括思考、预置、反应、应对、理论、技术、评估和预估,等等。这种真实个案的示教十分有效果,是在学员的眼皮底下看着患者是如何被治疗好的全过程。这个过程对于教师是很大的挑战,因为教师需将务实的治疗技能和全面的理论知识都展示在学员面前。这种现场示范形式需要向患者说清楚,要在患者同意和认可的前提下才能进行。示范个案的治疗结果可能成功,也可能遇到挫折,这并没关系,因为示教的目的是让学员了解治疗的整个构架,而非一定是成功的结局。当然如果能让学员亲眼看到患者的康复,这种示教的效果能激励学员的信心,对认知治疗的可靠疗效更具说服力。

3. 认知治疗的教学形式

认知治疗的教学形式通常可分为大课讲授、小课辅导、专题讲座、病例讨论等四种形式。

（1）大课讲授

这种形式主要是用于理论课的讲授。根据国外的经验,担任理论科讲授的教师不宜多,一般整个认知治疗课程由一名教师任课。这样容易做到讲授系统、风格一致、师生融洽、效果良好。大课的讲授最好使用一本统一的基础教材,这样能够使教学连贯,学员易懂,进度一致。当然也不排除鼓励学员阅读其他的参考书籍,以使学员开阔视野,触类旁通。大课讲授听讲的学员可以偏多一些,这样也能节约教师的资源。

（2）小课辅导

这是一种在认知治疗的教学中很常用的形式。一位教师带几位学员进行集中辅导。这种小组辅导常常是开放式的，以学员为主，交流理论学习和个案实践中的心得和体会。教师可以为学员做点评，也可以学员谈到的知识点进行小型讲课，更细化地传授专业知识。参与小组辅导的教师的年资可以略微小一些，这也是提高年轻教师教学水平的一种途径。

（3）专题讲座

这是教学的一种辅助形式。教师以一个专题向学员从各个角度来讲解专题知识。专题讲座的信息量可以较多，谈及的问题也可以是学术动态、新近进展、各派争议等。专题讲座的功能能够给学员多一些专业发展动向的信息，引导学员更多的思考。

（4）个案讨论

这种围绕个案进行讨论的形式对于处在已经着手接个案治疗的学员特别有收获。因为他们已经开始了系统的个案治疗，会遇到这样或那样的问题。个案讨论可以通过对一例个案的剖析，引发出大家的思考，激发大家对于一些疑难杂症的讨论，同时也会启迪各自手中正在进行治疗。有时个案讨论可能没有一个统一的最终结果或结论，但整个讨论的过程会对每位学员的专业提高带来明显的效果。

4. 认知治疗的教学周期

关于对于认知治疗师的培养周期，美国国家心理卫生研究院曾列项做过研究。贝克认为，在短期内培养出来的认知治疗师只能算作为"认知治疗技师"，因为这些技师并不真正了解认知治疗中人际关系的部分，而只能生搬硬套地应用一些技术而已。贝克认为通过两年左右时间集中培养的认知治疗师，再经过不断的督导，这样才能成为一个合格的认知治疗师。

根据我国培养认知治疗师的实践结果也表明"2年学习＋继续督导"模式之可行。学员在两年的学习期间内可以分作四个阶段，即理论学习阶段、示范见习阶段、实习督导阶段和强化督导阶段。当学员通过两整年的认知治疗学习以后，基本上能够投入较为简单的认知治疗。此后必须参加定期规范的督导，在临床实践中接受继续教育。这样才能培养造就一批有经验的、成熟的认知治疗师。

二、认知治疗师的临床督导

在认知治疗师的培养和成长过程中有一个十分重要的环节，就是接受临床督导。在不同的心理健康专业中，包括心理治疗、心理咨询、社会工作、家庭治疗、精神病学和精神护理学，都需要对专业人员进行督导。因为这些从业人员与其他职业有很大的不同,体现在比其他职业的工作者更具有充分的自主权,需要在不确定的条件下做出判断,需要以大量特定的专业知识为基础,其掌握难度超过一般其他专业。治疗师接受督导不仅仅是获得从事心理治疗资格的必备条件,而且督导将陪伴心理治疗师整个职业生涯。在美国,一个认知治疗师接受督导的时间约占临床实践的 1/5—1/8。一些认知治疗师在工作 10—15 年以后可以逐渐成为督导师,因而在心理治疗的行业中普遍认为,督导应该被看作临床心理实践工作中的一种核心能力。一名好的认知治疗师是成为一名优秀督导师的充分条件,但并非所有的治疗师都能达到督导师的高度和境界。在我国,合格的认知治疗师的人数正在逐年增加,而认知治疗督导师队伍的培养及形成还需从业人员及行业管理部门的继续努力。

（一）督 导 的 定 义

督导(supervision)顾名思义有"超级的洞察力"的含义(super vision)。在心理治疗领域,督导师将对治疗师以一个精确、清晰的角度来审视治疗的整个过程。学者哈特(Hart)将督导定义为"是一种正在进行的教育过程,在这一过程中,督导师通过对被督导者职业活动的检察,帮助被督导者获得正确的职业行为"。为更多学者认同的另一种表述是,"督导是由一个高智力的专业人员对同专业内下级或初级人员所提供的一种干预。这种干预是评价性的,需要持续一定的时间,为提高下级人员的专业能力,监控被督导者向来访者提供的专业服务的质量进行评价和严格把关"。督导有以下一些特定的组成元素:

1. 督导是一种特殊的干预

督导师对于被督导的治疗师将是一个特殊的干预过程,需要对其进行评估和把关,以提高他们对来访者的治疗效果。在督导过程中,治疗师并不是一种自愿的体验,通常无权选择自己的督导师,而且要认真地接受督导师对他的评价及指标。

2. 督导是一种评价

督导师在督导治疗师时,会以患者的利益为重,对治疗过程进行评价。这种评价具有很重要的影响力,能够使治疗师认识到自己在治疗过程中所处的状态、进度及效果,有利于不断地调整自己的心理定势,在对患者的治疗中克服个人的局限性和治疗进展中的阻力。有时这些评价会带有督导师个人见解的主观色彩,治疗师则需要理解这种情况并接纳督导师的动机和好意。

3. 督导是一个长期的过程

督导是一个持续一定时间的干预过程。常态的督导,尤其是对一些临床经验缺乏的治疗师的督导,一般都是以同步节奏的方式跟进治疗师对患者的治疗。因此,一些单次或间隔时间较长的督导无法发挥督导师的功能,也难以让治疗师获得规范、系统、结构完整的督导。治疗师除了接受与自己对患者治疗同步的督导之外,还需要定期地接受新一轮的督导。督导应该成为治疗师的继续教育规范内容,成为使自身专业技能不断提高和发展的重要途径。

4. 督导的目的

督导的目的最主要的是,促进治疗师的专业发展以及确保患者的健康利益。治疗师在自身的职业道路上持续进步,从一个新手逐渐成长为一个能独当一面的优秀治疗师,大约需要 10 年时间。能够实现这一提升的基本条件是治疗师所接受的结构化、规范化的督导,才能让治疗师的自身努力达到专业能力的高度,不至于发生职业枯竭的现象。对治疗师成长发展的监督管理同样是通过督导来实现,督导师是治疗师的有力支撑,也是治疗师在治疗患者过程中应对各种困难的成功保证。因为治疗师的背后有督导师的支撑,他们才能循序渐进地提高治疗水平,同时被他们治疗的患者的心理健康也得到了保障,尽可能地避免因治疗师的知识和能力的缺陷而造成患者在被治疗过程中增加额外的负担或挫折。

(二) 认知治疗的个别督导

个别督导是认知治疗督导中的主体形式,是一对一的临床督导。其针对性强,结构严密,形式规范,周期明确,效果确凿。这种督导的实施必须以良好的督导关系为基础,督导师对被督导治疗师有满意的选择及明确的要求,被督导的治疗师对督导师也要十分恭敬、信任、接纳和配合,这样的督导才能行之有效,从中受益。

以下是个别督导常用的形式、方法和技术。

1. 自我报告

治疗师向督导师进行自我报告,这是一种常见的简单督导形式。督导师根据"自我报告"了解治疗师掌握患者的信息、概念化、判断以及实施的干预措施,从而对治疗师进行督导。但是,自我报告只能作为督导过程的一个组成部分,通常在督导一开始,先由治疗师向督导师做自我报告,但是这不能作为督导的单一形式。由于治疗师的客观原因,例如治疗师自身的治疗经验不足;治疗师对治疗过程内容的回忆一般只能达到 40% 左右;自我报告的内容中会存在约有 50% 不同程度的歪曲变形。同时也会存在督导师的问题,例如督导师没有直接观察到患者的真实状态及其他信息;督导师对治疗师表述的倾听及理解可能出错。这些都会影响到督导过程的真实性和有效性。所以单凭治疗师的"自我报告"来实施督导,这种形式欠可靠,一般都不单一使用。

2. 治疗过程记录

治疗过程记录是指被督导的治疗师向督导师提供书面的治疗记录,内容包括治疗会谈、与患者之间的互动、治疗师对患者的感受、干预方式及相关的理论基础。尽管这个工作十分费时,但对于治疗师是一个对自己实施的治疗过程的全面整理,也能让督导师清晰地了解治疗师是如何实施每一次治疗过程。督导师对治疗师的督导时间都将安排在治疗师对患者治疗后的一周内,在进行下一次的治疗之前。这样治疗师就能够得到督导师对上一次治疗过程的评价,也能对下一次实施治疗获取督导师的针对性指导。治疗师提交的治疗过程记录中很重要的一栏是自己对患者实施干预的理论基础或依据。这项内容能让督导师了解治疗师的理论应用及思维能力。认知治疗过程中治疗师的所作所为都应该有理论基础支撑,否则很可能因"想当然"或自由发挥而使治疗操作随意和走偏。治疗师应该牢记:"没有理论指导的实践将是盲目的实践"这个道理。

3. 录音与录像资料

由于治疗师在治疗中会在患者同意的情况下对治疗过程进行录音或录像,这些资料在督导的时候可以作为第一手资料,向督导师展示自己在治疗过程中的一些细节、问题和疑惑。这些影像资料对于督导师的督导很有价值,尤其在结合治疗师的自我报告的时候能够进一步了解治疗师在心理干预中的实施过程,也能从中发现治疗师存在的问题,以便解答治疗师询问的问题及提出应对方法。考虑到督导的实效性,督导师不可能对整个影像资料进行审视,因此治疗师需要在接受督导之前对影像资料进行整理、编辑、制作,把接受督导中最需要表达的重点问题和相关内容汇集成紧凑的资料,以便在接受督导中能在阐述个案的同时播放相应的录音或录像片段。督导师应珍惜治疗师提供的影像资料,从这些资料中发现治疗师在表达中所忽略的关键内容或治疗中存在的不足,甚至错误。

4. 反省过程

反省过程是对治疗中一些现象理解的探索过程,它将集中关注于治疗师的行为、情绪和思维,还有治疗师和患者之间的互动状态。治疗师需要保持积极开放的态度进行自我反省,勇于承认自己的不足和承担的风险,而不是防御性地进行自我保护。

督导师对于治疗师的反思过程首先需要建立一个有助于反省的氛围,为治疗师的反省提供时间、鼓励及心理空间。在建立相互信任的督导关系基础上提供反省的方法和技术。帮助治疗师反省的常用干预方法有以下三种:

(1)苏格拉底式提问

苏格拉底式提问是认知治疗中心理干预的重要技术,也是在督导中的一种重要技术。督导师在与治疗师的交流过程中,运用"怎么样""是什么"这类提问用词,让治疗师用心思辨,开阔视野,寻找答案。

(2)记写督导日记

督导师要求治疗师在被系统督导的过程中记督导日记,这是一个促进反思的好方法。治疗师在接受督导的过程中需要沉浸在一种专注的状态中。在每次接受督导后都记一些日记,思考经历的督导过程,思考自己实践中的成功点与存在问题,尤其是要用心地去领会督导师的点拨和用意,领悟认知治疗中细微的技巧,这样才能在被督导中获得最大化的受益。

（3）参加反思活动

让接受督导的治疗师参加相关的反思小组活动。在活动中可以讨论一些大家共同遇到的类似问题或困扰。如怎样防御患者对治疗师的操控,如何将注意力集中到患者所关心的问题而抵御其他因素的干扰,如何打破治疗性医患关系中出现的僵局等。或许在反思小组活动中也不一定都能得出疑难问题的最佳结论,但是,可以获得思维拓展以及对带有普遍性的难题的重点讲解答疑。

5. 现场观察

现场观察是一种常用的督导形式。一般情况下督导师只是对治疗师在治疗患者的现场进行观察,除紧急情况之外,不会与治疗师发生互动。现场观察的场所环境需要有特定的配置,如治疗室、观察室、单面玻璃镜或影像、声像监视系统等。

现场观察具有超出其他督导方法的独特优点:(1)现场观察不仅能保证督导师对治疗师的现场治疗的观察,患者的治疗过程也不会受到干扰。(2)现场观察能给督导师展现治疗师与患者之间的现场互动状态,对一次治疗的全过程有整体的印象与评价,这种现场感远超过督导师在听取治疗师讲述个案时所构成的想象图像。(3)当治疗师的治疗结束后,督导师可及时对治疗师进行督导工作,既及时又真实。治疗师能最大限度地聆听督导师的点评和指导,并可为下一次的治疗提供预设的建议。当治疗师一旦出现突发性难题时,督导师可以即兴发挥,给予治疗师及时应对的提示。(4)现场观察的过程也可以作为正式教育场合的示教活动。督导师可以以教师的身份向同时参加观察的学员做简短讲解,让学员经历现场教学。

6. 互联网与督导

如今,世界已进入互联网时代。一些学者对如何把互联网技术运用到心理治疗的督导干预进行了探索和研究。通常使用的互联网技术有电子邮件和远程视频,其最为显著的优点是能跨越距离的局限,使生活与工作在农村、边缘地区或小城市的心理健康工作人员在当地缺乏督导资源的情况下也能接受到规格较高的督导。但是通过互联网实施对治疗师的督导也存在一些问题。有一些学者认为用电子邮件进行督导、信息交流存在一定的滞后性,用文字的对话也会受到治疗师和督导师文字表达能力的影响,与现实的交流存在一定的差距。另外,邮件可能出现丢失或泄密等情况。有学者对视频督导的效果进行了研究,发现督导师和治疗师的相识、建立督导关系都是在网络上进行,督导和被督导的关系会显得比较虚拟或陌生。因为心理治疗的督导有别于一些纯技术性操作的示范,需要有内心的默契交流,这种网上建立的督导关系远不如面对面督导那样亲切、真实和信任。网上的督导能够完成一个结构的督导过程,但是其客观的效果明显不如与真人相处的督导状态。因此,对于运用互联网的督导总体评价认为,这不能作为认知治疗督导的主流方法,只能作为在特定环境下采用的补充手段。

7. 督导的时间安排

有关督导的时间安排问题并不是一个随意简单的日程安排问题,而是一个有关督导实效的问题。有学者研究有多少变量受到督导时间选择的影响。研究引入了三种督导时间安排方案:(1)心理治疗开始之前4小时进行督导;(2)心理治疗开始前一天进行督导;(3)心理治疗开始前两天进行督导。

研究结果表明,在治疗师对患者实施治疗开始之前4小时接受督导师的督导,由于督导师有时间紧迫的压力,在督导中给治疗师所提供的内容偏少,也较少讨论有关干预的策略问题,所以治疗师在治疗过程中基本根据督导师的思路来进行操作,所以缺乏自我发挥的功能。在治疗师给患者实施治疗前的一天或两天接受督导,督导师会更倾向于采取指导性或启发性的方式进行督导。治疗师就可以与督导师进行讨论,督导师也可根据治疗师的进展情况提供一些策略方面的建议,使治疗师在接受督导后还有时间做一些准备,考虑如何根据干预策略选用一些技术来达到心理治疗的预期效果。如今,普遍被大家接受的督导时间是治疗师与患者两次治疗谈话之间的某一天,如果能在治疗前一天安排对治疗师的督导,督导的效果会更好。

有关督导的间隔频度,学者也各持己见。在大学临床心理学的课程中,督导师对实施心理治疗学生的督导频度是每周一次,平行跟随整个治疗过程。我国的认知治疗的临床实践也显示每周一次的督导,伴随治疗师对患者治疗的整个过程将是对治疗师收获最大的督导干预。

(三) 认知治疗的团体督导

个别督导是认知治疗专业化训练的基础,但团体督导也广泛被采用,包括对临床心理学博士课程的实习训练,大学心理咨询中心以及家庭治疗服务中心等。团体督导有其独特的优势,已经成为心理治疗督导的重要形式。

1. 团体督导的定义

关于团体督导的定义,归纳众多观点的共同点,就是一个被督导者(心理治疗师)群体的定期的培训。由一名或数名督导师来监控心理治疗师的工作质量,提高他们对正在接受治疗的患者所提供服务的全面了解。治疗师将在督导师的指导和协助下,通过来自团体成员以及相互作用过程中得到有效的反馈,有助于治疗师完成对患者的整体治疗。

2. 团体督导的优势

在团体督导的实践和研究基础上,一些学者对团体督导的优点进行了总结和归纳,有以下八个方面的优势:(1)节省有关时间、经费、人员方面的成本。(2)治疗师能从团体成员中获得更多信息,从而降低治疗师对督导师的依赖。(3)在接受督导的过程中,同伴的成功与失败,能够提供替代性学习的机会,技能和自我效能感有所提高。(4)治疗师有机会分享到更多患者个案的信息和应对处理过程。(5)能开阔眼界。(6)由于督导师需要面对团体成员的不同个案,他在解答治疗师提问时会趋向更有调理化及内容精练。(7)团体督导更丰富了督导师对治疗师的感知和评价方式,促进督导师督导内容的多样化和生动化。(8)由于督导的对象是一个群体,督导师就能给治疗师讲述和演示更多有关行为干预的技术。

但是团体督导也有一些局限性,例如,成员难以从团体督导中充分满足自己的督导需求;团体督导形式与个别治疗在结构上的不一致;在解答一个治疗师疑问时对其他成员缺乏针对性,此外还有保密问题等。所以,对于团体督导只能扬长避短地发挥其督导形式的作用。

3. 团体督导的过程

团体督导的过程通常可分为以下六个阶段:

(1) 组织阶段

团体督导在形成团体前需要有一个严格的组织阶段,在这个阶段中的主要任务是筛选团体成员和决定与会地点。督导在还没有开始之前,督导师必须对可以参加督导的成员进行筛选。筛选的标准包括被督导成员的自身能力、经验水平以及同质性等。接受督导的成员如果能够保持一定的同质性,且理论和实践水平相仿,则更加容易彼此相处,确定信任感,产生共情。由于大家的专业水准基本一致,对于接受督导的吸纳程度也容易保持平衡,大家能共同学习,平行进步。

进行督导的地点选择也很有讲究。一般主张地点要固定,环境、交通、设施等能够为大多数成员所接受,这样才能促进团体的凝聚力,确保督导师的督导达到最佳效果。

(2) 形成阶段

形成阶段是团体督导开展前的一个准备阶段。督导师首要的任务是制定督导实施的基本原则和结构。如会谈的次数、出席会谈的情况、提交个案的方式等。督导师应和被督导的成员明确商定会谈的频度。根据研究,每周一次督导是最佳的频度选择。定期参加督导是一项十分重要的基本原则,是团体督导成员必须执行的规矩。经常缺席或请假,对于个体是学习机会的错失,对于督导的团体是一种涣散力量,会直接影响到群体的凝聚力、督导的节奏以及督导师的积极性。

关于个案提交的方式在团体中必须达成共识。通常个案提交时有以下指导原则:(1)被督导者经过充分准备提交个案;(2)所提交的个案要备有书面和视听材料;(3)围绕提交的个案准备好需要提出的问题;(4)被督导成员在提交个案后应给督导师预留充分的时间准备,以便督导师在督导时能给予详尽的解释、答疑及指导。

（3）规范阶段

规范阶段是督导师确立标准的阶段。督导师通过建立框架性的规范，持续监控规范对被督导成员的影响，使团体成员参与标准化运作，这样才能确保督导工作的稳定性，能让每个成员有安全感，能做到坦然地把自己临床工作中的问题及自身的困扰向参与督导的成员阐述和分享。督导师也可根据成员的反馈信息，适当地进行调整，使规范更符合大家的实际情况。

（4）操作阶段

一般在督导开始后的第 4—6 次可以进入到操作阶段。操作阶段的内容是督导的重点，因为在此阶段每个治疗师都进入到对自己个案深入干预的进程。在这阶段团体成员遇到的问题会很多，有的甚至于会出现治疗推进困难的状况。督导师将带领治疗师对其患者的治疗进行细致的指导。不只是进行答疑，解决治疗师的困惑，还要与治疗师一起讨论如何应对患者遇到的问题，想方设法帮助患者不断取得治疗的进展。督导师需要对治疗师进行点拨，启发他们如何将理论知识融入实践中去，引领治疗师的实践操作，获得有效的结果。在操作阶段，治疗师被督导的内容会十分集中，需要加倍努力做好督导前的准备及督导后的治疗小结。

（5）解散阶段

大多数的督导团体都有一定的周期和时限。结束团体督导的时间应该控制在团体成员基本完成了自己的个案治疗，同时也完成了接受督导的过程和效果。团体督导结束时，督导师应该对所有被督导的治疗师指出今后学习的方向，以使治疗师继续努力，继续提高。

三、认知治疗师的成长

认知治疗师的成长是一个长期的磨炼过程。中国有一句老话"活到老，学到老"。认知治疗师同样是一个需要不断学习和实践的职业。所以作为认知治疗师应该有自己成长的规划。在成长的轨迹中应做到以下一些要点。

（一）学以致用，用以致学

认知治疗是实践性很强的一门学科，是能够直接受到治疗效果检验的一项技术。所以治疗师应该清楚地认识到学习认知治疗的目的是为了解除患者的心理疾患，提高他们身心健康的水准。同时治疗师也需要懂得如何在治疗的实践中不断地学习和提高自己的专业水平。这样，治疗师能健康成长，为患者治疗疾病的能力就更强。

（二）用心投入，用功操练

身为认知治疗师，需要投入大量的精力和时间在认知治疗中。这种投入需要十分用心，十分用功，因为心理治疗有其特殊性，是用人际交流的形式来治疗心理障碍的一种很精致的理论和技术。认知治疗的疗效可以通过生物学的检测仪器进行评定。同样，在认知治疗中如果有所疏忽或有所出错会引出患者不良的反应和负性效果。因此，治疗师应十分谨慎地对患者进行治疗。谨防因治疗师方面的原因，给患者增加心理压力或产生各种不利因素。

（三）洋为中用，本土为魂

认知治疗源于西方，尽管人类有共性，但是东西方之间的文化差异却不可忽视。在学习和应用认知治疗中，我国的治疗师一定要考虑到我国的国情以及中国人的思维特点。如果生搬硬套西方的理论和技术，尤其是心理行为干预方面的技术，那么治疗只能滞留在形式上的模仿，难以达到临床的切实效果。认知治疗的中国"本土化"过程还在探索过程中，尚需广大认知治疗师长期不懈的努力。

（四）贵在坚持，水到渠成

认知治疗师的成长贵在坚持。尽管认知治疗在中国的推广和发展还处在初级阶段，但它的发展前景应该很乐观，因为中国人对心理健康的需求在日益增长，他们渴望能得到专业人员的帮助以解除心理问题或心理障碍。认知治疗师的功力需要经过长时间的修炼才能达到较高的境界。所以有志于从事认知治疗的专业人员需要不断的努力，把握临床中的所有机会，在实践中提高自己的专业水平。正如阿瑟·弗里曼说过，认知治疗师在对患者进行认知治疗的同时，也在调整自己认知的功能。实施心理治疗的过程是治疗师自我心灵净化的过程，认知治疗师自身的心理健康也由此同步得到不断的升华。

第二十章　认知治疗的基本伦理原则与规范

在医学领域,伦理问题一直是伴随医学发展过程的重要问题。公元前 5 世纪古希腊的医生希波克拉底,既是西方"医学之父",也是西方医德的奠基人。他撰写的《希波克拉底誓言》是专门论述医德的文献,其中提出的不伤害原则、病人利益原则、保密原则已成为西方医德传统的核心。我国古代虽然没有系统的医德学著作,但一些中医名家大多在其医学著作中对医德问题有较为丰富的论述。20 世纪 80 年代以来,随着我国与国际医学教育的接轨,国内的医学伦理学在教育、科研和临床应用中不断地发展起来。认知治疗是心理治疗领域的一种主流方法,旨在帮助患者消除心理困扰、心理障碍,促进心理健康。因此,在认知治疗中也必须重视医学伦理的问题。

一、认知治疗的基本伦理原则

认知治疗应符合医学伦理学中的尊重、不伤害、有益和公正等基本原则。

(一)尊　重　原　则

1. 尊重原则的含义

尊重原则是指对患者的人格尊严及其自主性的尊重。患者的人格尊严应得到肯定和保护,而且具有主体性,并非是被动的顺从者。患者的自主性是指对自己有关的治疗问题,经过深思熟虑所做出的合乎理性的决定并由此采取的行动。如选择就医、知情同意、要求保密等。

2. 患者实现自主性的条件

患者自主性的实现不是绝对的,需要具备一定的条件。由于认知治疗需要建立在良好的医患关系基础上,所以患者需要理解认知治疗的普通常识,需要了解治疗师的基本情况,需要有接受认知治疗的主动愿望。若患者处于情绪不稳定状态下作出接受心理治疗决定,有可能并非理智的选择,所以治疗师必须慎重地考虑是否接受患者的治疗要求。患者的自主性还体现在自己的深谋远虑。患者愿意接受心理治疗时会有一定的心理压力。如果患者不加周密思考而轻率地同意接受治疗，或者在亲属等其他人的劝说下勉强地同意接受治疗，那就不能反映患者真实的自主性。缺乏自主性的患者很容易在接受认知治疗的过程中出现医患关系的僵化及治疗过程推进的阻抗。

（二）不 伤 害 原 则

在认知治疗过程中，不伤害患者是一项原则。认知治疗有一定的适应证范围，治疗师应严格地把握这些适应证。如果有意无意勉强地给患者实施认知治疗，从而使患者受到伤害，这也违背了不伤害原则。比如，给偏执型人格障碍的患者实施认知治疗，其疗效会不尽如人意。患者会对治疗不配合，不满意，对治疗师的干预过程会十分反感，客观上该患者是受到了伤害。在认知治疗过程中，如果医患之间在沟通中没有清晰正确的表达，也很容易让患者产生误解，甚至出现医患关系的破裂。这对于患者客观上构成了伤害。治疗师为了预防对患者带来伤害，或者使伤害程度降到最低，应尽可能地为患者提供全面的评估、准确的诊断和积极有效的治疗。由于认知治疗是以谈话形式为主的治疗，所以治疗师在与患者的交流中需要十分谨慎，尽可能避免因疏忽而对患者造成无意的伤害。

（三）有 益 原 则

1. 有益原则的含义

有益原则又称为有利原则。在认知治疗中的有益原则是指治疗师对于患者的有利的德行。治疗师应努力做到让患者确实获益，而不能将一些肤浅的形式、虚拟的结果解释成为治疗师尽心治疗的效果。

2. 有益原则对心理治疗师的要求

由于心理治疗非同于躯体器质性疾病的治疗，患者的治疗效果有较大的个体差异。但治疗师不能因此而忽略或淡化有益这项原则。认知治疗是一种结构性、实证性很强的心理治疗。治疗师的言行都必须以减轻或解除患者的痛苦为准绳，尽可能防止对患者及患者的相关人员造成伤害。

（四）公 正 原 则

1. 公正和公正原则的含义

公正即公平或正义的意思。在医疗实践中，公正原则是指类似的个案以同样的准则处理,不同的个案以不同的准则处理。

2. 公正原则对心理治疗师的要求

在认知治疗中,对于不同的患者,例如不同年龄、不同性别、不同心理障碍、不同患病程度、不同文化程度及不同职业背景,治疗师都应该公正地对待他们,给予他们公正的诊治。

二、认知治疗师的伦理规范

认知治疗是一项助人的专业工作。治疗师除了必须具备专业能力以外,恪守专业伦理也是很重要的职责。伦理是人际关系中互动的规范或原则,心理治疗的专业伦理则是治疗师以专业角色与患者互动时的行为规范。认知治疗工作的专业伦理对内规范着认知治疗师的专业行为,并维护治疗师工作的服务品质,对外有助于患者对接受认知治疗过程的信任。认知治疗师对自身的伦理责任应有明确的认知。

(一)全面掌握认知治疗

认知治疗有其独特的知识体系,包括理论与技术。治疗师只有娴熟地掌握了这些理论和技术知识,才能通过与患者的交流沟通,了解患者心理问题的来龙去脉,才能对患者进行全面的评估和作出正确的诊断。治疗师对心理治疗技术的把握十分重要,这是实施治疗、使心理治疗产生疗效的途径。如果治疗师对于认知治疗的理论一知半解,对于技术的掌握缺乏扎实功底,单靠自己平时了解的常识,只是给患者一些浅薄的安慰和鼓励,没有根据认知治疗的结构进行规范的系统治疗,那么是无法达到治疗的效果。甚至还会误导患者,出现患者感受不到疗效或者病情加重等情况,这些都不符合认知治疗的伦理要求。

(二)表达同情心及诚意

需要接受心理治疗的患者都承受着各种自己难以克服的心理困扰及痛苦。治疗师要有深厚的同情心,以充分的诚意去理解患者的艰难。对患者应倍加关注,培育与患者的同感,耐心地倾听患者的诉说,与患者一起探索心理问题产生的根源及激发因素,引导患者根据认知治疗的结构顺序渐进地完成认知和行为的调整,达到心理治疗的目的。但是,治疗师需要注意,避免在表达同情心和诚意的同时无意地掺杂了自己价值观的内容,把自己的情感、意志、想法、准则灌输或强加于患者,由此产生对患者的误导。

（三）关注自身的心理健康

1. 治疗师自身心理健康的重要性

认知治疗师需要自身心理健康，这是由心理治疗专业工作本身的特点所决定。一个够格的认知治疗师，应该具备更高水平的情绪调节能力，具有良好的自我揭示能力，并对自我价值观有十分清晰的认识。只有在充分把握自身处在心身健康的情况下，才适合投入认知治疗，建立良好的医患关系，为患者带来有效的沟通及治疗。

2. 治疗师的个人修养与特质

心理治疗专业工作对认知治疗师的个人修养和特质有规范性要求。认知治疗师的素质归纳为积极地对待患者、积极地对待自己。积极地对待患者是指对患者有信心，相信患者的友善、动力和富有潜质。积极地对待自己是指意识到自己是专业人员，能被别人认同；相信自己有足够的能力处理自身的问题，也有能力帮助他人去应对问题；相信自己的价值，能自尊自爱，人格完善，对自己能帮助患者具有充分的自信；对患者有足够的热情、关注和关怀；接纳自己的感受和短处，愿意在必要时与他人分享，而不是刻意隐藏；在助人的过程中，以职业的方式与患者融洽相处；鼓励和促进患者在治疗中努力参与，以达到患者心理状态的改变及治疗设定的目标。

（四）治疗师自身的情绪调节

对于从事认知治疗的治疗师，摆脱自身不良的情绪困扰十分必要。除了注意保持积极心态、放松心情、行为调整、寻求社会支持等常规调节方法以外，还可以运用以下一些措施来平和自己的情绪。

1. 了解自我

正确了解自我，为自己在临床工作中取得的成功而欣慰。扬长避短，确立合适自己的目标与要求。努力去做想做、喜欢做、通过自身努力能完成的事，尝试做使自己感到为难的事。通过调整自己的生活和工作，以应对可能出现的各种挑战。

2. 完善性格

识别构成自身情绪问题的内在因素，不断完善自己的性格。比如，压抑、回避冲突的性格反映了追求完美的内心冲突；多虑、承担过多的性格反映了想全盘掌控的内心冲突；恐惧和不安的性格反映了想得到更多目标的内心冲突；拘谨和苛求的性格反映了想更多担当的内心冲突；自卑和退缩的性格反映了想胜人一筹的内心冲突。自我调整的方法有自我肯定、大气谦和、善解人意、承认局限、豁达宽广、自我激励,等等。这些都是改善治疗师个人性格弱点的方向与目标。

3. 提升境界

提升自己的精神境界,形成积极的人生观和正确的工作态度,热爱自己的职业,助人为乐,真诚求实,有强力的社会责任感。在职业生涯中充分体验到自身的价值,感受到助人带来的愉悦和满足。

(五)治疗师的自我保护

心理咨询师在助人过程中可能会遭遇一些困境,应有所察觉。同时需要有应对的意识及适当的自我保护原则。

1. 进入困境的缘由

治疗师容易进入困境,常见的有四种情况:(1)在认知治疗中治疗师对患者已经尽心尽力,但成效甚微,满腔热忱却得不到患者的认同,使自己产生失落感。(2)治疗师因在治疗过程中遭遇挫折,面对患者的阻抗而难以获得治疗进展。同时由于缺乏支持系统,单靠自己的力量无法应对难以解决的问题,对自己的努力和付出缺乏成就感。(3)当治疗师把自身的情感卷入患者的痛苦中时,会出现过多地为患者担忧的状态。由于对患者的过度投入和共情,激发起自身被潜抑的内心痛苦,进入与患者相似的心理状态。(4)刚入门的治疗师新手会害怕袒露自己,拘泥于书本知识而缺乏对认知治疗理论的感悟和实践技能的把握,希望能快速地掌握所有的治疗技术。在这种情况下,因渴望得到患者的赞许,会迎合患者不合理的要求,而失去以治疗师为主导的治疗局面。

2. 自我保护的原则

治疗师在认知治疗过程中始终以患者为中心,并把患者的利益放在首位。对患者做出全面准确的评估,严格根据认知治疗的操作规范,为患者实施精心的治疗。治疗师应正确地树立自己的职业动机和自我价值观,全心全意地为大众的心身健康服务。治疗师要不断地学习,在学好专业理论的同时还要专注地投入临床实践,尽可能做到把自己良好的助人愿望与患者的需求目标相统一。要做到让患者知情同意,治疗师对于患者的病情、诊断,治疗的方法、措施、进度、预估都应让患者知晓。治疗中遇到困难,能力有限,出现阻力,也都应向患者表白,让患者知晓治疗进展的情况以及现实的处境,并给以建议,让患者理解或作其他选择。治疗师应寻求规范、持续的专业督导,定期参加专业团体活动,讨论疑难个案,与同事保持协作等,这些都有助于治疗师的自我保护。

三、保 密 原 则

（一）保 密 原 则

　　心理治疗是一项较为特殊的医学服务领域。前来求助的患者大都有着具有一定隐私性的心理问题。保密原则是认知治疗重要的守则之一，有助于患者对治疗师建立信任感，使治疗过程顺利进行，为良好的治疗效果提供必要的保证。

　　隐私，指个人不愿公开的私事或秘密。隐私的内容一般具有亲密性、隐密性，是对社会没有实质性负面影响的信息。隐私一旦为别人所知，可能因社会道德或普遍的习惯因素而影响到社会对患者的评价。有些信息对维护患者的自尊和社会形象有着直接的关系，即使对个别其他人会产生一定的影响，它们依然属于隐私权保护的范畴。如果有一些信息虽然具有隐私性，但可能有损于社会公共利益，那就不再属于个人隐私。

　　认知治疗的保密原则强调，心理治疗师有责任保护患者的隐私权。应认识到隐私权在内容和范围上受到国家法律和专业伦理规范的保护与约束。治疗师在工作中，有责任向患者说明治疗的保密原则，以及这一原则应用的范围。在家庭治疗、团体治疗开始时，也应首先在治疗团体中确立保密原则，并提示团体成员重视自己的隐私权以及表露自己隐私的限度。保密原则要求在没有得到患者同意的情况下，不得在治疗场合下将对方的言行随意泄露给任何其他个人或机构。只有在得到患者书面同意的情况下，心理治疗师才能对心理治疗过程进行录音、录像。在认知治疗中的有关信息包括个案记录、测验资料、录音、录像和其他资料，均属于专业信息，应在严格保密的情况下进行保存。治疗师因专业工作需要对心理治疗的案例进行讨论，或采用案例进行教学、科研、写作等工作时，应隐去那些可能会据此辨认出患者的有关信息。心理治疗师在演示患者的录音或录像或发表其完整的案例前，需得到对方的书面同意。

　　当他人提出要了解患者情况时，除非具有患者的书面同意，治疗师无权将其治疗的具体情况透露给他人。如果给患者实施心理治疗的场所存在隔音不全等问题，无法做到绝对保密，这也违背了心理治疗保密原则，所以需要更换场所，安排到规范安全的专业治疗环境中实施心理治疗。

　　保密原则的应用存有一定的限度。当发生下列情形时，保密原则会有例外的情况：（1）当治疗师发现患者有自杀的意图、自伤的行为或伤害他人的严重危险时，有义务、有必要采取措施防止伤害情况发生。（2）当患者有致命的传染性疾病，可能危及他人时,与之经常接触者或可能与之接触的不特定人有权知晓这一事实。(3)未成年人在受到性侵犯或虐待时,治疗师有向对方合法监护人告知预警的责任。(4)当按照法律规定需要披露时,治疗师有遵循法律规定的义务,但须要求法庭及相关人员出示合法的书面文件,并要求法庭及相关人员确保此种披露不会对治疗性医患关系带来直接损害或潜在危害。

(二) 泄 密 情 况

保密是认知治疗中需要遵守的重要的专业守则。治疗师应严防泄露患者的有关信息,有义务维护其隐私。一旦治疗师泄密,患者有诉诸法律的权利。

泄密情况的发生,除了治疗师忽视患者利益而出现的违反职业伦理的情形之外,还有以下两种多见的情形。

1. 缺乏自控和承受压力能力

心理治疗师作为个体也可能有着自己的秘密,同时,作为一名治疗师会背负许多来访者的秘密,这会给个人带来一些无形的压力。如果治疗师的自我控制能力缺乏,就有可能在某种不适宜的场合,以释放压力的形式出现泄密现象。

2. 缺乏智慧判断和操作能力

尽管心理治疗的保密原则是最为重要的职业伦理,但是在执行中需要智慧与技巧。比如,患者的某些情绪调整问题需要在不伤害自尊的基础上获得他人的配合。这种与他人的沟通如果操作不当就可能导致过度暴露患者的信息。有时,治疗师会遭遇第三方出面请求了解患者接受治疗的相关信息。第三方常常是患者的亲属或所在学校、社区、单位的相关部门。当第三方向心理治疗师提出知情要求时,治疗师需要坚守优先保护当事人权益的原则,如果治疗师在判断这种委托关系对患者可能造成潜在损害时,应该拒绝回应。

治疗师也会在特殊的情况下作出正当泄密的选择。当保密的情况超出保密限制范围时,治疗师可以作出泄密的决定。因为,治疗师的一言一行都必须以患者的利益为重,但是同时又不能损害他人和社会的利益。

四、转 介 原 则

作为合格的认知治疗师应具备比较丰富的基础专业知识,接受认知治疗的专业训练,能够很好地理解患者并给予有效帮助的治疗。但是,治疗师也会在一定的情况下出现难以应对的局面。此时,治疗师必须将自己的患者介绍给其他医疗机构或者其他心理治疗师来处理患者的继续治疗,这就是转介。

转介有其指征,也有其伦理原则。

(一) 认同自身能力

由于治疗师自身存在局限性,即根据自己所接受的教育、培训和督导的经历与工作经验,无法为超出自己专业能力以外的患者提供适宜而有效的治疗,这就需要及时转介。如果为了维护自身的形象,盲目估计自己的能力而继续维持治疗,这会对患者造成伤害。这样的做法既违背了心理治疗专业的伦理原则,客观上也是一种不负责任的失职行为。

(二) 终止患者移情

当患者出现移情时,患者把心理治疗师视为过去生活环境中与自己有着重要关系的人,从而把感情移植到治疗师身上。治疗师需要敏锐地加以判断和识别,若继续下去将对心理治疗的医患关系及治疗效果带来严重的负面后果,这就应该及时采取措施,将患者转介给适合的机构或治疗师。

(三) 避让双重关系

在认知治疗过程中,治疗师和患者自己应该是单一的治疗性医患关系。但是也会因各种机缘巧合,治疗师与患者的关系夹带了其他关系,如亲属、好友、同事等其他关系,这就会出现双重乃至多重的关系。此时治疗师就难以继续为其提供合适、有效的治疗,需要积极采取转介措施使患者得到必要的其他帮助。

此外,尽管转介是基于对患者利益的考虑,符合心理治疗专业伦理要求,也是对各种相关资源的优化利用。但是,转介依然是一个细致复杂的过程,比如,需要向来访者说明转介的目的和理由,说明新的治疗师或专业机构的情况,说明转介后能提供服务的相关信息,说明保密的限制等。必要时还应征询患者家属的意见,整理有关转介的资料,协助联系转介工作等。

参 考 文 献

A

Adler，A.(1972)：Understanding Human Nature. New York：Garden city.

Alford，B.A. and Carr，S.M.(1992)："Cognition and classical conditioning in panic disorder：A Beckian integrative perspective"，the Behavior Therapist，15(6)：143—147.

Arnkoff，D.B. and Glass，C.R.(1992)："Cognitive therapy and psychotherapy integration"，in D. K. Abend，S. M.，Border，M. S. and Willick，M. S.(1983) Borderline Patients：Psychoanalytic Perspectives. New York：International Universities Press.

Alarcon，R.D. and Foulks，E.E.(1995). Personality disorders and culture：Contemporary clinical views. Cultural Diversity and Mental Health，1(1)：3—17.

American Psychiatric Association(1994). Quick Reference to the Diagnostic Criteria from DSM-IV. Washington，DC：American Psychiatric Association.

Ansbacher，H.L.(1985). The significance of Alfred Adler for the concept of narcissis. American Journal of Psychiatry，142(2)，203—207.

Arnkoff，D.B.，& Glass，C.R.(1982). Clinical cognitive constructs：Examination，evaluation，and elaboration. In P. Kendall(Ed.)，Advances in cognitive-behavioural research and therapy(Vol.1). New York：Academic Press.

B

Baars，B.J.(1986)：The Cognitive Revolution in Psychology. New York：The Guilford Press.

Bandura，A.(1969)：Principles of Behavior Modification. New York：Holt，Rinehart & Winston.

Bandura，A.(1977b)：Social Learning Theory. Englewood Cliffs，New Jersey：Prentice-Hall.

Bandura，A.(1986)：Social Foundations of Thought and Action：A Social Cognitive

Theory. Englewood Cliffs, New Jersey: Prentice-Hall.

Barnett, P. A. and Gotlib, I. H. (1988): "Psychosocial functioning and depression: Distinguishing among antecedents, concomitants, and consequences", Psychological Bulletin, 104(1):97—126.

Baron, J., Baron, J. H., Barber, J. P. and Nolen-Hoeksemas, S. (1990): "Rational thinking as a goal of therapy", Journal of Cognitive Psychotheraphy: An International Quarterly, 4(3):293—302.

Baucom, D. H. (1989): "The role of cognitions in behavioural marital therapy: Current status and future directions", the Behavior Therapist, 12(1), 3—6.

Beck, A. T. (1963): "Thinking and depression: I. Idiosyncratic content and cognitive distortions", Archives of General Psychiatry, 9:324—333.

Beck, A. T. (1964): "Thinking and depression: II. Theory and therapy", Archives of General Psychiatry, 10:561—571.

Beck, A. T. (1967): Depression: Clinical, Experimental, and Theoretical aspects, New York: Harper and Row. Republished as Depression: Causes and Treatment. Philadelphia: University of Pennsylvania Press, 1972.

Beck, A. T. (1970a): "Cognitive Therapy: Nature and relation to behavior therapy", Behavior Therapy, 1:184—200.

Beck, A. T. (1976): Cognitive Therapy and the Emotional Disorders. New York: New American Library.

Beck, A. T. (1983): "Cognitive therapy of depression: New perspectives", in P. J. Clayton and J. E.

Beck, A. T. (1984): "Cognition and therapy: Letter to the editor", Archives of General Psychiatry, 41:1112—1114.

Beck, A. T. (1987a): "Cognitive models of depression", Journal of Cognitive Psychology: An International Quarterly, 1(1):5—37.

Beck, A. T. (1988a): "Cognitive approaces to panic disorder: Theory and therapy", in S. Rachman and J. Maser (eds), Panic: Psychological Perspectives. Hillside, New Jersey: Erlbaum. pp.91—110.

Beck, A. T. (1991a): "Cognitive Therapy: A 30-year retrospective", American Psychologist, 46(4):368—375.

Beck, A. T. and Greenberg, R. (1988): "Cognitive therapy of panic disorder", in A. J. Frances and R. E. Hales(eds), Review of Psychiatry, Vol.7. Washington, DC: American Psychiatric Press. pp.571—583.

Beck, A. T. and Haaga. D. (1992): "The future of cognitive therapy" Psychotherapy, 29(1):34—38.

Beck, A. T. and Weishaar, M. E. (1989b): "Cognitive therapy", in A. Freeman, K. M. Simon, L. E. Beutler and H. Arkowitz(eds), Comprehensive Handbook of Cognitive Therapy, New York: Plenum Press. pp. 21—36.

Beck, A. T. and Young, J. E. (1985): "Depression", in D. H. Barlow(ed.), clinical Handbook of Psychological Disorders, New York: The Guilford Press. pp. 206—244.

Beck, A. T. and Emery, G. with Greenberg, R. L. (1985): Anxiety Disorders and Phobias: A Cognitive Perspective. New York: Basic Books.

Beck, A. T., Epstein, N. and Harrison, R. (1983): "Cognition, attitudes and personality dimensions in depression", British Journal of Cognitive Psychotherapy, 1:1—16.

Beck, A. T., Freeman, A. and Associates(1990): Cognitive Therapy of Personality Disorders. New York: The Guilford Press.

Beck, A. T., Wright, F. D. and Newman, C. E. (1992): "Cocainc a buse", in A. Freeman and F. M. Dattilio(eds), Comprehensive casebook of Cognitive Therapy. New York: Plenum Press. pp. 185—192.

Beck, A. T., Rush, A. J., Shaw, B. F. and Emery, G. (1979): Cognitive Therapy of Depression. New York: the Guilford Press.

Beck, A. T., Brown, G., Steer, R. A., Eidelson, J. I. and Riskind, J. H. (1987): "Differentiating anxiety and depression: A test of the cognitive content-specificity hypothesis", Journal of Abnormal Psychology, 96:179—183.

Beck, A. T., Steer, R. A., Epstein, N. and Brown, G. (1990b): "The Beck Self-Concept Test", Psychological Assessment: A Journal of Consulting and Clinical Psychology, 2(2):191—197.

Beck, A. T., Wright, F. D., Newman, C. F. and Liese, B. S. (in press): Cognitive Therapy of Substance Abuse. New York: The Guilford Press.

Beck, A. T. (1967). Depression: clinical, experimental, and theoretical aspects. New York: Hoeber.

Beck, A. T. (1976). Cognitive therapy and the emotional disorders. New York: International Universities Press.

Beck, A. T. (1978). Depression Inventory. Philadelphia: Center for Cognitive Therapy.

Beck, A. T., & Emery, G. (1985). Anxiety disorders and phobias: A cognitive perspective. New York: Basic Books.

Beck, A. T., and Young, J. (1980). The cognitive therapy scale. Philadelphia: Center for Cognitive Therapy.

Beck, A. T., Laude, R., & Bohnert, M. (1974). Ideational components of anxiety neurosis. Archives of General Psychiatry, 31, 319—325.

Beck, A. T., Kovacs, M., & Weissman, A. (1975). Hopelessness and suicidal behavior: An overview. Journal of the American Medical Association, 234, 1146—1149.

Beck, A. T., Rush, A. J., Shaw, B. F., & Emery, G. (1979). Cognitive therapy of depression. New York: Guilford.

Beck, A. T. (1964). Thinking and Depression: II: Theory and Practice. Archives of General Psychiatry 10:561—571.

Beck, A. T. (1970a). The role of fantasies in psychotherapy and psychopathology. Journal of Nervous and Mental Disease, 150:3—17.

Beck, A. T. (1970b). Cognitive Therapy: Nature of Relation to Behavior Therapy. Behaviour and Therapy, 1:184—200.

Beck, A. T. (1983). Cognitive therapy of depression: New Perspectives. In P. J. Clayton and J. E. Barrett (eds), Treatment of Depression: Old Controversies and New Approaches. New York: Raven Press. pp. 265—284.

Beck, A. T. (1987). Cognitive models of depression. Journal of Cognitive Psychotherapy: An International Quarterly. 1(1):5—37.

Beck, A. T. (1988). Love is Never Enough. New York: Harper and Row.

Beck, A. T. (1991). Cognitive therapy as the integrative therapy. Journal of Psychotherapy Integration, 1:191—198.

Beck, A. T. (1994). Address to the Oxford Branch of the British Association for Behavioural and Cognitive Psychotherapy, Warneford Hospital, Oxford.

Beck, A. T. (1996). Beyond belief: A theory of modes, personality and psychopathology. In P. M. Salkovskis (ed.), Frontiers of Cognitive Therapy. New York: Guilford Press. pp. 1—25.

Beck, A. T. and Steer, R. A. (1987). Manual for the Revised Beck Depression Inventory. San Antonio, TX: Psychological Corporation.

Beck, A. T. and Young, J. E. (1985). Depression. In D. H. Barlow (ed.), Clinical Handbook of Psychological Disorders. New York: Guilford Press. pp. 206—244.

Beck, A. T., Weissman, A., Lester, D. and Trexler, L. (1974a) The measurement of pessimism: The hopelessness scale. Journal of Consulting and Clinical Psychology, 42 (16):861—865.

Beck, A. T., Schuyler, D. and Herman, I. (1974b) Development of suicide intent scales. in A. T. Beck, H. C. P. Resnik and D. J. Letteri (eds), The Prediction of Suicide. Bowie, MD: Charles Press. pp.45—56.

Beck, A. T., Rush, A. J., Shaw, B. E. and Emery, G. (1979) Cognitive Therapy of Depression. New York: Guilford Press.

Beck, A. T., Emery, G. and Greenberg, R. L. (1985) Anxiety Disorders and Phobias: A Cognitive Perspective. New York: Basis Books.

Beck, A. T., Freeman, A. and Associates (1990) Cognitive Therapy of Personality Disorders. New York: Guilford Press.

Beck, A. T., Wright, F. D., Newman, C. F. and Liese, B. S. (1993) Cognitive Therapy of Substance Abuse. New York: Guilford Press.

Beidel, D. C. and Turner, S. M. (1986): "A critique of the theoretical bases of cognitive-behavioural theories and therapy", clinical Psychology Review, 6:177—197.

Bjorklund, D. F. and Green, B. L. (1992): "the adaptive nature of cognitive immaturity", American Psychologist, 47(1):46—54.

Blackburn, L. M. and Bishop, S. (1983): "Changes in cognition with pharmacotherapy and cognitive therapy", British Journal of Psychiatry, 143:609—617.

Bower, G. H. (1981): "Mood and memory", American Psychologist, 36:129—148.

Bowlby, J. (1991): Charles Darwin: A new Life. New York: Norton.

Bradley, B. P. and Mathews, A. (1990): "Memory bias in recovered clinical depressives", Cognition and Emotion, 2:235—245.

Brewin, C. R. (1989): "cognitive change processes in psychotherapy", Psychological Review, 96(3):379—394.

Brown, G. and Beck, A. T. (1989): "The role of imperatives in psychotherapy: A reply to Ellis", Cognitive Therapy and Research, 13(4):315—321.

Bry, B. H. (1991): "B. F. Skinner for behavior therapists", The Behavior Therapist, 14(1):9—10.

Burns, D. (1980): Feeling Good: The New Mood Therapy. New York: New American Library.

Butler, G., Fennel, M., Robson, P. and Gilder, M. (1991): "A comparison of behavior therapy and cognitive therapy in the treatment of generalized anxiety disorder", Journal of Consulting and Clinical Psychology, 59:167—175.

Bandura, A. (1977). Social learning theory. Englewood Cliffs, NJ: Prentice-Hall.

Barlow, D. H., & Waddell, M. T. (1985). Agoraphobia. In D. H. Barlow (Ed.), Clinical handbook of psychological disorders: A step-by step treatment manual. New York: Guilford.

Baron, M. (1983). Schizotypal personality disorder: Family studies. Abstracts of the 136th Annual Meeting of the American Psychiatric Association, New York, New York.

Baumeister, R. F. (1987). How the self became a problem: A psychological review of the historical research. Jornal of Personality and Social Psychology, 52(1), 163—176.

Bell, M. (1981). Bell object-relations self-report scale. West Haven, CT: Psychology Service, VA Medical Center, 1981.

Bellack, A., Hersen, M., & Kazdin, A. (Eds.) (1982). International handbook of behavior modification and therapy. New York: Plenum Press.

Bernstein, D. A., & borkovec, T. D. (1976). Progressive relaxation training: A manual for the helping professionals. Champaign, II.: Research Press.

Bird, J. (1979). The behavioural treatment of hysteria. British Journal of Psychiatry, 134, 129—137.

Bower, W. A. (1988). Cognitive therapy with inpatients. In A. Freeman, K. M. Simon, L. Beulter, & H. Arkowitz(Eds.). Comprehensive handbook of cognitive therapy (pp.583—596). New York: Plenum Press.

Boyd, J. H. (1986). Use of mental health services for the treatment of panic disorder. American Journal of Psychiatry, 143, 1569—1574.

Burns, D. D. (1980). Feeling good: The new mood therapy. New York: William Morrow.

Burns, D. D., & Epstein, N. (1983). Passive-aggressiveness: A cognitive behavioral approach. In R. D. Parsons & R. J. Wicks(Eds.), Passive-aggressiveness: Theory and practice (pp.72—97). New York: Brunner/Mazel.

Beck, J. (1995). Cognitive Therapy: Basics and Beyond. New York: Guilford Press.

Blackburn, I. M. and Davidson, K. (1995) Cognitive Therapy for Depression and Anxiety. 2nd edn. Oxford: Blackwell Scientific Publications.

Bowlby, J. (1973). Attachment and Loss. Volume 2, Separation, Anxiety, and Anger. New York: Basis Books.

Bowlby, J. (1985). The role of childhood experience in cognitive disturbance. In M. J. Mahoney and A. Freeman(eds), Cognition and Psychotherapy. New York and London: Plenum. pp.181—200.

Burns, D. D. (1989). The Feeling Good Handbook. New York: Plume.

Burns, D. D. and Nolen-Hoeksema, S. (1992) Therapeutic empathy and recovery from depression in cognitive behavioural therapy: A structural equation model. Journal of Consulting and clinical Psychology, 60(3):441—449.

Butler, G., Fennell, M., Robson, P. and Gelder, M. (1991) A comparison of behaviour therapy and cognitive therapy in the treatment of generalized anxiety disorder. Journal of consulting and Clinical Psychology, 59:167—175.

C

Caire, J.B. (1992): "Daily record of dysfunctional thoughts: A better way of dealing with emotion", the Behavior Therapist, 15(7):162—164.

Clark, D.A., Beck, A.T. and Stewart, B. (1990): "Cognitive specificity and positive negative affectivity: complementary or contradictory views on anxiety and depression", Journal of Abnormal Psychology, 99:148—155.

Clark, D.M. and Beck, A.T. (1988): "cognitive approaches", in C.G.Last and M.Hersen(eds). Handbook of Anxiety Disorders. New York: Pergamon. pp.362—385.

Coyne, J.L. and Gotlib, I.H(1983): "The role of cognition in depression: A critical appraisal", Psychological Bulletin, 94:472—505.

Carney, F.L. (1986). Residential treatment programs for antisocial personality disorders. In W.H.Reid, D.Dorr, J.I.Walker, & J.W.Bonner III(Eds.), Unmasking the psychopath: Antisocial personality disorder and related syndromes. New York: Norton.

Coche, E. (1987). Problem-solving training: A cognitive group therapy modality. In A.Freeman & V. Greenwood(Eds.), Cognitive therapy: Applications in psychiatric and medical settings. New York: Human Sciences Press.

Colby, K.M., Faught, W.S., & Parkinson, R.C. (1979). Cognitive therapy of paranoid conditions: Heuristic suggestions based on a computer simulation model. Cognitive Therapy and Research, 3, 5—60.

Costall, A., & Still, A. (Eds.). (1987). Cognitive psychology in question. New York: St.Martin's Press.

Craighead, W.E., Kimball, W.H., & Rehak, P.J. (1979). Mood changes, physiological responses, and self-statements during social rejection imagery. Journal of consulting and Clinical Psychology, 47, 385—396.

Curan, J.P., & Monti, P.(Eds.). (1982). social skills training: A practical handbook for assessment and treatment. New York: Guilford.

Clark, D.M. (1986). A cognitive approach to panic. Behaviour Research and Therapy，24：461—470.

Clark，D. M. and Fairburn，C. G. (eds) (1996). Science and Paratice of cognitive Behaviour Therapy. Oxford：Oxford University Press.

Clark，D. M. and Wells，A. (1995). A cognitive model of social phobia. In R. Heimberg，D. A. Liebowitz，D. A. Hope and F. R. Schneier (eds)，Social Phobia：Diagnosis，Assessment and Treatment. New York：Guilford Press. pp.169—193.

D

Davis，M.，Eshelman，E. R.，& Mckay，M. (1982). The relaxation and stress reduction workbook. Oakland，CA：New harbinger Publications.

Dattilio，E. M. and Padesky，C. A. (1990)：Cognitive Therapy with Couples. Sarasota，FL：Professional Resource Exchange. Inc.

Dobson，K. S. (ed.) (1988)：Handbook of Cognitive-Behavioural Therapies. New York：The Guilford Press.

Dobson，K. S. and Block，L. (1988)："Historical and philosophical bases of the cognitive-behavioural therapies"，in K. S. Dobson (ed.)，Handbook of cognitive-Behavioural Therapies. New York：The Guilford Press. pp.3—38.

Dryden，W. and Ellis，A. (1986)："Rational-emotive therapy (RET)"，in W. Dryden and W. Golden (eds). Cognitive-Behavioural Approaches to Psychotherapy. London：Harper and Row. pp.129—168.

Dryden，W. and Ellis，A. (1988)："Rational-motive therapy"，in K. S. Dobson (ed.)，Handbook of Cognitive-Behavioural Therapies. New York：The Guilford Press. pp.214—271.

Dzurilla，T. J. and Goldfried，M. R. (1971)："Problem-solving and behavior modification"，Journal of Abnormal Psychology，78：107—126.

Deffenbacher，J. L.，Zwemer，W. A.，Whisman，M. A.，Hill，R. A.，& Sloan，R. D. (1986). Irrational beliefs and anxiety. Cognitive Therapy and Research，10：281—292.

DiGiuseppe，R. (1983). Rational emotive therapy and conduct disorders. In A. Ellis & M. E. Bernard (Eds.). Rational-emotive approaches to the problems of childhood (pp.111—138). New York：Plenum Press.

Dryden，W. (1984). Rational-emotive therapy and cognitive therapy：A critical comparison. In M. A. Reda & M. J. Mahoney，(Eds.)，Cognitive psychotherapies：Recent developments in theory，research，and practice. Cambridge，MA：Ballinger.

Dushe，D. M.，Hurt，M. L.，& Schroeder，H. (1983). Self-statement modification with adults: A meta-analysis. Psychological bulletin, 94:408—442.

D'Zurilla, T.J., & Goldfried, M.R.(1971). Problem solving and behavior modification. Journal of Abnormal Psychology, 78:107—126.

De Girolamo, G. and Reich, J.H.(1993). Personality Disorders. Geneva: World Health Organisation.

DeRubeis, R.J. and Feeley, M.(1990). Determinants of change in cognitive therapy for depression. Cognitive Therapy and Research, 14(5):469—482.

Dryden, W.(1991). A Dialogue with Albert Ellis: Against Dogmas. Buckingham: Open University Press.

Dryden, W.(ed.)(1992). Integrative and Ecletic Therapy: A Handbook. Buckingham: Open University Press.

E

Edwards, D.A.(1990): "Cognitive therapy and the restructuring of early memories through guided imagery", Journal of Cognitive Psychotherapy: An International Quarterly, 4(1):33—55.

Ehers, A.(1991): "Cognitive factors in panic attacks: Symptom probability and sensitivity", Journal of Cognitive Psychotherapy: An international Quarterly, 5(3):157—173.

Ellis, A.(1955): "New approaches to psychotherapy techniques", Brandon, VT: Journal of Clinical Psychology Monograph Supplement Vol.11.

Ellis, A.(1962): Reason and Emotion in Psychotherapy. Seacaucus, New Jersey: Lyle Stuart.

Ellis, A.(1973): "Are cognitive behavior therapy and rational therapy synonymous?", Rational Living, 8:8—11.

Ellis, A.(1980): "Rational-emotive therapy and cognitive behavior therapy: Similarities and differences", Cognitive Therapy and Research, 4:325—340.

Ellis, A.(1987): "A sadly neglected cognitive element in depression", Cognitive Therapy and Research, 11:121—146.

Ellis, A.(1989): "The history of cognition in psychotherapy", in A.Freeman, K.M.Simon, L.E.Beutler and H.Arkowitz(eds). Comprehensive Handbook of Cognitive Therapy, New York: Plenum. pp.5—19.

Ellis, A.(1990): "Is Rational-emotive therapy(RET) 'rationalist' or 'constructivist'?", in A.Ellis and W.Dryden, The Essential Albert Ellis: Semianl Writings on Psychotherapy. New York: Springer. pp.114—141.

Ellis, A.(1991, August): "The future of cognitive-behavioural and rationalemotive therapy", Paper presented at the annual convention of the American Psychological Association, San Francisco.

Ellis, A. and Harper, R.A.(1961): A Guide to Rational Living. Englewood Cliffs, New Jersey: Prentice-Hall.

Ellis, A., Young, J. and Lockwood, G.(1987): "Gognitive Therapy and Rationalemotive Therapy: Adialogue", Journal of Cognitive Psychotherapy, 1(4):205—255.

Ellis, T.E.(1987): "A cognitive approach to treating the suicidal clinent", in P.A. Keller and L.G.Ritt(eds), Innovations in Clinical Practice: A sourcebook. Sarasota, FL: Professional Resource Exchange. pp.93—107.

Emery, G., Hollon, S. and Bedrosian, R.(eds)(1981): New Directions in Cognitive Therapy. New York: The Guiford Press.

Epstein, N. and Baucom, D.H.(1989): "Cognitive-behavioural marital therapy", in A.Freeman, K.M.Simon, L.E.Beutler and H.Arkowitz(eds), Comprehensive Handbook of Cognitive Therapy. New York: Plenum. pp.491—513.

Epstein, N., Pretzer, J. and Fleming B.(November, 1982): "Cognitive therapy and communication training: comparison of effects with distressed couples", Paper presented at the 16th Annual Convention of the Association for Advancement of Behavior Therapy, Los Angeles.

Edell, W.S.(1984). The borderline syndrome index: Clinical validity and utility. The journal of Nervous and Mental Disease, 172:254—263.

Edwards, D.(1989). Cognitive restructuring through guided imagery: Lessons from gestalt therapy. In A.Freeman, K.M.Simon, H.Arkowitz, & L.Beutler(Eds.), Comprehensive handbook of cognitive therapy(pp.283—297). New York: Plenum Press.

Ellis, A.(1957a). Rational psychotherapy and individual psychology. Journal of Individual Psychology, 13(1), 38—44.

Ellis, A.(1957b). Outcome of employing three techniques of psychotherapy. Journal of Clinical Psychology, 13(4), 344—350.

Ellis, A.(1958). Rational psychotherapy. Journal of General Psychology, 59, 35—49.

Ellis, A.(1985). Overcoming resistance: Rational-emotive therapy with difficult clients. New York: Springer Publishing Company.

Ellis, A., & Bernard, M.E.(1985). What is rational-emotive therapy(RET)? In A.

Ellis，M.E.Bernard(Eds.). Clinical applications of rational-emotive therapy(pp.1—30). New York：Plenum Press.

Ellis，A.，& greiger，R.(1977). Handbook of rational-emotive therapy. New York：Springer Publishing Company.

Ellis，A.，& Harper，R.(1975). A new guide to rational living. North Hollywood，CA：wilshre.

Ellis，A.，Young，J.，& Lockwood，G.(1987). Cognitive Therapy and rational-emotive therapy：A dialogue. Journal of Cognitive Psychotherapy：An International Quarterly，1，205—256.

Emery，G.(1988). Getting undepressed：How a woman can change her life through cognitive therapy. New York：Simon & Schuster.

Edwards，D.J.A.(1990). Cognitive therapy and the restructuring of early memories through guided imagery. Journal of Cognitive Psychotherapy：An International Quarterly，4(1)：33—50.

F

Freeman，A.(1981)："Dreams and images in cognitive therapy"，in G.Emery，S.D.Hollon and R.C.Bedrosian(eds)，New Directions in cognitive Therapy. New York：The Guilford Press. pp.224—238.

Freeman，A.(ed)，(1983)：cognitive Therapy With couples and Groups. New York：Plenum.

Freeman，A.，Simon，K.M.，Beutler，L.E. and Arkowitz，H.(eds)(1989)：comprehensive Handbook of Cognitive Therapy. New York：Plenum Press.

Foa，E.B.，Steketee，G.，& Milby，J.B.(1980). Differential effects of exposure and response prevention in obsessive-compulsive washers. Journal of Consulting and Clinical Psychology，48，71—79.

Foa，E.B.，Steketee，G.，Grayson，J.B.，Turner，R.M.，& Latimer，P.(1984). Deliberate exposure and blocking of obsessive-compulsive rituals：Immediate and long term effects. Behavior Therapy，15，450—472.

Freeman，A.(1981). Dreams and images in cognitive therapy. In G.Emery，S.D.Hollon，& R.C.Bedrosian. New directions in cognitive therapy(pp.224—238). New York：Guilford.

Freeman，A.(1987). Understanding personal，cultural and religious schema in psychotherapy. In A.Freeman，N.Epstein，& K.M.Simon，Depression in the family. New

York: Haworth Press.

Freeman, A., & Dewolf(1989). Woulda, coulda, shoulda. New York: Morrow.

Freeman, A., Epstein, N., & Simon, K.M.(1986). Depression in the family. New York: Haworth Press.

Freeman, A., & Greenwood, V.(1987). Cognitive therapy: Applications in psychiatric and medical settings. New York: Human Sciences Press.

Freeman, A., and White, D.(1989). Cognitive therapy of suicide. In A. Freeman, K.M.Simon, H. Arkowitz, & L.Beutler, (Eds.), Handbook of cognitive therapy. New York: Plenum Press.

Frosch, J. P.(1964). The psychotic character: Clinical psychiatric considerations. Psychiatric Quarterly, 38, 81—96.

Foa, E. B. and Kozak, M. J.(1986) Emotional processing of fear: Exposure to corrective information. Psychological Bulletin, 99:20—35.

Freeman, A.(1992). The development of treatment conceptualizations in cognitive therapy. In A. Freeman and F. M. Dattilio(eds), Comprehensive Casebook of Cognitive Therapy. New York: Plenum Press. pp.13—23.

Freeman, A., Pretzer, J., Fleming, B. and Simon, K.(1990) Clinical Applications of Cognitive Therapy. New York: Plenum Press.

G

Garner, D. M. and Bemis, K. M. (1982): "Acognitive-behavioural approach to anorexia nervosa", cognitive Therapy and Research, 6:123—150.

Goldfried, M. R. (1971): "Systematic desensitization as training in self-control", Journal of Consulting and Clinical Psychology, 37:228—234.

Goldfried, M.R.(1988): "A comment on therapeutic change: A response", Journal of Cognitive Psychotherapy: An International Quarterly, 2(2):89—93.

Goleman, D.(1992): "A rising cost of modernity: Depression", New York Times, December 8. pp.C1, C13.

Gotlib, I.H.(1981): "Self-reinforcement and recall: Differential deficits in depressed and non-depressed psychiatric inpatients", Journal of Abnormal Psychology, 98:9—13.

Gotlib, I.H.(1983): "Perception and recall of interpersonal feedback: Negative bias in depression", cognitive Therapy and Research, 7:399—412.

Greenberg, M.S. and Beck, A.T.(1989): "Depression versus anxiety: A test of the content specificity hypothesis", Journal of Abnormal Psychology, 98:9—13.

Guidano, V.F. and Liotti, G.(1983): Cognitive Processes and Emotional Disorders. New York: the Guilford Press.

Glass, C.R., & Merluzzi, T.V.(1981). Cognitive assessment of social-evaluative anxiety. In T.V.Merluzzi, C.R.Glass, & M.Genest(Eds.), cognitive assessment. New York: Guilford Press.

Goldfried, M.(1971). Systematic desensitization as training in self control. Journal of Consulting and Clinical Psychology, 37, 228—234.

Goldstein, A.J. & Chambless, D.A.(1978). A reanalysis of agoraphobia. Behavior Therapy, 9, 47—59.

Greenwood, V.(1983). Cognitive therapy with the chronic young adult patient. In A.Freeman(Ed.), Cognitive therapy with couples and groups. New York: Plenum Press.

Grieger, R.M., and Boyd, J.D.(1980). Rational emotive therapy: A skills based approach. New York: Van Nostrand Reinhold.

Gath, D. and Mynors-Wallis, L(1996). Problem solving treatment in primary care. In D.M.Clark and C.G.Fairburn(eds), Science and Practice of Cognitive Behaviour Therapy. Oxford: Oxford University Press. pp.415—431.

Greenberg, L.S. and Safran, J.D.(1987). Emotion in Psychotherapy. Affect, Cognition and the Process of Change. New York: Guilford Press.

Greenberg, D. and Padesky, D.(1995). Mind over Mood. New York: Guilford Press.

Guidano, V.F.(1991) The self in Process: A Developmental Approach to Psychotherapy and Therapy. New York: Guilford Press.

H

Hagga, D.A.F., Dyck, M.J. and Ernst, D.(1991): "Empirical status of cognitive theory of depression", Psychological bulletin, 110(2):215—236.

Hammen, C., Ellicott, A. and Gitlin, M.(1989): "Vulnerability to specific life events and prediction of course of disorder in unipolar depressed patients", Canadian Journal of behavioural Science, 21:377—388.

Hollon, S.D. and Beck, A.T.(1979): "Cognitive therapy for depression", in P.C. Kendall and S.D.Hollon(eds). Cognitive-Behavioural Intervention: Theory, Research and Procedures. New York: Academic Press. pp.153—203.

Hollon, S.D., DeRubeis, R.J.Evans, M.D., Weimer, M.J., Garver, M.J., Grove, W.M. and Tuason, V.B.(1992): "Cognitive therapy and pharmacotherapy for depression", Archives of General Psychiatry, 49:774—781.

Houts, A. C. and Follette, W. C. (1992): "Philosophical and theoretical issues in behavior therapy", behavior Therapy, 23:145—149.

Hales, R. E., Polly, S., Bridenbaugh, H., & Orman, D. (1986). Psychiatric consultations in a military general hospital. A report on 1,065 cases. General Hospital Psychiatry, 8(3), 173—182.

Hjelle, L. A., & Ziegler, D. J. (1981). Personality theories. New York: McGraw-Hill.

Hollon, S. D., Kendall, P. C., & Lumry, A. (1986). Specificity of depressogenic cognitions in clinical depression. Journal of Abnormal Psychology, 95(1), 52—59.

Hurlburt, R. T., Leach, B. C., & Saltman, S. (1984). Random sampling of thought and mood. Cognitive Therapy and Research, 8, 263—276.

Hawton, K., Salkovskis, P. M., Kirk, J. and Clark, D. M. (eds) (1989) Cognitive Behaviour Therapy for Psychiatric Problems. Oxford: Oxford University Press.

Hays, P. A. (1995) Multicultural applications of cognitive-behaviour therapy. Professional Psychology: Research and Practice, 26(3):309—315.

Horvath, A. O. (1995) The therapeutic relationship: From transference to alliance. In session: Psychotherapy in Practice, 1(1):7—17.

I

Ingram, R. E. (1990): "Self-focused attention in clinical disorders: Review and a conceptual model", Psychological Bulletin, 107:156—176.

Ingram, R. E. and Kendall, P. C. (1987): "The cognitive side of anxiety", cognitive Therapy and Research, 11:523—536.

J

Jakubowski, P., & Lange, A. J. (1978). The assertive option: Your rights and responsibilities. Champaign, IL: Research Press.

Jacobson, N. S. (1989). The therapist-client relationship in cognitive behaviour therapy: Implications for treating depression. Journal of Cognitive Psychotherapy: An International Quarterly, 3(2):85—96.

K

Karasu. T. B. (1990): "Toard a clinical model of psychotherapy for depression, I:

Systematic comparison of three psychotherapies", American Journal of Psychiatry, 147 (2):133—147.

Kendall, P.C. and Bemis, K.M. (1983): "Thought and action in psychotherapy: The cognitive-behavioural approache", in M. Hersch, A.E. Kazdin and A.S. Bellack (eds), The Clinical Psychology Handbook. New York: Pergamon. pp.565—592.

Kovacs, M. and Beck, A.T. (1978): "Maladaptive cognitive structures in depression", American Journal of Psychiatry, 135:525—533.

Kovacs, M., Rush, A.J., Beck, A.T. and Hollon, S.D. (1981): "Depressed outpatients treated with cognitive therapy or pharmacotherapy: A one-year follow up", Archives of General Psychiatry, 38:33—39.

Kass, D.J., silvers, F.M., & Abrams, G.M. (1972). Behavioral group treatment of hysteria. Archives of General Psychiatry, 26, 42—50.

Kelly, J.A. (1982). social skills training: A practical guide for intervention. New York: Springer.

Kendall, P.C. (1981). Assessment and cognitive-behavioral interventions: Purposes, proposals, and problems. In P.C. Kendall & S.D. Hollon (Eds.) Assessment strategies for cognitive behavioral interventions. New York: Academic press.

Kendall, P.C., & Korgeski, G.P. (1979). Assessment and cognitive-behavioral interventions. Cognitive research and Therapy, 3, 1—21.

Kendler, K.S., & Gruenberg, A.M. (1982). Genetic relationship between paranoid personality disorder and the "Schizophrenic spectrum" disorders. American Journal of Psychiatry, 139, 1185—1186.

Klinger, E. (1978). Modes of normal conscious flow. In K. s. Pope & J.L. Singer (Eds.), The stream of consciousness: Scientific Investigation into the flow of human experience. New York: Plenum Press.

Kohut, H. (1971). The analysis of the self. New York: International Universities Press.

Kiesler, D.J. (1988). Therapeutic Metacommunication: Therapist Impact Disclosure as Feedback in Psychotherapy. Palo Alto, CA: Consulting Psychologists Press.

L

Lazarus, A.A. (1979): "A matter of emphasis" (A comment on Wolpe's "Cognition and causation in behavior and its therapy"), American psychologist, 34(1):100.

Lazarus, A.A. (ed) (1985): Casebook of Multimodal Therapy. New York: the Guilford Press.

Lazarus, R. S. (1966): Psychological Stress and the Coping Process. New York: McGraw-Hill.

Lazarus, R.S.(1982): "Thoughts on the relation between emotion and cognition", American Psychologist, 37:1019—1024.

Lazarus, R. S. (1991): "Progress on a cognitive-motivational-relational theory of emotion", American Psychologist, 46(8):819—834.

Liotti, G. (1991): "Patterns of attachments and the assessment of interpersonal schemata: Understanding and changing difficult patient-therapist relationships in cognitive psychotherapy", Journal of Cognitive Psychotherapy: An International Quarterly, 5(2): 105—114.

Linehan, M. M. (1987). Dialectical behavioral therapy: A cognitive behavioral approach to parasuicide. Journal of Personality Disorders, 1, 328—333.

Little, V.L., & Kendall, P.C.(1979). Cognitive-behavioral interventions with delinquents: Problem solving, role-taking, and self-control. In P.C.Kendall & S.D.Hollon, (Eds.), Cognitive-behavioral interventions: Theory, research, and procedures. New York: Academic.

Longsbaugh, R., & Eldred, S.H.(1973). Premorbid adjustments, schizoid personality and onset of illness as predictors of post-hospitalization functioning. Journal of Psychiatric Research, 10, 19—29.

Lvey, A.E., Ivey, M.B. and Simek-Downing, L.(1987). Counselling and Psychotherapy: Integrating Skills, Theory and Practice. Englewood Cliffs, NJ: Prentice Hall International.

Linehan, M.M.(1987). Dialectical behaviour therapy for borderline personality disorder: Theory and method. Bulletin of the Menninger Clinic, 51:261—276.

M

Mahoney, M.J.(1988): "The cognitive sciences and psychotherapy: Patterns in a developing relationship", in K.Dobson(ed.), Handbook of Cognitive Behavioural Therapies. New York: the Guilford Press. pp.357—386.

Mayer, J.D. and Bower, G.H. (1985): "Naturally occurring mood and learning: Comment on Hasher, Rose, Zacks, Sanft, and Doren", Journal of Experimental Psychology, 114:396—403.

Meichenbaum, D.(1985): Stress Inoculation Training. New York: Pergamon.

Miller, I. W., Norman, W. H. and Keitner, G. I. (1989): "cognitive-behavioural treatment of depressed inpatients: Six and twelve-month follow up", American Journal of Psychiatry, 146:1274—1279.

Miller, I. W., Norman, W. H., Keitner, G. I., Bishop, S. B. and Dow, M.G. (1989): "Cognitive-behavioural treatment of depressed inpatients", Behavior Therapy, 20(1):25—47.

Marsland, D.W., Wood, M., & Mayo, F.(1976). Content of family practice: A data bank for client care, curriculum, and research in family practice—526, 196 client problems. Journal of family Practice, 3, 25—68.

Martin, J., Martin, W., & Slemon, A.G.(1987). Cognitive mediation in person-centered and rational-emotive therapy. Journal of Counseling Psychology, 34(3), 251—260.

Masterson, J.F.(1978). New perspectives on psychotherapy of the borderline adult. New York: Brunner/Mazel.

McMahon, R.C., & Davidson, R.S.(1985). An examination of the relationship between personality patterns and symptom/mood patterns. Journal of Personality Assessment, 49(5), 552—556.

Means, J.R., Wilson, G.L., & Dlugokinski, L.J.(1987). Self-initiated Imaginal and cognitive components: Evaluation of differential effectiveness in altering unpleasant moods. Imagination, Cognition and Personality, 6(3), 219—226.

Meichenbaum, D.(1977). Cognitive-behavior modification: An integrative approach. New York: Plenum Press.

Merluzzi, T.V., Glass, C.R., & Genest, M.(1981). Cognitive assessment. New York: Guilford Press.

Michelson, L.(1987). Cognitive-behavioral assessment and treatment of agoraphobia. In L.Michelson & L.M.Ascher(Eds.), Anxiety and stress disorders: Cognitive-behavioral assessment and treatment. New York: Guilford Press.

Miller, R.C., & Berman, J.S.(1983). The efficacy of cognitive behavior therapies: A quantitative review of the research evidence. Psychological bulletin, 94, 39—53.

Millon, T.(1969). Modern psychopathology: A biosocial approach to maladaptive learning and functioning.Philadelphia: W.B.Saunders.

Millon, T.(1982). Millon Clinical Multi-Axial Inventory. Minneapolis, MN: Interperative Scoring Systems.

Mizes, J.S., Landolf-Fritsche, B., & Grossman-McKee, D.(1987). Patterns of distorted cognitions in phobic disorders: An investigation of clinically severe simple phobics, social phobics, and agoraphobics. Cognitive Therapy and Research, 11, 583—592.

Morrison, L.A., & Shapiro, D.A.(1987). Expectancy: An outcome in prescriptive vs. exploratory psychotherapy. British Journal of Clinical Psychology, 26(1), 59—60.

Murphy, G.E., Simons, A.D., Wetzel, R.D., & Lustman, P.J.(1984). Cognitive therapy versus tricyclic antidepressants in major depression. Archives of General Psychiatry, 41, 33—41.

Moorey, S.(1996). When bad things happen to rational people: Cognitive therapy in adverse life circumstances. In P. Salkovskis(ed), Frontiers of Cognitive Therapy. New York: Guilford Press. pp.450—469.

N

Newman, C.E.(1991): "Cognitive therapy and the facilitation of affect: Two case illustrations", Journal of Cognitive Psychotherapy: An International Quarterly, 5(4): 305—316.

Nezu, A.M., Nezu, C.M. and Perri, M.G.(1989): Problem-solving Therapy for Depression: Theory, Research and Clinical Guidelines. New York: John Wiley & Sons.

Norton, G.R., Harrison, B., Hauch, J., & Rhodes, L.(1985). Characteristics of people with infrequent panic attacks. Journal of Abnormal Psychology, 94, 216—221.

Novaco, R.(1975). Anger control: The development and evaluation of an experimental treatment. Lexington, MA: Heath & Co.

Nesse, R.M. and Williams, G.C.(1995) Evolution and Healing: The New Science of Darwinian Medicine. London: Weidenfeld and Nicolson.

Newman, C.F.(1994) Understanding client resistance: Methods for enhancing motivation to change. Cognitive and Behavioural Practice, 1:47—69.

O

Overholser, J.C.(1993). Elements of the Socratic method: I. Systematic questioning. Psychotherapy, 30(1):67—74.

P

Padesky, C.(1990): "Treating personality disorders: A cognitive approach", Workshop presented by the Institute for the Advancement of Human Behavior, Washington, DC. November 16—17.

Perris, C. (1989): Cognitive Therapy with Schizophrenic Patients. New York: The Guilford Press and London: Cassel.

Persons, J.B. (1989): Cognitive Therapy in Practice: A Case Formulation Approach. New York: Norton.

Persons, J.B. (1990): "Disputing irrational thoughts can be avoidance behavior: A case report", the Behabior Therapist, 13(6):132—133.

Power, M.J. (1987): "Cognitive theories of depression", in H.J.Eysenck and I.Martin(eds), Theoretical foundation of Behavior Therapy. New York: Plenum Press. pp.235—255.

Power, M.J. (1989): "Cognitive Therapy: An outline of theory, practice and problems", British Journal of Psychotherapy, 5(4):544—556.

Pretzer, J.L. and Fleming, B. (1989): "cognitive-behavioural treatment of personality disorders", the Behavior Therapist, 12:105—109.

Patterson, W.M., Dohn, H.H., Bird, J., & Patterson, G.A. (1983). Evaluation of suicidal patients: The SAD PERSONS scale. Psychosomatics, 24, 343—349.

Persons, J.B., & Burns, D.D. (1986). The process of Cognitive Therapy: The first dysfunctional thought changes less than the last one, Behavior Research and Therapy, 24 (6), 619—624.

Pretzer, J.L. (1988). Paranoid personality disorder: A cognitive view. International Cognitive Therapy Newsletter, 4(4), 10—12.

Padesky, C.A. (1993b). Schema as self prejudice. International Cognitive Therapy Newsletter, 5/6:16—17.

Padesky, C.A. (1994). Schema change processes in cognitive therapy. Clinical Psychology and Psychotherapy, 1(5):267—278.

Padesky, C.A. (1996). Developing cognitive therapist competency: Teaching and supervision models. In P. Salkovskis(ed.), Frontiers of Cognitive Therapy. New York: Guilford Press. pp.266—292.

Padesky, C.A. and Greenberger, D. (1995). A Clinician's Guide to Mind Over Mood. New York: Guilford Press.

Padesky, C.A. and Mooney, K. (1990). Clinical tip: Presenting the cognitive model to clients. International Cognitive Therapy Newsletter, 6:13—14.

Palmer, S. and Szymonska, K. (1995). An introduction to cognitive therapy and counselling. Counselling, November: 302—306. Rugby: BAC Publications.

Persons, J.B. (1989). Cognitive Therapy in Practice: A Case Formulation Approach.

New York: W.W.Norton.

Persons, J.B.(1993). Case conceptualization in cognitive behaviour therapy. In K.T. Kuehlwein and H.Rosen(eds), Cognitive Therapies in Action: Evolving Innovative Practice. San Francisco: Jossey-Bass. pp.33—53.

Persons, J.B., and Burns, D.D.(1985). Mechanisms of action in cognitive therapy: The relative contributions of technical and interpersonal interventions. Cognitive Therapy and Research, 9:539—557.

Persons, J.B., Burns, D.D. and Perloff, J.M.(1988). Predictors of dropout and outcome in cognitive therapy for depression in a private practice setting. cognitive Therapy and Research, 12(6):557—575.

Power, M.J.(1991). Cognitive science and behavioural psychotherapy: Where behaviour was, there cognition shall be? Behavioural Psychotherapy, 19:20—41.

R

Raimy, V.(1980): "A manual for cognitive therapy", in M.J.Mahoney(ed.). Psychotherapy Process: Current Issues and Future Directions. New York: Plenum Press. pp.153—156.

Reda, M.A. and Mahoney, M.J.(1984)(ets): Cognitive Psychotherapies: Recent Developments in Theory, Research, and Practice. Cambridge, MA: Ballinger.

Robinson, 5. and Birchwood, M.(1991): "The relationship Between catastrophic cognitions and the components of panic disorder", Journal of Cognitive Psychotherapy: An International Quarterly, 5(3):175—186.

Ross, C.A.(1989): Multiple Personality Disorder: Diagnosis, Clinical Features, and Treatment. New York: John Wiley & Sons.

Ross, P.(1990): "Aaron Beck's not-so-odd behavior", The Pennsylvania Gazette, 89(3):28—35, 46.

Rush, A.J., Weissenberger, J. and Eaves, G.(1986): "Do thinking patterns predict depressive symptoms?", Cognitive Therapy and Research, 10:225—236.

Rush, A.J., Beck, A.T., Kovacs, M., and Hollon, S.D.(1977): "Comparative efficacy of cognitive therapy and pharmacotherapy in the treatment of depressed outpatients", cognitive Therapy and Research, 1:17—37.

Rush, A.J., Kovacs, M., Beck, A.T., Weissenberger, J. and Hollon, S.D.(1981): "Differential effects of cognitive therapy and pharmacotherapy on depressive symptoms", Journal of Affective Disorders, 3:221—229.

Rush, A. J., Beck, A. T., Kovacs, M., Weissenberger, J. and hollon, S.D.(1982): "Differential effects of cognitive therapy and pharmacotherapy on hopelessness and self-concept", American Journal of Psychiatry, 139(7):862—866.

Rimm, D.C., and Masters, J.C.(1979). Behavior therapy: Techniques and empirical findings(2nd ed.). New York: Academic Press.

Roff, J.D., Knight, R., and Wertheim, E.(1976). A factor analytic study of childhood symptoms antecedent to schizophrenia. Journal of Abnormal Psychology, 85, 543—549.

Rush, A.J., & Shaw, B.F.(1983). Failures in treating depression by cognitive therapy. In E.B.Foa & P.G.M.Emmelkamp(Eds.), Failures in behavior therapy. New York: Wiley.

Raimy, V.(1975). Misunderstandings of the self. San Francisco: Jossey-Bass.

Raue, P.J. and goldfried, M.R.(1994). The therapeutic alliance in cognitive behaviour therapy. In A. O. Horvath and L. S. Greenberg(eds), The Working Alliance. New York: John Wiley and Sons. pp.131—152.

Ryle, A. (1990). Cognitive-Analytic Therapy: Active Participation in Change: A New Integration in Brief Psychotherapy. Chichester and New York: John Wiley and Sons.

S

Sacco., W.P. and Beck, A. T.(1985): "Cognitive therapy of depression", in E. E. Beckham and W. R. Leber(eds), Handbook of Depression: Treatment, Assessment and Research. Homewood, IL: Dorsey Press. pp.3—38.

Salfran, J. D. (1984): "Assessing the Cognitive-interpersonal cycle", Cognitive Therapy and Research, 8(4):333—348.

Salfran, J.D.(1986): "A critical evaluation of the schema construct in psychotherapy research", Paper presented at The Society for Psychotherapy Research Conference, Boston.

Salfran, J.D.(1990): "Toward a refinement of cognitive therapy in light of interpersonal theory: I. Theory", clinical Psychology Review, 10:87—105.

Salfran, J.D. and Greenberg, L.S.(1988): "Feeling, thinking and acting: A cognitive framework for psychotherapy integration", Journal of Cognitive Psychotherapy: An International Quarterly, 2(2):109—131.

Salfran, J.D. and Segal, Z.V (1990): Interpersonal Process in Cognitive Therapy, New York: Basic Books, Inc.

Salkovskis, P.M.(1990): Transcript of an interview with A.T.Beck. November 3, 1990, 24th Annual Convention of the Association for Advancement of Behavior Therapy, San Francisco.

Salkovskis, P.M. and Clark, D.M.(1991): "Cognitive therapy for panic attacks", Journal of Cognitive Psychotherapy: An International Quarterly, 5(13):215—226.

Salkovskis, P.M., Clark, D.M. and Hackmann A.(1990): "Treatment of panic attacks using cognitive therapy without exposure", Behavior Research and Therapy, 28: 51—61.

Segal, Z.V.(1988): "Appraisal of the self-schema construct in cognitive models of depression", Psychological Bulletin, 103(2):147—162.

Segal, Z.V., Shaw, B.F., and Vella, D.D.(1989): "Life stress and depression: A test of the congruency hypothesis for life event content and depressive subtype", Canadian Journal of Behavioural Science, 21:389—400.

Shaw, B.F.(1977): "Comparison of cognitive therapy and behavior therapy in the treatment of depression", Journal of Consulting and Clinical Psychology, 45:543—551.

Shaw, B.F.(1984): "Specification of the training and evaluation of cognitive therapists for outcome studies", in J.B.W. Williams and R.L.Spitzer(eds), Psychotherapy Research: Where Are We and Where Are We Going? New York: The Guilford Press. pp.173—189.

Shaw, B.F.(1988): "The value of researching psychotherapy techniques: A response", Journal of Cognitive Psychotherapy: An International Quarterly, 2(2): 83—87.

Simons, A.D., Garfield, S.L., Murphy, G.E.(1984): "The process of change in cognitive therapy and pharmacotherapy for depression", Archives of General Psychiatry, 41:45—51.

Sokol, L., Beck, A.T. and Clark, D.A.(1989, June): "A controlled treatment trial of cognitive therapy for panic disorder", Paper presented at the World Congress of Cognitive Therapy. Oxford. England.

Spivack, G., Platt, J.J., Shure, M.B.(1976): "The problem solving approach to adjustment", San Francisco: Jossey-bass.

Sulloway, F.J.(1991): "Darwinian psychobiography", New York Review of Books, October 10:29—32.

Salkovskis, P.M.(1986). The cognitive revolution: New way forward, backward somersault or full circle? Behavioral Psychotherapy, 14, 278—282.

Searles, H. F. (1978). Psychoanalytic therapy with the borderline adult. In J. F. Masterson(Ed.), New perspectives on psychotherapy of the borderline adult New York: Brunner/Mazel.

Shaw, B.F., Vallis, T.M., & McCabe, S.B.(1985). The assessment of the severity and symptom patterns in depression. In E.E.Beckham & W.R.Leher(Eds.), Handbook of depression(pp.372—407). Homewood, IL: The Dorsey Press.

Simon, K.M.(1983, August). Cognitive therapy with compulsive patients: Replacing rigidity with structure. Paper presented at the meeting of the American Psychological Association,Anaheim, CA.

Spivack, G., & Shure, M.B.(1974). Social adjustment of young children: A cognitive approach to solving real-life problems. San Francisco: Jossey-Bass.

Stampfl, T.G., & Levis, D.J.(1969). Learning theory: An aid to dynamic therapeutic practice. In D.Eron and R.Callahan(Eds.). The relation of theory to practice in Psychotherapy. Chicago: Aldine.

Steketee, G., & Foa, E.B.(1985). Obsessive-compulsive disorder. In D.H.Barlow(Ed.). Clinical handbook of psychological disorders: A step-by-step treatment manual. New York: Guilford.

Steketee, G., Foa, E.G., & Grayson, J.B.(1982). Recent advances in the treatment of obsessive-compulsive. Archives of General Psychiatry, 39, 1365—1371.

Stravynski, A., Lamontagne, Y., & Lavellee, Y.(1986). Clinical phobias and avoidant personality disorder among alcoholics admitted to an alcoholism rehabilitation setting. Canadian Journal of Psychiatry, 31, 714—718.

Stravynski, A., Marks, I., & Yule, W.(1982). Social skills problems in neurotic outpatients: Social skills training with and without cognitive modification. Archives of General Psychiatry, 39, 1378—1385.

Safran, J.D.(1990). Towards a refinement of cognitive therapy in the light of interpersonal theory. Parts 1 and 2. Clinical Psychology Review, 10:87—121.

Safran, J.D. and Greenberg, L.S.(1988). Feeling, thinking and acting: A cognitive framework for psychotherapy integration. Journal of Cognitive Psychotherapy: An International Quarterly, 5(13):109—131.

Safran, J.D. and Segal Z.V.(1990). Interpersonal Processes in Cognitive Therapy. New York: Basic Books.

Safran, J.D., Segal Z.V., Vallis, T.M.Shaw, B.F. and Samstag, L.W.(1993) Assessing patient suitability for short-term cognitive therapy with an interpersonal focus.

Cognitive Therapy and Research, 17(1):23—38.

Salkovskis, P.(1985). Obsessional-compulsive problems: A cognitive behavioural analysis. Behaviour Research and Therapy, 25:571—583.

Salkovskis, P.M.(1989). Somatic problems. In K. Hawton, P. M. Salkovskis, J. Kirk and D.M.Clark(eds), Cognitive Behaviour Therapy for Psychiatric Problems.Oxford: Oxford University Press. pp.235—276.

Salkovskis, P.M.(1996). Avoidance behaviour is motivated by threat beliefs: A possible resolution of the cognition-behaviour debate. In P.M.Salkovskis(ed.), Trends in Cognitive and Behavioural Therapies. New York: John Wiley and Sons. pp.25—41.

Salkovskis, P. and Bass, C.(1996). Hypochondriasis. In D.M.Clark and C.G.Fairburn(eds), Science and Practice of Cognitive Behaviour Therapy. Oxford: Oxford University Press. pp.313—339.

Salkovskis, P.M. and Kirk, J.(1989). Obsessive-compulsive disorder. In K. Hawton, P. M. Salkovskis, J. Kirk and D. M. Clark(eds), Cognitive-behaviour Therapy for Psychiatric Problems: A Practical Approach. Oxford: Oxford University Press. pp.129—168.

Salkovskis, P., Richards, H.C. and Forrester, E.(1995) The relationship between obsessional problems and intrusive thoughts. Behavioural and Cognitive Psychotherapy, 23(3):281—299.

Scott, M.J., and Stradling, S.G.(1990) Group cognitive therapy for depression produces clinically significant reliable change in community-based settings. Behavioural Psychotherapy, 18:1—19.

Scott, M.J. and Stradling, S.G.(1992) Counselling for Post-Traumatic Stress Disorder. London: Sage.

Scott, M.J., Stradling, S.G. and Dryden, W.(1995) Developing Cognitive Behavioural Counselling. London: Sage.

Surawy, C., Hackmann, A., Hawton, K. and Sharpe, M.(1995) Chronic fatigue syndrome: A cognitive approach. Behaviour Research and Therapy, 33(5):535—544.

T

Taylor, F.G. and Marshall, W. L.(1977): "Experimental analysis of a cognitive behavioural therapy for depression", cognitive Therapy and Research, 1:59—72.

Taylor, S.E.(1983): "Adjustment to threatening events: A theory of cognitive adaptation", American Psychologist, 38(11):1161—1173.

Teasdale, J.D. and Fennell, M.J.V.(1982): "Immediate effects on depression of cognitive therapy intervention", cognitive Therapy and Research, 6:343—352.

Thyer, B.A.(1992): "The term 'cognitive-behavior therapy' is redundant", the Behavior Therapist, 15(5):112.

Turner, R.M.(1987). The effects of personality disorder diagnosis on the outcome of social anxiety symptom reduction. Journal of Personality Disorders, 1, 136—143.

Turner, S.M., Beidel, D.C., Dancu, C.V., & Keys, D.J.(1986). Psychopathology of social phobia and comparison to avoidant personality disorders. Journal of Abnormal Psychology, 95, 389—394.

Taylor, S.E.(1983). Adjustment to threatening events: A theory of cognitive adaptation. American Psychologist, 38(11):1161—1173.

Tesdale, J.(1996). The relationship between cognition and emotion: The mind-in-place mood disorders. In D.M.Clark and C.G.Fairburn(eds), Science and Practice of Cognitive Behaviour Therapy. Oxford: Oxford University Press. pp.67—93.

V

Vallis, T.M.Shaw, B.F. and Dobson, K.S.(1986): "The Cognitive Therapy Scale: Psychometric properties", Journal of Consulting and Clinical Psychology, 54:381—385.

Vieth, I.(1977). Four thousand years of hysteria. In M.J.Horowitz(Ed.), Hysterical personality. New York: Jason Aronson.

Van Nelzen, C.J.M. and Emmelkamp, P.M.G.(1996) The assessment of personality disorders: Implications for cognitive and behaviour therapy. Behaviour Research and Therapy, 34(8):655—668.

W

Weimer, W.B.(1979): Notes on the Methodology of Scientific Research. Hillsdale, New Jersey: Lawrence Erlbaum Associates.

Weishaar, M.E. and Beck, A.T.(1986): "Cognitive therapy", in W.Dryden and W.Golden(eds), Cognitive-Behavioural Approaches to Psychotherapy. London: Harper and row. pp.61—91.

Weishaar, M.E. and Beck, A.T.(1990): "Cognitive approaches to understanding and treating suicidal behavior", in S.J.Blumenthal and D.J.Kupfer(eds), Suicide over the Life Cycle: Rise factors, Assessment and Treatment of Suicidal Patients. Washington, DC: American Psychiatric Press. pp.469—498.

Weishaar, M.E. and Beck, A.T.(1992): "Clinical and cognitive predictors of suicide", in R.W.Maris, A.L.Berman, J.T.Mattsberger and R.I.Yufit(eds), Assessments and Prediction of Suicide. New York: The Guilford Press. pp.467—483.

Weissman, A. and Beck, A.T.(1978): "Development and validation of the Dysfunctional Attitude scale", Paper presented at the Annual Convention of The Association for Advancement of Behavior Therapy, Chicago.

Wessler, R.L.(1986): "conceptualizing cognition in the cognitive-behavioural therapies", in W.Dryden and W.Golden(eds), Cogrutive-Behavioural Approaches to Psychotherapy. London: Harper and Row. pp.1—30.

Wolpe, J.(1958): Psychotherapy by Reciprocal Inhibition. Stanford, CA: Stanfore University Press.

Wolpe, J.(1976a): "Behavior therapy and its malcontents: I.Negation of its bases and psychodynamic fusionism," Journal of Behavior Therapy and Experimental Psychiatry, 7:1—5.

Wolpe, J.(1978): "Cognition and causation in human behavior and its therapy", American Psychologist. 33:437—446.

Wolpe, J.(1980): "Cognitive behavior and its roles in psychotherapy: An integrative account", in M.J.Mahoney(ed.), Psychotherapy Process: Current Issues and Future Directions. New York: Plenum Press. pp.185—201.

Wolpe, J. and Rowam, V.C.(1988): "Panic disorder: A product of classical conditioning"(Invited Essay. Luborsky, L., O'Brien, C.P., Laine, J., Fox, S., Herman, I. and Beck, A.T.), Behavior Research and Therapy, 26(6):441—450.

Woody, G.E., Mclellan, A.T., Luborsky, L., O'Brien, C.P., Blaine J., Fox.S., Herman, I. and Beck, A.T.(1984): "Severity of psychiatric symptoms as a predictor of benefits from psychotherapy: The Veterans Administration-Penn Study", American Journal of Psychiatry, 141:1172—1177.

Wright, J.H., Thase, M., Beck, A.T. and Ludgate, J.W.(1993): Cognitive Therapy with Inpatients: Developing a Cognitive Milieu. New York: The Guilford Press.

Ward, L.G., Friedlander, M.L., & Solverman, W.K. (1987). Children's depressive symptoms, negative self-statements, and causal attributions for success and failure. Cognitive Therapy and Research, 11(2), 215—227.

Wessler, R.A., & Wessler, R.L. (1980). The principles and practice of rational-emotive therapy. San Francisco: Jossey-Bass.

Williams, M.H.The bait-and-switch tactic in psychotherapy. Psychotherapy, 22(1),

110—115.

Wolpe, J. (1958). Psychotherapy by reciprocal inhibition. Stanford, CA: Stanford University Press.

Woody, G.E., Mclellan, A.T., Luborsky, L., & O'Brien, C.P. (1985). Sociopathy and psychotherapy outcome. Archives of General Psychiatry, 42, 1081—1086.

Wright, J.H. (1987). Cognitive Therapy and medication as combined treatment. In A.Freeman & V.Greenwood(Eds.), Cognitive Therapy: Applications in psychiatric and medical settings. New York: Human Science Press.

Weishaar, M.E.and Beck, A.T. (1992). Clinical and cognitive predictors of suicide. In R.W.Maris, A.L.Berman, J.T.Mattsberger and R.I.Yufi(eds), Assessment and Prediction of Suicide. New York: Guilford Press. pp.467—483.

Wells, A. (1995). Meta-cognition and worry in generalized anxiety disorder. Behavioural and Cognitive Psychotherapy 23(3):301—320.

Wells, A. and Hackmann, A. (1993). Imagery and core beliefs in health anxiety: Content and origins. Behavioural and Cognitive Psychotherapy, 21(3):265—274.

Wills, F.R. (in press) Cognitive counselling: A down to earth and accessible therapy. In C.Sills(ed.), Contracts in Counselling. London: Sage.

Wright, J.H. and Davis, D. (1994). The therapeutic relationship in cognitive behavioural therapy: Patient perceptions and therapist responses. Cognitive and Behavioural Practice, 1:25—45.

Wright, J.H., Thase, M., Beck, A.T., and Ludgate, J.W. (eds) (1993) Cognitive Therapy with Inpatients: Developing a Cognitive Milieu. New York: Guilford Press.

Y

Young, J.E. (1982): "Loneliness, depression and cognitive therapy: Theory and application", in L.A.Peplau and D.Perlman(eds). Loneliness: A Source Book of Current Theory, Research and Therapy. New York: John Wiley & Sons. pp.388—389.

Young, J.E. (1990): Cognitive Therapy for Personality Disorders: A schema Focused Approach. Sarasota, FL: Professional Resource Exchange.

Young, J. and Beck, A.T. (1980): "Cognitive therapy rating: rating manual", Unpublished manuscript, Center for Cognitive Therapy, Philadelphia.

Young, J. and Klosko, J.S. (1993): Reinventing Your Life: Smart Moves for Escaping Negative Life Patterns. New York: Dutton.

Young, J. (1987). Schema-focused cognitive therapy for personality disorders.

Unpublished manuscript.

Yalom，I.D.（1975）. The Theory and Practice of Group Psychotherapy. 2nd edn. New York：Basic Books.

Z

Zwemer，W.A.，& Deffenbacher，J.L.（1984）. Irrational beliefs，anger and anxiety. Journal of Counseling Psychology，31，391—393.

中华医学会精神科分会，中国精神障碍分类与诊断（第三版CCMD—3），山东科学技术出版社，2001。

后　　记

我是从一名外科医生转行到医学心理学的心理医生和高校教师。这不是我自己的选择，而是这一崇高的专业选择了我。

20 世纪 80 年代初，我涉入这门当时在我国属于是崭新的医学领域。当我后来为自己的专业发展方向开始细细盘点和考虑时，我的意愿还是偏向于当一名临床心理医生。在我的老师王祖承和徐俊冕两位教授的指点下，我决定专攻医学心理学中的"认知治疗"。因为在广泛阅读国外有关认知治疗的专著和文献中，我发现对此饶有兴趣，仿佛与认知治疗有一种说不清道不明的"缘分"，由此便迈上这一条专业之路。

这一走，就是许多年。

这一走，从来没有回头。

我没有对此有过一丝一毫的遗憾。相反，越是钻进去，越是兴趣浓烈。

多年来我一直有一种渴望，想撰写一本"本土化"的认知治疗专著，想通俗易懂地、系统地介绍认知治疗的理论、技术及应用，能够把自己多年积累的临床经验付诸笔墨，表达在一本书中，让更多的对于认知治疗感兴趣的阅读者、有志者能够不是很费劲地掌握认知治疗的一些实用精髓。

这便是写作本书的缘由。

阿瑟·弗里曼教授和诺尔曼·爱普斯坦教授是我的老师，尤其当我在美国马里兰大学进修期间，诺尔曼·爱普斯坦教授给予我很多的支持、教诲和督导，指导我参与认知治疗的临床教学和实践。我非常感谢他们长期以来对我工作始终如一的关心和帮助。

另外，我也非常感谢撰写此书时给我支持的家人以及提供帮助的许多人。其中有诺尔曼·爱普斯坦、郭茅、刘业雄、顾燕虹、屠玮涓、周薇、徐文许等，他们在我撰写本书过程中，提出了许多宝贵的意见与建议。

我还要感谢所有接受过我认知治疗的患者。正是他们的信任、配合和合作，使我在临床实践中获得了许多宝贵的经验和有益的启迪，正是有了这些，才有了这本书。

完成本书是一个项目的结束。唯一希望的是，此书能够为把认知治疗在中国推向新的发展起到一点作用。

在这意义上，它既是终点也是起点。

陈福国

图书在版编目(CIP)数据

实用认知心理治疗学/陈福国著.—3 版.—上海:上
海人民出版社,2019
ISBN 978 - 7 - 208 - 16235 - 8

Ⅰ.①实… Ⅱ.①陈… Ⅲ.①精神疗法-教材
Ⅳ.①R749.055

中国版本图书馆 CIP 数据核字(2020)第 000645 号

责任编辑 屠玮涓
封面设计 郑　巍

实用认知心理治疗学(第三版)
陈福国　著

出　　版　上海人民出版社
　　　　　　(200001　上海福建中路 193 号)
发　　行　上海人民出版社发行中心
印　　刷　常熟市新骅印刷有限公司
开　　本　787×1092　1/16
印　　张　28.75
插　　页　2
字　　数　541,000
版　　次　2020 年 3 月第 3 版
印　　次　2020 年 3 月第 1 次印刷
ISBN 978 - 7 - 208 - 16235 - 8/B · 1443
定　　价　98.00 元